Döpfner · Schürmann · Frölich

Therapieprogramm für Kinder mit hyperkinetischem und oppositionellem Problemverhalten (THOP)

Materialien für die klinische Praxis

Herausgegeben von
Martin Hautzinger und Franz Petermann

Manfred Döpfner · Stephanie Schürmann ·
Jan Frölich

Therapieprogramm für Kinder mit hyperkinetischem und oppositionellem Problemverhalten THOP

4., vollständig überarbeitete Auflage

BELTZ PVU

Anschrift der Autoren:
Prof. Dr. Manfred Döpfner
Dipl.-Psych. Stephanie Schürmann

Klinik und Poliklinik für Psychiatrie
und Psychotherapie des Kindes- und Jugendalters
Universität zu Köln
Robert-Koch-Str. 10
D-50931 Köln

E-Mail: manfred.doepfner@uk-koeln.de
E-Mail: stephanie.schuermann@uk-koeln.de

Dr. Dr. Jan Frölich
Büchsenstr. 15
D-70173 Stuttgart
E-Mail: dr.jan.froelich@t-online.de

Herausgeber der Reihe „Materialien für die klinische Praxis"
Prof. Dr. Martin Hautzinger
Universität Tübingen
Klinische und Entwicklungspsychologie
Christophstraße 2
D-72072 Tübingen
E-Mail: martin.hautzinger@uni-tuebingen.de

Prof. Dr. Franz Petermann
Zentrum für Klinische Psychologie
und Rehabilitation
Universität Bremen
Grazer Straße 2 und 6
D-28359 Bremen
E-Mail: fpeterm@uni-bremen.de

4., vollständig überarbeitete Auflage 2007

1. Auflage 1997 Psychologie Verlags Union, Weinheim
2., korrigierte Auflage 1998 Psychologie Verlags Union, Weinheim
3., vollständig überarbeitete Auflage 2002 Verlagsgruppe Beltz, Psychologie Verlags Union, Weinheim

Programm PVU Psychologie Verlags Union
http://www.beltz.de

Lektorat: Karin Ohms
Herstellung: Anja Renz
Umschlaggestaltung: Federico Luci, Köln
Umschlagbild: Masterfile Deutschland GmbH, Düsseldorf
Comics: Klaus Gehrmann
Satz und Bindung: Druckhaus „Thomas Müntzer", Bad Langensalza
Druck: Druck Partner Rübelmann, Hemsbach
Printed in Germany

ISBN 978-3-621-27604-7

Inhalt

Hinweise für den Leser

Aufbau des Programmes

Das Therapieprogramm für Kinder mit hyperkinetischem und oppositionellem Problemverhalten **(THOP)** besteht aus einem Buch mit CD-ROM, die zusammen in drei Teile gegliedert sind:

I Im ersten Teil des Buches werden die Störungsbilder und die Behandlungsansätze komprimiert vorgestellt.

II Der zweite Teil des Buches enthält das Therapeutenmanual zum Therapieprogramm **THOP**.

III Der dritte Teil ist auf CD-ROM gespeichert und enthält die Materialien zu **THOP**.

I Störungsbilder und Behandlungsansätze

Im ersten Teil des Buches werden die für die Durchführung von **THOP** notwendigen Informationen zu hyperkinetischen und oppositionellen Verhaltensstörungen in vier Kapiteln kurz zusammengefasst:

1 Erscheinungsbild hyperkinetischer und oppositioneller Störungen

2 Klassifikation dieser Störungsbilder in den gängigen Klassifikationssystemen von ICD-10 und DSM-IV

3 Pathogenese und Verlauf dieser Störungen

4 Behandlungsansätze und Ergebnisse der Therapieforschung

II Therapieprogramm für Kinder mit hyperkinetischem und oppositionellem Problemverhalten (THOP)

Das Therapeutenmanual ist in acht Kapitel (Kapitel 5 bis 12) gegliedert

5 **THOP – ein Steckbrief** gibt eine Übersicht über den Aufbau von **THOP** und die Integration der Programmkomponenten im Rahmen einer multimodalen Therapie inklusive der Kombination mit medikamentöser Therapie.

6 **Diagnostik und Verlaufskontrolle.** Die diagnostischen Verfahren, die im Rahmen von **THOP** durchgeführt werden, werden beschrieben und ihre Anwendung wird erläutert.

7 **Das Eltern-Kind-Programm.** Eine Übersicht über die Konzeption und den Aufbau des Eltern-Kind-Programmes als Hauptkomponenten von **THOP** wird gegeben. Die Zusammenstellung eines individuellen Eltern-Kind-Programmes wird erläutert, Fragen des Therapiesettings, der Strukturierung der Therapiesitzungen und des Beziehungsaufbaus werden geklärt. Der Umgang mit schwierigen Therapiesituationen wird angesprochen.

8 **Durchführungsanleitung** für die Therapiebausteine des Eltern-Kind-Programmes: Die einzelnen Therapiebausteine werden erläutert und Hinweise zu ihrer Umsetzung gegeben.

9 **Interventionen im Kindergarten und Schule.** Beschreibung der Interventionen, die im Kindergarten und in der Schule unter Anwendung der Materialien aus dem Eltern-Kind-Programm durchgeführt werden können.

10 **Ergänzende therapeutische Interventionen.** Die Pharmakotherapie hyperkinetischer Störungen und die psychologische Therapie aggressiver Verhaltensstörungen gegenüber Gleichaltrigen wird skizziert.

11 **Fallbeispiele.** Anhand zweier Fallbeispiele wird die Durchführung von **THOP** verdeutlicht.

12 **Möglichkeiten und Grenzen des Therapieprogrammes.** Die Möglichkeiten und Grenzen von **THOP** werden vor dem Hintergrund der empirischen Ergebnisse und der klinischen Erfahrungen diskutiert.

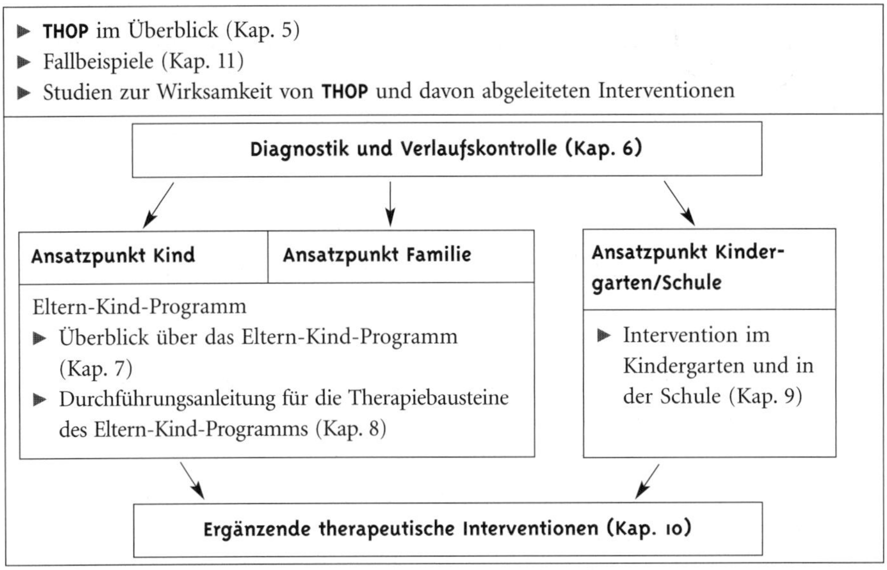

Abbildung 0.1. Fahrplan durch das Programm

III Materialien zu THOP (auf CD-ROM)

Die mitgelieferte CD-ROM enthält Materialien zum Ausdrucken, und zwar die Arbeitsblätter einzeln, zu Bausteinen oder zu den vier Materialienblöcken zusammengefasst:

1 Diagnostische Verfahren
2 Materialien zur Therapieplanung und Verlaufskontrolle
3 Materialien für familienzentrierte Interventionen im Eltern-Kind-Programm
4 Therapiegeschichten zu Wackelpeter & Trotzkopf

Verbindung zu weiteren Arbeitsmaterialien

THOP wird durch folgende Publikationen der Arbeitsgruppe ergänzt:

Elternbuch

Döpfner, M., Schürmann, S. & Lehmkuhl, G. (2006). Wackelpeter & Trotzkopf. Hilfen für Eltern bei hyperkinetischem und oppositionellem Problemverhalten (3., überarbeitete Auflage). Weinheim: Beltz PVU.

Das Elternbuch ist in sechs Teile gegliedert und informiert Eltern über das Störungsbild und die Behandlungsansätze, gibt konkrete Hilfen in Elternleitfäden und zeigt ihre Umsetzung in Anwendungsbeispielen. Selbst klebende Sticker sollen bei der Umsetzung der konkreten Maßnahmen helfen. Sie können an einer gut sichtbaren Stelle in der Wohnung aufgeklebt werden und erinnern die Mutter/den Vater daran, auf ein bestimmtes Erziehungsverhalten zu achten. „Wackelpeter & Trotzkopf" ist das erste Selbsthilfebuch in diesem Bereich, dessen Wirksamkeit in wissenschaftlichen Studien belegt wurde (Kierfeld & Döpfner, 2006; Kierfeld et al., 2007).

Das Buch kann auf drei Arten eingesetzt werden:

- **Selbsthilfe.** Das Elternbuch kann von den Eltern eigenständig genutzt werden, um Verhaltensprobleme ihres Kindes zu verändern. Dies ist vor allem sinnvoll, wenn Eltern eine relativ hohe Kompetenz haben, wenn kaum zusätzliche Familienprobleme vorliegen und wenn die Verhaltensauffälligkeiten des Kindes einen geringen bis mittleren Schweregrad aufweisen.
- **Begleitend zu Pharmakotherapie.** Im Rahmen einer pharmakologischen Behandlung von Kindern mit hyperkinetischen Störungen kann das Buch

vom Arzt zur begleitenden Beratung bei der Verminderung von Verhaltensproblemen eingesetzt werden.

- **Begleitend zu THOP.** Das Elternbuch kann im Rahmen einer Verhaltenstherapie als Arbeitsbuch in Verbindung mit **THOP** eingesetzt werden. In diesem Fall entfällt das Ausdrucken von Arbeitsblättern weitgehend, weil die Mehrzahl der Elternleitfäden und der Arbeitsblätter in einer überarbeiteten Form in dem Elternbuch enthalten ist. Der Einsatz des Elternbuches im Rahmen einer Therapie empfiehlt sich vor allem dann, wenn die Eltern in der Lage sind, gemeinsam mit dem Therapeuten schrittweise die einzelnen Bausteine zu bearbeiten, und nicht der Versuchung erliegen, alle Empfehlungen möglichst gleichzeitig anzuwenden. Die Eltern werden im Elternbuch zwar vor einer solchen impulsiven Strategie ausdrücklich gewarnt, doch sollte der Therapeut dies mit den Eltern ausführlich thematisieren, wenn er das Elternbuch im Rahmen einer Therapie einsetzt.

Folgende Therapiebausteine von **THOP** werden in dem Elternbuch **nicht** oder nur am Rande **berücksichtigt**:

Baustein F16	Auszeit
Baustein F17a	Spieltraining
Baustein K17b / F17b	Selbstinstruktionstraining
Baustein K17c	Selbstmanagement

Diese Bausteine bedürfen einer besonderen Vorbereitung durch den Therapeuten und sind daher für ein Elternbuch wenig geeignet. Außerdem sind die Therapiegeschichten von Wackelpeter & Trotzkopf nicht im Elternbuch enthalten.

Ärztebuch

Döpfner, M., Kierfeld, F. & Schürmann, S. (2008). ADHS in der Kinderarztpraxis. Weinheim: Beltz PVU.

In diesem Buch, das sich hauptsächlich an Kinderärzte wendet, wird ein Beratungskonzept auf verhaltenstherapeutischer Grundlage vorgestellt. Es leitet ärztliche Kollegen an, Beratungen der Eltern von Kindern mit expansiven Verhaltensauffälligkeiten und anderen Bezugspersonen zeitökonomisch unter Zuhilfenahme des Elternbuchs „Wackelpeter & Trotzkopf" umzusetzen. Hierbei wird erläutert, wie mit den Eltern die einzelnen Kapitel des Elternbuchs Schritt für Schritt bearbeitet werden können und mögliche Fragen der Eltern und Schwierigkeiten in der Umsetzung werden thematisiert. Die

Erfahrungen und Studien zum Einsatz von „Wackelpeter & Trotzkopf" als Selbsthilfebuch wurden dabei eingearbeitet, so dass ein hoher Praxisbezug gewährleistet ist. Zudem wird der Arzt kurz über Diagnostik und weitere Therapiemöglichkeiten informiert.

Ratgeber

Döpfner, M., Frölich, J. & Lehmkuhl, G. (2000). Ratgeber Hyperkinetische Störungen. Informationen für Betroffene, Eltern, Lehrer und Erzieher. Ratgeber Kinder- und Jugendpsychotherapie, Band 1. Göttingen: Hogrefe.

Der Ratgeber fasst Informationen zu hyperkinetischen Störungen, ihre Ursachen, den Verlauf und die Behandlungsansätze auf etwa 50 Seiten zusammen. Eltern, Lehrer und Erzieher erhalten knappe, aber konkrete Ratschläge zum Umgang mit der Problematik in der Familie, im Kindergarten und in der Schule. Jugendliche erhalten außerdem Tipps zur Selbsthilfe. Der Ratgeber ist wesentlich kürzer als das Elternbuch und dient dazu, einen Überblick über die Problematik und Behandlungsansätze zu gewinnen.

Präventionsprogramm

Das Präventionsprogramm für Expansives Problemverhalten, PEP (Plück et al., 2006) wurde auf der Grundlage von **THOP** entwickelt und zielt auf die Prävention von expansiven Verhaltensauffälligkeiten vor allem im Kindergartenalter ab. Als indiziertes Programm ist es für Kinder geeignet, die bereits Verhaltensauffälligkeiten zeigen, bei denen jedoch noch nicht das Vollbild einer Störung ausgeprägt ist. PEP besteht aus einem Eltern- und einem Erzieherprogramm. Beide Programme sind parallel aufgebaut und werden im Gruppenformat durchgeführt.

Leitfaden

Döpfner, M., Frölich, J. & Lehmkuhl, G. (2000). Hyperkinetische Störungen. Leitfaden Kinder- und Jugendpsychotherapie, Band 1. Göttingen: Hogrefe. (In der zweiten Auflage unter: Döpfner, Frölich & Lehmkuhl (2007). Aufmerksamkeitsdefizit-/Hyperaktivitätsstörung (ADHS). Leitfaden Kinder- und Jugendpsychotherapie, Band 1.)

Petermann, F., Döpfner, M. & Schmidt, M.H. (2007). Aggressiv-dissoziale Störungen. Leitfaden Kinder- und Jugendpsychotherapie, Band 3 (2., korr. Aufl.). Göttingen: Hogrefe.

Die beiden Publikationen zu hyperkinetischen Störungen und aggressiv-dissozialen Störungen aus der Reihe Leitfaden Kinder- und Jugendpsychotherapie vermitteln die allgemein akzeptierten Standards in der Diagnostik und Therapie der genannten Störungsbilder und geben dem Leser Hilfsmittel zur Umsetzung dieser Standards an die Hand. Sie basieren auf dem aktuellen Stand der empirisch gesicherten Erkenntnisse und den Erfahrungen aus der klinischen Praxis. Außerdem wird der aktuelle Forschungsstand zusammengefasst. Der Leitfaden für hyperkinetische Störungen bietet auch konkrete Hinweise zur pharmakologischen Therapie, die über die in dem Therapiemanual THOP zusammengefassten Informationen hinausgehen.

Diagnostikband

Döpfner, M., Lehmkuhl, G. & Steinhausen, H.-C. (2006). Kinder-Diagnostik-System KIDS, Band 1: Aufmerksamkeitsdefizit- und Hyperaktivitätsstörungen. Göttingen: Hogrefe.

Dieser Band fasst die wichtigsten Explorationshilfen, Fragebogenverfahren, klinischen Checklisten und Interviews zur Erfassung von Aufmerksamkeitsdefizit-/Hyperaktivitätsstörung (ADHS) bei Kindern, Jugendlichen und Erwachsenen zusammen.

Therapie von Jugendlichen

Jugendliche mit hyperkinetischem und oppositionellem und häufig auch aggressiv-dissozialem Verhalten stellen eine besondere Herausforderung dar. **THOP** zielt auf die Behandlung von Kindern, wenngleich einige Komponenten von **THOP** auch noch im frühen Jugendalter eingesetzt werden können. Je älter die Patienten sind, umso wichtiger werden die patienten-zentrierten Interventionen. **THOP** enthält einige dieser Interventionen, die auf dem Selbstmanagement-Ansatz basieren. Das Therapieprogramm für Jugendliche mit Selbstwert-, Leistungs- und Beziehungsstörungen, SELBST (Walter et al., 2007) ist auch für die Behandlung von Jugendlichen mit hyperkinetischer Symptomatik und Leistungsproblemen sowie für Jugendliche mit Beziehungsproblemen und Konflikten in der Familie und im Gleichaltrigenverband geeignet. Neben dem Grundlagenband (Walter et al., 2007) werden diese Therapiebereiche in spezifischen Folgebänden behandelt.

Schreibweise

Zur Vereinfachung der Schreibweise wurden folgende Konventionen eingeführt: Da in der (Grund-)Schule und im Kindergarten überwiegend Lehrerinnen und Erzieherinnen arbeiten, haben wir im Therapeuten-Manual die weibliche Form gewählt.

- Für den Therapeuten wurde im Therapeuten-Manual die männliche Form gewählt.
- In den Elternleitfäden wurde weibliche und männliche Form (Therapeut/Therapeutin) nebeneinander verwendet.
- In den Therapiegeschichten zu Wackelpeter & Trotzkopf wird die Behandlung bei einer Therapeutin beschrieben.

Wir hoffen, damit beiden Geschlechtern gerecht zu werden, ohne die Orthographie zu verletzen und die Lesbarkeit zu erschweren.

Vorwort zur vierten Auflage

Das Therapieprogramm **THOP** ist mittlerweile zum Standard in der Verhaltenstherapie von Kindern mit hyperkinetischen und oppositionellen Störungen geworden. Zur Bezeichnung der hyperkinetischen Störungen setzt sich in den letzten Jahren zunehmend der Begriff der Aufmerksamkeitsdefizit-/Hyperaktivitätsstörung (ADHS) durch. Dieser Begriff wird auch von den Autoren des **THOP** präferiert, weil er die beiden wichtigsten Komponenten des Störungsbildes – Aufmerksamkeitsstörungen und Hyperaktivitätsstörungen (letztere gemeinsam mit Impulsivität) – am besten beschreibt, besser als der etwas einseitige Begriff der Aufmerksamkeitsdefizitstörung (ADS). Dennoch bleiben wir im Therapieprogramm **THOP** weiter dem Begriff der hyperkinetischen Störung treu, hauptsächlich aus Gründen der Kontinuität, aber auch, weil das Programm neben den Kindern mit oppositionellen Auffälligkeiten vor allem für jene Kinder geeignet ist, die hyperkinetisch-impulsive Auffälligkeiten (mit oder ohne Aufmerksamkeitsstörungen) zeigen. Allerdings machen wir die Erfahrung, dass auch Kinder mit Aufmerksamkeitsstörungen ohne ausgeprägte Hyperaktivität/Impulsivität durch die Bausteine von **THOP** profitieren.

Da **THOP** grundlegende verhaltenstherapeutische Strategien in der Arbeit mit dem Kind und in den Interventionen in der Familie, im Kindergarten und in der Schule umsetzt, werden viele Elemente des Therapieprogramms mit entsprechenden Adaptationen von den praktisch tätigen Psychotherapeuten auch bei einer Vielzahl anderer Auffälligkeiten eingesetzt.

Bei der Behandlung von Kindern mit hyperkinetischen Störungen ist die Bedeutung der Integration verhaltenstherapeutischer Interventionen und pharmakologischer Therapieansätze durch die Forschungsergebnisse der letzten Jahren noch stärker herausgestellt worden – auf internationaler Ebene vor allem durch die Multisite Multimodal Treatment Study of Children with ADHD (MTA-Study) und national durch die Ergebnisse der (wesentlich bescheideneren) Kölner Studie zur Wirksamkeit multimodaler Therapie (Döpfner et al., 2004), in deren Rahmen **THOP** entwickelt wurde. Beide Studien zeigen, dass sowohl die medikamentöse Therapie als auch eine umfassende Verhaltenstherapie erhebliche Effekte bei der Behandlung von hyperkinetischen Störungen haben können. Eltern- und schulzentrierte Interventionen, die Schwerpunkt von **THOP** sind, haben sich in der internationalen Forschung bei hyperkinetischen und bei oppositionellen Verhaltensstörungen am besten bewährt. Die Wirksamkeit des Therapieprogramms **THOP** wurde mittlerweile durch unabhängige Forschergruppen in Deutschland bestätigt und die Katamnesen der Kölner Studie weisen darauf hin, dass der Verlauf auch langfristig bei der Mehrzahl der Patienten entweder in Kombination mit Pharmakotherapie oder auch ohne begleitende Pharmakotherapie eher günstig ist. Der Erfolg von **THOP** hat dazu geführt, dass Übersetzungen in andere Sprachen in Vorbereitung sind, in rumänischer Sprache ist das Programm kürzlich erschienen (Döpfner et al., 2006).

Die neueren Ergebnisse, die auch in diesem Manual aufgenommen wurden, bestätigen den im Rahmen von **THOP** entwickelten Entscheidungsbaum zur multimodalen Therapie bei hyperkinetischen Störungen. Dieser Entscheidungsbaum wurde zur Grundlage von Leitlinien zur Diagnostik und Behandlung von hyperkinetischen Störungen bzw. Aufmerksamkeitsdefizit-/Hyperaktivitätsstörungen sowohl der Deutschen Gesellschaft für Psychiatrie und Psychotherapie des Kindes- und Jugendalters (2007) als auch einer europäischen Expertengruppe (Taylor et al., 2004).

In der vierten Auflage wurden vor allem die Informationen des ersten Teils über hyperkinetische und oppositionelle Verhaltensstörungen und ihrer Therapie aktualisiert. Bei den Therapiebausteinen wurden nur kleinere Korrekturen vorgenommen. Wir bedanken uns bei Frau Dipl.-Psych. Karin Ohms, der Lektorin des Verlags, die das Therapieprogramm bereits in seiner Entstehungsphase betreut und uns nun wieder intensiv bei der Überarbeitung unterstützt hat.

Wir wünschen dem aktualisierten **THOP** weiterhin eine gute Verbreitung und vor allem seinen Anwendern viel Erfolg in der Arbeit mit den Kindern und ihren Bezugspersonen.

Köln, im Januar 2007

Manfred Döpfner
Stephanie Schürmann
Jan Frölich

Vorwort zur ersten Auflage

Hyperkinetische und oppositionelle Verhaltensauffälligkeiten gehören aus drei Gründen zu den größten Herausforderungen in der klinischen Kinderpsychologie, in der Kinder- und Jugendpsychiatrie und in der Psychotherapie des Kindes- und Jugendalters:

(1) Keine anderen psychischen Störungen sind im Kindesalter so häufig anzutreffen wie die hyperkinetischen und die oppositionell-aggressiven Verhaltensstörungen.

(2) Keine anderen psychischen Störungen sind im Laufe der Entwicklung des Kindes zum Jugendlichen und Erwachsenen so stabil wie oppositionelle und vor allem aggressive Verhaltensauffälligkeiten. Oppositionelle Verhaltensstörungen sind häufig Vorläufer von aggressiven und dissozialen Auffälligkeiten. Tatsächlich gehört Aggressivität gemeinsam mit der Intelligenz zu den stabilsten psychischen Merkmalen im Kindes- und Jugendalter (Olweus, 1979, 1984).

(3) Kaum eine andere Störung im Kindesalter ist so schwer zu behandeln wie die hyperkinetischen und die oppositionell-aggressiven Verhaltensauffälligkeiten. Die traditionellen Behandlungskonzepte der einsichtsorientierten und der nondirektiven Therapierichtungen haben sich weitgehend als nicht hinreichend wirkungsvoll erwiesen. Insgesamt sind jene Therapieformen, die primär beim Kind und weniger in den sozialen Systemen ansetzen, in denen das Kind lebt (Familie, Kindergarten, Schule), allenfalls begrenzt wirkungsvoll. Das Therapieprogramm **THOP** integriert familien-, kindergarten- und schulzentrierte Therapieansätze und bezieht dabei kindzentrierte Interventionen mit ein. Nach dem gegenwärtigen Stand der Wissenschaft stellt dies die wirkungsvollste Therapieform dar.

THOP ist das Ergebnis einer langjährigen Forschungsarbeit und baut auf Arbeiten anderer Forschungsgruppen auf. Vor allem die Arbeiten der amerikanischen Arbeitsgruppen von Russel Barkley (vgl. Barkley, 1981, 1987, 1998), Robert Forehand & Robert McMahon (vgl. Forehand & McMahon, 1981; McMahon & Forehand, 1984, 2003) und auch die vielfältigen Studien anderer Forschergruppen zur Wirksamkeit verhaltenstherapeutischer Interventionen bei hyperkinetischen und bei oppositionellen Verhaltensstörungen (s. Kap. 1) bildeten die Grundlage für die Entwicklung dieses Therapieprogrammes.

Die Wirksamkeit von **THOP** wurde in einem groß angelegten Forschungsprojekt an rund 70 Kindern mit hyperkinetischen und meist auch oppositionellen Verhaltensstörungen überprüft. Im Rahmen der Schwerpunktambulanz „Hyperkinetische und oppositionelle Verhaltensstörungen" der Klinik und Poliklinik für Psychiatrie und Psychotherapie des Kindes- und Jugendalters der Universität zu Köln wird die Stichprobe kontinuierlich erweitert und die behandelten Kinder werden langfristig nachbetreut. Zur Zeit sind insgesamt mehr als 100 Kinder mit diesem Programm behandelt worden. Damit gehört **THOP** auch international zu den am besten überprüften Therapieprogrammen.

THOP wurde im Rahmen des von der Deutschen Forschungsgemeinschaft (DFG) finanzierten Projektes zur „Wirksamkeit multimodaler Therapie bei Kindern mit hyperkinetischen Verhaltensstörungen" an der Klinik und Poliklinik für Psychiatrie und Psychotherapie des Kindes- und Jugendalters der Universität zu Köln entwickelt und auf seine Wirksamkeit überprüft. Dem Direktor der Klinik, Herrn Professor Dr. Gerd Lehmkuhl, der auch zusammen mit dem Erstautor Leiter des Forschungsprojektes war, gilt unser besonderer Dank für die vielfältige Unterstützung, die er uns bei der Entwicklung dieses Programmes zukommen ließ.

Ein solches Projekt kann nur in Teamarbeit gelingen. Wir bedanken uns deshalb bei den hauptamtlichen Mitarbeiterinnen und Mitarbeitern dieses Forschungsprojektes: Herrn Dr. Dieter Breuer (Dipl.-Psych.), Frau Dr. Katrin Edelmann (Ärztin), Herrn Dr. Peter Melchers (Dipl.-Psych., Arzt), Frau Christiane Rademacher (Dipl.-Psych.), Herrn Dr. Carsten Reister (Arzt), Frau Rosemarie Schnitzler (Dipl.-Psych.), Frau Barbara Schoog (Dipl.-Psych.), Herrn Dr. Michael Simons (Dipl.-Psych.), Frau Enikö Sigmond, Herrn Johannes Stanitzek (Dipl.-Psych.) und Dr. Gräfin Tanja Wolff Metternich (Dipl.-Psych.). Außerdem gilt unser Dank allen weiteren Mitarbeiterinnen und Mitarbeitern des Forschungsprojektes und der Schwerpunktambulanz.

Herr Professor Dr. Franz Petermann hat uns als Herausgeber der Materialien für die klinische Praxis vielfältige Hilfestellungen bei der Entwicklung des Manuskriptes gewährt.

Schließlich gilt unser Dank unserem Illustrator „Comicman". Durch die lustigen und lebendigen Illustrationen von Comicman gewinnen die Wackelpeter- und Trotzkopf-Geschichten für die Kinder eine besondere Attraktion.

Frau Dipl.-Psych. Karin Ohms von der Psychologie Verlags Union danken wir für ihre kompetente und freundliche Betreuung sowie ihre Geduld, mit der sie auf unsere Wünsche eingegangen ist.

Köln, im Frühjahr 1997

Manfred Döpfner
Stephanie Schürmann
Jan Frölich

I Störungsbild und Behandlungsansätze

1 Erscheinungsbild

Hyperkinetische und oppositionelle Verhaltensauffälligkeiten sind die häufigsten psychischen Auffälligkeiten im Kindesalter. Deswegen stellen diese Störungen den häufigsten Anlass für die Vorstellung eines Kindes bei Psychotherapeuten, in Erziehungsberatungsstellen, schulpsychologischen Diensten und in kinderpsychiatrischen Einrichtungen dar. Es ist nicht ungewöhnlich, dass bei der Hälfte aller vorgestellten Kinder hyperkinetische und/oder oppositionelle Auffälligkeiten der Vorstellungsanlass sind (vgl. Döpfner, 2002; Döpfner et al., 2007). Beide Störungsformen treten häufig gemeinsam, aber auch als eigenständige Auffälligkeiten auf. Wegen der hohen Überschneidung werden beide Störungsformen auch unter dem Begriff der **externalen Verhaltensstörungen** oder auch der expansiven Auffälligkeiten zusammengefasst.

1.1 Hyperkinetische Störungen

1.1.1 Erscheinungsmerkmale

Das Hauptmerkmal einer hyperkinetischen Störung ist ein durchgehendes Muster von Aufmerksamkeitsstörungen, Impulsivität und Hyperaktivität, das häufiger auftritt und stärker ausgeprägt ist, als es bei Kindern auf vergleichbarer Entwicklungsstufe typischerweise beobachtet wird.

Störungen der Aufmerksamkeit
Aufmerksamkeit ist ein komplexes und schlecht definiertes Konstrukt. Es gibt mehrere Versuche, verschiedene Formen von Aufmerksamkeitsleistungen zu differenzieren. Im Zusammenhang mit hyperkinetischen Störungen ist die Unterscheidung zwischen selektiver Aufmerksamkeit und Daueraufmerksamkeit von Bedeutung.

- **Selektive Aufmerksamkeit** bezieht sich auf die Fähigkeit, die Aufmerksamkeit auf aufgabenrelevante Reize zu fokussieren und irrelevante Reize zu ignorieren. Ablenkbarkeit ist ein Zeichen verminderter selektiver Aufmerksamkeit.
- **Daueraufmerksamkeit** bezieht sich auf die Fähigkeit, die Aufmerksamkeit auf eine Aufgabe über die Zeit aufrecht zu erhalten. Bei Kindern mit hyperkinetischen Störungen sind beide Formen der beeinträchtigten Aufmerksamkeit zu beobachten.

! Die **Störungen der Aufmerksamkeit** zeigen sich darin, dass Aufgaben vorzeitig abgebrochen und Tätigkeiten nicht beendet werden. Dies wird vor allem bei Beschäftigungen beobachtet, die geistige Anstrengungen erfordern. Meist sind die Störungen bei Tätigkeiten, die fremdbestimmt sind (z. B. Hausaufgaben), stärker ausgeprägt als bei selbstgewählten Beschäftigungen. Die Kinder wechseln häufig von einer Aktivität zur anderen, wobei sie anscheinend schnell das Interesse an einer Aufgabe verlieren und sich einer anderen zuwenden. Sie machen Flüchtigkeitsfehler bei Schularbeiten oder anderen Aufgaben. Die Arbeit ist häufig unordentlich, nachlässig und ohne Umsicht durchgeführt. Diese Aspekte mangelnder Aufmerksamkeit und Ausdauer sollten nur dann als Störung eingeschätzt werden, wenn sie im Verhältnis zum Alter und Intelligenzniveau des Kindes sehr stark ausgeprägt sind.

Die Herstellung von Aufmerksamkeit ist ein aktiver psychischer Prozess und nicht bloß eine mehr oder minder ausgeprägte Fähigkeit. Aufmerksamkeitsleistungen werden daher zu einem erheblichen Teil von motivationalen Prozessen beeinflusst.

Impulsivität

! **Impulsivität** manifestiert sich als Ungeduld, als Schwierigkeit, abzuwarten und Bedürfnisse aufzuschieben, oder auch als plötzliches, unüberlegtes Handeln. Die Kinder platzen mit den Antworten heraus, bevor die Frage vollständig gestellt ist, sie unterbrechen oder stören andere häufig so sehr, dass sie Probleme im sozialen und im schulischen Bereich verursachen. Sie unterbrechen andere übermäßig, stören sie, nehmen ihnen etwas weg, fassen Dinge an, die sie nicht anfassen sollen und kaspern herum. Die Impulsivität kann zu Unfällen führen (z. B. Gegenstände umwerfen, in Leute hinein laufen, eine heiße Pfanne anfassen) sowie zur Beschäftigung mit potentiell gefährlichen Aktivitäten, ohne dass auf die möglichen Konsequenzen geachtet wird.

Der Begriff der **kognitiven Impulsivität** bezeichnet die Tendenz, dem ersten Handlungsimpuls zu folgen und eine Tätigkeit zu beginnen, bevor sie hinreichend durchdacht oder vollständig erklärt worden ist. Daneben besteht häufig eine **motivationale Impulsivität**: Die Kinder haben enorme Schwierigkeiten, Bedürfnisse aufzuschieben und abzuwarten, bis sie an der Reihe sind.

Hyperaktivität

> **!** **Hyperaktivität** bezeichnet eine desorganisierte, mangelhaft regulierte und überschießende motorische Aktivität, exzessive Ruhelosigkeit, die besonders in Situationen auftritt, die relative Ruhe verlangen. Dieses anhaltende Muster exzessiver motorischer Aktivität erscheint durch die soziale Umgebung, beispielsweise durch Aufforderungen, als nicht durchgreifend beeinflussbar. Als Beurteilungsmaßstab sollte gelten, dass die Aktivität im Verhältnis zu dem extrem ausgeprägt ist, was in der gleichen Situation von gleichaltrigen Kindern mit gleicher Intelligenz zu erwarten wäre. Dieses Verhaltensmerkmal zeigt sich am deutlichsten in strukturierten und organisierten Situationen, die ein hohes Maß an eigener Verhaltenskontrolle erfordern.

Die Hyperaktivität äußert sich durch Herumzappeln und Herumrutschen auf dem Stuhl. Die Kinder bleiben nicht ruhig sitzen, wenn sie sollen, klettern oder laufen in unpassenden Situationen übermäßig herum. Die Hyperaktivität kann je nach Alter und Entwicklungsstufe des Betroffenen unterschiedlich ausgeprägt sein. Bei jüngeren Kindern sollte man mit der Diagnosestellung vorsichtig sein. Kleinkinder und Kinder im Vorschulalter mit dieser Störung unterscheiden sich von normal aktiven gleichaltrigen Kindern dadurch, dass sie ständig unterwegs und überall dabei sind. Sie rasen herum, sind schon zur Tür hinaus, bevor sie die Jacke anhaben, springen oder klettern auf Möbel, laufen durchs Haus und haben Schwierigkeiten, im Kindergarten an sitzenden Gruppenaktivitäten teilzunehmen (z. B. einer Geschichte zuzuhören). Schulkinder zeigen ähnliche Verhaltensweisen, aber gewöhnlich weniger häufig und ausgeprägt als Klein- und Vorschulkinder. Es fällt ihnen schwer, ruhig sitzen zu bleiben. Sie stehen häufig auf, rutschen auf dem Stuhl herum oder hängen an der Stuhlkante. Sie spielen nervös an Gegenständen, klopfen mit den Händen und wackeln übermäßig mit Füßen oder Beinen. Sie stehen häufig während der Mahlzeiten vom Tisch auf (vgl. Saß et al., 2003; Weltgesundheitsorganisation, 2004).

! Die Gewichtung der einzelnen Symptome, der Grad der Generalisierung der Störungen über verschiedene Lebensbereiche hinweg (Familie, Schule, Gleichaltrigengruppe) und die Abgrenzung von Subkategorien werden in der Literatur und in den verschiedenen Diagnosesystemen kontrovers behandelt (s. Kap. 2.1). Konsens besteht jedoch darin, dass Störungen der Aktivität (Hyperaktivität) und der Aufmerksamkeit (inklusive Impulsivität) die Kernsymptome darstellen.

1.1.2 Problemsituationen

Die Störungen können in den **verschiedenen Lebensbereichen** unterschiedlich stark auftreten. Typischerweise werden die Symptome stärker in Situationen, in denen eine längere Aufmerksamkeitsspanne oder geistige Anstrengung erforderlich ist oder die den Reiz des Neuen verloren haben (z. B. dem Lehrer im Unterricht zuhören, Hausaufgaben machen oder monotone, sich wiederholende Aufgaben durchführen).

Anzeichen der Störung können dagegen in sehr geringem Maße oder gar nicht auftreten, wenn sich das Kind in einer neuen Umgebung befindet, wenn es nur mit einem Gegenüber konfrontiert ist, wenn es streng kontrolliert wird, wenn das angemessene Verhalten häufig belohnt wird oder wenn es sich einer Lieblingsaktivität widmet, selbst wenn diese in vermehrtem Maße Aufmerksamkeit erfordert (z. B. beim Computerspiel).

! Das Fehlen von Symptomen in der Untersuchungssituation ist daher kein eindeutiger Hinweis darauf, dass die Störung nicht vorliegt.

Die Symptome scheinen häufiger in Gruppensituationen aufzutreten (z. B. in Spielgruppen oder Klassenzimmern).

Auch in der Familie variiert die Stärke der Problematik in unterschiedlichen Situationen erheblich. Abbildung 1.1 zeigt die Häufigkeit, mit der verschiedene familiäre Situationen von den Eltern hyperkinetischer Kinder im Alter von sechs bis zehn Jahren (n = 76) und im Vergleich dazu von Eltern der Kinder einer Repräsentativstichprobe (n = 263) als ausgeprägt problematisch eingeschätzt werden (Döpfner et al., 2000d; Breuer & Döpfner, 1997). Hausaufgaben-Situationen werden danach von den Eltern hyperkinetisch gestörter Kinder in mehr als der Hälfte der Fälle (57 %) als ausgeprägt problematisch erlebt;

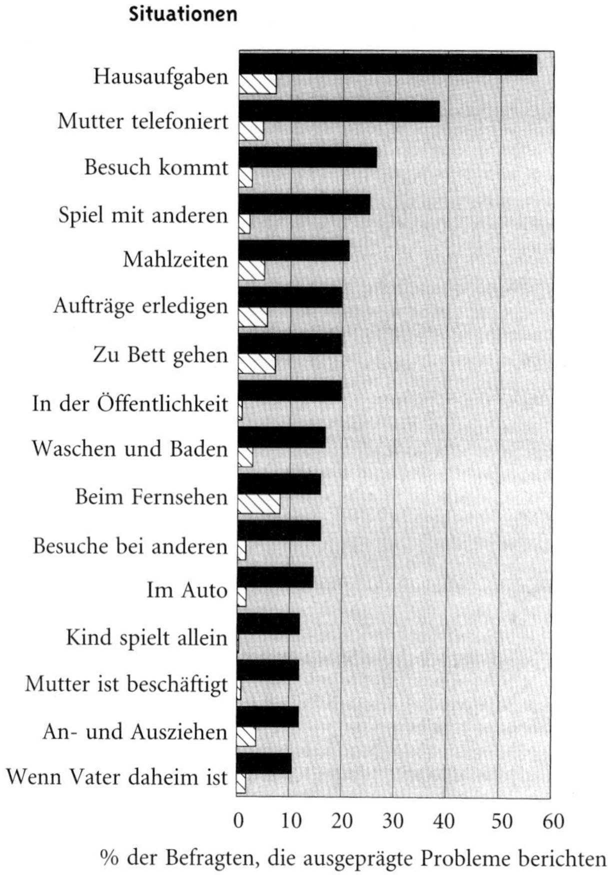

Abbildung 1.1. Problematische Situationen in der Familie bei hyperkinetischen Kindern (Untersuchungsstichprobe ■), und in einer repräsentativen Vergleichsstichprobe ▧ (Döpfner et al., 2000d)

das ist achtmal häufiger als in der unausgelesenen Stichprobe. Nur knapp 20 % der Eltern hyperkinetisch gestörter Kinder beurteilen die Hausaufgaben-Situation als wenig problematisch (im Vergleich zu 79 % in der repräsentativen Stichprobe). Wenn das Kind allein spielt, dann wird dies von den Eltern hyperkinetisch auffälliger Kinder zwar nur in knapp 12 % der Fälle als ausgeprägt problematisch erlebt. Dies ist allerdings knapp 40-mal häufiger als in der Repräsentativstichprobe. Das Verhalten in der Öffentlichkeit – in Geschäften, Restaurants usw. – wird von den Eltern hyperkinetisch gestörter Kinder im Vergleich zur Repräsentativstichprobe fast 25-mal häufiger als problematisch beurteilt.

1.1.3 Begleit- und Folgesymptomatik

Neben den Kernsymptomen der hyperkinetischen Störung treten bei vielen Kindern gehäuft zusätzlich andere Auffälligkeiten auf:

Soziale Probleme im Kontakt mit Kindern. Gegenüber Gleichaltrigen verhalten sich hyperkinetisch gestörte Kinder oft zudringlich und kaspernd-albern zugleich. Sie unterbrechen die Aktivitäten anderer und wirken wie Plagegeister. Nicht was sie tun, sondern **wie** sie es tun, führt sie häufig in soziale Schwierigkeiten. Viele hyperkinetische Kinder versuchen, andere zu dominieren und zu kontrollieren (u. a. Cunningham & Siegel, 1987). Ein großer Anteil zeigt zusätzlich erhebliche Aggressivität auch gegenüber Gleichaltrigen. Andere versuchen, sich Aufforderungen zu entziehen, und verletzen Grenzen und Regeln in einer sehr verdeckten Weise; wieder andere wirken im Sozialverhalten eher klammernd und unreif. Hyperkinetisch gestörte Kinder haben Schwierigkeiten, ihr Sozialverhalten den situativen Anforderungen und Rollenerwartungen anzupassen (u. a. Landau & Milich, 1988). Das negative Interaktionsverhalten gegenüber Geschwistern ist bei hyperkinetischen Kindern um das Vierfache erhöht (Mash & Johnston, 1983).

Oppositionelle Verhaltensstörungen. Vermutlich aufgrund ihrer erhöhten Impulsivität, die auch den affektiven Bereich mit einbezieht (emotionale Impulsivität), neigen hyperkinetisch auffällige Kinder zu einer deutlich verminderten Frustrationstoleranz, die sich dann in Wutausbrüchen entladen kann. Gehäuft treten oppositionelle Verhaltensstörungen mit aktivem Widersetzen gegenüber Anweisungen und Regeln von Erwachsenen auf, in der weiteren Entwicklung auch Störungen des Sozialverhaltens mit dissozialen Verhaltensauffälligkeiten. In einer Untersuchung einer kinderpsychiatrischen Inanspruchnahmepopulation konnten Stewart et al. (1981) zeigen, dass drei von vier Kindern mit aggressiven Verhaltensstörungen auch die Merkmale einer hyperkinetischen Störung aufweisen und dass zwei von drei Kindern mit hyperkinetischer Störung auch aggressiv auffällig waren.

Verminderte Intelligenzleistungen. Die Intelligenzleistungen von Kindern mit hyperkinetischen Störungen sind um etwa 7–15 IQ-Punkte vermindert (u. a. Ackerman et al., 1986). Ob diese Diskrepanzen hauptsächlich durch verminderte Aufmerksamkeitsleistungen in der Testsituation verursacht werden, ist bislang nicht geklärt. Taylor et al. (1991) zeigen, dass Kinder mit ausgeprägter Hyperaktivität keine verminderten Intelligenztestwerte aufweisen, wohl aber Kinder mit ausschließlicher Aufmerksamkeitsstörung ohne Hyperaktivität.

Entwicklungs- und Schulleistungsdefizite. Nahezu alle Studien belegen Schulleistungsdefizite: Hyperkinetisch gestörte Kinder wiederholen häufiger eine Klasse, haben schlechtere Schulnoten und erreichen geringere Leistungen in Sprach-, Lese-, Rechtschreib- und Rechentests (u. a. McGee et al., 1984). Die Schulleistungsprobleme von Kindern mit hyperkinetischen Störungen sind stärker ausgeprägt als die von Kindern mit aggressiven Verhaltensauffälligkeiten (McGee et al., 1984). Diese Beziehung kehrt sich im Jugendalter um, dann sind Schulleistungsdefizite stärker mit aggressiv-dissozialen als mit hyperkinetischen Störungen assoziiert (vgl. Hinshaw, 1992). Als Ursachen für diese Defizite kommen Aufmerksamkeitsstörungen in Betracht, die die Lernleistung der Kinder beeinträchtigen. In Therapiestudien wurde nahezu durchweg nachgewiesen, dass sich trotz einer mitunter erheblichen Verminderung der motorischen Unruhe und der Aufmerksamkeitsstörungen mit Hilfe von Psychostimulanzien die schulische Leistungsfähigkeit und die Leistungen in Schulleistungstests nicht verbessern. Mit zunehmendem Alter dürften jedoch auch Sekundärstörungen, vor allem ein vermindertes Selbstwertgefühl und schulische Misserfolgserfahrungen, eine Verminderung der schulischen Leistungsmotivation bewirken und damit Leistungsdefizite verursachen (Loney, 1974).

Emotionale Auffälligkeiten. Es ist nicht verwunderlich, dass Kinder, die seit dem Kindergartenalter negative Rückmeldungen, Ablehnungen und Misserfolge in sozialen und in Leistungssituationen erleben, auch vermehrt emotionale Auffälligkeiten zeigen. Sie fallen durch ein mangelndes Selbstvertrauen in die eigenen Fähigkeiten, soziale Unsicherheiten, Ängste und depressive Befindlichkeit auf. Ein deutlich erhöhter Anteil an emotionalen Störungen konnte in mehreren Studien nachgewiesen werden. Die Diagnose einer depressiven Störung wird in etwa 10–40 % aller Kinder mit hyperkinetischen Störungen gestellt, Angststörungen treten in rund 20–25 % aller Fälle auf (vgl. Döpfner et al., 2007).

1.2 Oppositionelle Verhaltensstörungen

1.2.1 Erscheinungsmerkmale

Hauptmerkmal der oppositionellen Verhaltensstörungen ist ein Muster von wiederkehrenden negativistischen, trotzigen, ungehorsamen und feindseligen Verhaltensweisen gegenüber Autoritätspersonen. Dieses Verhaltensmuster dauert mindestens sechs Monate an. Die Kinder werden schnell wütend, streiten sich sehr häufig mit Erwachsenen, widersetzen sich aktiv deren Anweisungen oder Regeln und weigern sich, diese zu befolgen. Sie verärgern andere vorsätzlich und schieben die Schuld für eigene Fehler oder eigenes Fehlverhalten auf andere. Sie sind reizbar oder lassen sich von anderen leicht verärgern, reagieren schnell zornig und ärgern sich schnell. Diese Verhaltensweisen treten deutlich häufiger auf als typischerweise bei Kindern gleichen Alters und gleichen Entwicklungsstandes (Döpfner & Petermann, 2004).

1.2.2 Problemsituationen

Anzeichen der Störung treten fast immer im häuslichen Bereich auf, während dies in der Schule oder in der Öffentlichkeit nicht der Fall sein muss. Typischerweise zeigen sich die Symptome dieser Störung deutlicher im Umgang mit vertrauten Erwachsenen oder Gleichaltrigen. Gewöhnlich schätzen sich die Kinder selbst nicht als oppositionell oder trotzig ein, sondern rechtfertigen ihr Verhalten als Reaktion auf unsinnige Forderungen oder zufällige unglückliche Umstände. Hyperkinetisiche Störungen treten bei diesen Kindern häufig zusätzlich auf, jedoch kann die Problematik auch isoliert vorkommen. Konflikte mit Eltern, Lehrern und Gleichaltrigen sind häufig (vgl. Saß et al., 2003; Weltgesundheitsorganisation, 2004).

1.2.3 Begleit- und Folgesymptomatik

Neben den beschriebenen Kernsymptomen treten bei vielen Kindern gehäuft zusätzlich andere Auffälligkeiten auf (vgl. Döpfner, 2000b; Petermann et al., 2001).

Soziale Probleme im Kontakt mit Kindern. Ein großer Anteil zeigt zusätzlich erhebliche Aggressivität auch gegenüber Gleichaltrigen, ohne jedoch die Kriterien einer aggressiv-dissozialen Störung des Sozialverhaltens zu erfüllen. Viele Kinder mit oppositionellen Verhaltensstörungen tendieren auch in Gleichaltrigengruppen dazu, sich Aufforderungen zu entziehen und Grenzen und Regeln zu verletzen. Aufgrund dieser Auffälligkeiten ist die Mehrzahl der Kinder bei den Gleichaltrigen wenig beliebt oder wird von ihnen abgelehnt.

Aggressiv-dissoziale Verhaltensstörungen. Oppositionelle Verhaltensstörungen sind häufig Vorläufer von umfassenderen aggressiv-dissozialen Störungen des Sozialverhaltens. Viele, jedoch nicht alle Kinder mit oppositionellen Verhaltensstörungen entwickeln beim Übergang zum Jugendalter oder im Jugendalter aggressiv-dissoziale Verhaltensstörungen. Kinder und Jugendliche mit aggressiv-dissozialen Verhaltensstörungen weisen typischerweise auch die Merkmale von oppositionellen Verhaltensstörungen auf.

Hyperkinetische Störungen. Auf die hohe Überschneidung zwischen hyperkinetischen Störungen und oppositionellen Verhaltensstörungen wurde bereits hingewiesen (s. Kap. 1.1).

Schulleistungsdefizite. Einige Studien weisen darauf hin, dass Kinder mit oppositionellen Verhaltensstörungen ohne komorbide hyperkinetische Störungen ebenfalls gehäuft Schulleistungsdefizite aufweisen, wobei der Zusammenhang zu hyperkinetischen Auffälligkeiten enger ist. Vermutlich lässt sich der Zusammenhang durch die Tendenz oppositionell auffälliger Kinder erklären, schulische Anforderungen aktiv zu verweigern.

Emotionale Auffälligkeiten. Mehrere Studien belegen eine deutlich erhöhte Rate emotionaler Auffälligkeiten, vor allem von Insuffizienzgefühlen und depressiven Störungen, die häufig aufgrund der stark auffallenden oppositionellen Verhaltensstörungen weniger beachtet werden.

2 Klassifikation

2.1 Hyperkinetische Störungen

Die beiden am meisten verbreiteten Klassifikationssysteme, das DSM-IV-TR (deutsch: Saß et al., 2003) und das ICD-10 (deutsch: Weltgesundheitsorganisation, 2004, 2005) unterscheiden sich nicht nur in der Definition hyperkinetischer Störungen, sondern auch in der Benennung der Störung. Im DSM-IV wird der Begriff der **Aufmerksamkeitsdefizit-/Hyperaktivitätsstörung** gewählt, während im ICD-10 die Störung als **hyperkinetische Störung** bzw. als **einfache Aktivitäts- und Aufmerksamkeitsstörung** bezeichnet wird. Im Unterschied zum DSM-IV liegen für das ICD-10 klinisch diagnostische Leitlinien (Weltgesundheitsorganisation, 2005) und Forschungskriterien (Weltgesundheitsorganisation, 2004) vor. In den klinisch-diagnostischen Leitlinien sind die einzelnen Diagnosen nicht exakt operationalisiert, während die Forschungskriterien sich, vergleichbar mit dem DSM-IV, durch eine Operationalisierung der Diagnosen auszeichnen. Bei der Definition der einzelnen Symptome der hyperkinetischen Störung ist zwischen beiden Systemen eine hohe Übereinstimmung festzustellen. In der folgenden Übersicht

Übersicht

Symptomkriterien der hyperkinetischen Störung nach ICD-10 (Forschungskriterien) und der Aufmerksamkeitsdefizit-/Hyperaktivitätsstörung nach DSM-IV-TR

A Unaufmerksamkeit

(1) Beachtet häufig Einzelheiten nicht oder macht Flüchtigkeitsfehler bei den Schularbeiten, bei der Arbeit oder bei anderen Tätigkeiten.

(2) Hat oft Schwierigkeiten, längere Zeit die Aufmerksamkeit bei Aufgaben oder Spielen aufrechtzuerhalten.

(3) Scheint häufig nicht zuzuhören, wenn andere ihn ansprechen.

(4) Führt häufig Anweisungen anderer nicht vollständig durch und kann Schularbeiten, andere Arbeiten oder Pflichten am Arbeitsplatz nicht zu Ende bringen (nicht aufgrund von oppositionellem Verhalten oder Verständnisschwierigkeiten).

(5) Hat häufig Schwierigkeiten, Aufgaben und Aktivitäten zu organisieren.
(6) Vermeidet häufig, hat eine Abneigung gegen oder beschäftigt sich häufig nur widerwillig mit Aufgaben, die länger andauernde geistige Anstrengungen erfordern (wie Mitarbeit im Unterricht oder Hausaufgaben).
(7) Verliert häufig Gegenstände, die er/sie für Aufgaben oder Aktivitäten benötigt (z. B. Spielsachen, Hausaufgabenhefte, Stifte, Bücher oder Werkzeug).
(8) Lässt sich oft durch äußere Reize leicht ablenken.
(9) Ist bei Alltagstätigkeiten häufig vergesslich.

B Hyperaktivität

(1) Zappelt häufig mit Händen oder Füßen oder rutscht auf dem Stuhl herum.
(2) Steht {häufig} in der Klasse oder in anderen Situationen auf, in denen Sitzenbleiben erwartet wird.
(3) Läuft häufig herum oder klettert exzessiv in Situationen, in denen dies unpassend ist (bei Jugendlichen oder Erwachsenen kann dies auf ein subjektives Unruhegefühl beschränkt bleiben).

C Impulsivität

(1) Platzt häufig mit der Antwort heraus, bevor die Frage zu Ende gestellt ist.
(2) Kann häufig nur schwer warten, bis er/sie an der Reihe ist [bei Spielen oder in Gruppensituationen].
(3) Unterbricht und stört andere häufig (platzt z. B. in Gespräche oder in Spiele anderer hinein).
(4) Redet häufig übermäßig viel [ohne angemessen auf soziale Beschränkungen zu reagieren]. {Im DSM-IV unter Hyperaktivität subsumiert.}

{ } = nur DSM-IV; [ ] = nur ICD-10

sind die Symptom-Kriterien der aktuellen Klassifikationssysteme aufgelistet, wobei deutliche inhaltliche Abweichungen bei der Definition gekennzeichnet sind.

Da in beiden deutschen Übersetzungen einige Übersetzungsprobleme auftreten, wurden bei der Formulierung der Kriterien in der Übersicht auch die englischsprachigen Originale herangezogen. Wenn sich die Kriterien inhaltlich nicht unterschieden, wurden überwiegend die Formulierungen des DSM-IV übernommen.

Beide Diagnosesysteme legen weitgehend übereinstimmend fest, dass:

- die Symptome mindestens sechs Monate lang in einem dem Entwicklungsstand des Kindes nicht zu vereinbarenden und unangemessenem Ausmaß vorliegen;
- die Störungen (nach ICD-10) bzw. einige beeinträchtigende Symptome der Störung (nach DSM-IV) bereits vor dem Alter von sieben Jahren auftreten;
- die Beeinträchtigungen durch diese Symptome sich in zwei oder mehr Lebensbereichen (z. B. in der Schule bzw. am Arbeitsplatz und zu Hause) oder (nach ICD-10) auch an einem anderen Ort zeigen, an dem die Kinder beobachtet werden können (z. B. bei der klinischen Untersuchung);
- deutliche Hinweise auf klinisch bedeutsame Beeinträchtigungen in sozialen, schulischen oder beruflichen Funktionsbereichen vorhanden sein müssen.

2.1.1 Ausschlusskriterien

Als Ausschlusskriterien legen beide Systeme übereinstimmend die Diagnosen einer tiefgreifenden Entwicklungsstörung, einer Schizophrenie oder einer anderen psychotischen Störung fest. Darüber hinaus sind nach ICD-10 auch eine depressive Episode oder eine Angststörung zu den Ausschlusskriterien zu zählen, während nach DSM-IV gefordert wird, dass die hyperkinetischen Symptome nicht durch eine andere psychische Störung besser beschrieben werden können (z. B. durch eine affektive Störung, eine Angststörung, eine dissoziative Störung oder eine Persönlichkeitsstörung). Die Formulierung nach DSM-IV erscheint zutreffender gewählt.

2.1.2 Subtypen

In der Kombination der Symptomkriterien sind zwischen beiden Systemen deutliche Unterschiede festzustellen. Abbildung 2.1 veranschaulicht diese Differenzen graphisch. Nach ICD-10 (Forschungskriterien) müssen für die Diagnose einer einfachen Aktivitäts- und Aufmerksamkeitsstörung (F90.0) sowohl ausgeprägte Aufmerksamkeitsstörungen (sechs von neun Symptomkriterien müssen erfüllt sein) als auch Hyperaktivität (drei von fünf Symptomkriterien müssen erfüllt sein) und Impulsivität (eines von vier Symptomkriterien muss erfüllt sein) in mindestens zwei Lebensbereichen (situationsübergreifend) vorliegen.

Im DSM-IV sind drei Subtypen spezifiziert:

(1) Der **Mischtyp** einer Aufmerksamkeitsdefizit-/Hyperaktivitätsstörung, bei dem sowohl eine Aufmerksamkeitsstörung (sechs von neun Symptomkriterien müssen erfüllt sein) als auch Hyperaktivität/Impulsivität (sechs von neun Symptomkriterien müssen erfüllt sein) vorliegen. Die Kriterien für Hyperaktivität und Impulsivität werden zu einem Kriterienbereich zusammengefasst.

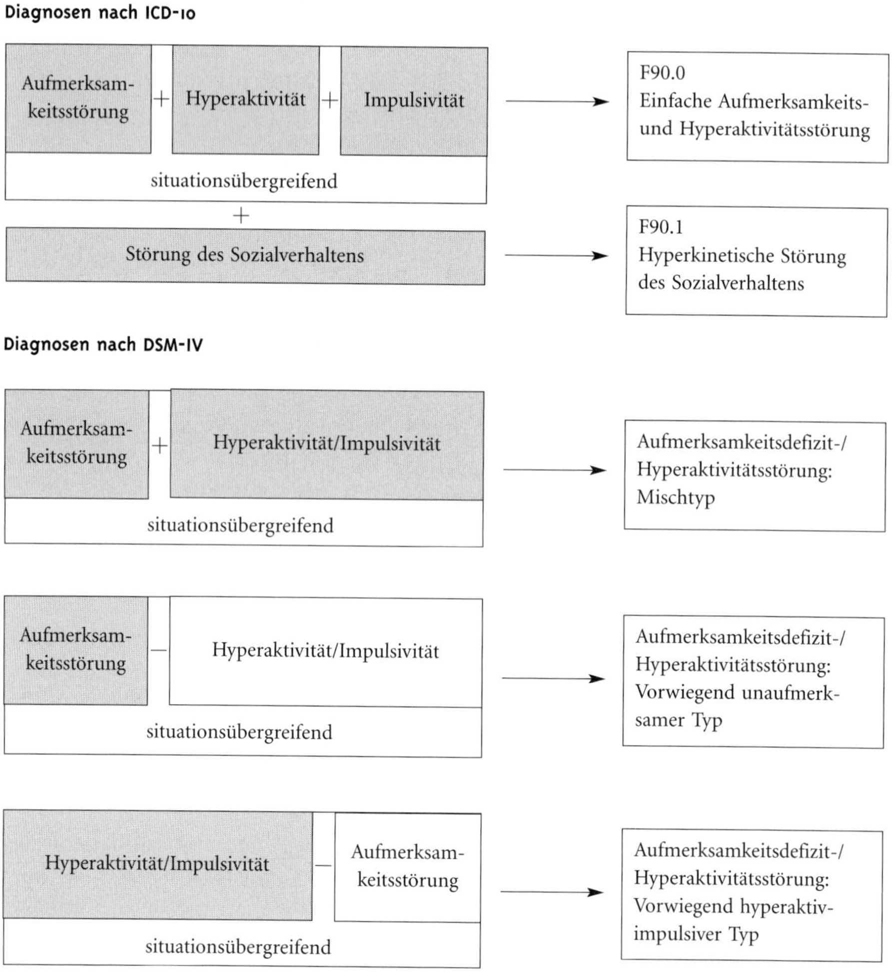

Abbildung 2.1. Kriterien für die Diagnose einer hyperkinetischen Störung nach ICD-10 und einer Aufmerksamkeitsdefizit-/Hyperaktivitätsstörung nach DSM-IV-TR

(2) Der **vorherrschend unaufmerksame Typ**, bei dem vor allem Aufmerksamkeitsstörungen vorliegen, während Hyperaktivität/Impulsivität nicht oder nicht hinreichend stark ausgeprägt sind.
(3) Der **vorherrschend hyperaktiv-impulsive Typ**, bei dem vor allem Hyperaktivität/Impulsivität vorliegt, während Aufmerksamkeitsstörungen nicht oder nicht hinreichend stark ausgeprägt sind.

Bei Jugendlichen und Erwachsenen, die zum Untersuchungszeitpunkt Symptome zeigen, die nicht mehr alle Kriterien erfüllen, wird nach DSM-IV eine Aufmerksamkeits- und Hyperaktivitätsstörung **„in partieller Remission"** spezifiziert. Diese Möglichkeit bieten die Forschungskriterien von ICD-10 nicht. Falls nicht andere (z. B. administrative) Gründe vorliegen, empfiehlt sich für die Praxis die Anwendung der DSM-IV-Diagnosen, weil die Diagnosedefinitionen und die Differenzierungen von gemischten bzw. stärker hyperkinetischen oder stärker aufmerksamkeitsgestörten Störungsformen sowie die Möglichkeit, die Diagnose einer Störung in Partialremission zu stellen, den Erfordernissen der Praxis besser entsprechen. Bei Anwendung des ICD-10 wird man sich in der klinischen Praxis an den klinisch-diagnostischen Leitlinien orientieren, die lediglich fordern, dass Aufmerksamkeitsstörungen und Überaktivität nebeneinander vorhanden sein und die Störungen in mehreren Lebensbereichen auftreten sollen. Dennoch ist es sinnvoll, sich auch in diesem Fall in der klinischen Diagnostik an den eindeutig operationalisierten Forschungskriterien zu orientieren, wobei der jeweilige Grenzwert für die Vergabe einer Diagnose (z. B. sechs von neun Kriterien müssen zutreffen) in der klinischen Diagnostik unterschritten werden kann (s. Kap. 2).

Sowohl im ICD-10 als auch im DSM-IV wird darüber hinaus die Kategorie einer **nicht näher bezeichneten hyperkinetischen Störung** bzw. **Aufmerksamkeitsdefizit-/Hyperaktivitätsstörung** vorgegeben, die dann gewählt werden kann, wenn einzelne Kriterien nicht voll erfüllt sind.

Ein weiterer grundlegender Unterschied zwischen DSM-IV und ICD-10 besteht darin, dass das ICD-10 Kombinationsdiagnosen für jene Störungen vorsieht, die gehäuft gemeinsam auftreten, während nach DSM-IV in diesem Fall Mehrfachdiagnosen vergeben werden. Ein Kind, das sowohl die Kriterien für eine hyperkinetische Störung als auch die Kriterien für eine Störung des Sozialverhaltens (beispielsweise mit oppositionellem, aufsässigem Verhalten) erfüllt, erhält nach ICD-10 die Diagnose einer **hyperkinetischen Störung des Sozialverhaltens** (F90.1), während nach DSM-IV zwei getrennte Diagnosen zu vergeben sind.

Nach ICD-10 kann bei geistig behinderten Kindern mit schwerer motorischer Überaktivität und ausgeprägt repetitiven und stereotypen Verhalten die

Diagnose einer überaktiven Störung mit Intelligenzminderung und Bewegungsstereotypien (F84.4) gestellt werden. Im DSM-IV ist diese Diagnose nicht vorgesehen.

2.1.3 Differentialdiagnostik

Hyperkinetische Störungen sind von folgenden anderen Störungsbildern und Bedingungen abzugrenzen (vgl. Döpfner et al., 2007):

Altersgemäße Verhaltensweisen bei aktiven Kindern. Besonders in der frühen Kindheit kann es schwierig sein, Symptome der hyperkinetischen Störung von altersgemäßen Verhaltensweisen bei aktiven Kindern (z. B. herumlaufen, Lärm machen) zu unterscheiden.

Hyperkinetische Symptome bei schulischer Überforderung. Symptome der Unaufmerksamkeit sind bei Kindern, die eine für ihre intellektuellen Fähigkeiten ungeeignete Schule besuchen, häufig zu beobachten.

Hyperkinetische Symptome bei schulischer Unterforderung. Unaufmerksamkeit im Schulunterricht kann auch auftreten, wenn Kinder mit hoher Intelligenz Schulen besuchen, die sie zu wenig anregen (unterstimulierendes schulisches Umfeld).

Hyperkinetische Symptome bei Intelligenzminderung. Vor allem Symptome der Aufmerksamkeitsschwäche, aber auch erhöhte Unruhe und Impulsivität treten bei Kindern mit Intelligenzminderung üblicherweise auf. Prinzipiell kann auch bei diesen Kindern die Diagnose einer hyperkinetischen Störung gestellt werden, wenn die Symptome deutlich stärker ausgeprägt sind, als man aufgrund der Intelligenzminderung oder geistigen Behinderung erwarten würde.

Hyperkinetische Symptome als Folge chaotischer psychosozialer Bedingungen. Kinder aus unorganisiertem und chaotischem Umfeld können durch Schwierigkeiten mit zielgerichtetem Verhalten auffallen. Allerdings vermindern sich die Symptome relativ rasch, wenn sich das Kind längere Zeit in einer besser strukturierten Umgebung befindet.

Oppositionelle Verhaltensweisen. Kinder mit oppositioneller Verhaltensstörung können gegen Arbeiten oder schulische Aufgaben, die Anstrengung und Aufmerksamkeit verlangen, Widerstand leisten, da sie nicht gewillt sind, sich den Forderungen anderer anzupassen. Die Symptome der Vermeidung schulischer Aufgaben bei Kindern mit ausschließlich oppositionellen Verhaltensstörungen sind von den entsprechenden Symptomen bei Kindern mit einer ausschließlich hyperkinetischen Störung schwer zu unterscheiden. Die

Differentialdiagnose wird dadurch erschwert, dass viele Kinder mit einer hyperkinetischen Störung sekundär oppositionelle Verhaltensweisen entwickeln. Allerdings zeigen Kinder mit ausschließlich oppositionellen Verhaltensstörungen nicht die anderen typischen Symptome der Aufmerksamkeitsschwäche und der ausgeprägten motorischen Unruhe.

Psychomotorische Erregung und Konzentrationsstörungen bei affektiven Störungen und Angststörungen. Diese Symptome lassen sich manchmal nur schwer von der Hyperaktivität und den Aufmerksamkeitsstörungen einer hyperkinetischen Störung unterscheiden. Ein Unterscheidungsmerkmal kann der Verlauf sein: Hyperkinetische Störungen haben einen kontinuierlichen Verlauf mit Beginn im Vorschulalter, affektive Störungen treten meist später auf und verlaufen üblicherweise weniger kontinuierlich.

Wenn die Symptome der Unaufmerksamkeit nach dem siebten Lebensjahr beginnen und die Störung nicht relativ konstant verläuft, dann liegt meist keine hyperkinetische Störung, sondern vermutlich eher eine affektive Störung, eine Angststörung, eine dissoziative Störung, eine Persönlichkeitsstörung oder eine medikamenteninduzierte Störung (z. B. durch Bronchospasmolytika) vor.

2.2 Oppositionelle Verhaltensstörungen

Die Definition der einzelnen Symptome der oppositionellen Verhaltensstörung, die nach DSM-IV als **Störung mit oppositionellem Trotzverhalten** und nach ICD-10 als **Störung des Sozialverhaltens mit oppositionellem, aufsässigem Verhalten** bezeichnet wird, sind weitgehend identisch. Die folgende Übersicht informiert über diese Kriterien, wobei deutliche inhaltliche Abweichungen bei der Definition einzelner Kriterien markiert sind. Da in beiden deutschen Übersetzungen einige Übersetzungsprobleme auftreten, wurden bei der Formulierung der Kriterien in der Übersicht auch die englischsprachigen Originale herangezogen. Wenn sich die Kriterien inhaltlich nicht unterschieden, wurden überwiegend die Formulierungen des DSM-IV übernommen.

Beide Diagnosesysteme legen zudem weitgehend übereinstimmend fest, dass die Symptome mindestens sechs Monate lang auftreten müssen. Sie müssen nach ICD-10 für das Entwicklungsalter unangemessen sein. Nach DSM-IV müssen durch die Störung klinisch bedeutsame Beeinträchtigungen in sozialen, schulischen oder beruflichen Funktionsbereichen verursacht werden. Außerdem dürfen die Kriterien einer anderen Störung des Sozialverhal-

Übersicht

Symptomkriterien der Störung des Sozialverhaltens mit oppositionellem, aufsässigem Verhalten nach ICD-10 (Forschungskriterien) und der Störung mit oppositionellem Trotzverhalten nach DSM-IV-TR

(1) [Hat für das Entwicklungsalter ungewöhnlich häufige oder schwere Wutausbrüche.]
{Wird schnell wütend.}
(2) Streitet sich häufig mit Erwachsenen.
(3) Widersetzt sich häufig aktiv den Anweisungen oder Regeln von Erwachsenen oder weigert sich, diese zu befolgen.
(4) Ärgert andere häufig absichtlich.
(5) Schiebt häufig die Schuld für eigene Fehler oder eigenes Fehlverhalten auf andere.
(6) Ist häufig reizbar oder lässt sich von anderen leicht ärgern.
(7) Ist häufig zornig und ärgert sich schnell.
(8) Ist häufig boshaft oder rachsüchtig.

{ } = nur DSM-IV; [ ] = nur ICD-10

tens nicht erfüllt sein, d. h., es dürfen keine ausgeprägten aggressiv-dissozialen Auffälligkeiten vorliegen.

Nach DSM-IV müssen vier der genannten acht Kriterien für die Diagnose erfüllt sein. Nach ICD-10 müssen ebenfalls insgesamt vier Kriterien für oppositionelles, aggressives oder dissoziales Verhalten erfüllt sein, wobei zwei dieser Kriterien auch Kriterien für eine andere, eine aggressiv-dissoziale Störung des Sozialverhaltens sein können (z. B.: bedroht, schikaniert oder schüchtert andere häufig ein; beginnt körperliche Auseinandersetzungen).

2.2.1 Differentialdiagnostik

Oppositionelle Verhaltensstörungen sind von folgenden anderen Störungsbildern und Bedingungen abzugrenzen (vgl. Döpfner, 2000b; Petermann et al., 2001):
Alterstypisches oppositionelles Verhalten. Oppositionelles Verhalten ist ein typisches Merkmal bestimmter Entwicklungsstufen, vor allem der frühen Kindheit (Trotzalter) und der Adoleszenz. Die Diagnose einer oppositionel-

len Verhaltensstörung sollte nur in Betracht gezogen werden, wenn die Verhaltensweisen häufiger auftreten und schwerwiegendere Folgen haben als typischerweise bei Kindern auf vergleichbarer Entwicklungsstufe beobachtet werden und wenn familiäre, soziale oder schulische Bereiche deutlich beeinträchtigt werden. Andererseits sollte nicht jedes auch noch so stark ausgeprägte oppositionelle Verhalten im Kindergartenalter als typisches und passageres Trotzverhalten eingestuft werden. Viele chronische Verläufe beginnen als ausgeprägtes Trotzverhalten im Alter von drei bis fünf Jahren.

Störungen des Sozialverhaltens. Die sozial störenden Verhaltensweisen von Kindern mit oppositionellen Verhaltensstörungen sind weniger schwerwiegend als die Symptome von Kindern mit einer aggressiv-dissozialen Störung des Sozialverhaltens. Da alle Merkmale einer oppositionellen Verhaltensstörung gewöhnlich auch bei den aggressiv-dissozialen Formen der Störung des Sozialverhaltens vorhanden sind, wird erstere nicht diagnostiziert, wenn die Merkmale einer aggressiv-dissozialen Störung des Sozialverhaltens erfüllt sind. Das Hauptmerkmal der aggressiv-dissozialen Störungen des Sozialverhaltens ist ein sich wiederholendes und durchgängiges Verhaltensmuster, bei dem die grundlegenden Rechte anderer sowie wichtige altersentsprechende soziale Normen und Regeln verletzt werden. Diese Verhaltensweisen können in vier Gruppen eingeteilt werden:

(1) Aggressives Verhalten, bei dem anderen Menschen oder Tieren Körperverletzungen zugefügt oder angedroht werden,
(2) nichtaggressives Verhalten, bei dem Eigentumsverlust oder -schaden verursacht wird,
(3) Betrug oder Diebstahl,
(4) andere schwere Regelverletzungen (wie Schuleschwänzen, Weglaufen von Zuhause).

Nach ICD-10 werden von den Störungen des Sozialverhaltens mit oppositionellem, aufsässigem Verhalten (F91.3) folgende weitere Störungen des Sozialverhaltens abgegrenzt, die durch aggressive und vor allem dissoziale Verhaltensauffälligkeiten charakterisiert sind:

- Bei der **auf den familiären Kontext beschränkten Störung des Sozialverhaltens** (F91.0) tritt das aggressive und dissoziale Verhalten ausschließlich in der Familie auf.
- Eine **Störung des Sozialverhaltens bei vorhandenen sozialen Bindungen** (F91.2) wird dann diagnostiziert, wenn aggressiv-dissoziale Verhaltensweisen nicht auf die Familie beschränkt sind, aber intakte Beziehungen zu Gleichaltrigen bestehen.

- Dies ist bei der **Störung des Sozialverhaltens bei fehlenden sozialen Bindungen** (F91.1) nicht der Fall. Die Kinder oder Jugendlichen haben keine feste Freundschaften, sind unbeliebt und isoliert.

Diese Differenzierung wird im DSM-IV nicht vorgenommen. Hier wird lediglich unterschieden, ob der Beginn der Störung in der Kindheit oder im Jugendalter liegt.

Emotionale Störungen mit Geschwisterrivalität. Treten aggressive Verhaltensauffälligkeiten ausschließlich in der Familie gegenüber einem unmittelbar jüngeren Geschwister auf, dann wird nach ICD-10 eine emotionale Störung mit Geschwisterrivalität (F93.3) diagnostiziert. DSM-IV sieht hierfür keine eigene Kategorie vor. Meist tritt die Geschwisterrivalität im Rahmen einer oppositionellen Verhaltensstörung auf.

3 Pathogenese und Verlauf

3.1 Hyperkinetische Störungen

3.1.1 Verlauf

Die folgende Übersicht gibt einen Überblick über den Verlauf hyperkinetischer Störungen (vgl. Barkley, 2006; Döpfner, 2002a; Döpfner et al., 2007).

Übersicht

Verlauf hyperkinetischer Störungen

Säuglings- und Kleinkindalter

- sehr hohes Aktivitätsniveau
- ungünstige Temperamentsmerkmale und überwiegend negativ kontrollierende Interaktion der Bezugsperson mit dem Kind
- Entwicklungsverzögerungen

Kindergarten- und Vorschulalter

- extreme motorische Unruhe
- geringe Spielintensität und -ausdauer
- oppositionelles Verhalten
- Entwicklungsdefizite
- Stabilität zwischen 4. und 7. Lebensjahr: etwa 50 %
- Risikofaktoren für chronischen Verlauf:
  - stark ausgeprägte Symptomatik
  - zusätzlich oppositionelle Verhaltensstörung
  - negativ-kontrollierende Erziehung

Grundschulalter

- Schuleintritt!
- Unruhe und Ablenkbarkeit im Unterricht
- Lernschwächen und Teilleistungsschwächen
- Klassenwiederholungen und Umschulungen
- oppositionell-aggressives Verhalten (bei mindestens 30–50 %)
- Ablehnung durch Gleichaltrige

- Leistungsunsicherheit und Selbstwertprobleme
- Stabilität zwischen 7. und 10. Lebensjahr: mindestens 60–70 %

Jugendalter

- Verminderung der motorischen Unruhe
- Aufmerksamkeitsstörungen persistieren
- aggressiv-dissoziales Verhalten (etwa 40 %)
- Alkohol- und Drogenmissbrauch
- emotionale Auffälligkeiten
- geringeres Bildungsniveau
- Stabilität zwischen Kindes- und Jugendalter: 30–70 %

Erwachsenenalter

- dissoziales Verhalten/Delinquenz (20–45 %)
- antisoziale Persönlichkeitsstörung (ca. 25 %)
- geringerer Beschäftigungsstatus

Säuglings- und Kleinkindalter. Kleinkinder mit schwierigen Temperamentsmerkmalen, mit extrem hohem Aktivitätsniveau, mit Schlafproblemen, Essschwierigkeiten und gereizter Stimmungslage sind mit einem größeren Risiko behaftet, später eine hyperkinetische Störung zu entwickeln als Kinder mit ausgeglichenem Temperament. Dies ist vor allem dann der Fall, wenn es der Hauptbezugsperson nicht gelingt, die Belastungen zu bewältigen, die durch die ungünstigen Temperamentsmerkmale auftreten, und sich eine angespannte, negative Eltern-Kind-Interaktion entwickelt. Die Mehrzahl der hyperkinetisch auffälligen Kinder fallen durch Überaktivität, eine geringe Aufmerksamkeitsspanne und oppositionelles Verhalten bereits im Alter von drei Jahren auf, wobei die Abgrenzung von einer noch altersgemäßen Aufmerksamkeitsspanne und motorischen Unruhe oft schwerfällt und viele unruhige Dreijährige später keine hyperkinetische Störung entwickeln. Entwicklungsrückstände in der motorischen Entwicklung, der Sprachentwicklung und in der Entwicklung der visuellen Wahrnehmungsfähigkeit treten gehäuft auf.

Kindergarten- und Vorschulalter. Bei Kindern im Kindergarten- und Vorschulalter zeigen sich als deutlichste Merkmale allgemeine Anzeichen von motorischer Unruhe und extremer Umtriebigkeit. Die relativ hohe Stabilität der Symptomatik vom Vorschulalter bis ins Grundschulalter hinein ist in mehreren Studien nachgewiesen worden. Etwa die Hälfte der im Alter von drei Jahren auffälligen Kinder zeigen mit sechs Jahren weiterhin hyperkinetische Auffälligkeiten. Kinder mit stabilen Störungen unterscheiden sich im Alter von drei Jahren von jenen, deren hyperkinetische Störungen sich in den folgenden drei Jahren vermindern, durch stärker ausgeprägte Hyperaktivität und Aufmerksamkeitsschwäche, durch erhöhte Aggressivität und durch eine erhöhte Rate an negativ-kontrollierenden Eltern-Kind-Interaktionen.

Grundschulalter. Durch den Schuleintritt steigern sich die Probleme hyperkinetischer Kinder häufig schlagartig, weil sie plötzlich mit Anforderungen konfrontiert werden, denen sie kaum gewachsen sind. Die größten Probleme im Grundschulalter betreffen die kurze Aufmerksamkeitsspanne, oppositionelles Verhalten sowie motorische Überaktivität, besonders in strukturierten und stärker fremdbestimmten Situationen (Unterricht!). In diesem Altersbereich treten häufig auch Störungen in den Beziehungen zu Gleichaltrigen auf, relative Leistungsschwächen in der Schule, beginnende dissoziale Verhaltensweisen (Lügen, Stehlen), Wutausbrüche und – vor allem in den späteren Jahren – verminderte Selbstwertgefühle. In diesem Altersbereich liegt die Stabilität der Störung bei mindestens 60–70 %.

Jugendalter. Viele Kinder mit hyperkinetischen Störungen zeigen auch im Jugendalter die Kernsymptome Hyperaktivität, Aufmerksamkeitsstörungen und Impulsivität, wobei sich die motorische Unruhe meist deutlich vermindert, während Aufmerksamkeitsstörungen eher persistieren. Allerdings führten verschiedene Studien zu sehr unterschiedlichen Ergebnissen, die Rate der weiterhin Auffälligen liegt zwischen 30 % und 70 %. Der Anteil der Jugendlichen, die dissoziale Störungen des Sozialverhaltens entwickeln, liegt auch in Deutschland bei etwa 40 % (Schmidt et al., 1991). Die Schule wird häufiger mit einem niedrigeren Schulabschluss beendet.

Erwachsenenalter. Die beschriebenen Verhaltensprobleme können sich bis ins Erwachsenenalter hinein fortsetzen. Die meisten Nachuntersuchungen an Erwachsenen, die im Kindesalter als hyperkinetisch auffällig diagnostiziert wurden, zeigen, dass die soziale Einbindung, das psychische Wohlbefinden und auch der Beschäftigungsstatus vermindert sind. Es gibt ein spezifisch erhöhtes Risiko zur Entwicklung einer antisozialen Persönlichkeitsstörung sowie zur Entwicklung von Alkoholismus, Drogenmissbrauch und interpersoneller Beziehungsstörungen.

Risikofaktoren. Diese Entwicklung ist glücklicherweise nicht für alle Kinder mit hyperkinetischen Störungen vorgezeichnet. Längsschnittstudien haben verschiedene Risikofaktoren isolieren können, die mit einem ungünstigeren Verlauf der Symptomatik in Beziehung stehen. Dazu zählen vor allem geringere Intelligenz, aggressives und oppositionelles Verhalten im Kindesalter, schlechte Beziehungen zu Gleichaltrigen, emotionale Instabilität und das Ausmaß der psychischen Störungen bei den Eltern (u. a. Hechtman et al., 1984; Fischer et al., 1993). Eine intensive multimodale Langzeitbehandlung bis in die Adoleszenz hinein scheint den Verlauf der Störung günstig zu beeinflussen (Satterfield et al., 1987). Bei geringerer Behandlungsintensität konnten bislang keine eindeutigen Effekte auf den Verlauf im Jugend- und Erwachsenenalter nachgewiesen werden (Hechtman et al., 1984).

! Diese Ergebnisse legen es nahe, hyperkinetische Störungen als eine Entwicklungsstörung der Selbstkontrollprozesse und des Sozialverhaltens mit einem chronischen Verlauf und mit begrenzten Heilungschancen aufzufassen. In der Therapie steht deshalb neben der Symptomminderung die Bewältigung der Störung, d. h. der Umgang mit persistierendem Problemverhalten im Vordergrund.

3.1.2 Pathogenese

Bislang konnte kein zentraler Faktor nachgewiesen werden, der für die Genese der hyperkinetischen Störung verantwortlich ist, so dass gegenwärtig die Meinung überwiegt, dass ein multifaktorielles Geschehen der Genese zugrunde liegt und die hyperkinetische Störung aus einer Vielzahl ätiologischer Ereignisse hervorgeht, etwa vergleichbar der Pathogenese von geistigen Behinderungen. Insgesamt überwiegt die Vorstellung, dass biologische und konstitutionelle Merkmale eine entscheidende Rolle bei der Genese der Störung spielen und psychosoziale Faktoren den Verlauf der Störung wesentlich beeinflussen können. Als pathogenetische Faktoren hyperkinetischer Störungen wurden neurologische Störungen, neurochemische Faktoren, Störungen des Immunsystems, genetische Einflüsse und psychosoziale Bedingungen untersucht und diskutiert (für eine ausführliche Darstellung siehe Döpfner, 2003; Döpfner et al., 2007):

Neurologische Störungen. Lange Zeit wurde angenommen, dass alle Kinder mit hyperkinetischen Störungen eine strukturell bedingte Störung der Hirnfunktionen aufweisen, selbst dann, wenn klare Hinweiszeichen dafür fehlen. Der Begriff des minimalen Hirnschadens oder der minimalen cerebralen Dysfunktion (MCD) wurde dafür gewählt. Als Ursachen einer minimalen Hirnfunktionsstörung werden prä-, peri- und postnatale Komplikationen betrachtet, die eine Verzögerung der frühkindlichen Entwicklung bewirken.

Neben diesen anamnestischen Angaben werden neurologische und neurophysiologische Auffälligkeiten, Teilleistungsschwächen bei zumindest durchschnittlicher Grundintelligenz und spezifische Verhaltensauffälligkeiten, u. a. Konzentrationsschwächen, für die Diagnosestellung hinzugezogen. Viele Studien lassen diese Hypothese jedoch als nicht haltbar erscheinen. Im deutschen Sprachraum konnten Esser und Schmidt (1987) zeigen, dass zwischen den verschiedenen Hinweisen auf eine cerebrale Dysfunktion nur sehr geringe Überschneidungen vorhanden sind und keine eindeutigen Beziehungen zu hyperkinetischen Störungen vorliegen. Die Autoren schlussfolgern, dass die Diagnose einer MCD im bislang praktizierten Sinne klinisch unbedeutend und irreführend sei. Allerdings zeigen neuere Studien, dass Kinder mit sehr geringem Geburtsgewicht ein erhöhtes Risiko zur Entwicklung hyperkinetischer Störungen haben (Botting et al., 1997).

Neurochemische Faktoren. Einige Studien weisen darauf hin, dass bei hyperkinetisch auffälligen Kindern zwar keine strukturelle Schädigung des Gehirns, wohl aber eine verminderte cerebrale Durchblutung des Frontalhirns vorliegt. Dies lässt vermuten, dass die zerebrale Aktivität bei hyperkinetisch auffälligen Kindern in diesen Regionen vermindert ist (Fox & Raichle, 1985). Andere Studien konnten Auffälligkeiten im Neurotransmittersystem nachweisen, wenngleich die Ergebnisse nicht einheitlich sind. Offensichtlich ist nicht ein Neurotransmittersystem allein gestört, vielmehr handelt es sich eher um eine Imbalance mehrerer Systeme (Zametkin & Rapoport, 1987; Greenhill, 1990), wobei in neuerer Zeit vor allem das dopaminerge System im Mittelpunkt des wissenschaftlichen Interesses steht.

Störungen des Immunsystems. In mehreren Untersuchungen wurde das gehäufte Auftreten von allergischen Reaktionen auf Milcheiweiß, Pollen, Staub, Lösungsmittel, Farb- und Aromastoffe bei hyperkinetischen Kindern beschrieben. Durch spezifische, so genannte oligoantigene Diäten konnten teilweise Verminderungen der hyperkinetischen Störungen erzielt werden (Egger et al., 1985; Trites et al., 1980), allerdings sind methodisch besser fundierte Studien notwendig, um die Beziehung von Nahrungsmittelallergien und hyperkinetischen Störungen zu klären und die Wirksamkeit diätetischer Behandlungen zu überprüfen.

Genetische Faktoren. Eine Vielzahl von Studien weist mittlerweile darauf hin, dass genetische Einflüsse vermutlich der wichtigste Einzelfaktor im Rahmen der multifaktoriellen Verursachung der Störung darstellen. Zustellungsstudien zeigen, dass 56 %–98 % der Varianz hyperkinetischer Symptome auf genetische Faktoren zurückzuführen sind (vgl. Tannock, 1998). Molekulargenetische Studien zeigen zudem Zusammenhänge zwischen der hyperkinetischen

Symptomatik und Polymorphismen (Veränderungen) auf Dopamin-Rezeptor-Genen (DRD4 und DRD2) sowie Dopamin-Transporter-Genen (vgl. Döpfner, 2002).

Psychosoziale Bedingungen. Eine Häufung hyperkinetischer Störungen in Familien mit geringerem sozioökonomischen Status wurde nur in einigen Studien nachgewiesen, andere konnten keinen Zusammenhang finden. Deutlichere Zusammenhänge konnten mit ungünstigen familiären Bedingungen, u. a. unvollständigen Familien, überbelegten Wohnungen und einer psychischen Störung der Mutter nachgewiesen werden (z. B. Barkley et al., 1993). Allerdings gehen ungünstige familiäre Bedingungen stärker mit aggressiven und dissozialen Verhaltensauffälligkeiten einher als mit hyperkinetischen Störungen (u. a. McGee et al., 1985; Taylor et al., 1986). Insgesamt weist die

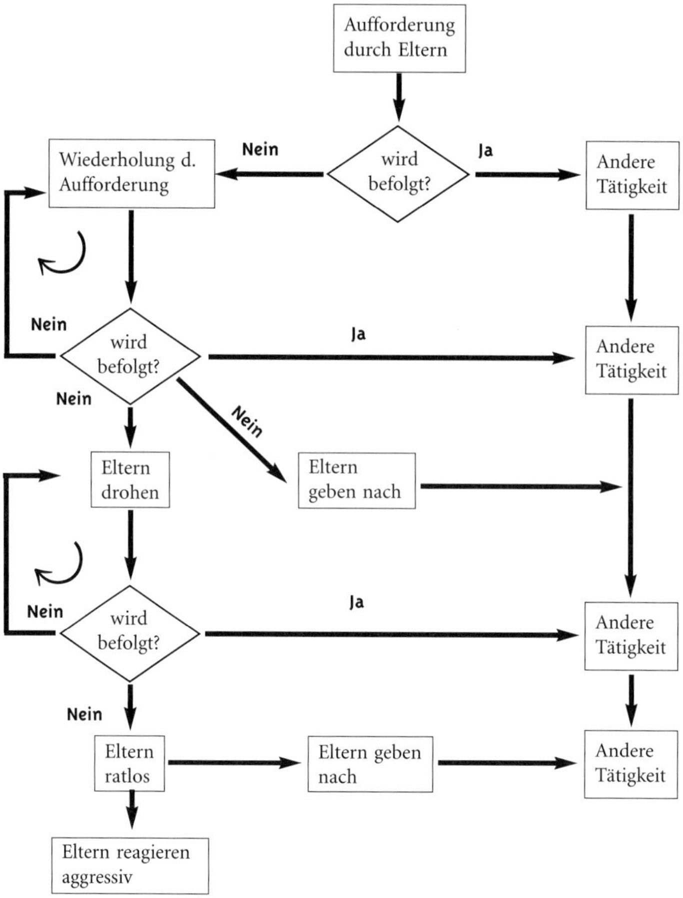

Abbildung 3.1. Entwicklung negativ kontrollierender Interaktionen (modifiziert nach Barkley, 1987)

Forschung eher darauf hin, dass die psychosozialen Faktoren bei der Genese eine begrenzte Rolle spielen.

Längsschnittstudien zeigen jedoch, wie bereits dargestellt, dass die Eltern-Kind-Beziehung die weitere Entwicklung hyperkinetisch auffälliger Kinder entscheidend beeinflussen kann. Bei einer hohen Rate negativer Eltern-Kind-Interaktionen steigt das Chronifizierungsrisiko der Störung sowie das Risiko, dass sich zusätzlich oppositionelle Verhaltensstörungen entwickeln.

Das von Barkley (1981) entwickelte Interaktionsmodell (s. Abb. 3.1) gibt Hinweise darauf, wie Verhaltensauffälligkeiten bei hyperkinetischen Kindern sich durch Eltern-Kind-(und Erzieher-/Lehrer-Kind-)Interaktionen verschlimmern können. Dieses Modell stellt eine wesentliche Grundlage des Eltern-Kind-Programmes dar (s. Kap. 5).

Die **Entwicklung negativer Interaktionen** lässt sich dem Modell von Barkley entsprechend folgendermaßen beschreiben:

! Aufforderungen und Grenzsetzungen von Eltern werden von aufmerksamkeitsgestörten und impulsiven Kindern aufgrund dieser Störungen häufig nicht beachtet. Im Allgemeinen wiederholen Eltern ihre Aufforderungen dann mehrfach. Die Wahrscheinlichkeit, dass aufmerksamkeitsgestörte Kinder die Aufforderung wiederum nicht beachten, ist erhöht. Kommt es aber einmal dazu, dass das Kind eine Aufforderung befolgt, dann beachten die Eltern dies nicht, entweder weil sie meinen, das folgsame Verhalten ihres Kindes sei schließlich mehr als selbstverständlich oder weil sie einfach endlich das tun wollen, was durch die Auseinandersetzungen mit dem Kind liegen geblieben ist. Auffälliges, nämlich nicht folgsames Verhalten des Kindes, hat jedenfalls vermehrte, wenn auch negativ getönte Aufmerksamkeit zur Folge, während angemessenere Handlungen kaum beachtet werden. Die Spirale des familiären Konfliktes dreht sich noch weiter: Die Eltern beginnen zu drohen, das Kind reagiert wieder nicht, die Eltern werden schließlich ratlos und geben entweder nach oder werden ungezielt aggressiv. Beides hat zur Folge, dass mangelnde Regelbefolgung und oppositionelles wie aggressives Verhalten des Kindes eher noch zunehmen. Das Kind wird durch das Nachgeben der Eltern für sein oppositionelles Verhalten belohnt (negativ verstärkt) oder durch das Vorbild der Eltern zu aggressivem Verhalten (zumindest außerhalb der Famile) angeregt.

Integrative Modelle. In verschiedenen theoretischen Ansätzen werden Störungen der Selbstregulation als Kernproblem hyperkinetisch gestörter Kinder interpretiert. Douglas (1980, 1989) legt ein Störungsmodell vor, das die hyperkinetische Symptomatik als Störung der Selbstregulation interpretiert, bei der es dem Kind auf verschiedenen Ebenen, nämlich der physiologischen, der Verhaltensebene und der kognitiven Ebene nicht gelingt, sich situativen Anforderungen anzupassen. Barkley (1989b) stellt das von Douglas entwickelte Modell in mehreren Punkten in Frage. Vor allem kritisiert er die Annahme basaler Defizite in der Aufmerksamkeit und der Impulskontrolle, die sich nicht mit empirischen Ergebnissen vereinbaren lassen. Störungen der Aufmerksamkeit und der Impulskontrolle werden nämlich nicht beobachtet, wenn Aufmerksamkeitsleistungen bei Routinetätigkeiten kontinuierlich verstärkt werden, wenn das Arbeitstempo selbst bestimmt werden kann und wenn die Aufgabenstellungen häufig wiederholt werden. Darüber hinaus zeigen sich Verhaltensauffälligkeiten wesentlich stärker in Beschäftigungs- und Leistungssituationen und kaum während des freien Spiels. Barkley schlussfolgert, dass Verhaltensstörungen unter einer starken Kontrolle von Umweltkontingenzen stehen müssen, wenn sie sich in wechselnden Situationen so dramatisch ändern können. In seinem alternativen Modell werden hyperkinetische Störungen als **Störungen des regelgeleiteten Verhaltens** beschrieben.

Demnach haben Kinder mit hyperkinetischen Störungen eine verminderte Verhaltenskontrolle durch diskriminative Reize und Regeln (z. B. Anweisungen, Testinstruktionen), die insbesondere bei verzögerter, partieller oder minimaler Verstärkung des Verhaltens auftreten.

In jüngster Zeit werden Störungen in den exekutiven Funktionen eine wichtige Rolle bei der Entwicklung hyperkinetischer Störungen zugeschrieben. Exekutive Funktionen sind psychische Prozesse, die der Ausführung von Handlungen unmittelbar vorangehen oder sie begleiten. Nach Barkley (1997) führt die mangelnde Fähigkeit zur Hemmung von Impulsen und Handlungsabläufen zu Störungen solcher exekutiver Funktionen in vier Bereichen:

(1) Im Bereich des Arbeits- oder Kurzzeitgedächtnisses,
(2) im Bereich der Selbstregulation von Affekten, der Motivation und der Aufmerksamkeit;
(3) im Bereich der Internalisierung und Automation von Sprache sowie
(4) im Bereich der Wiederherstellung und Entwicklung von Handlungssequenzen.

Abbildung 3.2 integriert dieses Modell in die weitgehend gesicherten Befunde zu den ätiologischen Faktoren von hyperkinetischen Störungen (vgl. Döpfner, 2002). Danach liegen die primären Ursachen dieser Störung in genetischen Dispositionen, die eine Störung des Neurotransmitterstoffwechsels (insbesondere Dopamin-Stoffwechsels) bewirken. Die Bedeutung ande-

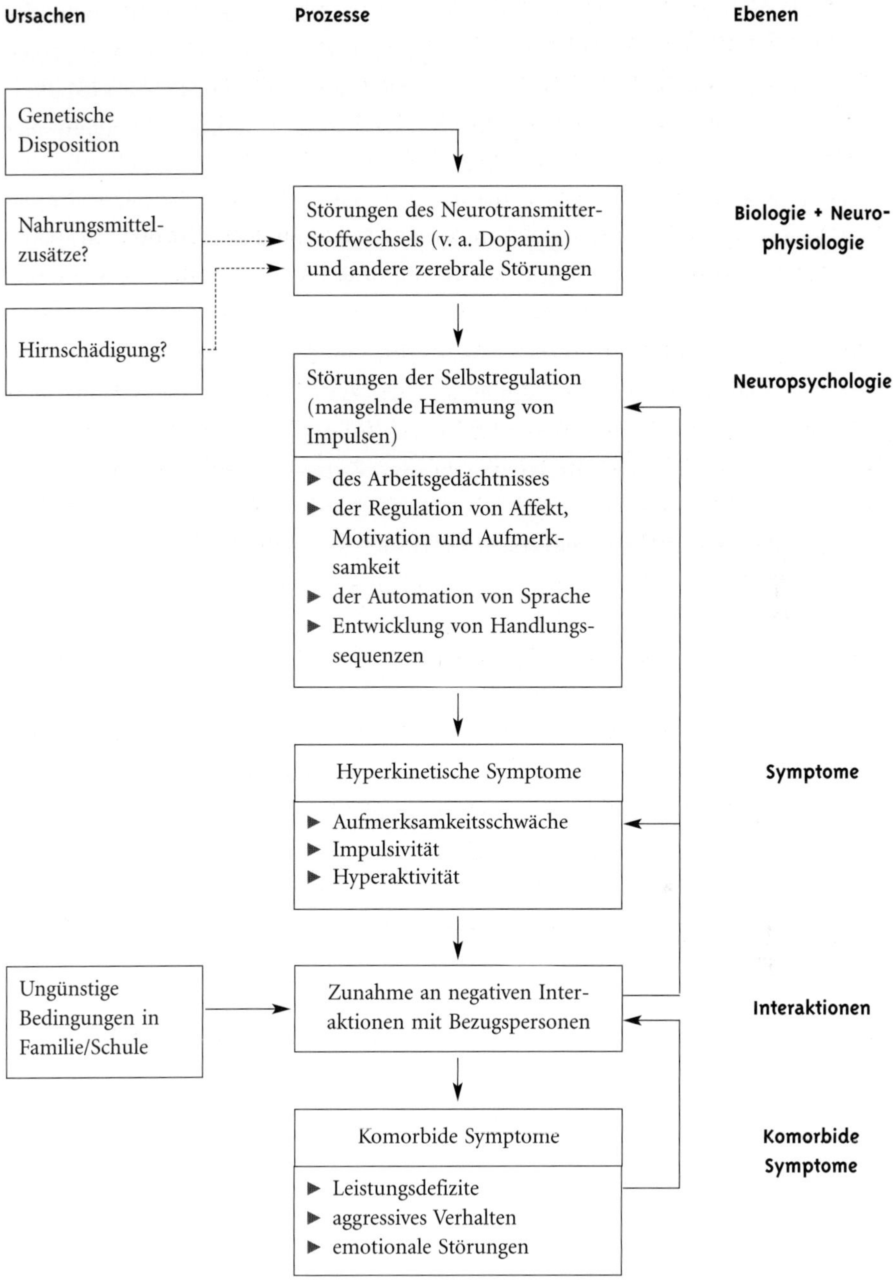

Abbildung 3.2. Modell zur Entstehung hyperkinetischer Störung nach Barkley (1989) (aus Döpfner, 2007 d)

rer Faktoren, wie allergischer Reaktionen auf Nahrungsmittelzusätze oder erworbene Hirnschädigungen ist fraglich, zumindest aber deutlich geringer. Auf der neuropsychologischen Ebene lassen sich Störungen der Selbstregulation in verschiedenen Funktionsbereichen nachweisen. Diese Störungen verursachen auf der Symptomebene Hyperaktivität, Impulsivität und Aufmerksamkeitsstörungen. Dadurch nehmen die negativen Interaktionen zwischen dem Kind und seinen Bezugspersonen (Eltern, Erzieher, Lehrer, Geschwister, Gleichaltrige) zu, wie bereits in Abbildung 3.1 differenziert beschrieben wurde. Ungünstige Bedingungen in Familie und Schule (z. B. psychische Belastungen der Bezugspersonen, inkompetentes Erziehungsverhalten, große Klassen), aber auch in der Gleichaltrigengruppe (z. B. andere auffällige Kinder) unterstützen diese ungünstigen Interaktionen zusätzlich. Negative Interaktionen bewirken ihrerseits wiederum eine Zunahme der hyperkinetischen Symptomatik und der Störungen im Selbstregulationsprozess und sie unterstützen die Entwicklung weiterer komorbider Symptome.

3.2 Oppositionelle Verhaltensstörungen

3.2.1 Verlauf

Oppositionelle Verhaltensstörungen beginnen typischerweise im frühen Kindesalter noch vor der Einschulung mit heftigen Wutausbrüchen und vor allem

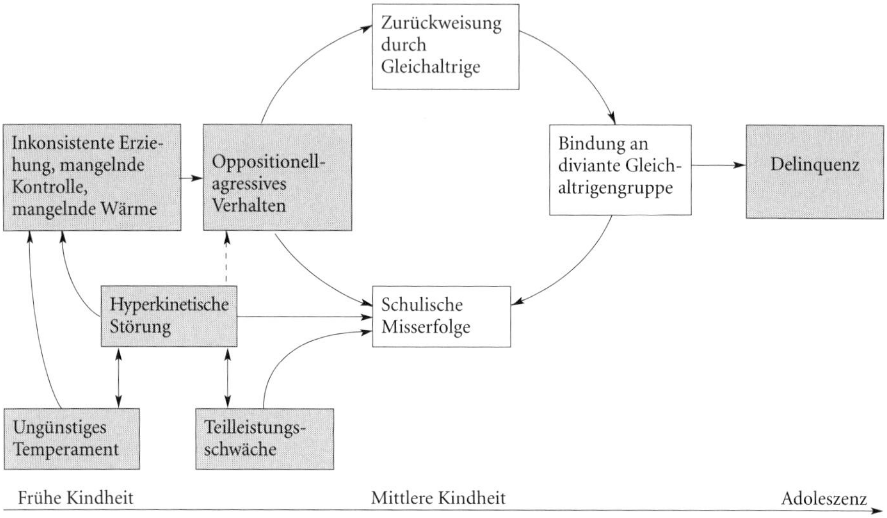

Abbildung 3.3. Verlauf oppositioneller Verhaltensstörungen (modifiziert nach Patterson et al., 1989)

mit oppositionellem und verweigerndem Verhalten. Im Jugendalter kann zwar etwa die Hälfte der Kinder diese Problematik ablegen, die andere Hälfte aber entwickelt dissoziales Verhalten. Umgekehrt gibt es wenige dissozial auffällige Jugendliche, die in der Kindheit nicht durch oppositionelles Verhalten aufgefallen sind. Je länger die aggressive Problematik schon anhält, umso unwahrscheinlicher ist es, dass es dem Kind oder Jugendlichen noch gelingt, von dem Pfad der Dissozialität und Delinquenz abzuweichen, und umso geringer sind die Chancen eines Behandlungserfolges (Patterson et al., 1989).

Die Entwicklungsstufen zur Dissozialität und Delinquenz sind bekannt und empirisch gut belegt. Abbildung 3.3 gibt das von Patterson et al. (1989) entwickelte Modell zur Entwicklung dissozialen Verhaltens in modifizierter Form wieder, das die wesentlichen empirischen Befunde zusammenfasst.

3.2.2 Pathogenese

Hauptursache für die Entwicklung oppositioneller und aggressiver Verhaltensweisen in der frühen Kindheit sind, wie eine Vielzahl von Studien zeigt, inkonsistente Erziehung und mangelnde Kontrolle, verbunden mit mangelnder Wärme und verminderter Aufmerksamkeit für angemessene prosoziale Verhaltensansätze der Kinder. Patterson et al. (1989) sprechen von einem regelrechten Training zur Aggressivität, das in den Familien stattfindet und sich durch ganz besondere Interaktionsprozesse auszeichnet, die täglich mehrere dutzend Mal auftreten. Diese spezifischen Interaktionsprozesse wurden bereits in Abbildung 3.1 beschrieben. Allerdings machen es manche Kinder den Eltern nicht leicht, sich in der Erziehung konsequent und zugewandt zu verhalten. Dazu gehören sowohl die hyperkinetischen Kinder als auch die Kinder mit generell eher ungünstigen Temperamentsmerkmalen.

Die Kinder lernen in der weiteren Entwicklung aufgrund der beschriebenen Erziehungsprozesse, andere Familienmitglieder durch oppositionell-aggressives Verhalten zu kontrollieren. Sie lernen dagegen nicht, wie man in sozial kompetenter Weise mit Konflikten und Frustrationen umgeht. Sie zeigen solche Verhaltensweisen schließlich auch im Kindergarten und in der Schule. Im Grundschulalter oder etwas später gibt es zwei zentrale Ereignisse, welche die weitere Entwicklung wesentlich beeinflussen. Aggressive Kinder werden erstens von den Gleichaltrigen abgelehnt und sie haben zweitens ein hohes Risiko zu schulischem Misserfolg, aufgrund ihres oppositionellen und verweigernden Verhaltens gegenüber den Leistungsanforderungen der Schule und aufgrund der hyperkinetischen Symptomatik (falls vorhanden).

Aggressiv auffällige Jugendliche, deren schulische Karriere durch Misserfolge gekennzeichnet ist und die von Gleichaltrigen abgelehnt werden, tendieren dazu, sich gleichgesinnten, ebenfalls devianten Jugendlichen anzuschließen. Denn hier bekommen diese Jugendlichen das, was sie weder in der Familie, noch in der Gleichaltrigengruppe, noch in der Schule erhalten haben, nämlich Anerkennung. Deviante Gruppen sind der zentrale Trainingsort für delinquente Aktionen und für Drogenmissbrauch.

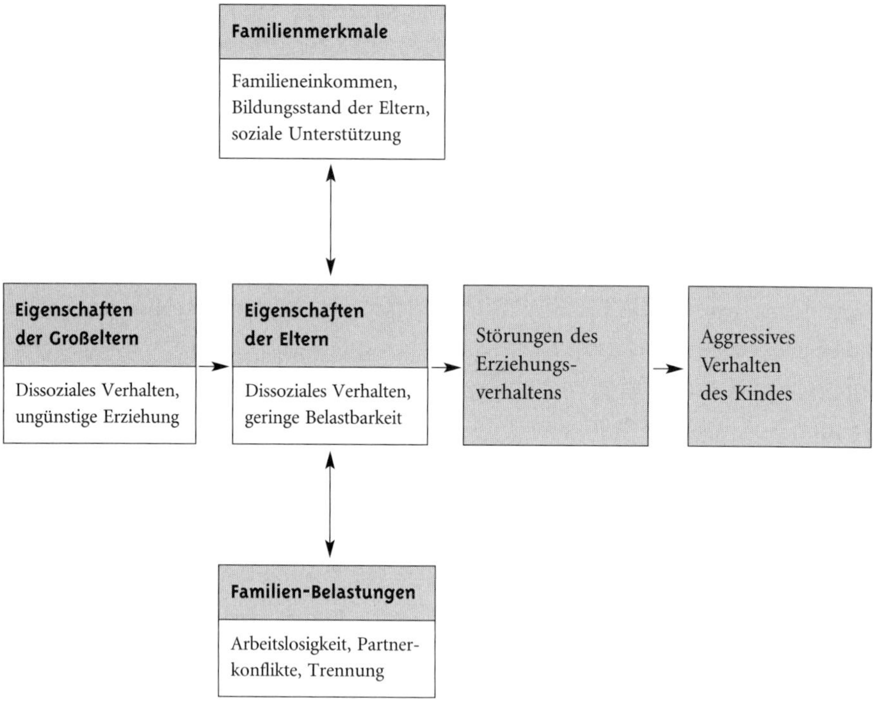

Abbildung 3.4. Psychosoziale Bedingungen, die das Erziehungsverhalten beeinträchtigen und aggressives Verhalten fördern (nach Patterson et al., 1989)

Ein besonders hohes Risiko für delinquentes Verhalten zeigen diejenigen Kinder und Jugendlichen, die durch häufige aggressiv-dissoziale Handlungen auffallen, verschiedene Formen von aggressiv-dissozialem Verhalten zeigen, diese Handlungen in verschiedenen Lebensbereichen durchführen (Familie, Schule, Freizeit) und die früh durch aggressives Verhalten auffallen (Loeber, 1990). Diese „Frühstarter", die die gesamte Entwicklung durchlaufen haben, sind auch jene, die von dem günstigen Trend, der im späten Jugendalter einsetzt, am wenigsten profitieren. Nicht alle, sondern etwa die Hälfte bis drei

Viertel der delinquenten Jugendlichen werden auch im frühen Erwachsenenalter zu Straftätern. Fast bis zum 30. Lebensjahr sinkt die Delinquenzrate weiter. Die „Frühstarter" haben jedoch das größte Risiko, dass sich die dissoziale und delinquente Entwicklung fortsetzt (Patterson et al., 1989).

Die wichtigsten psychosozialen Bedingungen, die aggressives Verhalten begünstigen, sind bekannt und in Abbildung 3.4 dargestellt.

Es gibt eine erschreckend hohe Stabilität von dissozialem Verhalten über die Generationen hinweg. Die Verbindungen werden vermutlich zu einem großen Teil durch Erziehungspraktiken, besonders durch impulsives, wenig kontrolliertes Erziehungsverhalten hergestellt. Möglicherweise spielen jedoch auch genetische Einflüsse eine Rolle. Aggressives Verhalten der Kinder hängt darüberhinaus mit bestimmten Familienmerkmalen, wie geringem Familieneinkommen, geringem Bildungsstand der Eltern und fehlender sozialer Unterstützung in der Nachbarschaft zusammen sowie mit Belastungen der Familie durch Arbeitslosigkeit, Partnerkonflikte oder Trennung der Eltern. Diese Faktoren führen zu einem gestörten Erziehungsverhalten bei den Eltern, vor allem dann, wenn die Eltern diesen Stress schlecht bewältigen können. Inkonsistente Erziehung ist also nicht nur eine Folge von generell fehlenden Erziehungskompetenzen, sie wird in erheblichem Maße durch Belastungen gefördert, die auf die Familien einwirken.

4 Behandlungsansätze und ihre Wirksamkeit

In der Therapie von Kindern mit hyperkinetischen und/oder oppositionellen Störungen lassen sich kindzentrierte Interventionen von familienzentrierten und kindergarten-/schulzentrierten Interventionen abgrenzen. Werden mehrere Verfahren kombiniert, so wird dies als multimodale Therapie bezeichnet (Döpfner, 2007). Diese Verfahren werden in Kapitel 5 ausführlicher dargestellt. An dieser Stelle soll ein Überblick über den Stand der Therapieforschung gegeben werden. Ausführlichere Zusammenfassungen können Barkley (2006), Döpfner (2002, 2003), Döpfner et al. (2007), McMahon und Wells (1989) und Petermann et al. (2001) entnommen werden.

Kindzentrierte Verfahren. Sie zielen darauf ab, Verhaltensauffälligkeiten durch direkte Interventionen des Therapeuten beim Kind zu vermindern. Zu den kindzentrierten Verfahren zählen neben der medikamentösen Therapie die Methoden des Selbstinstruktionstrainings und spielbezogene Interventionen bei hyperkinetischen Kindern sowie Selbstmanagementverfahren. Soziale Kompetenztrainings und Problemlösetrainings dienen der Verminderung von aggressivem Verhalten. Diese beiden Verfahren werden in Kapitel 10.2 näher dargestellt und an dieser Stelle nicht weiter berücksichtigt, weil sie nicht in das Therapieprogramm für Kinder mit hyperkinetischem und oppositionellem Problemverhalten aufgenommen wurden.

Familienzentrierte Verfahren. Durch solche Verfahren sollen jene Bedingungen in der Familie verändert werden, die zur Aufrechterhaltung der Symptomatik beitragen. Analog dazu zielen **kindergarten- und schulzentrierte** Interventionen darauf ab, Verhaltensauffälligkeiten im Kindergarten oder der Schule zu verringern, indem die Bedingungen, die dort zur Aufrechterhaltung der Symptomatik beitragen, verändert werden.

> **!** Da bei hyperkinetischen und bei oppositionellen Störungen im Allgemeinen mehrere Lebensbereiche und mehrere Störungsformen betroffen sind, ist eine multimodale Therapie erforderlich, die mehrere Behandlungsformen kombiniert.

4.1 Kindzentrierte Ansätze

4.1.1 Medikamentöse Therapie hyperkinetischer Störungen

In der Pharmakotherapie hyperkinetischer Störungen haben sich vor allem Psychostimulanzien und Atomoxetin als wirkungsvoll erwiesen. Die Wirksamkeit der Stimulanzientherapie (Methylphenidat und Amphetamin) ist von allen Therapieformen am besten belegt (vgl. Döpfner et al., 2007d).

Psychostimulanzien sind zentralnervös **aktivierende** Medikamente und hemmen die Dopaminwiederaufnahme. In Deutschland sind mehrere Methylphenidat-Präparate auf dem Markt, welche die Substanz entweder sofort frei setzen und bei den meisten Kindern eine Wirkdauer von etwa drei bis fünf Stunden haben (Ritalin®, Medikinet®, Equasym®). Andere Präparate haben eine modifizierte Freisetzung, d. h. eine Kombination aus sofortiger und verzögerter Freisetzung, und erreichen damit eine Wirkdauer von sechs bis zwölf Stunden (Medikinet retard®, Equasym retard®, Concerta®, Ritalin LA®). In einer Vielzahl von Studien, die in mehreren Übersichtsarbeiten und Metaanalysen zusammengefasst wurden, konnten die Kurzzeiteffekte von Stimulanzien auf verschiedene Verhaltens- und Leistungsparameter nachgewiesen werden (Spencer et al., 1996; Greenhill et al., 1999; DuPaul et al., 1998; Banaschewski et al., 2006; Banaschewski & Döpfner, 2007; Sevecke et al., 2004). Die folgende Übersicht fasst die Ergebnisse dieser Studien zusammen.

Die Rate der Kinder, die auf den einzelnen Parametern positiv auf Stimulanzien reagieren, liegt nach den neueren Studien bei 70–90 %. Die Studie von Rapport et al. (1994) über die Wirksamkeit von Psychostimulanzien weist beispielsweise nach, dass sich zwischen 72 % und 78 % der Kinder hinsichtlich der Aufmerksamkeit und des Verhaltens im Unterricht normalisieren, wobei sich 76 % bis 94 % zumindest verbessern. Hinsichtlich der Produktivität und Genauigkeit bei schulischen Leistungen ist bei 50 % eine Normalisierung und insgesamt bei 53 % zumindest eine Verbesserung festzustellen.

Übersicht

Unmittelbare Effekte von Psychostimulanzien

- Verbesserung der **Konzentrationsfähigkeit, der Vigilanz** und Verminderung der **Impulsivität** vor allem bei einfachen Aufgaben (Tannock et al., 1989; Rapport et al., 1994; Übersicht bei Solanto, 1984).
- Verbesserung der **Produktivität und Genauigkeit** bei schulischen Leistungen (Douglas et al., 1986; Rapport et al., 1986). Diese Effekte sind

aber nicht so stark wie die Effekte auf das Verhalten (Rapport et al., 1994).

- Verminderung von **hyperkinetischem und impulsivem Verhalten** im Unterricht und in der Familie. Kinder mit hyperkinetischen Störungen sind nach einer Stimulanzienbehandlung in vielen Verhaltensweisen im Unterricht nicht mehr von anderen Klassenkameraden unterscheidbar (Abikoff & Gittelman, 1985b; Loney et al., 1979; Pelham et al., 1980, 1985; Whalen et al., 1978, 1979; DuPaul & Rapport, 1993; Rapport et al., 1994).
- Verminderung von **aggressivem Verhalten** vor allem bei höherer Dosierung (Pelham & Hoza, 1987; Hinshaw et al., 1989a, b).
- Verbesserung der **soziometrischen Position** – der Beliebtheit in der Gleichaltrigengruppe (Whalen et al., 1989).
- Verbesserung der **Mutter-Kind-Interaktion**. Sowohl das Verhalten des Kindes gegenüber der Mutter, als auch die Reaktionen der Mutter auf das Kind, werden positiv beeinflusst: Das Kind beachtet häufiger Aufforderungen der Mutter, und die Mutter schenkt dem Kind positive Aufmerksamkeit in vermehrtem Umfang (Barkley & Cunningham, 1979, 1980; Barkley et al., 1984, 1985; Barkley, 1989a; Humphries et al., 1978).
- Verbesserung der **Lehrer-Schüler-Interaktion** im Unterricht. Lehrer benutzen seltener kontrollierende, verhaltenssteuernde oder disziplinierende Maßnahmen (Whalen et al., 1980, 1981).

Schulische Leistungsdefizite. Die Auswirkungen von Stimulanzien auf schulische Leistungsdefizite, die bei aufmerksamkeitsgestörten Kindern gehäuft auftreten, sind nur selten systematisch untersucht worden. In einigen Studien konnten Verbesserungen in den mathematischen, den verbalen und den Lese-Rechtschreibleistungen nachgewiesen werden (Douglas et al., 1986, 1988; Pelham et al., 1985). Die mittlere Effektstärke von Stimulanzien für Intelligenz bzw. für die schulische Leistungsfähigkeit liegt nach dem Ergebnis mehrerer Metaanalysen bei .35, während die mittlere Effektstärke für Verhalten und Aufmerksamkeitsleistung .83 beträgt (Swanson et al., 1993). Insgesamt gibt es nur wenige Hinweise darauf, dass Psychostimulanzien Leistungsdefizite langfristig vermindern.

Dosierungseffekte. Mehrere Studien untersuchten die Dosierungseffekte, wobei die Mehrzahl der Untersuchungen auf eine lineare Beziehung zwischen Dosis und kognitiven Leistungen sowie Verhaltensänderungen hinweist (Douglas et al., 1988; Stephens et al., 1984; Rapport et al., 1985a, 1985b, 1994; Pelham et al., 1985). Allerdings sind auch sehr individuelle Reaktionen auf unterschiedliche Dosierungen nachgewiesen worden. Einige Kinder zeigen bei geringeren Dosen stärkere Effekte, bei anderen ist das Gegenteil der Fall (Rapport et al., 1986, 1994).

Langzeiteffekte. Dem eindeutigen empirischen Nachweis über die Kurzzeitwirksamkeit von Methylphenidat steht eine geringe Anzahl von Untersuchungen über Langzeiteffekte gegenüber, die eine durchgängig bessere Prognose von ausschließlich mit Psychostimulanzien behandelten Kindern nach Absetzen der Medikation überwiegend nicht nachweisen konnten (Charles & Schain, 1981; Riddle & Rapoport, 1976; Satterfield et al., 1982; Weiss & Hechtman, 1993). Solange Stimulanzien eingenommen werden, sind Effekte auch über Zeiträume von 12 bis 24 Monaten nachweisbar (MTA Cooperative Group, 1999a; Abikoff et al., 2004).

Neben Methylphenidat ist in den meisten europäischen Ländern auch Atomoxetin zur Behandlung von Kindern mit ADHS zugelassen (Handelsname: Strattera®). Die Wirksamkeit dieses Noradrenalin-Wiederaufnahme-Hemmers ist ebenfalls gut belegt, wobei die Wirksamkeit generell etwas unter der sehr hohen Wirksamkeit von Methylphenidat liegt (vgl. Döpfner et al., 2007d; Sevecke et al., 2006)

4.1.2 Selbstinstruktionstraining

In den 1970er Jahren wurden kognitiv-verhaltenstherapeutische Interventionen, basierend auf den Arbeiten von Meichenbaum und Goodman (1971) und Douglas (1975) entwickelt.

> ! Das zentrale Anliegen des Selbstinstruktionstrainings ist die Verbesserung der Selbstregulationsfähigkeiten und der reflexiven Problemlösestrategien des Kindes, um es dadurch zu einer besseren Verhaltenssteuerung zu befähigen. Die Therapie soll dem Kind helfen, seine Aufmerksamkeit anhaltender zu zentrieren, seine Impulse besser zu kontrollieren und Handlungspläne zu entwickeln, um dadurch Aufgaben besser lösen zu können.

Das Kind lernt am Modell des Therapeuten, indem dieser laut denkt, wie man mit Schwierigkeiten umgehen kann, die Schwierigkeiten zuerst einmal erkennt, verschiedene Lösungsmöglichkeiten überlegt und abwägt, abschätzt, ob die Lösungsmöglichkeiten angemessen sind, die Richtigkeit der Lösung kontrolliert und sich schließlich selbst für seinen Erfolg bestätigt. Die einzelnen Problemlöseschritte werden durch Signalkarten verdeutlicht. Lauth und Schlottke (2002) legen das im deutschen Sprachraum umfassendste Training vor, das auf dem Selbstinstruktionsansatz aufbaut.

Der anfängliche Enthusiasmus bezüglich des Stellenwertes von Selbstinstruktionstrainings bei hyperkinetisch gestörten Kindern ist im Lichte empirischer Untersuchungen verflogen. Die klinische Wirksamkeit konnte in internationalen Studien nicht überzeugend nachgewiesen werden (vgl. Abikoff, 1985, 1987). Ausgenommen gelegentlicher Belege über verbesserte Leistungen in Tests zur Erfassung visuomotorischer Fähigkeiten oder kognitiver Impulsivität, liegen keine sicheren Hinweise dafür vor, dass kognitive Interventionen Aufmerksamkeits- oder Gedächtnisprozesse verbessern. Die Leseleistung ließ sich in keiner kontrollierten Studie steigern, wohl aber die Mathematikleistungen (Cameron & Robinson, 1980; Varni & Henker, 1979). Andere Studien konnten keine Effekte auf Schulleistungen belegen (u. a. Billings & Wasik, 1985; Borden et al., 1987; Brown et al., 1985). Diese Studien zeigen, dass gezielte Verstärkungsprogramme eingesetzt werden müssen, um auch im Unterricht entsprechende Effekte zu erzielen.

Im deutschen Sprachraum konnten Lauth et al. (1996) durch ein Selbstinstruktionstraining in Verbindung mit operanten Verfahren und Elterngesprächen Aufmerksamkeitsleistungen und hyperkinetisches Verhalten in der Schule und in der Familie zumindest auf einigen Variablen verbessern.

Lauth et al. (2005) verglichen die Effekte eines Aufmerksamkeitstrainings mit den Effekten von **THOP** und einer Kombinationsbehandlung aus beiden Ansätzen und konnten keine differentiellen Effekte dieser Ansätze nachweisen. Dreiskörner (2006) verglich ebenfalls das Aufmerksamkeitstraining mit dem **THOP** und konnte nur geringe Effekte beim Aufmerksamkeitstraining und stärkere Effekte beim **THOP** belegen. Frölich et al. (2002) kombinierten Selbstinstruktions- und Selbstmanagement-Techniken erfolgreich miteinander (s. Kap. 4.1.3).

4.1.3 Selbstmanagement-Methoden

Bislang wurden relativ wenige Untersuchungen zur Wirksamkeit von Selbstmanagement-Methoden durchgeführt, meist wurden sie mit anderen Techniken kombiniert (Selbstinstruktion, Fremdverstärkung, Token-Systeme). Die meisten Studien lassen vermuten, dass Selbstmanagement-Methoden möglicherweise eine erfolgversprechende Interventionsform darstellen.

! Selbstmanagement-Methoden zielen darauf ab, das Kind anzuleiten, in seiner natürlichen Umgebung (in der Schule, in der Familie) auf die eigenen Verhaltensprobleme zu achten und sie zu registrieren. In den kritischen Situationen soll das Kind alternatives, angemessenes Verhalten zeigen, indem es versucht, sich an bestimmte Regeln zu halten, und indem es sich für eine erfolgreiche Situationsbewältigung selbst positiv verstärkt. Selbstmanagement-Techniken werden häufig mit Selbstinstruktionsmethoden oder operanten Verstärkungsmethoden kombiniert.

So konnte Harris (1986) die Wirksamkeit von Selbstbeobachtung auf das Arbeitsverhalten von lernbehinderten und aufmerksamkeitsgestörten Kindern nachweisen. Varni und Henker (1979) zeigen jedoch, dass allein durch die Selbstbeobachtung das Arbeitsverhalten hyperkinetischer Kinder nicht verändert wird. Ein Selbstinstruktionstraining war ebenfalls nicht wirkungsvoll, wohl aber die Kombination von Selbstbeobachtung mit Selbst- und Fremdverstärkung. Auch Barkley et al. (1980) konnten eine gegenüber dem Selbstinstruktionstraining erhöhte Wirksamkeit von Selbstbeobachtung und Selbstverstärkung nachweisen. Hinshaw et al. (1984a, b) zeigen, dass die Kombination von Stimulanzienbehandlung mit Selbstbeobachtung und Selbstverstärkung wirkungsvoller ist als Stimulanzienbehandlung allein. Anderson et al. (1981) konnten dagegen keine Effekte von Selbstbeobachtung und Selbstverstärkung nachweisen. Bowers et al. (1985) zeigen, dass Verstärkung durch den Lehrer einerseits und Selbstbeobachtung plus Selbstverstärkung andererseits die Arbeitsqualität im Unterricht in gleicher Weise verbessern, dass aber die Aufmerksamkeitsleistung durch Selbstbeobachtung plus Selbstverstärkung stärker verbessert wird als durch Fremdverstärkung.

Im Rahmen der Kölner Multimodalen Therapiestudie bei Kindern mit hyperkinetischen Störungen führten Frölich et al. (2002) eine Studie an 18 Patienten im Alter von sechs bis zwölf Jahren mit der Diagnose einer hyperkinetischen Störung durch, bei denen in der ersten Behandlungsphase Selbstinstruktion in Verbindung mit Selbstmanagement-Techniken und Verstärkung eingesetzt wurde. Parallel zum Selbstinstruktionstraining wurden mit den Kindern Verhaltensregeln für bestimmte Situationen in der Familie oder der Schule erarbeitet, deren Einhaltung sie selbst kontrollierten und auf einem Selbstbeobachtungsbogen eintrugen. Zweimal pro Woche, bei einem Telefonkontakt und zu Beginn jeder Behandlungsstunde, berichtete das Kind dem Therapeuten, wie gut es die Regeln einhalten konnte und wurde dafür durch Lob und Zuwendung verstärkt. Gegenüber der Wartezeit konnten mit dieser Intervention die hyperkinetische und die aggressive Symptomatik, sowohl im Urteil der Eltern als auch der Lehrer, verringert werden (vgl. Döpfner et al., 2000d).

4.1.4 Spieltraining bei Kindern im Kindergartenalter

Aufgrund der entwicklungsbedingten geringeren Autonomie des Vorschulkindes und der höheren Abhängigkeit seines Verhaltens vom unmittelbaren Umfeld, kommt familien- und kindergartenzentrierten Interventionsformen eine bedeutende Rolle zu (Döpfner, 1993c). Unmittelbar auf das Kind zentrierte pädagogisch-therapeutische Interventionen sind im Vorschulalter kaum entwickelt worden. Kognitive Interventionsformen, wie Selbstinstruktionstraining und Selbstmanagement-Methoden, sind im Vorschulalter aufgrund der mangelhaft entwickelten kognitiven Selbststeuerungsfähigkeit nicht anwendbar. Döpfner und Sattel (1992) stellen ein Behandlungskonzept zur Steigerung von Spiel- und Beschäftigungsintensität und Ausdauer bei hyperkinetisch auffälligen Kindern im Alter von drei bis sechs Jahren vor. Dieses Behandlungskonzept ist Teil des Eltern-Kind-Programmes unseres Behandlungskonzeptes (Spieltraining, s. Kap. 8.17). Die Wirksamkeit einzelner Behandlungskomponenten dieses Therapieansatzes wurden in Einzelfallanalysen belegt (Döpfner & Sattel, 1992). Weitere Studien sind jedoch notwendig, um den Stellenwert dieser Interventionsform besser abschätzen zu können.

4.1.5 Andere Verfahren

Diätetische Behandlung. Die vorliegenden Ergebnisse über die Effekte von spezifischen Diäten, vor allem der oligoantigenen Diät (Egger, 1985), weisen darauf hin, dass diese Behandlungsform für umschriebene Gruppen möglicherweise hilfreich sein kann. Diese Therapieform ist allerdings noch nicht hinreichend gut untersucht worden. Darüber hinaus gibt es erhebliche Durchführungsprobleme, auf die auch von den Vertretern dieses Ansatzes hingewiesen wird: „Die Behandlung mit der oligoantigenen Diät ist zudem umständlich, aufwendig, kostspielig und sozial einschneidend. Um Fehlernährungen zu vermeiden, muss eine solche Diätbehandlung sorgfältig von Arzt und Diätassistentin überwacht werden und sollte aus diesem Grund nur in spezialisierten Zentren durchgeführt werden“ (Egger, 1995, S. 134).
Nahrungsergänzung. In letzter Zeit wurde die Wirksamkeit einer Nahrungs-

ergänzung mit mehrfach ungesättigten Fettsäuren (Omega-3 und Omega-6-Fettsäuren) untersucht und in einigen Studien konnten Effekte teilweise gesichert werden (vgl. Döpfner et al., 2007 d).

Mototherapeutische und sensomotorische Verfahren. Die Wirksamkeit dieser Verfahren bei der Verminderung externaler Symptome gilt als nicht hinreichend belegt. Mototherapeutische Verfahren können bei der Behandlung motorischer/sensomotorischer Defizite hilfreich sein, die vor allem bei Kindern mit hyperkinetischen Störungen auftreten können. Man sollte jedoch nicht erwarten, dass sich damit automatisch auch hyperkinetische oder aggressive Symptome vermindern.

Neurofeedback. Die Wirksamkeit von Neurofeedback, also der Rückmeldung bestimmter Parameter aus dem EEG konnte in einigen experimentellen Studien nachgewiesen werden. Weitere Studien sind jedoch notwendig, um die Bedeutung von Neurofeedback zu erhärten.

Übungsbehandlungen. Liegen zusätzlich andere Verhaltensauffälligkeiten oder Leistungsdefizite vor, dann können weitere Interventionen indiziert sein. Bei Entwicklungs- und Schulleistungsdefiziten (z. B. Rechtschreibschwächen) sind entsprechende Übungsbehandlungen indiziert (s. Kap. 10.2.1).

Psychotherapie. Liegen emotionale Störungen vor, so können entsprechende psycho- und verhaltenstherapeutische Methoden eingesetzt werden (s. Kap. 10.2).

4.2 Eltern- und familienzentrierte Ansätze

Eltern- und familienzentrierte Ansätze versuchen, problematische Verhaltensweisen in kritischen familiären Situationen direkt zu beeinflussen. Ausgehend von Barkleys Modell der Entwicklung von hyperkinetischen Störungen (vgl. Abb. 3.1, S. 26), das eine mangelhafte Verhaltensregulation durch Hinweisreize, Regeln und Konsequenzen annimmt, zielen diese Interventionen darauf ab, hyperkinetische Störungen durch kognitive Interventionen und vor allem durch Methoden des Reiz- und Kontingenzmanagements in konkreten Familiensituationen zu vermindern. In mehreren Laborstudien wurde belegt, dass die Aufmerksamkeitsleistungen und die Impulskontrolle durch nachfolgende positive wie negative Konsequenzen verbessert werden können.

Barkley (1987) legt ein spezielles Elterntraining für Eltern von hyperkinetisch und oppositionell auffälligen Kindern vor. Forehand und McMahon (1981) entwickeln ein Trainingsprogramm für Eltern von Kindern mit oppositionellen Verhaltensstörungen. Das vorliegende Eltern-Kind-Programm

(s. Kap. 7) stellt eine Weiterentwicklung dieser angloamerikanischen Trainingsprogramme dar. Es basiert vor allem auf dem von Barkley (1987) entwickelten Training.

Die Wirksamkeit von Elterntrainings konnte vor allem in mehreren Studien mit oppositionell und mit hyperkinetisch auffälligen Kindern im Alter von drei bis acht Jahren eindrucksvoll nachgewiesen werden (vgl. McMahon und Forehand, 1984; McMahon & Wells, 1989). Außerdem wurde Stabilität der Therapieeffekte von 4,6 bis zu 10,6 Jahre nach Behandlungsende in mehreren Studien belegt (vgl. Miller & Prinz, 1990; Kazdin, 1991; McMahon & Wells, 1989; Petermann et al., 2001). Pelham et al. (1998) und Pelham und Fabiano (2007) fassen die Literatur zur Wirksamkeit von psychosozialen Interventionen bei hyperkinetischen Störungen zusammen und können belegen, dass Elterntrainings als gut etablierte Verfahren bewertet werden können und dass mittlerweile in einer Vielzahl von unabhängigen Studien deren Wirksamkeit bei der Behandlung von hyperkinetischen Störungen belegt ist. Die Wirksamkeit von Elterntrainings bei oppositionellen Verhaltensstörungen ist sehr gut belegt, wie mehrere neue Übersichtsarbeiten und Meta-Analysen zeigen (Döpfner et al., 2007b; Döpfner & Petermann, 2004; Petermann et al., 2007).

Bei der Behandlung hyperkinetisch auffälliger Kinder belegen frühere Studien die Wirksamkeit von Interventionen in der Familie, bei denen vor allem Methoden des Kontingenzmanagements verwandt wurden (u. a. Dubey et al., 1983; Firestone et al., 1981). Erhardt und Baker (1990) konnten anhand mehrerer Einzelfallstudien die Wirksamkeit eines Elterntrainings bei hyperkinetisch gestörten Vorschulkindern nachweisen, allerdings wurden nicht alle Problemverhaltensweisen wirkungsvoll verringert und nicht alle Therapieeffekte stabilisierten sich. Horn et al. (1990) weisen nach, dass die Kombination von Elterntraining mit Selbstinstruktionstraining beiden unimodalen Behandlungsformen (nur Elterntraining, nur Selbstinstruktionstraining) bei der Verminderung hyperkinetischer Störungen in der Familie überlegen ist. Die Effekte des Elterntrainings und der Kombinationsbehandlung ließen sich auch noch drei Monate nach Behandlungsende nachweisen. Im Lehrerurteil konnten Therapieeffekte allerdings nur unmittelbar nach Behandlungsende nachgewiesen werden.

Die Arbeitsgruppe um Gittelman-Klein untersuchte die Wirksamkeit von Methylphenidat, einer zweimonatigen Verhaltenstherapie allein (mit Placebo), die vor allem den Einsatz operanter Techniken in der Familie und Schule umfasste, und einer Kombinationsbehandlung an insgesamt 86 hyperkinetisch gestörten Kindern. Die Stimulanzientherapie erwies sich gegenüber der

Verhaltenstherapie auf globalen Beurteilungen der erzielten Verhaltensänderungen als überlegen (80 % im Vergleich zu 40 % Responder-Rate). Auch die Verhaltensbeobachtungen im Unterricht zeigten bei medikamentös behandelten Kindern deutlich stärkere Verhaltensänderungen als bei verhaltenstherapeutisch behandelten Kindern (vgl. Gittelman et al., 1980; Gittelman-Klein & Abikoff, 1989).

In einer Studie, in der verschiedene Behandlungsmodalitäten kombiniert wurden, konnten Pelham et al. (1988) die Wirksamkeit einer fünfmonatigen verhaltenstherapeutischen Intervention in der Familie und im Unterricht belegen. Dabei wurde eine hohe individuelle Variabilität festgestellt: 45–80 % der Kinder zeigten Therapieeffekte (Verbesserung um mindestens 20 %) auf unterschiedlichen Erfolgsmaßen: 80 % verbesserten sich im Lehrerurteil, 60 % zeigten Verbesserungen bei Verhaltensbeobachtungen während des Unterrichts, 55 % konnten ihre Beliebtheit bei Gleichaltrigen verbessern und 45 % zeigten günstige Verhaltensänderungen in der Familie. Dennoch wurden bei den meisten Kinder weiterhin deutliche Auffälligkeiten festgestellt. Lediglich zwei von 20 Kindern erreichten auf allen Maßen Werte, die im normalen Bereich lagen. Eine zusätzliche Stimulanzienbehandlung verbesserte das Verhalten in der Schule deutlich, allerdings nur solange Stimulanzien verabreicht wurden. Die Aussagekraft dieser Studie wird jedoch durch eine geringe Stichprobengröße begrenzt.

Die Ergebnisse aus der Kölner Studie zur multimodalen Therapie bei hyperkinetischen Kindern weisen darauf hin, dass das Eltern-Kind-Programm unseres Behandlungskonzeptes bei der Verminderung individueller Verhaltensprobleme hyperkinetisch gestörter Kinder in der Familie wirkungsvoll ist. Mehrere Studien belegen zudem die Wirksamkeit des Präventionsprogramm für Expansives Problemverhalten (PEP), das aus dem Therapieprogramm **THOP** abgeleitet wurde und ein Elterntraining als eine Komponente enthält. Darüber hinaus wird die Wirksamkeit des **THOP**-Elterntrainings in Studien unabhängiger Forschungsgruppen bestätigt (s. Kap. 5).

Pistermann et al. (1989) überprüften die Wirksamkeit eines vergleichbaren Trainingsprogrammes bei hyperkinetisch auffälligen Vorschulkindern und konnten eine deutliche Verminderung des oppositionellen Verhaltens nachweisen, während sich die hyperkinetischen Verhaltensweisen nicht änderten. Sonuga-Barke et al. (2001) konnten Effekte eines Elterntrainings auch im Vergleich zu nondirektiver Beratung der Eltern belegen.

Insgesamt haben sich Elterntrainings und Interventionen in der Familie sowohl bei Kindern mit oppositionellen Verhaltensstörungen als auch bei Kindern mit hyperkinetischen Auffälligkeiten bewährt.

4.3 Kindergarten- und schulzentrierte Ansätze

Analog zu den familienzentrierten Ansätzen werden durch kindergarten- und schulzentrierte Ansätze problematische Verhaltensweisen hyperkinetisch und/ oder oppositionell auffälliger Kinder in diesen Lebensbereichen direkt beeinflusst.

In einer größeren Anzahl von Studien konnte gezeigt werden, dass sich hyperkinetische Auffälligkeiten im Kindergarten und in der Schule durch die operante Verstärkung reduzierter Aktivität oder erhöhter Ausdauer vermindern lassen (vgl. Döpfner et al., 2007). Pelham et al. (1998) und Pelham und Fabiano (2007) kommen in ihrer Übersicht über Studien zur Wirksamkeit von psychosozialen Interventionen bei hyperkinetischen Störungen zu dem Schluss, dass schulzentrierte Interventionen als gut etablierte Verfahren bewertet werden können, da mittlerweile in einer Vielzahl von unabhängigen Studien deren Wirksamkeit bei der Behandlung von hyperkinetischen Störungen belegt ist. Wirksamkeit von Interventionen im Kindergarten und in der Schule bei oppositionellen Verhaltensstörungen ist ebenfalls sehr gut belegt, wie mehrere neue Übersichtsarbeiten und Meta-Analysen zeigen (Döpfner et al., 2007b; Döpfner & Petermann, 2004; Petermann et al., 2007; McMahon & Wells, 1989). Die Wirksamkeit des Erziehertrainings im Rahmen des Präventionsprogramms für Expansives Problemverhalten (PEP), das aus dem Therapieprogramm **THOP** abgeleitet wurde, ist ebenfalls belegt (s. Kap. 5).

Bei hyperkinetischen Auffälligkeiten finden meist Token-Systeme Anwendung, da einige Studien zeigen, dass Lob allein hyperkinetische Symptome nicht deutlich beeinflusst (Pfiffner et al., 1985a, b). Allerdings verbessert die Verstärkung von ruhigem und ausdauerndem Beschäftigen mit Aufgaben nicht automatisch auch die schulischen Leistungen (Marholin & Steinman, 1977). Wird jedoch die korrekte Leistung verstärkt, dann verbessern sich nicht nur die Schulleistungen, sondern auch die Aufmerksamkeitsschwächen und die Hyperaktivität (u. a. Pfiffner et al., 1985a, b; Robinson et al., 1981). Die Aussagekraft dieser Studien wird jedoch dadurch begrenzt, dass weder die Stabilität der Erfolge noch die Generalisierung auf andere Schulsituationen geprüft wurden.

Döpfner und Sattel (1992) konnten zeigen, dass sich hyperkinetische Störungen durch Verstärker-Entzug in der Beschäftigungssituation, in der das Verfahren eingesetzt wurde, reduzieren lassen und dass die Therapieeffekte auf Spielsituationen generalisieren. Beim Verstärker-Entzug werden zuvor zugeteilte oder erworbene Verstärker (z. B. Punkte, die in Belohnungen eingetauscht werden können) dem Kind entzogen, wenn ein bestimmtes Problemverhalten auftritt (z. B. Aufstehen vom Stuhl während der Hausaufgaben).

Generell ist die unmittelbare Wirksamkeit von Verstärker-Entzug gut gesichert. Meist erwies sich diese Methode im Vergleich zu positiver Token-Verstärkung als wirkungsvoller (u. a. Rapport et al., 1982; Pfiffner & O'Leary, 1987). Verstärker-Entzugs-Systeme erlauben eine unmittelbare Reaktion auf auffälliges Verhalten, geben dem Kind also eine direkte Rückmeldung, während positive Verstärkung mit einer zeitlichen Verzögerung einhergeht, beispielsweise wenn das Kind dafür verstärkt wird, dass es 15 Minuten im Unterricht auf seinem Platz sitzt. Die Kontingenzverhältnisse sind bei Verstärker-Entzug also enger und deshalb wirksamer (vgl. Döpfner, 1993b).

4.4 Multimodale Behandlung hyperkinetischer Störungen

Die unterschiedlichen therapeutischen Ansatzpunkte von Stimulanzientherapie und verhaltenstherapeutischen Interventionen bei der Behandlung von Kindern mit hyperkinetischen Störungen haben zu der weit verbreiteten Erwartung geführt, dass jede dieser Behandlungsmodalitäten etwas zu bieten habe, das die Wirksamkeit der anderen Therapieform verbessere. In mehreren Studien wurde die Wirksamkeit einer Kombination von Stimulanzienbehandlung mit verhaltenstherapeutischen Interventionen in der Familie und im Unterricht (u. a. Firestone et al., 1981; Pelham et al., 1985; MTA, 1999a, b) oder mit kognitiven Trainings (u. a. Abikoff & Gittelman, 1985a; Cohen et al., 1981) oder durch eine Kombination aller drei Interventionsformen (Horn et al., 1991; Ialongo et al., 1993) untersucht.

Die Mehrzahl dieser Untersuchungen weist auf eine gegenüber einer ausschließlichen Stimulanzientherapie geringfügig erhöhte unmittelbare Wirksamkeit multimodaler Interventionen hin. Zwar können Pelham und Murphy (1986) anhand einer Übersicht über Einzelfall- und Gruppenstudien nachweisen, dass 13 von 19 Studien eine Überlegenheit einer multimodalen Therapie gegenüber Einzelbehandlungen auf zumindest einem Erfolgsmaß zeigen; Kontrollgruppenstudien geben jedoch bislang nur teilweise Hinweise auf eine höhere Wirksamkeit multimodaler Therapien (vgl. Gittelman-Klein & Abikoff, 1989). In der bereits zitierten Studie von Gittelman et al. (1980) ließ sich eine größere Effektivität der Kombinationsbehandlung (verhaltenstherapeutische Interventionen in der Familie und der Schule plus Stimulanzientherapie) gegenüber Stimulanzientherapie allein weder durch Verhaltensbeobachtungen im Unterricht noch bei den durch Lehrer beurteilten Aufmerksamkeitsstörungen und den Auffälligkeiten im Sozialverhalten belegen. Lediglich bei der Verminderung der durch Lehrer beurteilten motorischen Unruhe war die multimodale Behandlung der Stimulanzientherapie überlegen. In der Untersuchung von Pelham et al. (1988) verbesserte eine zusätzliche Stimulanzienbehandlung die Wirksamkeit fünfmonatiger verhaltenstherapeutischer Interventionen (in der Familie und im Unterricht) auf das Verhalten in der Schule deutlich, allerdings nur solange Stimulanzien verabreicht wurden. Andererseits zeigt die Studie von Pollard et al. (1983), dass eine multimodale Behandlung (Stimulanzien- plus Verhaltenstherapie) **beiden** unimodalen Therapieformen (nur Stimulanzientherapie bzw. nur Verhaltenstherapie) nicht überlegen ist.

Horn et al. (1991) konnten ebenfalls keine bessere Wirksamkeit einer kombinierten Behandlung gegenüber einer Stimulanzienbehandlung mit höherer Dosierung nachweisen. Bei niedriger Stimulanziendosierung erwies sich die Behandlungskombination bei der Veränderung von Verhaltensauffälligkeiten im Unterricht jedoch als effektiver. Die Behandlungskombination mit niedrig dosierten Stimulanzien war im Vergleich zu einer Stimulanzienbehandlung mit niederer Dosierung allein und im Vergleich zu Verhaltenstherapie (Interventionen in der Familie und Selbstinstruktionstraining) allein wirkungsvoller. Darüber hinaus erwies sich die Behandlungskombination mit niedrig dosierten Stimulanzien als ebenso wirkungsvoll wie hoch dosierte Stimulanzientherapie allein und in Kombination mit Verhaltenstherapie. Eine Nachuntersuchung neun Monate nach Beendigung der Therapien belegte vor allem, dass sämtliche durch die medikamentöse Therapie erzielten Effekte verschwunden waren. Im Elternurteil erwiesen sich die verhaltenstherapeutischen Interventionen der medikamentösen Therapie überlegen. Diese Effekte konnten aber durch andere Maße (Verhaltensbeobachtung, Lehrerurteil, Konzentrationsleistung) nicht bestätigt werden.

Trotz der schwachen Belege für eine Wirksamkeit kognitiver Interventionen wurde eine Kombinationsbehandlung mit Methylphenidat als erfolgversprechend betrachtet. Es wurde erwartet, dass durch die medikamentös bedingte Verbesserung des Verhaltens und vor allem der Aufmerksamkeitsleistungen die Aneignung von Selbstkontroll- und Problemlösefähigkeiten nachhaltig unterstützt werden könnte. In den meisten Studien erweist sich die Kombinationsbehandlung aus kognitivem Training plus Stimulanzientherapie gegenüber einer ausschließlichen Stimulanzientherapie allerdings nicht als effektiver (vgl. Döpfner, 2007d).

Langzeiteffekte. Bei der Beurteilung der Langzeitwirksamkeit zeichnet sich eine Überlegenheit multimodaler Interventionen gegenüber einer Stimulanzientherapie ab. Satterfield et al. (1981) konnten in einer Nachuntersuchung drei Jahre nach Beginn einer multimodalen Behandlung nachweisen, dass weniger intensiv behandelte Kinder (durchschnittlich neun Monate) von ihren Lehrern als aufmerksamkeitsschwächer beurteilt wurden, in höherem Maße antisoziale Verhaltensweisen zeigten, größere Leistungsdefizite aufwiesen und in der Schule und zu Hause weniger angepasst waren, als intensiver behandelte Kinder (durchschnittlich 35 Monate). In einer weiteren Nachkontrolle untersuchten Satterfield et al. (1987) die Langzeitwirksamkeit einer multimodalen Behandlung im Vergleich zu einer ausschließlichen Stimulanzientherapie. Die durchschnittliche Katamnese-Zeit lag bei 9,3 bzw. 8,7 Jahren, das Durchschnittsalter bei 17 Jahren. Die Delinquenzrate der multimodal behandelten Jugendlichen lag mit 8 % deutlich unter der von ausschließlich mit Methylphenidat behandelten Patienten (22 %). Patienten, die weniger als zwei Jahre eine multimodale Behandlung erhielten, zeigten einen weniger günstigen Verlauf als Patienten, die zwei bis drei Jahre lang behandelt wurden. Die Wirksamkeit einer teilstationären Langzeitbehandlung von Vorschulkindern mit überwiegend hyperkinetischer und aggressiver Symptomatik konnten Döpfner und Mitarbeiter (1989a) nachweisen.

4.5 Ergebnisse der MTA-Studie

Die auf Betreiben das US-amerikanischen National Institutes of Mental Health (NIMH) durchgeführte Multisite Multimodal Treatment Study of Children with ADHD (MTA) stellt in vielerlei Hinsicht eine Ausnahmestudie dar. Bei keiner anderen Therapiestudie im Kindes- und Jugendalter, auch nicht an einem anderen Störungsbild, wurde ein vergleichbarer Aufwand hinsichtlich Stichprobengröße, Therapieintensität, Mess- und Evaluationsmethodik betrieben wie in dieser Studie. Diese Studie setzt Maßstäbe für die Therapieforschung im Kindes- und Jugendalter. Deshalb werden die bisherigen Ergebnisse dieser Studie in diesem Kapitel zusammengefasst. Bislang (Stand August 2001) sind die Hauptergebnisse des ersten 14 Monate umfassenden Intervalls publiziert (MTA, 1999a, b; Conners et al., 2001), wobei auch Teilanalysen, Reanalysen und Kommentare dazu in mindestens 20 weiteren Publikationen vorliegen.

Aufbau der Studie

Die Stichprobe umfasst n = 579 Kinder (20 % Mädchen) im Alter von 7–9,9 Jahren mit der DSM-IV-Diagnose einer Aufmerksamkeitsdefizit-/Hyperaktivitätsstörung vom kombinierten Subtypus, was der Diagnose einer hyperkinetischen Störung nach ICD-10 weitgehend entspricht. An der Studie nahmen sechs Zentren in den USA teil. Die Behandlungsdauer betrug 14 Monate. Die Kinder wurden per Zufall einer von vier Behandlungsbedingungen zugewiesen.

Pharmakotherapie mit Beratung. In dieser Bedingung wurden die Kinder zunächst über einen Zeitraum von 28 Tagen auf die optimale Dosis Methylphenidat eingestellt (titriert) mit drei Gaben (morgens, mittags, und eine weiteren halben Dosis der Morgengabe am Nachmittag) täglich. Am Ende der Austestung lag die durchschnittliche Tagesdosis bei 30,5 mg. Wenn Methylphenidat nicht wirkte, wurde ein alternatives Stimulanzium oder ein Antidepressivum ausgetestet. Am Ende der 14-monatigen Therapiephase erhielten 73 % der Kinder Methylphenidat, 10 % D-Amphetamin; 1 % Pemolin, 0,3 % Imipramin, 0,3% Buproprion und 18 % keine Medikation (verweigert oder zu starke Nebenwirkungen). 11 % der Kinder hatten stärkere und 3 % starke Nebenwirkungen. Die Beratung wurde einmal pro Monat durch den Arzt durchgeführt, und es gab regelmäßige Rückmeldungen von der Schule, außerdem wurden bei Bedarf auch schriftliche Elternratgeber eingesetzt.

Die Verhaltenstherapie. Sie setzte sich aus eltern-, schul- und kindzentrierten Interventionen zusammen. Das Elterntraining wurde nach den Trainingsprogrammen von Barkley (1987) und Forehand und McMahon (1981) durchgeführt, die auch Grundlage für die Entwicklung des Therapieprogrammes für Kinder mit hyperkinetischem und oppositionellem Problemverhalten **(THOP)** waren. Das Elterntraining wurde in 27 Gruppensitzungen (sechs Eltern/Elternpaare pro Gruppe) und acht Einzelsitzungen anfangs wöchentlich, später einmal pro Monat durchgeführt. Die Interventionen in der Schule umfassten 10–16 Beratungssitzungen mit dem Lehrer des Kindes, zwölf Wochen Arbeit mit dem Kind im Unterricht (Unterstützung bei Verhaltensänderungen durch einen Helfer an insgesamt 60 Schultagen) und home report cards (tägliche Rückmeldung des Verhaltens an die Eltern in Verbindung mit Token-Systemen). Die kindzentrierten Interventionen wurden im Rahmen eines Summer Treatment Programmes acht Wochen lang fünf Tage pro Woche, neun Stunden täglich durchgeführt. Basis dieser Interventionen war eine Freizeitpädagogik, während der Token-Systeme, Auszeit und soziale Verstärkung sowie Problemlösetraining, soziales Kompetenztraining, Nachhilfe und Sporttraining zur Verminderung hyperkinetischer und aggressiver Verhaltensweisen sowie von schulischen Leistungsdefiziten und zum Aufbau von sozial kompetentem Verhalten durchgeführt wurden.

Die kombinierte Therapie. Sie umfasste die Kombination aus Pharmakotherapie mit Beratung und Verhaltenstherapie.
Standardtherapie (Community Care). Darin wurden die Eltern zunächst über die Ergebnisse der Eingangsdiagnostik aufgeklärt, und sie erhielten die Empfehlung, eine Behandlung aufzunehmen. Am Ende der 14-monatigen Interventionsphase erhielten 67 % der Kinder eine medikamentöse Therapie. Der Umfang an Beratung und Psychotherapie, den diese Gruppe erhielt, ist noch nicht publiziert.

Ergebnisse

Die Hauptergebnisse nach einem Zeitraum von 14 Monaten lassen sich wie folgt zusammenfassen:
Globale Effekte. Wenn man die verschiedenen Erfolgsmaße zur Messung der Veränderung der hyperkinetischen Symptomatik, der aggressiven Symptome, der internalisierenden Symptome, der sozialen Kompetenzen des Kindes zu einem globalen Effektmaß zusammenfasst, dann lassen sich durch alle vier Behandlungsformen erhebliche Veränderungen im Untersuchungszeitraum belegen. Die kombinierte Therapie ist im Vergleich zur Pharmakotherapie mit Beratung, zur Verhaltenstherapie und zur Standardbehandlung signifikant besser, wobei der Unterschied der Effekte von Kombinationstherapie und Pharmakotherapie mit Beratung eher gering ist (ES = 0,28). Zwischen Kombinationstherapie und Verhaltenstherapie ist eine mittlere Effektstärke (ES = 0,58) und zwischen Kombinationstherapie und Standardtherapie eine größere Effektstärke (ES = 0,70) festzustellen. Pharmakotherapie mit Beratung ist auf diesem globalen Maß der Verhaltenstherapie geringfügig überlegen (ES = 0,26) (Conners et al., 2001).
Hyperkinetische Symptome. Bei der Veränderung hyperkinetischer Symptome ist die Pharmakotherapie mit Beratung meist wirksamer als die Verhaltenstherapie (beide sind gleich wirksam bei Veränderung von hyperkinetisch-impulsivem Verhalten in der Schule). Die kombinierte Therapie ist nicht besser als die Pharmakotherapie mit Beratung. Bei der kombinierten Therapie ist allerdings eine geringere Tagesdosis Methylphenidat notwendig als bei Pharmakotherapie mit Beratung (31 vs. 37 mg Tagesdosis). Bei Kindern mit komorbiden Ängsten ist die kombinierte Therapie jedoch der Pharmakotherapie mit Beratung überlegen. In der Gesamtgruppe ist die kombinierte Therapie auch besser als die Verhaltenstherapie. Die Pharmakotherapie mit Beratung und die kombinierte Therapie erweisen sich der Standardtherapie (in der ebenfalls meist medikamentös behandelt wurde) als überlegen, vermutlich aus drei Gründen. Erstens, weil in den beiden erstgenannten Behandlungs-

bedingungen eine genaue Titration durchgeführt wurde; zweitens, weil eine etwas höhere Dosierung verabreicht wurde und drittens, weil die medikamentöse Therapie mit Beratungselementen kombiniert wurde. Die Verhaltenstherapie erbrachte hinsichtlich der hyperkinetischen Symptomatik die gleichen Effekte wie die Standardtherapie.

Weitere Symptome. Bei der Reduktion aggressiver und internaler Symptome (Angst und Depressivität) und bei der Verbesserung sozialer Kompetenzen, der Eltern-Kind-Beziehungen und der schulischen Leistungen erweisen sich Pharmakotherapie mit Beratung und Verhaltenstherapie als gleichermaßen wirksam und die kombinierte Therapie erbrachte auf den meisten Variablen auch keine höheren Effekte als die Einzeltherapien (Verhaltenstherapie bzw. Pharmakotherapie mit Beratung), jedoch meist bessere Effekte als die Standardtherapie.

Insgesamt weisen die ersten Ergebnisse dieser Studie darauf hin, dass sowohl Verhaltenstherapie als auch Pharmakotherapie mit Beratung effektive Behandlungsstrategien darstellen und sich in ihrer Wirksamkeit auf den meisten Variablen nicht sehr stark voneinander unterscheiden. Bei der Reduktion der hyperkinetischen Kernsymptomatik erweist sich die Pharmakotherapie mit Beratung gegenüber der Verhaltenstherapie auf den meisten Maßen als überlegen. Die kombinierte Behandlung schneidet zwar insgesamt gesehen etwas besser ab als die beiden Einzelbehandlungen, doch sind die Unterschiede nicht beträchtlich. Weitere Analysen, vor allem von Verläufen über einen größeren Zeitraum werden die Einordnung des Stellenwertes der kombinierten Therapie erleichtern.

Die Ergebnisse der 24-Monate-Nachuntersuchung (MTA Study Group, 2004a, b) und der 36-Monate-Nachuntersuchung (Jensen et al., 2007) zeigen generell eine Stabilisierung der Therapieeffekte, wobei die in der 14-Monate-Studie gefundenen Unterschiede zwischen den Gruppen zunehmend verschwinden. Unterteilt man die Kinder in eine Gruppe, die zum Nachuntersuchungszeitpunkt noch pharmakologisch behandelt wird, und in eine Gruppe ohne Pharmakotherapie, so lassen sich zu der 24-Monate-Nachuntersuchung noch Unterschiede finden, die jedoch 36 Monate nach Behandlungsbeginn völlig verschwunden sind. Die Autoren schlussfolgern, dass sich die Langzeitwirkungen der Pharmakotherapie und der Psychotherapie in diesen Ergebnissen nicht gut abbilden lassen.

4.6 Schlussfolgerung: Zum Stand der Therapieforschung

Insgesamt erweisen sich oppositionelle und hyperkinetische Störungen als psychische Auffäligkeiten mit einem hohen Chronifizierungsrisiko, die durch kurzzeitige pharmako- oder psychotherapeutische Interventionen im Allgemeinen dauerhaft nicht zu beeinflussen sind. Die Effekte psychotherapeutischer Intensiv- und Langzeitinterventionen sind bislang allerdings nicht hinreichend untersucht worden. Sowohl die vorliegenden Langzeitergebnisse aus der MTA-Studie als auch die in Publikation befindlichen Langzeitergebnisse aus der Kölner Studie zur Adaptiven Multimodalen Therapie bei Kindern mit hyperkinetischen Störungen weisen darauf hin, dass Patienten, die verhaltenstherapeutisch behandelt wurden, und Patienten unter Pharmakotherapie bzw. Kombinationsbehandlung insgesamt sich auch im Langzeitverlauf stabilisieren. Methodische Probleme lassen gegenwärtig keinen Schluss darüber zu, ob eine Therapieform der anderen überlegen ist. Es könnte gut sein, dass manche Patienten nur mit Hilfe von Pharmakotherapie einen günstigen Verlauf haben, andere dagegen von Verhaltenstherapie sehr stark profitieren.

! Die Schlussfolgerungen aus den Ergebnissen der Therapieforschung für die klinische Praxis fallen je nach Störungsform unterschiedlich aus:

- Für Kinder mit **oppositionellen** Verhaltensstörungen ohne begleitende hyperkinetische Auffälligkeiten haben sich spezifische Elterntrainings und Interventionen im Kindergarten/in der Schule gut bewährt, wenn sie früh genug durchgeführt werden.
- Bei Kindern mit **hyperkinetischen** Störungen sind verhaltenstherapeutische Interventionen und pharmakotherapeutische Interventionen wirkungsvoll. Die pharmakologische Behandlung sollte immer in Kombination mit Beratung und pädagogischen Interventionen durchgeführt werden. Die Kombination von Pharmakotherapie und intensiver Verhaltenstherapie erscheint zumindest in schwierigen Fällen notwendig. In der Verhaltenstherapie haben sich vor allem Interventionen in der Familie, im Kindergarten und in der Schule bewährt. Kognitive Interventionen zur Veränderung von Kernsymptomen (Selbstinstruktion) spielen vermutlich keine wichtige Rolle.

Die Schwierigkeiten mit Elterntrainings bei hyperkinetisch gestörten Kindern sind mit denen von Elterntrainings bei oppositionell-aggressiv auffälligen Kindern vergleichbar, die wesentlich besser untersucht worden sind. Trotz der ermutigenden Effektivitätsnachweise darf nicht übersehen werden, dass ein nicht unbeträchtlicher Anteil der Eltern sich durch mangelnde Kooperation und Compliance auszeichnet (z. B. Rapport et al., 1982; Firestone et al., 1981) und die Behandlung vorzeitig beendet. Kazdin (1990) berichtet von einer Abbruchquote von 25 % bei kindzentrierten und familienzentrierten Interventionen für aggressiv auffällige Kinder. Die Abbrecher sind im Vergleich zu den Patienten, welche die Behandlung beenden, eher stärker aggressiv und dissozial gestört, ihre Mütter klagen stärker über Stress in der Beziehung zum Kind, aber auch hinsichtlich der eigenen Rolle und allgemeiner Lebensereignisse, und sie beschreiben sich selbst als stärker psychisch auffällig. Außerdem stammen die Abbrecher häufiger aus sozial benachteiligten Familien. Alleinerziehende Eltern mit geringem Bildungsgrad haben die größten Schwierigkeiten bei der Durchführung verhaltenstherapeutischer Interventionen (Firestone & Witt, 1982; Patterson, 1974; Wahler, 1980). Die Merkmale, die das Risiko zu einem vorzeitigen Behandlungsabbruch erhöhen, überschneiden sich stark mit jenen Merkmalen, welche die Stabilität der Behandlungseffekte bei beendeten Therapien ungünstig beeinflussen: alleinerziehender Elternteil, Depressivität der Mutter, sozial benachteiligte und isolierte Familien und Partnerschaftskonflikte der Eltern (Webster-Stratton, 1990; Miller & Prinz, 1990).

Die neuere Literatur konzentriert sich daher auf die Suche nach Möglichkeiten, die Akzeptanz, Wirksamkeit und Stabilität der Behandlung zu verbessern (Miller & Prinz, 1990). Klassische Elterntrainings basierten hauptsächlich auf der Annahme eines Defizites elterlicher Erziehungskompetenzen; in der neueren Literatur wird dagegen stärker die Beeinträchtigung vorhandener Erziehungskompetenzen durch psychische Probleme der Eltern, durch andere familiäre Konflikte und durch psychosoziale Belastungen der Familien betont. Die Konsequenz daraus ist, den engen Fokus von der Eltern-Kind-Dyade zu erweitern und die Behandlung von psychischen Auffälligkeiten anderer Familienmitglieder, von anderen Interaktionsstörungen in der Familie (z. B. von Partnerschaftskonflikten) und die Bewältigung psychosozialer Stressoren in die Therapie einzubeziehen. Studien von Griest et al. (1982) und Dadds et al. (1987) zeigen, dass solche Erweiterungen die unmittelbaren Effekte eines Elterntrainings bzw. deren Stabilität verbessern können.

Die große interindividuelle Variabilität der Behandlungseffekte und die Abhängigkeit der Effekte von den Erfolgsmaßen wird bei aller Widersprüchlichkeit der Ergebnisse zur Wirksamkeit von Stimulanzientherapie, Verhaltenstherapie und multimodaler Behandlung immer wieder bestätigt. Daraus ergibt sich die Notwendigkeit, differentielle und sukzessive Therapie-Strategien zu entwickeln. Durch den sukzessiven Einsatz einzelner Behandlungsformen kann im Einzelfall bestimmt werden, welche zusätzlichen Interventionen notwendig sind, um einen maximalen Therapieerfolg zu erzielen. Diese Strategie wird in Kapitel 5 näher dargestellt. Für die Forschung wird die globale Frage nach der Effektivität multimodaler Behandlung im Vergleich zu Stimulanzien- oder Verhaltenstherapie durch Fragestellungen zur differentiellen Wirksamkeit ersetzt: Wie hilfreich sind verhaltenstherapeutische Interventionen bei jenen Kindern, bei denen medikamentöse Therapien nicht oder nicht hinreichend erfolgreich sind, und wie hilfreich ist eine medikamentöse Therapie bei jenen Kindern, bei denen verhaltenstherapeutische Interventionen nicht oder nicht hinreichend erfolgreich sind? Dies ist die Hauptfragestellung der Kölner Studie zur multimodalen Therapie bei hyperkinetischen Kindern, in deren Rahmen das im zweiten Teil des Buches vorgestellte multimodale Therapie-Programm **THOP** entwickelt wurde.

II Das Therapieprogramm für Kinder mit hyperkinetischem und oppositionellem Problemverhalten (THOP)

5 THOP – ein Steckbrief

5.1 Zielgruppe und therapeutische Verfahren

Das Therapieprogramm für Kinder mit hyperkinetischem und oppositionellem Problemverhalten (**THOP**) wurde an der Klinik und Poliklinik für Psychiatrie und Psychotherapie des Kindes- und Jugendalters der Universität zu Köln im Rahmen des DFG-Projektes zur Wirksamkeit multimodaler Therapie bei Kindern mit hyperkinetischen Störungen entwickelt.

Abbildung 5.1 beschreibt die Zielgruppe des Therapieprogrammes, nämlich Kinder im Alter von etwa drei bis zwölf Jahren mit folgenden Verhaltensauffälligkeiten:

- Hyperkinetische Störungen oder Aufmerksamkeitsdefizit-/Hyperaktivitätsstörungen,
- oppositionelle Verhaltensstörungen vor allem gegenüber Erwachsenen (Eltern, Erzieher, Lehrer),
- Kombination aus hyperkinetischen und oppositionellen Verhaltensstörungen.

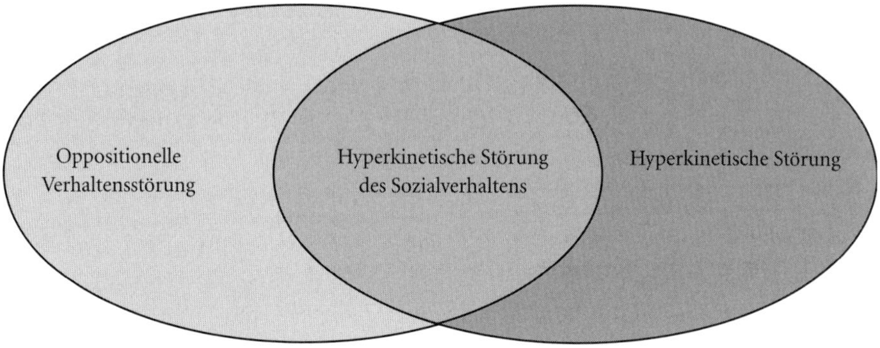

Abbildung 5.1. Anwendungsbereiche von **THOP**

Die Diagnosen nach ICD-10 oder DSM-IV sind bei der Indikationsstellung hilfreich, aber nicht unbedingte Voraussetzungen. Wichtiger ist, dass die Kinder Auffälligkeiten aus diesem Formenbereich haben. Darüber hinaus vermittelt **THOP** grundlegende Behandlungsstrategien, die bei einer Vielzahl psychischer Auffälligkeiten im Kindesalter Anwendung finden. Rückmeldungen von praktisch tätigen Psychotherapeuten zeigen, dass viele Elemente des Therapieprogrammes bei einer Vielzahl von Auffälligkeiten eingesetzt werden. Dazu zählen die Therapiebausteine des Eltern-Kind-Programmes zur Problemdefinition, Entwicklung eines Störungsbildes und Behandlungsplanung (F01 bis F04), die prinzipiell mit entsprechenden Adaptationen in der Therapieplanung Verwendung finden. Aber auch die Bausteine zur Fokussierung der Aufmerksamkeit auf positive Erlebnisse mit dem Kind (F05) oder zum Aufbau positiver Spielinteraktionen (F06) finden bei anderen Störungsbildern Anwendung. Ebenfalls störungsübergreifend einsetzbar sind die Bausteine über Tokensysteme (F13-F14) oder zur Verstärkerrückgabe (response-cost) (F15) sowie zum Selbstmanagement (K17c).

Für Kinder und Jugendliche etwa ab dem Alter von 13 Jahren sind Adaptationen nötig: Selbstmanagementverfahren, Problemlöseprozesse in der Familie und Veränderung von Kommunikationsmustern rücken stärker in den Mittelpunkt. Die Kölner Arbeitsgruppe arbeitet intensiv an der Entwicklung von Programmen, die für diese Altersgruppe geeignet sind (Walter et al., 2007).

Das Therapieprogramm ist kein starres Standardprogramm, sondern ein flexibles System aus verschiedenen Therapiekomponenten und einzelnen Therapiebausteinen, die entsprechend der jeweiligen Bedürfnisse des Kindes, seiner Familie, des Kindergartens oder der Schule miteinander kombiniert werden können. Abbildung 5.2 gibt eine Übersicht über die Hauptkomponenten des Programms.

Das Programm besteht aus zwei Teilen:

- Im **Diagnostikteil** werden die für die individuelle Anpassung des Programms notwendigen Informationen erhoben und die Instrumente für die Verlaufskontrolle eingeführt.
- Der **Therapieteil** setzt sich je nach Ansatzpunkt aus kindzentrierten, familienzentrierten und kindergarten- oder schulzentrierten Interventionen zusammen. Die kindzentrierten und die familienzentrierten Interventionen sind eng aufeinander bezogen und zum Eltern-Kind-Programm zusammengefasst. Das Eltern-Kind-Programm stellt den Schwerpunkt des gesamten Therapieprogramms dar. Die Interventionen im Kindergarten bzw. in der Schule sind im Wesentlichen Adaptationen des Eltern-Kind-Programms an die Bedingungen und Probleme im Kindergarten beziehungsweise in der Schule.

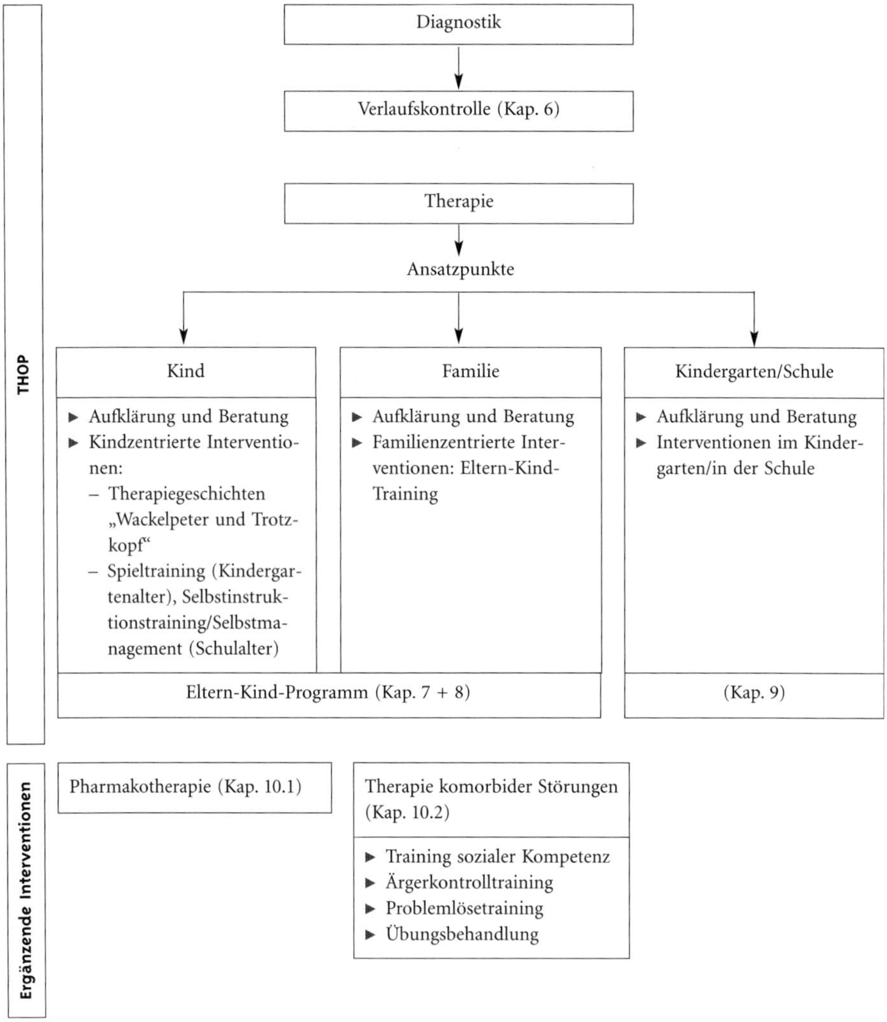

Abbildung 5.2. Aufbau und Inhalte von **THOP**

Ergänzende Interventionen stellen die Pharmakotherapie hyperkinetischer Störungen und psychologische Interventionen zur Therapie häufig auftretenden komorbider Störungen dar (soziale Kompetenztrainings, Ärgerkontrolltrainings, Problemlösetrainings und Übungsbehandlungen). Diese Therapieverfahren sind nicht Bestandteil von **THOP**, sie können aber wichtige Therapiekomponenten im Rahmen einer multimodalen Therapie bilden.

5.2 Indikationsstellung – Planung einer multimodalen Intervention

Bei der Planung der Behandlung externaler Verhaltensauffälligkeiten im Kindesalter sollten prinzipiell mehrere Interventionsformen in Betracht gezogen werden (s. Kap. 1). In der Regel wird eine unimodale Behandlung nicht ausreichen.

! Bei der Planung einer multimodalen Behandlung und der Auswahl der Interventionsformen sollte ein Grundprinzip berücksichtigt werden: Die Situationsspezifität der Symptomatik und ihre vielfältigen Ausprägungsformen gebieten, dass die Therapie dort anzusetzen hat, wo die Probleme auftreten: beim Kind, in der Familie, in der Schule, bei den Aufmerksamkeitsschwächen, der Impulsivität, der Hyperaktivität oder der Aggressivität.

Dieses Prinzip ist deshalb von außerordentlicher Bedeutung, weil eine Generalisierung von Therapieeffekten von einem Lebensbereich auf den anderen oder von einer Störungsform auf die andere bestenfalls unvollständig, meist gar nicht gelingt.

Da sich die Planung einer multimodalen Intervention bei Kindern vor der Einschulung und bei Schulkindern unterscheidet, wird im Folgenden für beide Altersgruppen die Planung einer solchen Therapie getrennt dargestellt.

5.2.1 Multimodale Therapie bei Schulkindern

Abbildung 5.3 stellt den Entscheidungsbaum zur Planung einer multimodalen Therapie von external auffälligen Schulkindern dar. Dieser Entscheidungsbaum ist mittlerweile Grundlage der Leitlinien zur Therapie hyperkinetischer Störungen geworden, die von der Deutschen Gesellschaft für Kinder- und Jugendpsychiatrie und Psychotherapie (2007) publiziert wurden. Auch die Leitlinien der europäischen Expertengruppe (Taylor et al., 2004) hat diesen Entscheidungsbaum im Wesentlichen übernommen.

Grundlage jeder therapeutischen Intervention ist die Aufklärung und Beratung der Eltern und auch – in altersangemessener Form – des Kindes.

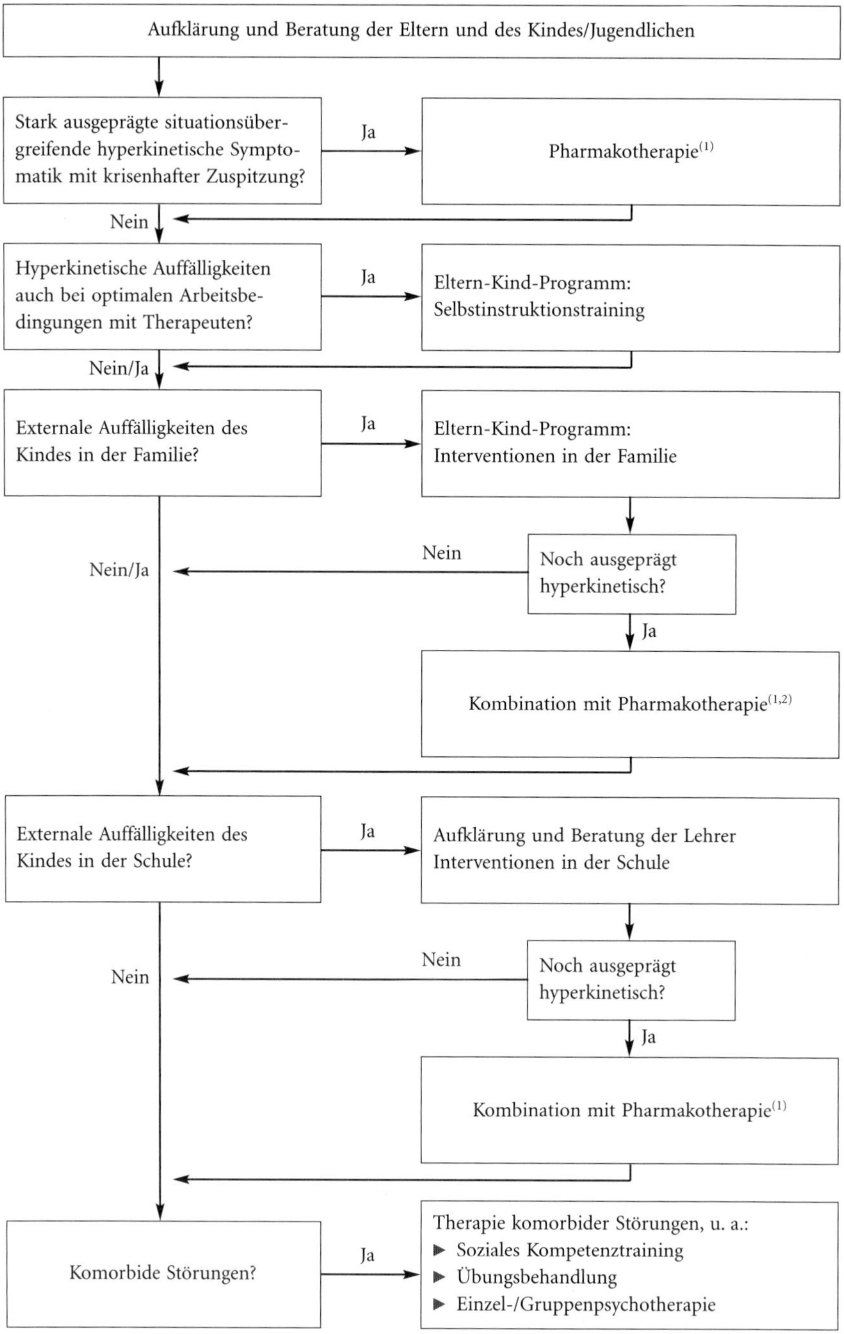

(1) soweit keine Kontraindikation vorliegt
(2) wenn hyperkinetische Störung nicht auf familiären Kontext beschränkt ist

Abbildung 5.3. Entscheidungsbaum: Multimodale Therapie von external auffälligen Schulkindern

Indikation für eine primäre Pharmakotherapie. Eine primäre Pharmakotherapie (in der Regel mit Stimulanzien oder mit Atomoxetin) ist dann indiziert, wenn eine sehr stark ausgeprägte, situationsübergreifende hyperkinetische Symptomatik diagnostiziert wurde, unter der sich eine krisenhafte Zuspitzung in der Schule und/oder der Familie entwickelt hat. Sowohl Eltern als auch Lehrer beschreiben eine ausgeprägte motorische Unruhe, Ablenkbarkeit und Impulsivität. Diese Symptome sind auch in der Untersuchungssituation deutlich ausgeprägt. Eine krisenhafte Entwicklung zeigt sich bei diesen Kindern typischerweise darin, dass die weitere Beschulung des Kindes unmittelbar bedroht ist. Die Symptome sind also so stark ausgeprägt, dass die Situation von der Klassenlehrerin nicht mehr gesteuert werden kann. Hausaufgabensituationen lassen sich in der Familie oft nur noch mit höchstem Aufwand bewältigen. Solche Situationen erfordern möglichst rasche Symptomminderung, die durch Stimulanzientherapie am ehesten erreicht werden kann, zumal die Therapieansprechbarkeit auf Stimulanzientherapie bei extremeren Ausprägungen offenbar besser ist (s. Kap. 1). Erfolge verhaltenstherapeutischer Interventionen sind mit einer größeren Zeitverzögerung verbunden und bei massiveren Störungen im allgemeinen schwieriger zu erzielen. Prinzipiell sind bei der Stimulanzientherapie die medizinischen und psychosozialen Kontraindikationen zu beachten (s. Kap. 10.1). In diesen Fällen ist in der Regel eine stationäre Therapie indiziert.

Indikation für ein Selbstinstruktionstraining. Liegt eine solche krisenhafte Zuspitzung nicht (mehr) vor, sind jedoch ausgeprägte Aufmerksamkeitsstörungen und Impulsivität auch unter optimalen Arbeitsbedingungen in der Untersuchungssituation zu beobachten, dann ist ein Selbstinstruktionstraining indiziert. Die Kinder sind dann typischerweise nicht in der Lage, selbst bei in Aussicht gestellten attraktiven Belohnungen Hausaufgaben über eine der Klassenstufe des Kindes angemessene Zeit mit angemessenem Arbeitstempo organisiert durchzuführen. Meist lassen sich diese Probleme bereits bei der Durchführung der Intelligenz- und Leistungstests beobachten und über den *Beurteilungsbogen: Verhalten während der Untersuchung (VWU)* (Arbeitsblatt D03) einschätzen. Zur Absicherung kann es jedoch nützlich sein, dass das Kind unter den genannten Rahmenbedingungen gemeinsam mit dem Therapeuten seine Hausaufgaben durchführt.

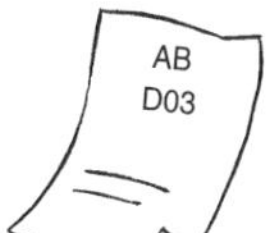

Treten in solchen Situationen Aufmerksamkeitsprobleme auf (was bei älteren Kindern seltener der Fall ist), verfügt das Kind also nicht über entsprechende Selbststeuerungsfähigkeiten, dann ist ein Selbstinstruktionstraining indiziert. Das Selbstinstruktionstraining sollte zunächst über etwa vier Sitzungen vom Therapeuten durchgeführt werden, um abschätzen zu können, ob das Kind von dieser Therapie profitieren kann. Lassen sich in diesem Zeitraum keine Veränderungen bei den Trainingssitzungen erreichen, dann ist eine isolierte Weiterführung des Trainings in der Regel nicht angezeigt. In diesem Falle sollte eine Kombination mit einer Stimulanzientherapie erwogen werden (s. Kap. 10.1). Das Hauptproblem beim Selbstinstruktionstraining stellt die Generalisierung von Verhaltensänderungen aus der Trainingssituation auf natürliche Situationen in der Schule und der Familie dar. Deshalb sind gezielte Maßnahmen zur Unterstützung der Generalisierung einzuplanen. Da nicht von vornherein erwartet werden kann, dass durch das Selbstinstruktionstraining die meisten Auffälligkeiten in der Familie und in der Schule bewältigt werden können, ist es sinnvoll, parallel weitere Interventionen in der Familie aus dem Eltern-Kind-Programm bzw. Interventionen in der Schule durchzuführen und nicht den Effekt eines isolierten Selbstinstruktionstrainings abzuwarten.

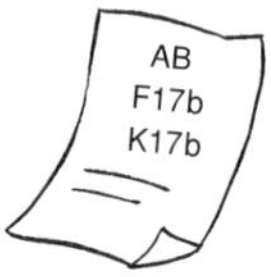

Die Durchführung des Selbstinstruktionstrainings erfolgt anhand von Baustein F17b und K17b des Eltern-Kind-Programmes. Ausführlichere Anleitungen und Hinweise können dem von Lauth und Schlottke (2002) publizierten Training mit aufmerksamkeitsgestörten Kindern entnommen werden.

Wenn durch das Selbstinstruktionstraining das hyperkinetische Verhalten in der Trainingssituation nicht nachhaltig beeinflussbar ist und die hyperkinetischen Symptome in der Schule und der Familie trotz zusätzlicher familien- und schulzentrierter Interventionen weiterhin in einem ausgeprägten Ausmaß persistieren, dann kann eine Kombination mit Pharmakotherapie indiziert sein. Die Pharmakotherapie sollte so gestaltet werden, dass ihre Wirkung auch in den Trainingssitzungen noch vorhanden ist. Bei der Verwendung von Stimulanzien hat dies zur Folge, dass die Trainingssitzungen nicht am späten Nachmittag durchgeführt werden können, was aber auch aus anderen Gründen nicht angezeigt ist. Ausgeprägt hyperkinetische Kinder können häufiger erst mit einer solchen pharmakologischen Unterstützung von einem Selbstinstruktionstraining profitieren, weil dann ihre Aufmerksamkeitsfähigkeit soweit gebessert ist, dass sie die Methoden der Selbststeuerung erlernen können. Unter diesen Bedingungen können Selbstinstruktionstrainings häufig nach wenigen Sitzungen beendet werden, und die Interventionen können sich stärker auf die Generalisierung der Effekte auf natürliche schulische und familiäre Situationen konzentrieren.

Indikation für familienzentrierte Interventionen (Eltern-Kind-Programm). Zeigen sich keine hyperkinetischen Auffälligkeiten bei optimalen Arbeitsbedingungen in der Untersuchungssituation (mehr), dann sind, wie Abbildung 5.3 zeigt, Interventionen angezeigt, die unmittelbar in dem Lebensbereich ansetzen, in dem die Probleme auftreten. Wenn das Kind durch hyperkinetische oder oppositionelle/aggressive Verhaltensweisen in der Familie auffällt, dann werden Bausteine des Eltern-Kind-Programmes mit entsprechenden Interventionen in der Familie durchgeführt (s. Kap. 7 und Kap. 8). Zeigt das Kind danach auch weiterhin ausgeprägte hyperkinetische Auffälligkeiten in der Familie, dann kann die Kombination mit Stimulanzien indiziert sein (s. Kap. 10.1). Dies erscheint jedoch nur dann angezeigt, wenn hyperkinetische Auffälligkeiten auch in der Schule auftreten. Ist das nicht der Fall, wird die Störung vermutlich durch spezifische familiäre Bedingungen aufrecht erhalten, die es mit anderen verhaltens-/psychotherapeutischen Interventionen zu behandeln gilt.

Indikation für Interventionen in der Schule. Treten hyperkinetische Verhaltensstörungen im Unterricht auf, dann sind Interventionen in der Schule angezeigt (s. Kap. 9). Sind diese Maßnahmen nicht hinreichend erfolgreich, dann ist die Kombination mit einer Stimulanzientherapie indiziert (s. Kap. 10.1).

Indikation für spezifische ergänzende Interventionen. Sind nach der Durchführung dieser Interventionen weiterhin komorbide Auffälligkeiten zu beobachten, dann sind entsprechende Behandlungsmaßnahmen indiziert. Bei weiterhin bestehenden aggressiven Verhaltensauffälligkeiten sollte ein soziales Kompetenztraining unter Einschluss eines Problemlöse- und Ärger-Kontroll-Trainings durchgeführt werden (s. Kap. 10.2.1).

Diese Therapie sollte in der Regel aus zwei Gründen erst nach den anderen genannten Interventionen durchgeführt werden:

(1) Bei Kindern mit hyperkinetischen Störungen des Sozialverhaltens hat die Verminderung der hyperkinetischen Symptomatik häufig eine Verminderung der aggressiven Verhaltensauffälligkeiten zur Folge.

(2) Hauptproblem bei sozialen Kompetenztrainings stellt, wie bei den Selbstinstruktionstrainings, die Generalisierung von Verhaltensänderungen aus den Therapiesituationen auf den Alltag dar. Dieses Problem ist bei Interventionen, die direkt im Umfeld des Kindes ansetzen und im Rahmen des Eltern-Kind-Programmes bzw. des Lehrer-Kind-Programmes durchgeführt werden, nicht in diesem Maße gegeben.

Lediglich bei Kindern, bei denen eindeutig erkennbar ist, dass Problemlösedefizite und soziale Kompetenzdefizite die aggressive Symptomatik wesentlich verursachen, kann eine frühere Durchführung der Intervention indiziert sein (s. Kap. 10.2.1). Durch das Eltern-Kind-Programm und durch Intervention in der Schule lassen sich vor allem oppositionelle und aggressive Verhaltensauffälligkeiten in der Familie und in der Schule beeinflussen. Treten aggressive Verhaltensauffälligkeiten **außerhalb** dieser Lebensbereiche primär im Kontext mit Gleichaltrigen auf, dann kann ebenfalls eine frühzeitigere Durchführung eines sozialen Kompetenztrainings indiziert sein.

Bei Schulleistungsdefiziten, die nicht durch mangelnde Intelligenz begründet sind, sind in der Regel Förderprogramme und Übungsbehandlungen notwendig. Diese können nach der Verminderung ausgeprägter hyperkinetischer Symptomatik auch parallel zu den genannten Interventionen durchgeführt werden. Emotionale Auffälligkeiten (Leistungsangst, mangelndes Selbstwertgefühl) sind häufig die Folge externaler Verhaltensprobleme. Bei vielen Kindern, bei denen die externale Symptomatik erfolgreich behandelt wurde, ist deshalb auch eine Verminderung internaler Auffälligkeiten zu beobachten. Tritt dies nicht ein, so sollten entsprechende Interventionen durchgeführt werden. Bis zu 30 % der Kinder mit hyperkinetischen Störungen entwickeln Ticstörungen. In diesen Fällen ist eine Kombination mit verhaltenstherapeutischen oder pharmakotherapeutischen Interventionen zur Verminderung von Ticstörungen indiziert (vgl. Döpfner, 1993h).

5.2.2 Multimodale Therapie bei Kindergartenkindern

Die multimodale Therapie bei Kindern im Kindergartenalter unterscheidet sich von den Interventionen im Schulalter erstens in der Indikation für Pharmakotherapie. Die American Academy of Child and Adolescent Psychiatry empfiehlt in ihren Behandlungsrichtlinien für Kinder mit hyperkinetischen Störungen, dass bei Kindergartenkindern in erster Linie Elterntrainings sowie flankierende Maßnahmen und Platzierungen in speziellen Vorschuleinrichtungen durchzuführen sind. Eine medikamentöse Therapie sollte erst dann erwogen werden, wenn diese Interventionen nicht ausreichen. Die vorliegenden Studien lassen zudem den Schluss zu, dass Pharmakotherapie bei hyperkinetisch auffälligen Kindergartenkindern weniger wirkungsvoll ist als im Schulalter. Zweitens liegt bei Kindergartenkindern zwar häufiger eine ausgeprägte situationsübergreifende hyperkinetische Symptomatik vor als im Schulalter; eine krisenhafte Zuspitzung, wie sie bei Schulkindern zu beobachten ist, findet jedoch weniger häufig statt. Dies liegt sicher daran, dass die Anforderungen und Erwartungen an das Kindergartenkind hinsichtlich seiner Selbststeuerungsfähigkeit weitaus geringer sind als im Schulalter. Kindergärten können darüberhinaus in der Regel flexibler auf die Probleme external auffälliger Kinder reagieren als Schulen. Falls sich dennoch eine solche krisenhafte Entwicklung einstellt, sollten zunächst Platzierungen in Sondereinrichtungen oder teilstationäre Interventionen erwogen werden.

Außerdem können bestimmte Interventionen im Kindergartenalter aufgrund des Entwicklungsstandes der Kinder nicht durchgeführt werden. Dies gilt vor allem für Techniken der Selbstinstruktionstrainings, für Selbstmanagementmethoden und bedingt auch für soziale Kompetenztrainings.

Abbildung 5.4 stellt den Entscheidungsbaum zur Planung einer multimodalen Therapie von external auffälligen Kindergartenkindern im Alter von drei bis sechs Jahren dar.

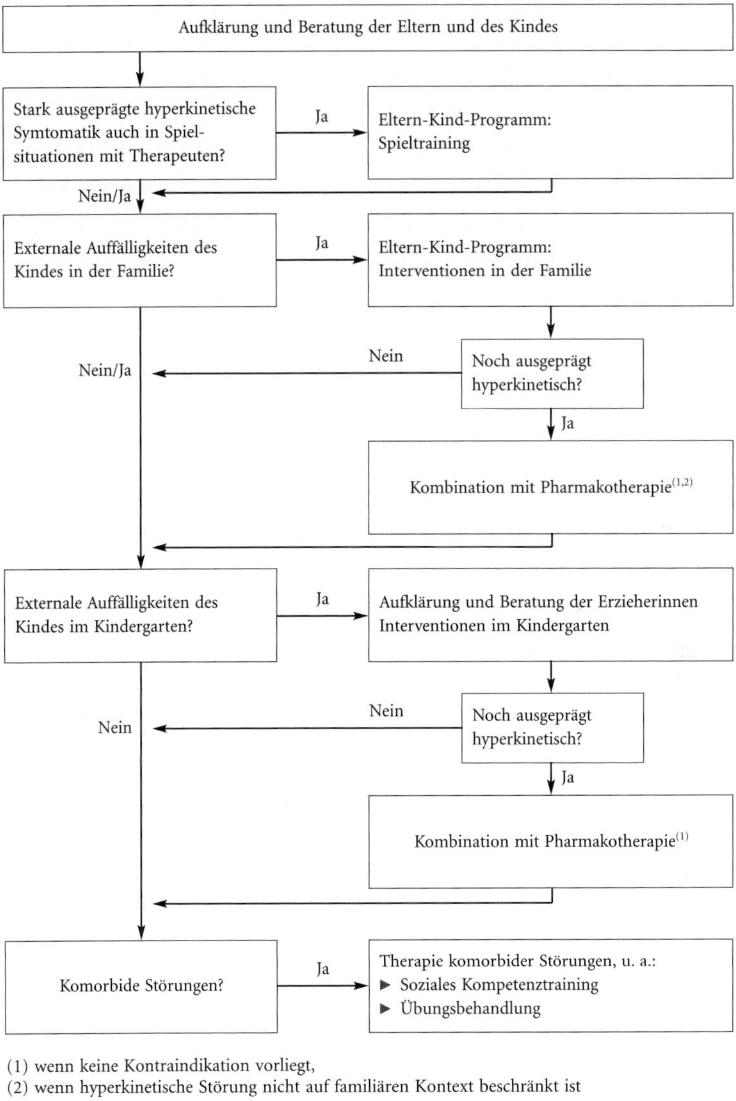

Abbildung 5.4. Entscheidungsbaum: Multimodale Therapie von external auffälligen Kindern im Kindergartenalter

Indikation für ein Spieltraining. Sind ausgeprägte motorische Unruhe, Aufmerksamkeitsstörungen und Impulsivität auch in Spielsituationen mit dem Therapeuten zu beobachten, dann ist nach der Aufklärung und Beratung der Eltern ein Spieltraining angezeigt, das darauf abzielt, intensiveres und ausdauernderes Spielverhalten aufzubauen. Die Durchführung des Spieltrainings wird im Baustein F17a des Eltern-Kind-Programmes beschrieben (s. Kap. 8.17). Auch beim Spieltraining kann nicht von vornherein erwartet werden, dass sich dadurch die meisten Auffälligkeiten in der Familie/im Kindergarten bewältigen lassen. Deshalb ist es sinnvoll, parallel weitere Interventionen aus dem Eltern-Kind-Programm (s. Kap. 7 und Kap. 8) bzw. Interventionen im Kindergarten (s. Kap. 9) durchzuführen.

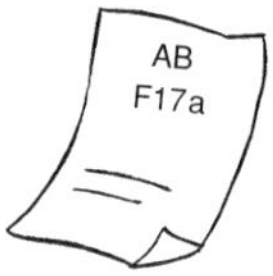

Indikation für familienzentrierte Interventionen (Eltern-Kind-Programm). Zeigen die Kinder hyperkinetische oder oppositionelle/aggressive Auffälligkeiten in der Familie, dann werden Bausteine des Eltern-Kind-Programmes mit entsprechenden Interventionen in der Familie (s. Kap. 7 und Kap. 8) durchgeführt. Zeigt das Kind danach auch weiterhin massive hyperkinetische Auffälligkeiten in der Familie, dann kann die Kombination mit Stimulanzien indiziert sein (s. Kap. 10.1). Dies ist jedoch nur dann angezeigt, wenn hyperkinetische Auffälligkeiten auch im Kindergarten auftreten. Ist das nicht der Fall, wird die Störung vermutlich durch spezifische familiäre Bedingungen aufrecht erhalten, die es mit verhaltens-/psychotherapeutischen Interventionen zu behandeln gilt.

Indikation für Interventionen im Kindergarten. Treten externale Verhaltensstörungen im Kindergarten auf, dann sind Interventionen im Kindergarten angezeigt (s. Kap. 9). Sind diese Maßnahmen nicht hinreichend erfolgreich, dann kann die Kombination mit einer Stimulanzientherapie indiziert sein (s. Kap. 10.1).

Indikation für spezifische ergänzende Interventionen. Liegen weitere komorbide Störungen, beispielsweise Entwicklungsdefizite oder aggressive Verhaltensauffälligkeiten vor, dann sind entsprechende Behandlungsmaßnahmen indiziert. Bei Entwicklungsdefiziten sind in der Regel Übungsbehandlungen notwendig. Diese können nach der Verminderung ausgeprägter hyperkinetischer Symptomatik auch parallel zu den genannten Interventionen durchgeführt werden. Soziale Kompetenztrainings können zur Verminderung von gleichaltrigenbezogenen aggressiven Verhaltensauffälligkeiten eingesetzt werden. Allerdings sollte in dieser Altersgruppe besonderer Wert auf zusätzliche Interventionen zur Untersützung von Generalisierungseffekten gelegt werden.

5.2.3 Fazit

Kinder mit externalen Verhaltensauffälligkeiten haben in der Regel erhebliche Probleme in mehreren Funktions- und Lebensbereichen. Die multimodale Behandlung dieser Probleme ist eine wirkungsvolle Therapie zur Verminderung und Begrenzung der Symptomatik. Mittels dieser Interventionen können die Kinder und die Familien befähigt werden, die anstehenden Entwicklungsaufgaben zu bewältigen. Spätere Entwicklungsphasen können neue Probleme aufwerfen, die dann erneute Interventionen notwendig machen. Eine Langzeitbetreuung der Kinder und ihrer Familien ist daher oft notwendig. Die Intensität der Betreuung und Behandlung wird durch das Ausmaß der Probleme der Kinder und ihrer Familien definiert.

5.3 Überlegungen vor Beginn der Therapie

5.3.1 Platzierung des Kindes in vorschulischen/schulischen Einrichtungen

Bevor spezifische therapeutische Maßnahmen durchgeführt werden, sollte die Platzierung des Kindes in vorschulischen bzw. schulischen Einrichtungen bedacht werden. Kinder, die in der Schule eindeutig intellektuell überfordert sind, sollten umgeschult werden, bevor eine intensive Therapie begonnen wird, weil die expansive Symptomatik auch durch schulische Überforderung ausgelöst werden oder zunehmen kann. Dies ist vor allem dann wahrscheinlich, wenn die Symptomatik mit der Beschulung begonnen hat. Kann dagegen die Entwicklung der expansiven Symptomatik bis in das frühe Kindesalter zurückverfolgt werden, dann wird durch Umschulung eine ausreichende Verminderung der Problematik vermutlich eher nicht erzielt werden können. Auch bei Kindern mit guter intellektueller Ausstattung, die aber erhebliche schulische Defizite aufweisen, kann eine Umschulung oder Klassenwiederholung indiziert sein, weil für die Verminderung von Leistungsdefiziten hinreichend Zeit benötigt wird und eine schulische Entlastung notwendig ist, um dem Kind etwas Luft zu verschaffen. Bei Kindern im Kindergartenalter ist die Platzierung in einer sonderpädagogischen vorschulischen Einrichtung vor Beginn einer Behandlung vor allem dann empfehlenswert, wenn das Kind neben der externalen Symptomatik erhebliche Entwicklungsdefizite aufweist. Häufig können Platzierungsentscheidungen allerdings erst im Verlauf der Therapie getroffen werden. Die Entscheidung für eine Beschulung in einer

Sonderschule für Erziehungshilfe sollte endgültig erst dann getroffen werden, wenn deutlich ist, dass durch die Behandlung eine hinreichende Verminderung der Symptomatik nicht erzielt werden kann.

5.3.2 Behandlungssetting: ambulant, teilstationär oder stationär

Vor Beginn der Behandlung muss schließlich auch das Behandlungssetting definiert werden. Das vorliegende Programm ist für die ambulante Behandlung konzipiert, kann aber auch im Rahmen einer stationären oder teilstationären Behandlung durchgeführt werden. Alle Behandlungsbausteine des Eltern-Kind- und des Erzieher-Kind- bzw. Lehrer-Kind-Programmes lassen sich darüber hinaus bei der pädagogisch-therapeutischen teilstationären und stationären Arbeit anwenden.

In der Regel wird eine ambulante Behandlung die Methode der Wahl sein. Eine ambulante Behandlung setzt allerdings bestimmte Ressourcen in der Familie und im Kindergarten/in der Schule voraus. Grundbedingung ist dabei eine hinreichende Behandlungsmotivation bei den Eltern. Die Eltern müssen sich bereit erklären, mit ihrem Kind über mehrere Monate hinweg regelmäßig (meist wöchentlich) zur Therapie zu kommen. Darüber hinaus muss die familiäre Situation soweit stabil sein, dass Interventionen in der Familie als erfolgversprechend eingeschätzt werden können. Falls dies nicht sicher abschätzbar ist, kann auch eine Probetherapie von mehreren Wochen vereinbart werden, um danach das weitere Vorgehen zu entscheiden. Häufig sind auch Ressourcen im Kindergarten/in der Schule Voraussetzung für eine ambulante Therapie. Wenn der Kindergarten/die Schule einen weiteren Besuch der Einrichtung aufgrund der externalen Symptomatik als nicht möglich beurteilt, dann kann die Durchführung einer teilstationären/stationären Therapie indiziert sein (vgl. Döpfner, 1987a).

Soweit entsprechende Einrichtungen vorhanden sind, ist die teilstationäre Therapie einer vollstationären Behandlung im Allgemeinen vorzuziehen, weil das Kind dann weiterhin in seinem familiären Umfeld verbleibt und mit der Familie intensiver gearbeitet werden kann. Dadurch können Generalisierungsprobleme, die häufig bei stationären Therapien entstehen, vermieden werden. Bei Kindern aus ausgesprochen chaotischen familiären Verhältnissen ist häufig weder eine ambulante noch eine zeitlich begrenzte stationäre Therapie indiziert, sondern die langfristige Betreuung und Behandlung in einem therapeutischen Heim angezeigt. Diese Maßnahme kann sich auch am Ende einer nicht hinreichend erfolgreich verlaufenden ambulanten teilstationären oder stationären Behandlung als notwendig erweisen und ist sorgfältig zu prüfen.

5.3.3 Durchführung von THOP als Einzeltherapie oder in Elterngruppe

THOP ist als Einzeltherapieprogramm entwickelt worden. In dieser Form kann der Therapeut die Flexibilität von **THOP** maximal nutzen und die Therapie entsprechend den individuellen Bedürfnissen und Problemen des Patienten und seiner Bezugspersonen anpassen. Sowohl in der klinischen Praxis als auch in mehreren Studien wurde **THOP** jedoch auch als Elterntraining im Gruppenformat erfolgreich eingesetzt. So berichten Berk und Döpfner (2007) über die Effekte eines Elterngruppentrainings, das sich über einen Zeitraum von bis zu sechs Monaten erstreckte und sich aus zehn Gruppenabenden zu je 1,5 Stunden zusammensetzte. Zusätzlich zu den Gruppensitzungen bestand für die Eltern die Möglichkeit, bei Bedarf Einzelsitzungen mit oder ohne ihr Kind zu vereinbaren. Salbach et al. (2005) publizierten eine Untersuchung zur Wirksamkeit eines Elterngruppentrainings nach **THOP** bei Eltern von 16 hyperkinetischen Kindern, die an einem wöchentlich stattfindenden zehnwöchigen Gruppentraining teilnahmen. Dreiskörner (2006) setzte **THOP** ebenfalls in Elterngruppen ein, die über 15 Wochen (15 × 90 Minuten) durchgeführt wurden. Die Gruppengrößen schwankten in diesen Studien zwischen fünf und acht Teilnehmern, meist nahm nur ein Elternteil an der Gruppe teil. Lauth et al. (2005) führten ebenfalls ein Gruppentraining mit 10 × 50 Minuten durch. In diesen Studien erwies sich **THOP** im Gruppenformat als effektiv und die Eltern bzw. Erzieherinnen zeigten eine hohe Zufriedenheit mit der Therapie (s. Kap. 12).

Auch das Präventionsprogramm für Expansives Problemverhalten (PEP) (Plück et al., 2006), das auf der Grundlage von **THOP** entwickelt wurde, ist als Gruppenangebot konzipiert und arbeitet mit getrennten Gruppen für Eltern und Erzieherinnen von Kindern im Alter von drei bis sechs Jahren. Das Training besteht aus zehn 90- bis 120-minütigen wöchentlichen Sitzungen, an denen fünf bis sechs Teilnehmer teilnehmen. Sowohl den Eltern als auch den Erzieherinnen werden zusätzliche telefonische Supervisionen angeboten, um Schwierigkeiten bei der Umsetzung der Trainingsinhalte zwischen den Gruppensitzungen zu besprechen. Die Wirksamkeit von PEP wurde in mehreren Studien belegt (s. Kap. 12).

Die Vorteile von Gruppen liegen auf der Hand: Die Eltern/Erzieherinnen erfahren eine emotionale und soziale Unterstützung durch andere, die mit ähnlichen Problemen konfrontiert sind. Sie können sich gegenseitig konkrete Hilfestellungen geben, am Modell der anderen lernen. Das betrifft nicht nur die Handlungsebene, sondern die Eltern/Erzieherinnen erfahren auch, wie andere Betroffene Probleme emotional und kognitiv verarbeiten, wie sie konkrete Interventionen erfolgreich umsetzen, und erhalten damit auch eine motivationale Unterstützung, die in der Einzeltherapie so nicht möglich ist. Mitunter kann es jedoch dem Gruppenleiter schwer fallen, eine konstruktive Arbeitsatmosphäre aufzubauen, und manche Mitglieder können auch nur schwer in die Gruppe zu integrieren sein. Es kann auch mühsam sein, die jeweilige individuelle Problematik des Kindes und der Familie sowie die spezifische Konstellation hinreichend intensiv zu berücksichtigen, und es kann den Gruppenmitgliedern schwerer fallen, heikle Themen zu bearbeiten. Durch die Option von zusätzlichen Einzelstunden, die zu Beginn einer Gruppe eingeführt werden kann, lassen sich jedoch viele dieser potentiellen Probleme lösen oder zumindest mindern.

Eine Sitzungsdauer von ca. 90 Minuten hat sich bewährt. Bei kürzerer Dauer ist es oft schwierig, ein Thema umfassend zu bearbeiten und alle Gruppenmitglieder aktiv zu integrieren. Auch in der Gruppe lässt sich eine an die individuelle Problematik des Kindes angepasste Therapie realisieren, was für eine erfolgreiche Behandlung als besonders wichtig erachtet wird.

6 Diagnostik und Verlaufskontrolle

6.1 Eingangsdiagnostik

6.1.1 Ablauf der diagnostischen Phase

Für die diagnostische Phase werden drei bis fünf Sitzungen benötigt. Die diagnostische Phase dient nicht nur der Informationsgewinnung zur Vorbereitung der Therapieplanung. Ebenso wichtig ist in dieser Phase der Aufbau einer therapeutischen Beziehung zu den Eltern und dem Kind. Trotz der vielfältigen Informationen, die in dieser Phase erhoben werden müssen, sollte der Therapeut genügend Zeit haben, sich die Sorgen der Eltern in Ruhe anzuhören, ihnen Verständnis für ihre Situation zu signalisieren und auch zum Kind in einer spielerischen Weise Kontakt aufzunehmen.

Eltern und Kind sind häufig in einer ausgesprochen belasteten Situation. Die Eltern drängen oft nach schneller Hilfe, das Kind möchte häufig am liebsten alles schnell beenden, weil es fürchtet, dass der Therapeut, wie zuvor schon die Eltern und möglicherweise auch die Erzieherinnen/Lehrerinnen das Kind als „Schuldigen" entlarven bzw. die Unzufriedenheit der Eltern und Erzieherinnen/Lehrerinnen mit dem Kind bestätigt. Häufig leiden die Kinder unter ihrer Problematik oder zumindest unter den Reaktionen des Umfeldes. Sie können diesen Leidensdruck aber meist nicht in eine entsprechende Therapiemotivation umsetzen. Probleme werden in der Regel zunächst eher verdrängt oder externalisiert.

Üblicherweise wird der Erstkontakt so gestaltet, dass Eltern und Kind zunächst gemeinsam exploriert werden. Der erhebliche psychische Druck, unter dem die Eltern leiden, führt häufig dazu, dass die Eltern im Erstgespräch eine Liste von Fehlverhaltensweisen und Missetaten aufmachen und damit das Kind auf eine Anklagebank setzen. In einer solchen Situation sollte der Therapeut möglichst frühzeitig das Kind aus dieser Situation befreien, indem er zunächst mit den Eltern allein spricht und sich danach mit dem Kind allein beschäftigt. Mindestens 20 Minuten des Erstkontaktes sollte sich der Therapeut mit dem Kind vor allem in spielerischer Weise allein beschäftigen und bei älteren Kindern sich nach deren Vorlieben und Interessen erkundigen. Bei Kindern im Vorschulalter kann das Kind sich zunächst weigern, mit dem Therapeuten allein zu bleiben. Dann sollte der Therapeut eine

Spielsituation mit Eltern und Kind arrangieren und gegen Ende dieser Spielphase noch einmal vorsichtig versuchen, sich für einige Minuten mit dem Kind allein zu beschäftigen. In der diagnostischen Phase werden in der Regel drei Stufen durchlaufen:

(1) Verhaltens- und Interaktionsdiagnostik: Dabei werden sowohl Basisverfahren der multiplen Verhaltens- und Psychodiagnostik als auch Verfahren der störungsspezifischen Verhaltens- und Interaktionsdiagnostik durchgeführt,
(2) Intelligenz- und Leistungsdiagnostik,
(3) Familiendiagnostik.

Übersicht

Ablauf der diagnostischen Phase

1.–2. Stunde:
- Kontaktaufnahme, Anamnese, Exploration der Eltern und des Kindes
- Fragebogenverfahren

3.–4. Stunde:
- Intelligenz- und Leistungsdiagnostik

5. Stunde:
- Familiendiagnostik

Verhaltens- und Interaktionsdiagnostik. Sie beinhaltet erstens Basisverfahren der multiplen Verhaltens- und Psychodiagnostik und zweitens Verfahren der störungsspezifischen Verhaltens- und Interaktionsdiagnostik.

Basisdiagnostik. In der Basisdiagnostik wird ein breites Spektrum psychischer Auffälligkeiten und auch psychosozialer Kompetenzen erfasst. Der Untersucher erhält damit eine Übersicht über die Verhaltensprobleme und die Kompetenzen des Kindes. Grundlage der Basisdiagnostik ist die Klinische Exploration des Kindes und seiner Bezugspersonen, die durch Fragebogenverfahren ergänzt und erleichtert werden kann. Eine umfassende Übersicht über diese Basisverfahren geben Döpfner et al. (2000f) im Leitfaden zur Diagnostik psychischer Störungen.

Verhaltens- und Interaktionsdiagnostik. Im Rahmen der störungsspezifischen Verhaltens- und Interaktionsdiagnostik werden hyperkinetische und oppositionelle Verhaltensauffälligkeiten differenziert erfasst. Damit wird die Grundlage für eine individuelle Therapieplanung gelegt. Zwischen Basisdiagnostik und störungsspezifischer Diagnostik bestehen fließende Übergänge.

Intelligenz- und Leistungsdiagnostik. Eine zumindest basale Intelligenz- und Leistungsdiagnostik ist deshalb notwendig, weil hyperkinetische und oppositionelle Verhaltensauffälligkeiten häufig auch zu Schulleistungsproblemen führen und weil Entwicklungsdefizite bzw. Teilleistungsschwächen gehäuft bei Kindern mit diesem Störungsbild zu beobachten sind. Zudem muss eine generelle intellektuelle Überforderung des Kindes als Ursache für die hyperkinetische Symptomatik ausgeschlossen werden. Außerdem kann im Rahmen der Intelligenz- und Leistungsdiagnostik auch die Aufmerksamkeits- und Konzentrationsfähigkeit von Kindern mittels Testverfahren überprüft bzw. in der Testsituation beobachtet werden.

Familiendiagnostik. Die Familiendiagnostik dient der Erfassung der familiären Beziehungen. Diese sind bei Kindern mit hyperkinetisch-/oppositionellen Verhaltensauffälligkeiten häufig deutlich belastet. Eine Veränderung dieser Beziehungsprobleme kann ein wichtiges Therapieziel darstellen.

Für die diagnostische Phase müssen bis zu fünf Stunden eingeplant werden. Geübte Therapeuten können die diagnostische Phase bei weniger komplexen Fällen innerhalb von drei Sitzungen durchführen (vgl. Übersicht S. 72).

6.2 Verhaltens- und Interaktionsdiagnostik

In der Verhaltens- und Interaktionsdiagnostik werden neben den klinischen Beurteilungen die Urteile der Eltern, der Erzieherin oder Lehrerin und etwa ab dem Alter von zehn bis elf Jahren auch das Selbsturteil des Kindes erhoben. Dabei werden, wie die folgende Übersicht zeigt, für die verschiedenen Beurteiler weitgehend aufeinander abgestimmte Verfahren eingesetzt, so dass für die meisten Verfahren ein direkter Vergleich zwischen den Beurteilern möglich ist. Eine umfassende Darstellung sowohl der Basisverfahren als auch der störungsspezifischen Verfahren geben die Leitfäden zur Diagnostik psychischer Störungen (Döpfner et al., 2000f) und zu Aufmerksamkeitsdefizit-/Hyperaktivitätsstörungen (Döpfner et al., 2007) sowie zu aggressiv-dissozialen Störungen (Petermann et al., 2007).

Übersicht

Verfahren der multiplen Verhaltens- und Interaktionsdiagnostik

Stufe	Klinisches Urteil	Elternurteil	Erzieher-urteil	Lehrer-urteil	Selbst-urteil
Basis-diagnostik	EPSKI	VBV-EL	VBV-ER		
	CASCAP-D	CBCL $1^1/_2$–5	CTRF $1^1/_2$–5	TRF	YSR
		CBCL 4–18			
Störungs-spezifische Diagnos-tik	ES-HOV				
	DCL-ADHS	FBB-ADHS	FBB-ADHS	FBB-ADHS	FBB-ADHS
		FBB-ADHS-V			
	DCL-SSV	FBB-SSV	FBB-SSV	FBB-SSV	SBB-SSV
	EI-PF	EF-PF			
		FVH			
	VWU				

CASCAP-D — Psychopathologisches Befund-System bei Kindern und Jugendlichen (Döpfner et al., 1998)

CBCL1 $^1/_2$–5 — Elternfragebogen für Klein- und Vorschulkinder (Arbeitsgruppe Deutsche Child Behavior Checklist, 2000a)

CBCL4–18 — Elternfragebogen über das Verhalten von Kindern und Jugendlichen (Arbeitsgruppe Deutsche Child Behavior Checklist, 1998a)

CTRF1 $^1/_2$–5 — Fragebogen für Erzieherinnen von Klein- und Vorschulkindern (Arbeitsgruppe Deutsche Child Behavior Checklist, 2000b)

DCL-ADHS — Diagnose-Checkliste für Aufmerksamkeitsdefizit-/Hyperaktivitätsstörungen (Döpfner et al., 2006; Döpfner & Görtz-Dorten, 2008; früher: Diagnose-Checkliste für Hyperkinetische Störungen, DCL-HKS; Döpfner & Lehmkuhl, 2000)

DCL-SSV — Diagnose-Checkliste für Störungen des Sozialverhaltens (Döpfner & Lehmkuhl, 2000; Döpfner & Görtz-Dorten, 2008)

▶

EF-PF	Elternfragebogen über Problemsituationen in der Familie (Arbeitsblatt D04)
EI-PF	Elterninterview über Problemsituationen in der Familie (Arbeitsblatt D02)
EPSKI	Explorationsschema für psychische Auffälligkeiten im Kindes- und Jugendalter (Döpfner et al., 2000f)
ES-HOV	Explorationsschema für Hyperkinetische und Oppositionelle Verhaltensstörungen (Arbeitsblatt D01)
FBB-ADHS	Fremdbeurteilungsbogen für Aufmerksamkeitsdefizit-/Hyperaktivitätsstörungen (Döpfner et al., 2006; Döpfner & Görtz-Dorten, 2008; früher: Fremdbeurteilungsbogen für Hyperkinetische Störungen, FBB-HKS; Döpfner & Lehmkuhl, 2000)
FBB-ADHS-V	Fremdbeurteilungsbogen für Vorschulkinder mit Aufmerksamkeitsdefizit-/Hyperaktivitätsstörungen (Döpfner et al., 2006; Döpfner & Görtz-Dorten, 2008)
FBB-SSV	Fremdbeurteilungsbogen für Störungen des Sozialverhaltens (Döpfner & Lehmkuhl, 2000; Döpfner & Görtz-Dorten, 2008)
FVH	Fragebogen über Verhaltensprobleme bei den Hausaufgaben (Arbeitsblatt D05)
SBB-ADHS	Selbstbeurteilungsbogen für Aufmerksamkeitsdefizit-/Hyperaktivitätsstörung (Döpfner et al., 2006; Döpfner & Görtz-Dorten, 2008; Selbstbeurteilungsbogen für Hyperkinetische Störungen, SBB-HKS; Döpfner & Lehmkuhl, 2000)
SBB-SSV	Selbstbeurteilungsbogen für Störungen des Sozialverhaltens (Döpfner & Lehmkuhl, 2000; Döpfner & Görtz-Dorten, 2008)
TRF	Lehrerfragebogen über das Verhalten von Kindern und Jugendlichen (Arbeitsgruppe Deutsche Child Behavior Checklist, 1993b)
VBV-EL	Verhaltensbeurteilungsbogen für Vorschulkinder – Elternfragebogen (Döpfner et al., 1993a)
VBV-ER	für Vorschulkinder – Erzieherfragebogen (Döpfner et al., 1993a)
VWU	Beurteilungsbogen: Verhalten wahrend der Untersuchung (Arbeitsblatt D03)
YSR	Fragebogen für Jugendliche (Arbeitsgruppe Deutsche Child Behavior Checklist, 1998b)

Die Verfahren sind teilweise als Einzelverfahren erhältlich, teilweise als Arbeitsblätter auf der beiliegenden CD-ROM gespeichert. Die Verfahren zur störungsspezifischen Diagnostik von hyperkinetischen Störungen sind in einem Band des Kinder-Diagnostik-Systems KIDS zusammengefasst (Döpfner et al., 2006).

6.2.1 Klinisches Urteil

Bei der Erhebung des klinischen Urteils gehen die Basisverfahren und die störungsspezifischen Verfahren ineinander über. Der folgende Kasten gibt eine Übersicht über die Verfahren zur Erfassung des klinischen Urteils im Rahmen der Verhaltens- und Interaktionsdiagnostik.

Übersicht

Verfahren zur Erfassung des klinischen Urteils im Rahmen der Psycho-, Verhaltens- und Interaktionsdiagnostik

ES-HOV	Explorationsschema für Hyperkinetische und Oppositionelle Verhaltensstörungen (Arbeitsblatt D01)
DCL-ADHS	Diagnose-Checkliste für Aufmerksamkeitsdefizit-/Hyperaktivitätsstörungen (Döpfner et al., 2006; Döpfner & Görtz-Dorten, 2008; früher: Diagnose-Checkliste für Hyperkinetische Störungen, DCL-HKS; Döpfner & Lehmkuhl, 2000)
DCL-SSV	Diagnose-Checkliste für Störungen des Sozialverhaltens (Döpfner & Lehmkuhl, 2000; Döpfner & Görtz-Dorten, 2008)
CASCAP-D	Psychopathologisches Befund-System bei Kindern und Jugendlichen (Döpfner et al., 1998)
EI-PF	Elterninterview über Problemsituationen in der Familie (Arbeitsblatt D02)
VWU	Beurteilungsbogen: Verhalten wahrend der Untersuchung (Arbeitsblatt D03)

Klinische Exploration

Grundlage jeder Diagnostik ist die klinische Exploration der Bezugspersonen und des Kindes. Die klinische Exploration wird anhand des *Explorationsschemas für Hyperkinetische und Oppositionelle Verhaltensstörungen* (Arbeitsblatt D01) durchgeführt. Das Explorationsschema ist in elf Sektionen aufgeteilt (s. folgende Übersicht). Alternativ kann auch das allgemeine Explorationsschema für psychische Störungen bei Kindern und Jugendlichen (EPSKI) eingesetzt werden.

Übersicht

Sektionen des Explorationsschemas für Hyperkinetische und Oppositionelle Verhaltensstörungen (ES-HOV)

- A Angaben zum Patienten
- B Vorstellungsanlass/spontan berichtete Symptomatik
- C Freizeitaktivitäten/Interessen/Kompetenzen
- D Aktuelle externale Problematik (in der Familie, im Kindergarten/Schule, gegenüber Gleichaltrigen)
- E Komorbidität
- F Organische Primärstörung/Medikation
- G Diagnose nach Diagnose-Checklisten
- H Anamnese/Bewältigungsversuche/aktuelle Belastungen
- I Krankheitskonzept/Therapiemotivation/Therapiecompliance
- K Exploration von Erzieherin/Lehrerin über das Verhalten im Kindergarten/in der Schule
- L Planung weiterer diagnostischer Maßnahmen

Für die klinische Exploration des Patienten und der Bezugsperson sollten eine bis eineinhalb Stunden veranschlagt werden. Im Einzelfall kann die Exploration auch länger dauern. Bei der Durchführung der Exploration sollten die Hinweise unter Kapitel 6.1.1 beachtet werden.

Diagnose-Checklisten

Zur Exploration der aktuellen externalen Problematik des Kindes in der Familie, im Kindergarten bzw. in der Schule und im Kontakt mit Gleichaltrigen werden neben der freien Exploration die *Diagnose-Checklisten* aus dem Diagnostik-System DISYPS-II (Döpfner & Görtz-Dorten, 2008) herangezogen. Dabei sind vor allem die Diagnose-Checkliste – Aufmerksamkeitsdefizit-/Hyperaktivitätsstörung (DCL-ADHS) und die Diagnose-Checkliste – Störungen des Sozialverhaltens (DCL-SSV) relevant.

Diese Diagnose-Checklisten sind Bestandteile des umfassenden Diagnostik-Systems für psychische Störungen im Kindes- und Jugendalter nach ICD-10 und DSM-IV (Döpfner & Görtz-Dorten, 2008) und bestehen aus:

- sieben Diagnose-Checklisten zur klinischen Beurteilung,
- sechs Symptom-Bogen zur Fremdbeurteilung durch Eltern, Lehrer oder Erzieher und
- fünf Symptom-Bogen zur Selbstbeurteilung von Kindern und Jugendlichen im Alter von zehn bis 18 Jahren.

Neben den beiden Diagnose-Checklisten für Aufmerksamkeitsdefizit-/Hyperaktivitätsstörung (DCL-ADHS) und für Störungen des Sozialverhaltens (DCL-SSV) liegen auch Diagnose-Checklisten für tiefgreifende Entwicklungsstörungen, Angststörungen, depressive Störungen, Ticstörungen und für Störungen sozialer Funktionen (Bindungsstörungen und Mutismus) vor. Für diese Störungen liegen mit Ausnahme der Ticstörungen und der Störungen sozialer Funktionen auch entsprechende Fremdbeurteilungsbogen für Eltern, Lehrer oder Erzieher vor. Die Selbstbeurteilungsbogen für Kinder und Jugendliche im Alter von zehn bis 18 Jahren beziehen sich auf hyperkinetische Störungen, Störungen des Sozialverhaltens, Angststörungen und depressive Störungen.

Diese Instrumente wurden nach den Kriterien von ICD-10 und DSM-IV für die entsprechenden Störungen entwickelt. Diagnose-Checklisten, Fremdbeurteilungsbogen und Selbstbeurteilungsbogen sind aufeinander bezogen und enthalten jeweils weitgehend identische Items.

Abbildung 6.1 zeigt eine beispielhafte Beurteilung anhand der Diagnose-Checkliste für Aufmerksamkeitsdefizit-/Hyperaktivitätsstörungen (DCL-ADHS) mit dem Entscheidungsbaum für ICD-10-Diagnosen. Da sich die Symptomkriterien nach ICD-10 (Forschungskriterien) und nach DSM-IV weitgehend entsprechen, ist nur eine einzige Checkliste mit den Symptomkriterien notwendig. Inhaltlich bedeutsame Abweichungen zwischen beiden Diagnose-Systemen sind entsprechend gekennzeichnet. Bei der Formulierung der Symptom-Kriterien wurden neben der deutschen Übersetzung der ICD-10-Forschungskriterien (Weltgesundheitsorganisation, 1994) und des DSM-IV (Saß et al., 1996) auch die englischsprachigen Originale (World Health Organization, 1993; American Psychiatric Association, 1994) herangezogen, weil die deutschen Ausgaben einige Übersetzungsprobleme enthalten.

Zur Beurteilung der einzelnen Kriterien wird eine vierstufige Antwortskala vorgegeben, wobei 0 kodiert wird, wenn die in dem Kriterium definierte Symptomatik nicht vorhanden ist. Liegt die Symptomatik in einer leichteren Ausprägungsform vor als im Kriterium definiert ist, dann wird eine 1 kodiert. Die Kodierungen 2 und 3 werden vergeben, wenn das Kriterium erfüllt ist, wobei die Kodierung 3 dann vorgenommen wird, wenn die Symptomatik

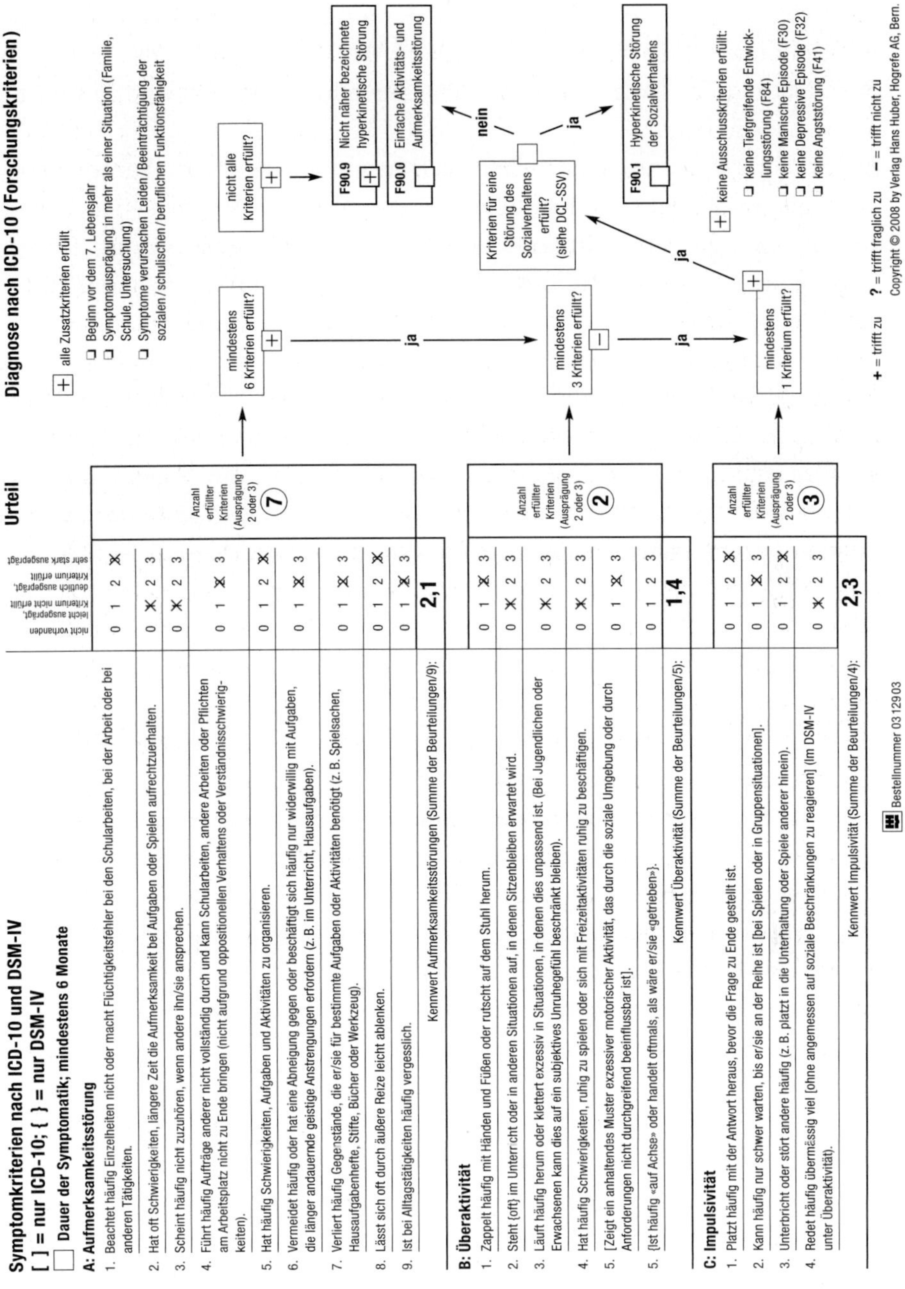

Abbildung 6.1. Diagnose-Checkliste Aufmerksamkeitsdefizit-/Hyperaktivitätsstörung (DCL-ADHS) mit Entscheidungsbaum für ICD-10-Diagnosen (Döpfner & Görtz-Dorten, 2008), Beispiel; + = trifft zu, ? = trifft fraglich zu, – = trifft nicht zu. Mit freundlicher Genehmigung des Verlages Hans Huber

deutlich stärker als im Kriterium definiert ausgeprägt ist. Basis dieser Beurteilung kann die Exploration der Eltern, der Erzieherin/Lehrerin oder die Beobachtung des Patienten in der Untersuchungssituation sein. Sowohl die Eltern als auch die Erzieherin/Lehrerin müssen exploriert werden. Die Erzieherin/Lehrerin kann auch telefonisch exploriert werden. Divergierende Informationen sollten getrennt (auf einem oder auf verschiedenen Bogen) markiert werden. Eine getrennte Bewertung sollte auch dann vorgenommen werden, wenn sich die Beurteilung des Verhaltens des Patienten in der Untersuchungssituation deutlich von der Beurteilung auf der Basis der Informationen der Bezugspersonen unterscheidet.

Korrespondierend zu diesen Diagnose-Checklisten beurteilen die Eltern und die Erzieherin/Lehrerin in den entprechenden Symptom-Bogen die Symptomkriterien direkt (Kap. 6.2.2 und 6.2.3). Wenn diese Symptom-Bogen den Eltern und der Erzieherin/Lehrerin vor der Exploration ausgehändigt werden, kann bei der Exploration gezielter nachgefragt werden.

Die Auswertung der Diagnose-Checklisten erfolgt erstens kategorial mithilfe eines Entscheidungsbaumes und zweitens dimensional. Zur **dimensionalen Auswertung** werden Kennwerte für Aufmerksamkeitsstörungen, für Überaktivität und für Impulsivität gebildet, indem die Ausprägungen auf den entsprechenden Items summiert und durch die Anzahl der Beurteilungen dividiert werden. Die **kategoriale Auswertung** erfolgt mithilfe eines Entscheidungsbaumes. Da sich beide Diagnose-Systeme zwar kaum in den Symptomkriterien, wohl aber in den Regeln zur Kombination dieser Symptomkriterien zu Diagnosen unterscheiden, enthalten die Diagnose-Checklisten getrennte Entscheidungsbäume für ICD-10 und DSM-IV, die an die Liste der Symptomkriterien angelegt werden können.

Ein grundlegender Unterschied zwischen DSM-IV und ICD-10 besteht darin, dass ICD-10 Kombinationsdiagnosen für jene Störungen vorsieht, die gehäuft gemeinsam auftreten, während nach DSM-IV in diesem Fall Mehrfachdiagnosen vergeben werden. Ein Kind, das sowohl die Kriterien für eine hyperkinetische Störung als auch die Kriterien für eine Störung des Sozialverhaltens erfüllt, erhält nach ICD-10 die Diagnose einer „hyperkinetischen Störung des Sozialverhaltens“ (F90.1), während nach DSM-IV zwei getrennte Diagnosen zu vergeben sind. Weitere für den Bereich der externalen Störungen wichtige Kombinationsdiagnosen sind die Kombinationen von Störungen des Sozialverhaltens mit emotionalen Störungen. Hierfür sind zwei Diagnosen vorgegeben: die „Störung des Sozialverhaltens mit depressiver Störung“ (F92.0) und die „Sonstigen gemischten Störungen des Sozialverhaltens und der Emotionen“ (F92.8).

Wie die beispielhafte Beurteilung in Abbildung 6.1 zeigt, sind zwar die ICD-10-Forschungskriterien für eine Aufmerksamkeitsstörung und für Impulsivität erfüllt, nicht aber die Kriterien für Überaktivität. Daher kann nach Forschungskriterien nur eine „Nicht näher bezeichnete hyperkinetische Störung" gestellt werden.

Im Unterschied zum DSM-IV liegen für das ICD-10 klinisch diagnostische Leitlinien (Weltgesundheitsorganisation, 1991) und Forschungskriterien (Weltgesundheitsorganisation, 1994) vor. In den klinisch-diagnostischen Leitlinien sind die einzelnen Diagnosen nicht exakt operationalisiert. Sie lassen dem Diagnostiker deshalb einen weitaus größeren Spielraum als die Forschungskriterien. Dennoch ist es sinnvoll, sich auch in der klinischen Diagnostik an den eindeutig operationalisierten Forschungskriterien zu orientieren, wobei der jeweilige Grenzwert für die Vergabe einer Diagnose (z. B. sechs von neun Kriterien müssen zutreffen) in der klinischen Diagnostik unterschritten werden kann.

Nach den weicheren klinischen Kriterien, die lediglich verlangen, dass Aufmerksamkeitsstörungen und Überaktivität vorhanden sein sollen, könnte in diesem Beispiel (Abbildung 6.1) eine einfache Aktivitäts- und Aufmerksamkeitsstörung oder eine hyperkinetische Störung des Sozialverhaltens diagnostiziert werden, wenn auch die Kriterien für eine Störung des Sozialverhaltens erfüllt sind.

Abbildung 6.2 zeigt das Ergebnis der beispielhaften Beurteilung anhand der Diagnose-Checklisten für Aufmerksamkeitsdefizit-/Hyperaktivitätsstörung (DCL-ADHS) mit dem Entscheidungsbaum für DSM-IV-Diagnosen. Bei den hyperkinetischen Störungen, die nach DSM-IV als Aufmerksamkeitsdefizit-/Hyperaktivitätsstörung bezeichnet werden, unterscheiden sich ICD-10 und DSM-IV, wie bereits in Kapitel 1 dargestellt, in einem zentralen Punkt. ICD-10 fordert, dass für die Diagnose einer „einfachen Aktivitäts- und Aufmerksamkeitsstörung" sowohl Aufmerksamkeitsstörungen als auch Hyperaktivität und Impulsivität vorliegen müssen, während DSM-IV drei Diagnosen vorsieht:

- Den Mischtyp einer Aufmerksamkeitsdefizit-/Hyperaktivitätsstörung, bei dem sowohl Aufmerksamkeitsstörung als auch Hyperaktivität/Impulsivität vorliegen;
- den vorherrschend unaufmerksamen Typ, bei dem vor allem Aufmerksamkeitsstörungen vorliegen, während Hyperaktivität/Impulsivität nicht oder nicht hinreichend stark ausgeprägt sind;
- den vorherrschend hyperaktiv-impulsiven Typ, bei dem vor allem Hyperaktivität/Impulsivität vorliegt, während Aufmerksamkeitsstörungen nicht oder nicht hinreichend stark ausgeprägt sind.

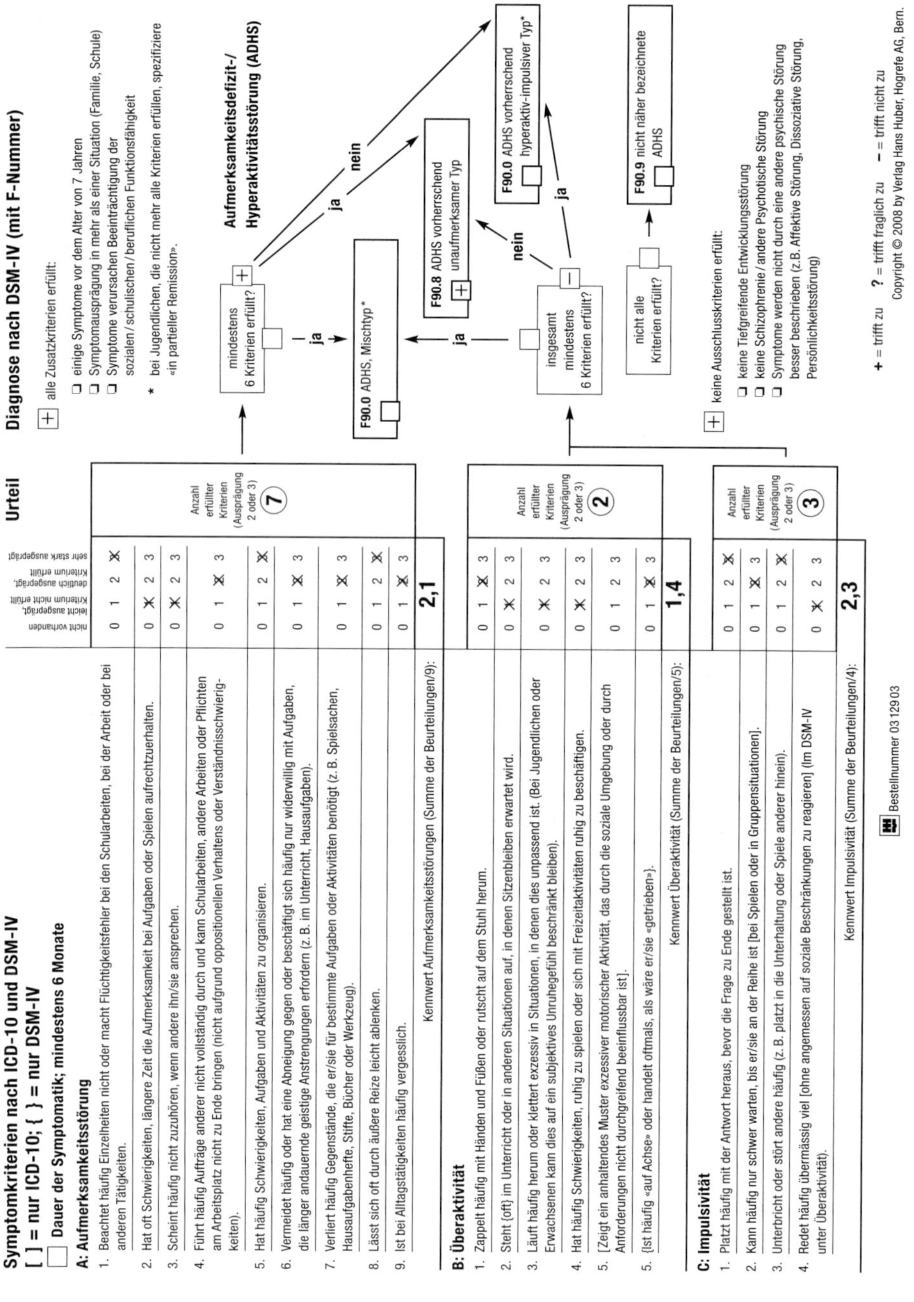

Symptomkriterien nach ICD-10 und DSM-IV

[ ] = nur ICD-10; { } = nur DSM-IV

☐ Dauer der Symptomatik; mindestens 6 Monate

	nicht vorhanden	leicht ausgeprägt, Kriterium nicht erfüllt	deutlich ausgeprägt, Kriterium erfüllt	sehr stark ausgeprägt	Urteil
A: Aufmerksamkeitsstörung					
1. Beachtet häufig Einzelheiten nicht oder macht Flüchtigkeitsfehler bei den Schularbeiten, bei der Arbeit oder bei anderen Tätigkeiten.	0	1	2	X	
2. Hat oft Schwierigkeiten, längere Zeit die Aufmerksamkeit bei Aufgaben oder Spielen aufrechtzuerhalten.	0	X	2	3	
3. Scheint häufig nicht zuzuhören, wenn andere ihn/sie ansprechen.	0	X	2	3	
4. Führt häufig Aufträge anderer nicht vollständig durch und kann Schularbeiten, andere Arbeiten oder Pflichten am Arbeitsplatz nicht zu Ende bringen (nicht aufgrund oppositionellen Verhaltens oder Verständnisschwierigkeiten).	0	1	X	3	Anzahl erfüllter Kriterien (Ausprägung 2 oder 3): 7
5. Hat häufig Schwierigkeiten, Aufgaben und Aktivitäten zu organisieren.	0	1	2	X	
6. Vermeidet häufig oder hat eine Abneigung gegen oder beschäftigt sich häufig nur widerwillig mit Aufgaben, die länger andauernde geistige Anstrengungen erfordern (z. B. im Unterricht, Hausaufgaben).	0	1	X	3	
7. Verliert häufig Gegenstände, die er/sie für bestimmte Aufgaben oder Aktivitäten benötigt (z. B. Spielsachen, Hausaufgabenhefte, Stifte, Bücher oder Werkzeug).	0	1	X	3	
8. Lässt sich oft durch äußere Reize leicht ablenken.	0	1	2	X	
9. Ist bei Alltagstätigkeiten häufig vergesslich.	0	1	X	3	
Kennwert Aufmerksamkeitsstörungen (Summe der Beurteilungen/9):	2,1				
B: Überaktivität					
1. Zappelt häufig mit Händen und Füßen oder rutscht auf dem Stuhl herum.	0	1	X	3	
2. Steht {oft} im Unterricht oder in anderen Situationen auf, in denen Sitzenbleiben erwartet wird.	0	X	2	3	
3. Läuft häufig herum oder klettert exzessiv in Situationen, in denen dies unpassend ist. (Bei Jugendlichen oder Erwachsenen kann dies auf ein subjektives Unruhegefühl beschränkt bleiben).	0	X	2	3	Anzahl erfüllter Kriterien (Ausprägung 2 oder 3): 2
4. Hat häufig Schwierigkeiten, ruhig zu spielen oder sich mit Freizeitaktivitäten ruhig zu beschäftigen.	0	X	2	3	
5. [Zeigt ein anhaltendes Muster exzessiver motorischer Aktivität, das durch die soziale Umgebung oder durch Anforderungen nicht durchgreifend beeinflussbar ist].	0	1	2	3	
5. {Ist häufig «auf Achse» oder handelt oftmals, als wäre er/sie «getrieben»}.	0	1	X	3	
Kennwert Überaktivität (Summe der Beurteilungen/5):	1,4				
C: Impulsivität					
1. Platzt häufig mit der Antwort heraus, bevor die Frage zu Ende gestellt ist.	0	1	2	X	
2. Kann häufig nur schwer warten, bis er/sie an der Reihe ist [bei Spielen oder in Gruppensituationen].	0	1	X	3	Anzahl erfüllter Kriterien (Ausprägung 2 oder 3): 3
3. Unterbricht oder stört andere häufig (z. B. platzt in die Unterhaltung oder Spiele anderer hinein).	0	1	2	X	
4. Redet häufig übermässig viel [ohne angemessen auf soziale Beschränkungen zu reagieren] (Im DSM-IV unter Überaktivität).	0	X	2	3	
Kennwert Impulsivität (Summe der Beurteilungen/4):	2,3				

Diagnose nach DSM-IV (mit F-Nummer)

Abbildung 6.2. Diagnose-Checkliste für Aufmerksamkeitsdefizit-/Hyperaktivitätsstörung (DCL-ADHS) mit Entscheidungsbaum für DSM-IV-Diagnosen (Döpfner & Görtz-Dorten, 2008), Beispiel; + = trifft zu, ? = trifft fraglich zu, – = trifft nicht zu. Mit freundlicher Genehmigung des Verlages Hans Huber

Wie aus Abbildung 6.2 zu entnehmen ist, würde in dem Beispielfall nach DSM-IV die Diagnose eines vorherrschend unaufmerksamen Types der Aufmerksamkeitsdefizit-/Hyperaktivitätsstörung diagnostiziert werden. Falls nicht andere (z. B. administrative) Gründe vorliegen, empfiehlt sich für die Praxis die Anwendung der DSM-IV-Diagnosen, weil die Diagnosedefinitionen und die Differenzierungen von gemischten bzw. stärker hyperkinetischen oder stärker aufmerksamkeitsgestörten Störungsformen den Bedürfnissen der Praxis besser entsprechen.

Abbildung 6.3 zeigt eine beispielhafte Beurteilung anhand der Diagnose-Checklisten für Störungen des Sozialverhaltens (DCL-SSV) mit dem Entscheidungsbaum für ICD-10-Diagnosen. Bei den Störungen des Sozialverhaltens ermöglicht das ICD-10 eine stärkere Binnendifferenzierung. Das DSM-IV unterscheidet nur zwischen der Störung mit oppositionellem Trotzverhalten und der Störung des Sozialverhaltens, während ICD-10 bei den Störungen des Sozialverhaltens weiter danach unterscheidet, ob die Störung auf den familiären Kontext beschränkt ist (F91.0) oder außerhalb der Familie stattfindet und soziale Bindungen vorhanden sind (F91.2) oder fehlen (F91.1). Diese Binnendifferenzierung kann für die Prognose und die therapeutischen Ansatzpunkte von Bedeutung sein. Generell wird den Störungen des Sozialverhaltens bei fehlenden sozialen Bindungen die am wenigsten günstige Prognose zugeschrieben.

In der beispielhaften Beurteilung in Abbildung 6.3 wird nach ICD-10 die Diagnose einer Störung des Sozialverhaltens mit oppositionellem, aufsässigem Verhalten gestellt. Weitere Auswertungshinweise können dem Manual zum Diagnostiksystem DISYPS-II (Döpfner & Görtz-Dorten, 2008) entnommen werden.

Erfassung/Diagnostik komorbider Störungen

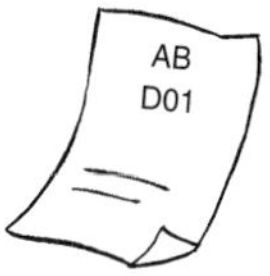

Zur Beurteilung anderer Auffälligkeiten des Kindes sind im Explorationsschema für Hyperkinetische und Oppositionelle Verhaltensstörungen (ES-HOV) unter der Sektion Komorbidität die häufigsten komorbiden Störungen bei externalen Auffälligkeiten angegeben. Eine differenzierte Beurteilung anderer Auffälligkeiten ist anhand des Psychopathologischen Befund-Systems bei Kindern und Jugendlichen, CASCAP-D (Döpfner et al., 1998) möglich.

Mit dieser Beurteilungsskala lässt sich ein breites Spektrum psychischer Störungen von Kindern und Jugendlichen im Rahmen der klinischen Exploration des Patienten und seiner Bezugspersonen einschätzen. Das Befund-System besteht aus 13 Merkmalsbereichen mit insgesamt 98 Merkmalen. Die folgende Übersicht listet die Merkmalsbereiche auf. Symptome von

Symptomkriterien nach ICD-10 und DSM-IV
[ ] = nur ICD-10; { } = nur DSM-IV

☐ **Dauer der Symptomatik**
A-Kriterien: mindestens 6 Monate
B-Kriterien: ICD-10: mindestens 6 Monate lang; [1×] = Symptom muss nur einmal auftreten
DSM-IV: letzte 12 Monate, mind. 1 Kriterium innerhalb der letzten 6 Monate

	nicht vorhanden	leicht ausgeprägt, Kriterium nicht erfüllt	deutlich ausgeprägt, Kriterium erfüllt	sehr stark ausgeprägt	Urteil
A: Oppositionell-aggressives Verhalten					
1. Hat für das Entwicklungsalter ungewöhnlich häufige oder schwere Wutausbrüche (ICD). Wird schnell wütend (DSM).	0	1	X	3	Anzahl erfüllter Kriterien (Ausprägung 2 oder 3): 5
2. Streitet häufig mit Erwachsenen.	0	1	X	3	
3. Widersetzt sich häufig aktiv den Anweisungen oder Regeln von Erwachsenen oder weigert sich, diese zu befolgen.	0	1	2	X	
4. Ärgert andere häufig absichtlich.	0	1	X	3	
5. Schiebt häufig die Schuld für eigene Fehler oder eigenes Fehlverhalten auf andere.	X	1	2	3	
6. Ist häufig reizbar oder lässt sich von anderen leicht ärgern.	0	X	2	3	
7. Ist häufig zornig und ärgert sich schnell.	0	1	X	3	
8. Ist häufig boshaft oder rachsüchtig.	X	1	2	3	
Kennwert oppositionell-agressives Verhalten (Summe der Beurteilungen/8):	**1,5**				
B: Dissozial-aggressives Verhalten					
01. Bedroht, schikaniert oder schüchtert andere häufig ein.	X	1	2	3	Anzahl erfüllter Kriterien (Ausprägung 2 oder 3): 1
02. Beginnt häufig körperliche Auseinandersetzungen [nicht mit Geschwistern]	0	1	X	3	
03. Hat Waffen benutzt, die anderen schweren körperlichen Schaden zufügen können [1×].	X	1	2	3	
04. Ist körperlich grausam zu Menschen [1×].	X	1	2	3	
05. Quält Tiere.	0	X	2	3	
06 Stiehlt in Konfrontation mit dem Opfer [1×].	X	1	2	3	
07. Zwingt andere zu sexuellen Aktivitäten [1×].	X	1	2	3	
08. Begeht vorsätzlich Brandstiftung mit der Absicht, schweren Schaden anzurichten [1×].	X	1	2	3	
09. Zerstört vorsätzlich fremdes Eigentum (nicht durch Brandstiftung) [1×].	X	1	2	3	
10. Bricht in fremde Wohnungen, Gebäude oder Autos ein [1×].	X	1	2	3	
11. Lügt oft, um sich Güter/Vorteile zu verschaffen oder um Verpflichtungen zu entgehen.	X	1	2	3	
12. Stiehlt Wertgegenstände ohne Konfrontation mit dem Opfer.	X	1	2	3	
13. Bleibt trotz elterlicher Verbote häufig nachts weg (Beginn vor 13).	X	1	2	3	
14. Ist von Eltern/Ersatzperson mindestens 2mal über Nacht (oder 1mal länger als 1 Nacht) weggelaufen.	X	1	2	3	
15. Schwänzt häufig die Schule (Beginn vor 13).	X	1	2	3	
Kennwert dissozial-aggressives Verhalten (Summe der Beurteilungen/15):	**0,2**				

Bestellnummer 03 129 04

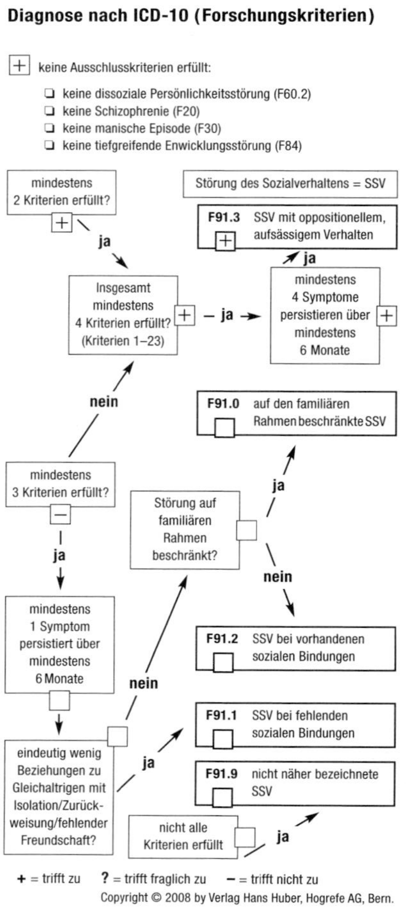

Abbildung 6.3. Diagnose-Checkliste für Störungen des Sozialverhaltens mit Entscheidungsbaum für ICD-10-Diagnosen, DCL-SSV (Döpfner & Görtz-Dorten, 2008), Beispiel; + = trifft zu, ? = trifft fraglich zu, – = trifft nicht zu. Mit freundlicher Genehmigung des Verlages Hans Huber

hyperkinetischen und oppositionellen Verhaltensstörungen werden in den Merkmalsbereichen 2 (Regelbezogenes Verhalten) und 3 (Aktivität und Aufmerksamkeit) erfasst. Abbildung 6.6 (vgl. S. 106) zeigt ein Beispiel für die Anwendung des Instrumentes im Rahmen der Individualdiagnostik.

Übersicht

Merkmalsbereiche des Psychopathologischen Befund-Systems bei Kindern und Jugendlichen (CASCAP-D)

Merkmalsbereiche	Anzahl der Merkmale
1 Interaktion	8
2 Regelbezogenes Verhalten	8
3 Entwicklungsstörungen	8
4 Aktivität und Aufmerksamkeit	4
5 Psychomotorik	4
6 Angst	7
7 Zwang	2
8 Stimmung und Affekt	11
9 Essverhalten	6
10 Körperliche Beschwerden	11
11 Denken und Wahrnehmung	13
12 Gedächtnis, Orientierung, Bewusstsein	3
13 Andere	13
Gesamt	98

Das *Elterninterview über Problemsituationen in der Familie (EI-PF)* (Arbeitsblatt D02) ist eine modifizierte deutsche Fassung des von Barkley (1987) entwickelten Parent-Child-Interaction Interviews. Anhand des halbstrukturierten Interviews können Eltern und Kinder zu 17 verschiedenen alltäglichen Familiensituationen exploriert werden. Es sind Situationen aufgeführt, die in Familien mit hyperkinetisch/oppositionell auffälligen Kindern häufig zu Problemen führen. Im Interview werden für jede Situation neben der Topographie, der Häufigkeit und Intensität des Verhaltens auch die Reaktionen der Bezugsperson(en) erfasst. Der Interviewer beurteilt pro Situation die Problemstärke dieser Situation anhand einer zehnstufigen Skala.

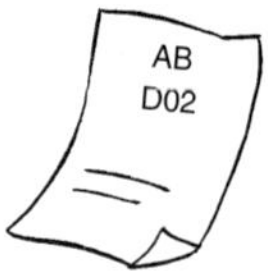

Außerdem werden Verhaltenskategorien angegeben, die mögliche Explorationsrichtungen markieren (grob- und feinmotorische Unruhe, Ausdauer und Ablenkbarkeit, Impulsivität, oppositionelles Verhalten, Frustrationstoleranz, aggressives Verhalten). Bei einzelnen Fragen werden nochmals spezifische Explorationshinweise gegeben.

Zu Beginn des Interviews werden die individuellen Spielvorlieben und -abneigungen des Kindes erfragt, um dann Verhaltensprobleme in Situationen, in denen das Kind allein oder mit anderen spielt, genauer explorieren zu können. Am Ende des Interviews werden positive Erlebnisse mit dem Kind erfragt, weil die Eltern-Kind-Beziehungen bei external auffälligen Kindern häufig massiv beeinträchtigt sind und positive Interaktionen oft kaum noch berichtet werden können. Dies kann ein wichtiger Hinweis auf problematische Eltern-Kind-Beziehungen sein.

Das Interview sollte nach Möglichkeit bei Abwesenheit des Kindes mit einem, besser mit beiden Elternteilen gemeinsam durchgeführt werden. Die Anwesenheit des Kindes ist vor allem deshalb nicht wünschenswert, weil das Kind die Situation häufig als eine einzige Anklage erlebt. Es ist sinnvoller, nach der Durchführung des Interviews und der Herausarbeitung der am meisten problematischen Situationen das Kind in Anwesenheit der Eltern zu explorieren, weil dann der Verlauf des Gespräches vom Interviewer leichter zu gestalten ist.

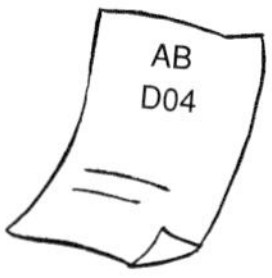

Korrespondierend zu diesem Interview werden im *Elternfragebogen über Problemsituationen in der Familie (EF-PF)* (s. Kap. 6.2.2) von den Eltern 16 dieser Situationen danach beurteilt, wie problematisch sie das Verhalten des Kindes erleben. Wenn dieser Fragebogen den Eltern vor dem Interview ausgehändigt wird, kann im Elterninterview gezielter exploriert werden.

Verhalten während der Untersuchung

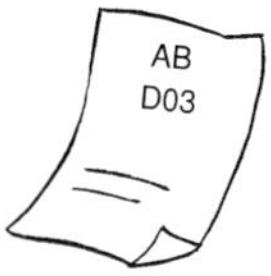

Der Beurteilungsbogen (VWU) dient der Beurteilung des Verhaltens des Kindes während der Durchführung der Testverfahren im Rahmen der Leistungsdiagnostik. In elf Items mit vier bis sieben Antwortkategorien werden grobmotorische Aktivität, Ablenkbarkeit und Konzentration, Frustrationstoleranz, Kooperation, Interesse an den Aufgaben, aufmerksamkeitsheischendes Verhalten, Impulskontrolle, Unsicherheit und Ängstlichkeit, Instruktionsverständnis, Arbeitsgeschwindigkeit und Interventionshäufigkeit des Untersuchers beurteilt. Die Beurteilungen auf diesem Bogen können für die Intervention von großer Relevanz sein, weil anhand der Einschätzungen festgestellt werden kann, in welchem Umfang das Kind in der Lage ist, Impulsi-

vität, Konzentrationsschwierigkeiten oder Unruhe unter entsprechenden Rahmenbedingungen zu kontrollieren.
Falls die Eltern hyperkinetische Verhaltensauffälligkeiten bei der Durchführung der Hausaufgaben beschreiben, ist eine Durchführung der Hausaufgaben in der Untersuchungssituation unter optimalen Rahmenbedingungen indiziert. Durch eine Verhaltensbeobachtung soll überprüft werden, inwiefern das Kind in der Lage ist, seine Hausaufgaben unter günstigen Rahmenbedingungen zügig und konzentriert zu erledigen und in welchem Ausmaß die von den Eltern geschilderten Verhaltensprobleme sich auch in dieser Situation einstellen. Auf dem Beurteilungsbogen *Verhalten während der Untersuchung (VWU)* kann das Verhalten des Kindes kodiert werden. Das Ergebnis dieser Untersuchung beeinflusst die Interventionsplanung (s. Kap. 7.3). Optimale Rahmenbedingungen werden hergestellt, indem der Untersucher angemessene Verhaltensweisen kontinuierlich positiv verstärkt und für eine erfolgreiche Aufgabenbewältigung in einer gegebenen Zeit eine besondere Belohnung in Aussicht stellt. Der Untersucher vereinbart also mit dem Kind eine Zeit, in dem es seine Aufgaben macht, sowie eine Belohnung, die unmittelbar danach erfolgt, wenn das Kind in der vereinbarten Zeit und mit angemessener Qualität die Aufgaben beendet.

6.2.2 Elternurteil

Die folgende Übersicht zeigt die Verfahren zur Erfassung des Elternurteils im Rahmen der Verhaltens- und Interaktionsdiagnostik. Als Basisverfahren kann bei drei- bis sechsjährigen Kindern der Elternfragebogen des Verhaltensbeurteilungsbogens für Vorschulkinder (VBV-EL) (Döpfner et al., 1993a) oder der Elternfragebogen für Klein- und Vorschulkinder (CBCL $1^1/_2$–5) (Arbeitsgruppe Deutsche Child Behavior Checklist, 2000a) verwendet werden. Ab dem Schulalter findet der Elternfragebogen über das Verhalten von Kindern und Jugendlichen (CBCL4–18) (Arbeitsgruppe Deutsche Child Behavior Checklist, 1998a) Anwendung. Der Elternfragebogen über das Verhalten von Kindern und Jugendlichen (CBCL 4–18) kann ebenfalls bereits ab vier Jahren durchgeführt werden, allerdings sind im VBV-EL die alterstypischen Ausprägungen der Verhaltensauffälligkeiten besser erfasst. Für den Elternfragebogen für Klein- und Vorschulkinder (CBCL $1^1/_2$–5) liegen noch keine deutschen Normen vor.

Übersicht

Verfahren zur Erfassung des Elternurteils im Rahmen der Verhaltens- und Interaktionsdiagnostik

Basisverfahren

VBV-EL	Verhaltensbeurteilungsbogen für Vorschulkinder – Elternfragebogen (Döpfner et al., 1993a) bei 3–6-Jährigen.
CBCL $1^1/_2$–5	Elternfragebogen für Klein- und Vorschulkinder (Arbeitsgruppe Deutsche Child Behavior Checklist, 2000a)
CBCL 4–18	Elternfragebogen über das Verhalten von Kindern und Jugendlichen (Arbeitsgruppe Deutsche Child Behavior Checklist, 1998a) bei 4–18-Jährigen.

Störungsspezifische Verfahren

FBB-ADHS	Fremdbeurteilungsbogen – Hyperkinetische Störungen (Döpfner & Görtz-Dorten, 2008)
FBB-SSV	Fremdbeurteilungsbogen – Störungen des Sozialverhaltens (Döpfner & Görtz-Dorten, 2008)
EF-PF	*Elternfragebogen über Problemsituationen in der Familie* (Arbeitsblatt D04).
FVH	*Fragebogen über Verhaltensprobleme bei den Hausaufgaben* (Arbeitsblatt D05).

Der Elternfragebogen des Verhaltensbeurteilungsbogens für Vorschulkinder (VBV-EL) besteht aus 53 Items, die vier Skalen zugeordnet sind. Die Symptomliste enthält weitere 17 Items. Der folgende Kasten gibt eine Zusammenfassung der Skalen wieder, die für Elternfragebogen und Erzieherfragebogen inhaltlich weitgehend übereinstimmen.

Skalen des Verhaltensbeurteilungsbogens für Vorschulkinder – (Elternfragebogen, Erzieherfragebogen: VBV-EL, VBV-ER)

Sozial-emotionale Kompetenzen (KOMP)

Kinder mit hoher Ausprägung auf dieser Dimension beachten aus Sicht der Eltern gesetzte Grenzen, können Konfliktsituationen lösen, sind den Eltern gegenüber mitteilsam, verhalten sich anderen Kindern gegenüber kooperativ und zeigen ein intensives Spielverhalten.

▶

Im Kindergarten drücken sie nach dem Urteil der Erzieherin positive wie negative Gefühle in angemessener Weise aus, äußern Wünsche, gehen auf andere Kinder und auf Erwachsene zu, sind kooperativ und lösen Konflikte in konstruktiver Weise. Sie zeigen ein kreatives Spielverhalten und geben im Spiel Anregungen.

Oppositionell-aggressives Verhalten (AGGR)

Kinder mit hoher Ausprägung auf dieser Dimension werden von den Eltern als verbal und körperlich aggressiv gegenüber Geschwistern oder anderen Kindern beschrieben, sie verletzen Grenzen, missachten Anweisungen der Eltern und zeigen emotional impulsives Verhalten. Sie neigen zu Wutausbrüchen und können Bedürfnisbefriedigungen schlecht aufschieben.

Im Kindergarten verhalten sie sich anderen Kindern gegenüber verbal und körperlich aggressiv. Sie versuchen, andere Kinder zu dominieren, verhalten sich Erzieherinnen gegenüber eher ablehnend, verletzen Grenzen und missachten Anweisungen. Sie sind emotional impulsiv und neigen zu Wutausbrüchen. Sie sind schnell beleidigt und können Bedürfnisbefriedigungen schlecht aufschieben.

Aufmerksamkeitsdefizite und Hyperaktivität versus Spielausdauer (HYP)

Kinder mit hoher Ausprägung auf dieser Dimension wechseln nach dem Urteil der Eltern häufig Spiele, verlieren schnell das Spielinteresse, wirken beim Spiel wenig interessiert, sind motorisch unruhig und geben bei Schwierigkeiten schnell auf. Kinder mit geringen Ausprägungen zeigen nach dem Urteil der Eltern Ausdauer beim Spiel, setzen Spiele nach Unterbrechungen fort und können sich selbständig beschäftigen.

Nach dem Urteil von Erzieherinnen wechseln Kinder mit hoher Ausprägung auf dieser Dimension häufig Spiele und Beschäftigungen, sind motorisch unruhig, lassen sich leicht ablenken, sind konzentrationsschwach und können nicht richtig zuhören. Sie sind schnell zu begeistern, verlieren aber bald das Interesse. Kinder mit geringen Ausprägungen zeigen Ausdauer beim Spiel, setzen Spiele nach Unterbrechungen fort und sind bei Beschäftigungen aufmerksam.

Emotionale Auffälligkeiten (EMOT)

Kinder mit hoher Ausprägung auf dieser Dimension werden von den Eltern als sozial ängstlich und unsicher gegenüber Kindern und Erwachsenen beurteilt. Sie wirken ernst oder traurig und sind insgesamt empfindsam.

Von Erzieherinnen werden sie als sozial ängstlich und unsicher gegenüber Kindern und Erwachsenen eingeschätzt, sind in der Gruppe sozial eher isoliert, nehmen keine Kontakte von sich aus auf und suchen die Nähe der Erzieherin. In neuen Situationen, und wenn sie im Mittelpunkt stehen, wirken sie unsicher. Sie wirken ernst und traurig und werden insgesamt als empfindsam erlebt.

Symptomliste – umschriebene Auffälligkeiten
Die jeweils 17 Items der beiden Symptomlisten erfassen umschriebene Verhaltensauffälligkeiten, unter anderem Schlaf- und Essstörungen, Zeichen emotionale Anspannung, wie Schreckhaftigkeit und Nervosität oder Weinen im Schlaf, Jaktationen, exzessives Onanieren, Einnässen und Einkoten, umschriebene Phobien, Essstörungen, Autoaggressionen und Daumenlutschen.

Weitere Anhaltspunkte für die therapeutischen Interventionen lassen sich aus der Analyse der Urteile von Erzieherin und Eltern auf der Item-Ebene gewinnen. Zu diesem Zweck werden die Antworten in Eltern- und Erzieherfragebogen auf den entsprechenden Item-Auswertungsbogen übertragen, auf dem die Items nach Dimensionen und innerhalb jeder Dimension nochmals aufgrund inhaltlicher Kriterien nach Subgruppen geordnet sind. Der Item-Auswertungsbogen bietet eine gute Basis für eine weitere Exploration der Eltern beziehungsweise der Erzieherin, beispielsweise hinsichtlich der konkreten Ausformung des Verhaltens, der auslösenden Bedingungen und der nachfolgenden Konsequenzen im Sinne einer Verhaltensanalyse.

Der Elternfragebogen über das Verhalten von Kindern und Jugendlichen (CBCL4–18) ist die von der Arbeitsgruppe Deutsche Child Behavior Checklist (1998a) herausgegebene deutschsprachige Konsensusversion der von Achenbach (1991a) entwickelten Child Behavior Checklist (CBCL). In einem Handbuch werden die deutschsprachigen Forschungsergebnisse zu diesem Instrumentarium zusammengefasst (Döpfner et al., 1994f). Die Child Behavior Checklist und die daraus abgeleiteten Instrumente, die Teacher's Report Form (Achenbach, 1991b) und die Youth Self Report Form (Achenbach, 1991c) sind die in der internationalen Forschung am meisten angewendeten Eltern-, Lehrer- und Selbsturteilsfragebogen zur Erfassung von Verhaltensauffälligkeiten bei Kindern und Jugendlichen. Sie wurden bislang in 40 Sprachen übersetzt.

Der Elternfragebogen über das Verhalten von Kindern und Jugendlichen (CBCL4–18) ist ein Fragebogen zur Erfassung von Kompetenzen und psychischen Auffälligkeiten von Kindern und Jugendlichen im Alter von vier bis 18 Jahren. Im ersten Teil des Fragebogens werden Kompetenzen des Kindes/Jugendlichen erfragt, der zweite Teil besteht aus 120 Items, in denen Verhaltensauffälligkeiten, emotionale Auffälligkeiten und körperliche Beschwerden beschrieben werden.

Aus den Items zur Erfassung von Kompetenzen im ersten Teil des Fragebogens werden drei sehr kurze Skalen gebildet: Aktivitäten, Soziale Kompetenzen und Schulische Leistungen. Die Items aller drei Skalen werden zur Gesamtskala Kompetenzen zusammengefasst. Aus den 120 Items des zweiten Teils des Fragebogens werden acht Syndromskalen gebildet. Diese acht Skalen sind aufgrund von Faktorenanalysen zweiter Ordnung (Faktorenanalysen der Skalenrohwerte) zu drei Gruppen zusammengefasst: den internalen (internalisierenden) Störungen, den externalen (externalisierenden) Störungen und den gemischten Störungen, die weder den internalen noch den externalen Störungen zugeordnet werden können. Die folgende Übersicht zeigt die Skalen des Fragebogens. Für den Lehrerfragebogen und den Fragebogen für Jugendliche wurden Skalen gebildet, die sich weitgehend entsprechen.

Übersicht

Skalen des Elternfragebogens und des Lehrerfragebogens über das Verhalten von Kindern und Jugendlichen (CBCL4–18 bzw. TRF) sowie des Fragebogens für Jugendliche (YSR)

Internale Störungen

Sozialer Rückzug
Kinder mit hoher Ausprägung auf der Skala möchten lieber allein sein, sind verschlossen, weigern sich zu sprechen sind eher schüchtern, wenig aktiv und häufiger traurig verstimmt.

Körperliche Beschwerden
Die Skala setzt sich aus Items zusammen, die verschiedene somatische Symptome – Schwindelgefühle, Müdigkeit, Schmerzzustände und Erbrechen – beschreiben.

Angst/Depressivität
Die Skala erfasst neben einer allgemeinen Ängstlichkeit und Nervosität auch Klagen über Einsamkeit und soziale Ablehnung, Minderwertigkeits- und Schuldgefühle sowie traurige Verstimmung.

Externale Störungen

Dissoziales Verhalten

Die Skala erfasst dissoziale Verhaltensweisen, wie lügen, stehlen, Schule schwänzen sowie Verhaltensweisen, die häufig in Verbindung mit Dissozialität auftreten (z. B. ist lieber mit Älteren zusammen).

Aggressives Verhalten

Die Skala erfasst verbale und körperlich aggressive Verhaltensweisen sowie Verhaltensweisen, die häufig in Verbindung mit aggressivem Verhalten auftreten (spielt den Clown, redet viel, sehr laut).

Gemischte Störungen

Soziale Probleme

Die Skala umfasst vor allem Ablehnung durch Gleichaltrige sowie unreifes und erwachsenenabhängiges Sozialverhalten.

Schizoid/zwanghaft

Die Skala erfasst neben den Tendenzen zu zwanghaftem Denken und Handeln auch psychotisch anmutende Verhaltensweisen (Halluzinationen) und eigenartiges, bizarres Denken und Verhalten. Achenbach gibt dieser Skala die Bezeichnung „Thought Problems".

Aufmerksamkeitsstörungen

Die Skala setzt sich aus Items zur motorischen Unruhe, Impulsivität und zu Konzentrationsstörungen zusammen sowie aus Items, die häufig in Verbindung mit hyperkinetischem Verhalten auftreten (z. B. verhält sich zu jung für sein Alter).

Alle Items, die internale bzw. externale Störungen beschreiben, werden zu gleichnamigen Skalen zweiter Ordnung zusammengefasst. 33 Items sind keiner Skala zugeordnet und gehen zusammen mit den anderen Items in den 118 Items umfassenden Gesamtauffälligkeitswert ein. Genaue Auswertungshinweise können der Anleitung zur Handauswertung (Arbeitsgruppe Deutsche Child Behavior Checklist, 1998a) entnommen werden.

Die Eltern werden im Rahmen der störungsspezifischen Verhaltens- und Interaktionsdiagnostik gebeten, vier kurze Fragebogen zu beantworten.

Die beiden **Fremdbeurteilungsbogen für Eltern, Lehrer und Erzieher zur Erfassung von Aufmerksamkeits-/Hyperaktivitätsstörungen (FBB-ADHS)** und

von Störungen des Sozialverhaltens (FBB-SSV) sind Bestandteile des umfassenden Diagnostik-Systems für psychische Störungen im Kindes- und Jugendalter nach ICD-10 und DSM-IV (Döpfner & Görtz-Dorten, 2008_5). Beide Bogen enthalten wie die entsprechenden Diagnose-Checklisten (s. Kap. 6.2.1) die Diagnose-Kriterien für hyperkinetische Störungen bzw. für Störungen des Sozialverhaltens.

Der Bogen zur Beurteilung von Aufmerksamkeits-/Hyperaktivitätsstörungen (FBB-ADHS) besteht aus 20 Items, welche die Symptomkriterien erfassen. Abbildung 6.5 zeigt eine beispielhafte Beantwortung des Fragebogens. Für jedes Item wird anhand von vierstufigen Antwortskalen beurteilt, wie zutreffend die Beschreibung ist. Im zweiten Teil werden Zusatzkriterien nach ICD-10 bzw. DSM-IV erhoben und es werden Kompetenzen in dem Bereich Ausdauer, Aufmerksamkeit und Reflexivität erhoben.

Analog zu den Diagnose-Checklisten kann der Bogen kategorial und dimensional ausgewertet werden. Die kategoriale Auswertung gibt Hinweise auf die Diagnose einer hyperkinetischen Störung nach ICD-10 oder nach DSM-IV auf der Grundlage der Elterneinschätzung. Für eine Diagnosestellung müssen die Symptomkriterien in den Diagnose-Checklisten jedoch durch einen Arzt/Psychologen beurteilt werden.

Zur dimensionalen Auswertung werden analog zu den Diagnose-Checklisten Kennwerte für Aufmerksamkeitsstörungen, für Überaktivität und für Impulsivität gebildet, indem die Ausprägungen auf den entsprechenden Items summiert und durch die Anzahl der Beurteilungen dividiert werden. Außerdem wird ein Gesamtwert aus den drei Skalenwerten gebildet. Eine Normierung liegt mittlerweile vor. Die Skalenrohwerte und der Gesamtrohwert eignen sich erstens zum Vergleich zwischen verschiedenen Beurteilern (Eltern, Lehrer, klinisches Urteil in den Diagnose-Checklisten) und zweitens zur Überprüfung von Therapieeffekten im Rahmen der Verlaufskontrolle. Außerdem ist eine inhaltliche Auswertung auf Item-Ebene für klinische Zwecke ausgesprochen informativ und kann wertvolle Anhaltspunkte für eine Vertiefung der Exploration der Eltern geben.

Der Bogen zur Fremdbeurteilung von Störungen des Sozialverhaltens, FBB-SSV, besteht aus fünf Teilen. In den ersten vier Teilen (Teil A bis Teil D) werden die Symptomkriterien durch 25 Items erfasst. Teil A erhebt die Kriterien für die Störungen des Sozialverhaltens mit oppositionellem, aufsässigem Verhalten (nach ICD-10) bzw. für die Störung mit oppositionellem Trotzverhalten (nach DSM-IV). In Teil B werden leichtere dissoziale Auffälligkeiten erfasst, während in den Teilen C und D schwerere Formen dissozialer Störungen erhoben werden. Diese beiden Teile werden erst ab dem Schulalter vor-

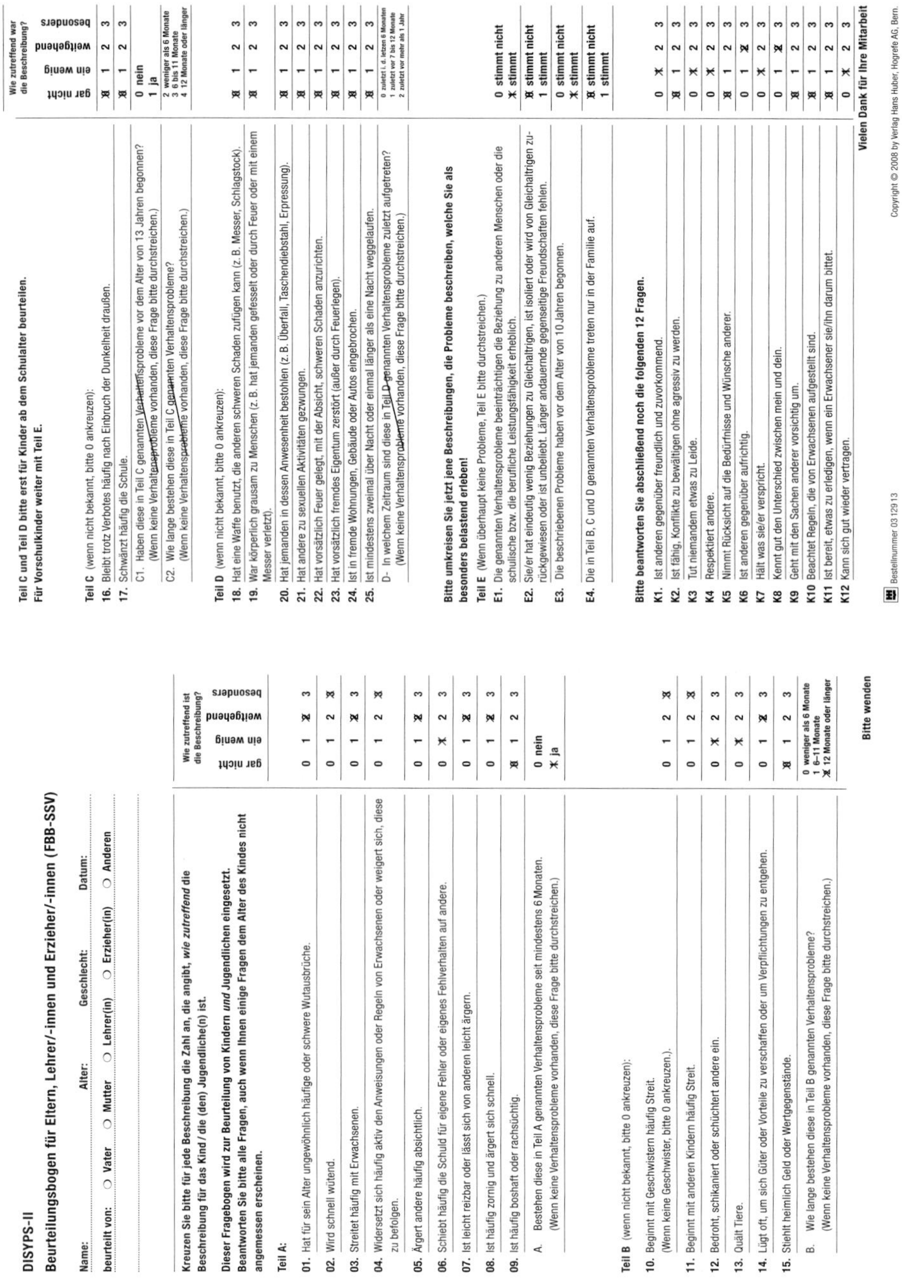

DISYPS-II

Beurteilungsbogen für Eltern, Lehrer/-innen und Erzieher/-innen (FBB-SSV)

Name: .... Alter: .... Geschlecht: .... Datum: ....

beurteilt von: ❍ Vater ❍ Mutter ❍ Lehrer(in) ❍ Erzieher(in) ❍ Anderen

Kreuzen Sie bitte für jede Beschreibung die Zahl an, die angibt, *wie zutreffend* die Beschreibung für das Kind / die (den) Jugendliche(n) ist.

Dieser Fragebogen wird zur Beurteilung von Kindern *und* Jugendlichen eingesetzt. Beantworten Sie bitte alle Fragen, auch wenn Ihnen einige Fragen dem Alter des Kindes nicht angemessen erscheinen.

Teil A:	Wie zutreffend ist die Beschreibung? gar nicht	ein wenig	weitgehend	besonders
01. Hat für sein Alter ungewöhnlich häufige oder schwere Wutausbrüche.	0	1	2	3
02. Wird schnell wütend.	0	1	2	3
03. Streitet häufig mit Erwachsenen.	0	1	2	3
04. Widersetzt sich häufig aktiv den Anweisungen oder Regeln von Erwachsenen oder weigert sich, diese zu befolgen.	0	1	2	3
05. Ärgert andere häufig absichtlich.	0	1	2	3
06. Schiebt häufig die Schuld für eigene Fehler oder eigenes Fehlverhalten auf andere.	0	1	2	3
07. Ist leicht reizbar oder lässt sich von anderen leicht ärgern.	0	1	2	3
08. Ist häufig zornig und ärgert sich schnell.	0	1	2	3
09. Ist häufig boshaft oder rachsüchtig.	0	1	2	3
A. Bestehen diese in Teil A genannten Verhaltensprobleme seit mindestens 6 Monaten. (Wenn keine Verhaltensprobleme vorhanden, diese Frage bitte durchstreichen.)	0 nein 1 ja			

Teil B (wenn nicht bekannt, bitte 0 ankreuzen):				
10. Beginnt mit Geschwistern häufig Streit. (Wenn keine Geschwister, bitte 0 ankreuzen.).	0	1	2	3
11. Beginnt mit anderen Kindern häufig Streit.	0	1	2	3
12. Bedroht, schikaniert oder schüchtert andere ein.	0	1	2	3
13. Quält Tiere.	0	1	2	3
14. Lügt oft, um sich Güter oder Vorteile zu verschaffen oder um Verpflichtungen zu entgehen.	0	1	2	3
15. Stiehlt heimlich Geld oder Wertgegenstände.	0	1	2	3
B. Wie lange bestehen diese in Teil B genannten Verhaltensprobleme? (Wenn keine Verhaltensprobleme vorhanden, diese Frage bitte durchstreichen.)	0 weniger als 6 Monate 1 6–11 Monate 2 12 Monate oder länger			

Bitte wenden

Teil C und Teil D bitte erst für Kinder ab dem Schulalter beurteilen. Für Vorschulkinder weiter mit Teil E.

Teil C (wenn nicht bekannt, bitte 0 ankreuzen):	Wie zutreffend war die Beschreibung? gar nicht	ein wenig	weitgehend	besonders
16. Bleibt trotz Verbotes häufig nach Einbruch der Dunkelheit draußen.	0	1	2	3
17. Schwänzt häufig die Schule.	0	1	2	3
C1. Haben diese in Teil C genannten Verhaltensprobleme vor dem Alter von 13 Jahren begonnen? (Wenn keine Verhaltensprobleme vorhanden, diese Frage bitte durchstreichen.)	0 nein 1 ja			
C2. Wie lange bestehen diese in Teil C genannten Verhaltensprobleme? (Wenn keine Verhaltensprobleme vorhanden, diese Frage bitte durchstreichen.)	2 weniger als 6 Monate 3 6 bis 11 Monate 4 12 Monate oder länger			

Teil D (wenn nicht bekannt, bitte 0 ankreuzen):				
18. Hat eine Waffe benutzt, die anderen schweren Schaden zufügen kann (z. B. Messer, Schlagstock).	0	1	2	3
19. War körperlich grausam zu Menschen (z. B. hat jemanden gefesselt oder durch Feuer oder mit einem Messer verletzt).	0	1	2	3
20. Hat jemanden in dessen Anwesenheit bestohlen (z. B. Überfall, Taschendiebstahl, Erpressung).	0	1	2	3
21. Hat andere zu sexuellen Aktivitäten gezwungen.	0	1	2	3
22. Hat vorsätzlich Feuer gelegt, mit der Absicht, schweren Schaden anzurichten.	0	1	2	3
23. Hat vorsätzlich fremdes Eigentum zerstört (außer durch Feuerlegen).	0	1	2	3
24. Ist in fremde Wohnungen, Gebäude oder Autos eingebrochen.	0	1	2	3
25. Ist mindestens zweimal über Nacht oder einmal länger als eine Nacht weggelaufen.	0	1	2	3
D- In welchem Zeitraum sind diese in Teil D genannten Verhaltensprobleme zuletzt aufgetreten? (Wenn keine Verhaltensprobleme vorhanden, diese Frage bitte durchstreichen.)	0 zuletzt i. d. letzen 6 Monaten 1 zuletzt vor 7 bis 12 Monate 2 zuletzt vor mehr als 1 Jahr			

Bitte umkreisen Sie jetzt jene Beschreibungen, die Probleme beschreiben, welche Sie als besonders belastend erleben!

Teil E (Wenn überhaupt keine Probleme, Teil E bitte durchstreichen.)	
E1. Die genannten Verhaltensprobleme beeinträchtigen die Beziehung zu anderen Menschen oder die schulische bzw. die berufliche Leistungsfähigkeit erheblich.	0 stimmt nicht 1 stimmt
E2. Sie/er hat eindeutig wenig Beziehungen zu Gleichaltrigen, ist isoliert oder wird von Gleichaltrigen zurückgewiesen oder ist unbeliebt. Länger andauernde gegenseitige Freundschaften fehlen.	0 stimmt nicht 1 stimmt
E3. Die beschriebenen Probleme haben vor dem Alter von 10 Jahren begonnen.	0 stimmt nicht 1 stimmt
E4. Die in Teil B, C und D genannten Verhaltensprobleme treten nur in der Familie auf.	0 stimmt nicht 1 stimmt

Bitte beantworten Sie abschließend noch die folgenden 12 Fragen.				
K1. Ist anderen gegenüber freundlich und zuvorkommend.	0	1	2	3
K2. Ist fähig, Konflikte zu bewältigen ohne agressiv zu werden.	0	1	2	3
K3 Tut niemandem etwas zu Leide.	0	1	2	3
K4 Respektiert andere.	0	1	2	3
K5 Nimmt Rücksicht auf die Bedürfnisse und Wünsche anderer.	0	1	2	3
K6 Ist anderen gegenüber aufrichtig.	0	1	2	3
K7 Hält was sie/er verspricht.	0	1	2	3
K8 Kennt gut den Unterschied zwischen mein und dein.	0	1	2	3
K9 Geht mit den Sachen anderer vorsichtig um.	0	1	2	3
K10 Beachtet Regeln, die von Erwachsenen aufgestellt sind.	0	1	2	3
K11 Ist bereit, etwas zu erledigen, wenn ein Erwachsener sie/ihn darum bittet.	0	1	2	3
K12 Kann sich gut wieder vertragen.	0	1	2	3

Vielen Dank für Ihre Mitarbeit

Bestellnummer 03 129 13

Abbildung 6.4. Beispiel für Fremdbeurteilungsbogen – Störungen des Sozialverhaltens (FBB-SSV (Döpfner & Görtz-Dorten, 2008). Mit freundlicher Genehmigung des Verlages Hans Huber gegeben. Der letzte Teil (E) erhebt Zusatzkriterien von ICD-10 bzw. DSM-IV. Abbildung 6.4 zeigt eine beispielhafte Beantwortung des Fragebogens.

Die Auswertung erfolgt analog zur Diagnose-Checkliste für Störungen des Sozialverhaltens (DCL-SSV) und zum Fremdbeurteilungsbogen für Aufmerksamkeitsdefizit-/Hyperaktivitätsstörung (FBB-ADHS). Die kategoriale Auswertung gibt Hinweise auf die Diagnose einer Störung des Sozialverhaltens (nach ICD-10 und DSM-IV) bzw. einer Störung mit oppositionellem Trotzverhalten (nach DSM-IV) auf der Grundlage der Elterneinschätzung. Für eine Diagnosestellung müssen jedoch die Symptomkriterien in der Diagnose-Checkliste durch einen Arzt/Psychologen beurteilt werden.

Die dimensionale Auswertung liefert Kennwerte für oppositionelles Verhalten und für dissoziales Verhalten, indem die Ausprägungen auf den entsprechenden Items summiert und durch die Anzahl der Beurteilungen dividiert werden. Außerdem wird ein Gesamtwert aus den beiden Skalenwerten gebildet. Eine Normierung wird zur Zeit durchgeführt. Die Skalenrohwerte und der Gesamtrohwert werden wie die entsprechenden Kennwerte des Fremdbeurteilungsbogen für Aufmerksamkeitsdefizit-/Hyperaktivitätsstörung (FBB-ADHS) genutzt (vgl. Abb. 6.5).

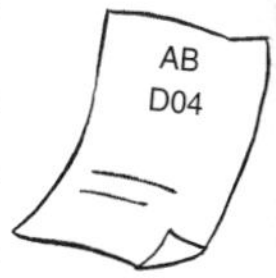

Im **Elternfragebogen über Problemsituationen in der Familie, EF-PF** (Arbeitsblatt D04) schätzen die Eltern ein, wie problematisch sie das Verhalten des Kindes in 16 alltäglichen familiären Situationen erleben. Für jede Situation geben die Eltern zunächst an, ob in diesen Situationen Probleme auftreten, wenn das Kind Aufforderungen, Anweisungen oder Regeln befolgen soll (Antwort: ja/nein). Falls die Situation als problematisch eingestuft wird, beurteilen die Eltern anhand einer neunstufigen Skala (von 1 = schwach bis 9 = sehr stark), wie stark die Problematik ausgeprägt ist. Der Fragebogen ist eine modifizierte deutsche Fassung des Home Situations Questionnaire (Barkley, 1987) und ist parallel zum Elterninterview zur Eltern-Kind-Interaktion aufgebaut. Er wurde für deutsche Verhältnisse adaptiert und auf seine Güte geprüft (Breuer & Döpfner, 1997). Die Items des EF-PF werden auf der Basis von Faktoren- und Konsistenzanalysen zu zwei Gesamtwerten zusammengefasst:

- Der Gesamtwert *Anzahl/Probleme* stellt die Summe der dichotomen Problemurteile (ja = 1, nein = 0) dar und gibt damit die Anzahl der global als problematisch eingeschätzten Situationen wieder. Er variiert von 0 bis 16.
- Der Gesamtwert *Problemintensität* wird ermittelt, indem die Problemintensitätsurteile (von 1 bis 9) aller Items summiert und durch 16 dividiert werden. Wird eine Situation auf der dichotomen Skala als unproblematisch beurteilt (problematisch? Nein) und keine Angabe auf der Proble-

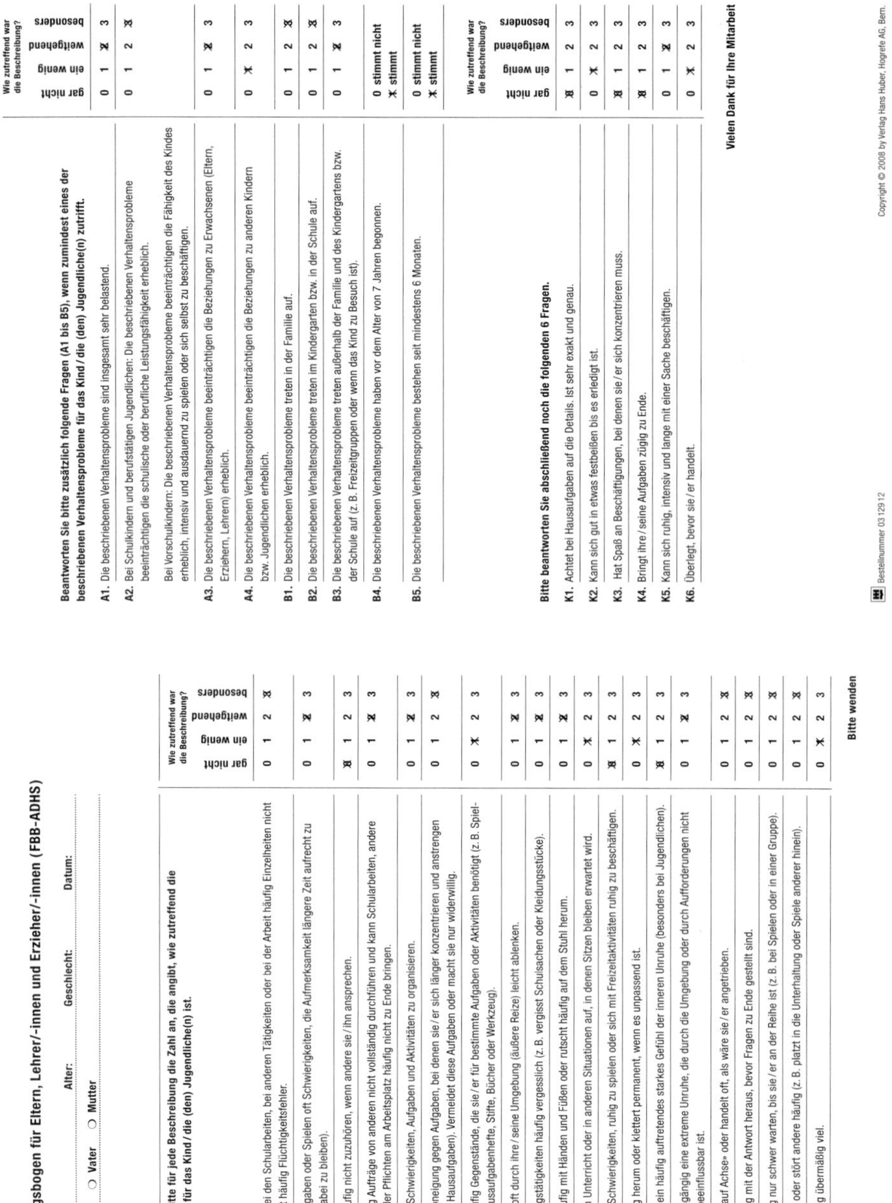
DISYPS-II

Beurteilungsbogen für Eltern, Lehrer/-innen und Erzieher/-innen (FBB-ADHS)

Name: .... Alter: .... Geschlecht: .... Datum: ....

beurteilt von: ❍ Vater ❍ Mutter

Kreuzen Sie bitte für jede Beschreibung die Zahl an, die angibt, wie zutreffend die Beschreibung für das Kind / die (den) Jugendliche(n) ist.

	Wie zutreffend war die Beschreibung? gar nicht	ein wenig	weitgehend	besonders
01. Beachtet bei den Schularbeiten, bei anderen Tätigkeiten oder bei der Arbeit häufig Einzelheiten nicht oder macht häufig Flüchtigkeitsfehler.	0	1	2	~~3~~
02. Hat bei Aufgaben oder Spielen oft Schwierigkeiten, die Aufmerksamkeit längere Zeit aufrecht zu erhalten (dabei zu bleiben).	0	1	~~2~~	3
03. Scheint häufig nicht zuzuhören, wenn andere sie / ihn ansprechen.	~~0~~	1	2	3
04. Kann häufig Aufträge von anderen nicht vollständig durchführen und kann Schularbeiten, andere Arbeiten oder Pflichten am Arbeitsplatz häufig nicht zu Ende bringen.	0	1	~~2~~	3
05. Hat häufig Schwierigkeiten, Aufgaben und Aktivitäten zu organisieren.	0	1	~~2~~	3
06. Hat eine Abneigung gegen Aufgaben, bei denen sie / er sich länger konzentrieren und anstrengen muss (z. B. Hausaufgaben). Vermeidet diese Aufgaben oder macht sie nur widerwillig.	0	1	2	~~3~~
07. Verliert häufig Gegenstände, die sie / er für bestimmte Aufgaben oder Aktivitäten benötigt (z. B. Spielsachen, Hausaufgabenhefte, Stifte, Bücher oder Werkzeug).	0	~~1~~	2	3
08. Lässt sich oft durch ihre / seine Umgebung (äußere Reize) leicht ablenken.	0	1	~~2~~	3
09. Ist bei Alltagstätigkeiten häufig vergesslich (z. B. vergisst Schulsachen oder Kleidungsstücke).	0	1	~~2~~	3
10. Zappelt häufig mit Händen und Füßen oder rutscht häufig auf dem Stuhl herum.	0	1	~~2~~	3
11. Steht oft im Unterricht oder in anderen Situationen auf, in denen Sitzen bleiben erwartet wird.	0	~~1~~	2	3
12. Hat häufig Schwierigkeiten, ruhig zu spielen oder sich mit Freizeitaktivitäten ruhig zu beschäftigen.	~~0~~	1	2	3
13. Läuft häufig herum oder klettert permanent, wenn es unpassend ist.	0	~~1~~	2	3
14. Beschreibt ein häufig auftretendes starkes Gefühl der inneren Unruhe (besonders bei Jugendlichen).	~~0~~	1	2	3
15. Zeigt durchgängig eine extreme Unruhe, die durch die Umgebung oder durch Aufforderungen nicht dauerhaft beeinflussbar ist.	0	1	~~2~~	3
16. Ist häufig «auf Achse» oder handelt oft, als wäre sie / er angetrieben.	0	1	2	~~3~~
17. Platzt häufig mit der Antwort heraus, bevor Fragen zu Ende gestellt sind.	0	1	2	~~3~~
18. Kann häufig nur schwer warten, bis sie / er an der Reihe ist (z. B. bei Spielen oder in einer Gruppe).	0	1	2	~~3~~
19. Unterbricht oder stört andere häufig (z. B. platzt in die Unterhaltung oder Spiele anderer hinein).	0	1	2	~~3~~
20. Redet häufig übermäßig viel.	0	~~1~~	2	3

Bitte wenden

Beantworten Sie bitte zusätzlich folgende Fragen (A1 bis B5), wenn zumindest eines der beschriebenen Verhaltensprobleme für das Kind / die (den) Jugendliche(n) zutrifft.

	Wie zutreffend war die Beschreibung? gar nicht	ein wenig	weitgehend	besonders
A1. Die beschriebenen Verhaltensprobleme sind insgesamt sehr belastend.	0	1	~~2~~	3
A2. Bei Schulkindern und berufstätigen Jugendlichen: Die beschriebenen Verhaltensprobleme beeinträchtigen die schulische oder berufliche Leistungsfähigkeit erheblich.	0	1	2	~~3~~
Bei Vorschulkindern: Die beschriebenen Verhaltensprobleme beeinträchtigen die Fähigkeit des Kindes erheblich, intensiv und ausdauernd zu spielen oder sich selbst zu beschäftigen.				
A3. Die beschriebenen Verhaltensprobleme beeinträchtigen die Beziehungen zu Erwachsenen (Eltern, Erziehern, Lehrern) erheblich.	0	1	~~2~~	3
A4. Die beschriebenen Verhaltensprobleme beeinträchtigen die Beziehungen zu anderen Kindern bzw. Jugendlichen erheblich.	0	~~1~~	2	3
B1. Die beschriebenen Verhaltensprobleme treten in der Familie auf.	0	1	2	~~3~~
B2. Die beschriebenen Verhaltensprobleme treten im Kindergarten bzw. in der Schule auf.	0	1	2	~~3~~
B3. Die beschriebenen Verhaltensprobleme treten außerhalb der Familie und des Kindergartens bzw. der Schule auf (z. B. Freizeitgruppen oder wenn das Kind zu Besuch ist).	0	1	~~2~~	3
B4. Die beschriebenen Verhaltensprobleme haben vor dem Alter von 7 Jahren begonnen.	0 stimmt nicht ~~1~~ stimmt			
B5. Die beschriebenen Verhaltensprobleme bestehen seit mindestens 6 Monaten.	0 stimmt nicht ~~1~~ stimmt			

Bitte beantworten Sie abschließend noch die folgenden 6 Fragen.

	Wie zutreffend war die Beschreibung? gar nicht	ein wenig	weitgehend	besonders
K1. Achtet bei Hausaufgaben auf die Details. Ist sehr exakt und genau.	~~0~~	1	2	3
K2. Kann sich gut in etwas festbeißen bis es erledigt ist.	0	~~1~~	2	3
K3. Hat Spaß an Beschäftigungen, bei denen sie / er sich konzentrieren muss.	~~0~~	1	2	3
K4. Bringt ihre / seine Aufgaben zügig zu Ende.	~~0~~	1	2	3
K5. Kann sich ruhig, intensiv und lange mit einer Sache beschäftigen.	0	1	~~2~~	3
K6. Überlegt, bevor sie / er handelt.	0	~~1~~	2	3

Vielen Dank für Ihre Mitarbeit

Bestellnummer 03 129 12

Abbildung 6.5. Beispiel für Fremdbeurteilungsbogen – Aufmerksamkeitsdefizit-/Hyperaktivitätsstörungen (FBB-ADHS) (Döpfner & Görtz-Dorten, 2008). Mit freundlicher Genehmigung des Verlages Hans Huber mintensitätsskala gemacht, dann geht das Item mit einem Wert von 0 in den Gesamtwert ein. Dieser Gesamtwert variiert von 0 bis 144.

Beide Skalen sind intern konsistent (Döpfner et al., 2002). Arbeitsblatt D04 enthält Normtabellen für Kinder im Alter von sechs bis zehn Jahren. Außerdem ist eine inhaltliche Auswertung auf Item-Ebene für klinische Zwecke ausgesprochen informativ und kann wertvolle Anhaltspunkte für eine Vertiefung der Exploration der Eltern geben. Wenn der Fragebogen vor dem Elterninterview über Problemsituationen in der Familie (EI-PF) ausgefüllt wird, kann dieses Interview zielgerichteter und schneller durchgeführt werden.

Der **Fragebogen über Verhaltensprobleme bei den Hausaufgaben, FVH** (Arbeitsblatt D05) ist eine modifizierte deutsche Fassung der Homework Problem Checklist (Anesko et al., 1987). Sie erfragt anhand einer vierstufigen Antwortskala die Häufigkeit von Verhaltensproblemen, die bei der Durchführung der Hausaufgaben auftreten können. Zusätzlich beurteilen die Eltern für jede Verhaltensweise, ob diese ein Problem für sie darstellt bzw. ihnen Sorgen bereitet (Antwort: ja/nein). Dieser Fragebogen sollte bei Eltern von Schulkindern dann eingesetzt werden, wenn im Rahmen der klinischen Exploration oder des Elterninterviews über Problemsituationen in der Familie (EI-PF) oder des Fragebogens über Problemsituationen in der Familie (FVH) deutlich wird, dass die Hausaufgabensituation problematisch ist. Die Items des FVH werden auf der Basis von Faktoren- und Konsistenzanalysen zu zwei Gesamtwerten zusammengefasst:

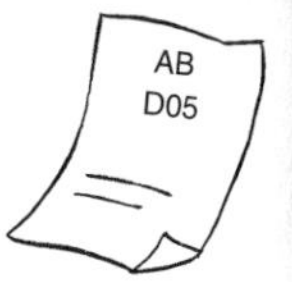

- Der Gesamtwert *Anzahl/Probleme* stellt die Summe der dichotomen Problemurteile (ja = 1, nein = 0) dar und gibt damit die Anzahl der global als problematisch eingeschätzten Situationen wieder. Der Gesamtwert variiert von 0 bis 20.
- Der Gesamtwert *Problemhäufigkeit* wird durch Summierung der einzelnen Aufgaben zur Problemhäufigkeit gebildet. Der Skalenwert variiert von 0 bis 60.

Beide Skalen sind intern konsistent (Döpfner et al., 2002). Arbeitsblatt D05 enthält Normtabellen für Kinder im Alter von sechs bis zehn Jahren. Die inhaltliche Auswertung auf Item-Ebene kann wertvolle Anhaltspunkte für eine Vertiefung der Exploration der Eltern geben.

6.2.3 Erzieher- und Lehrerurteil

Die folgende Übersicht zeigt die Verfahren zur Erfassung des Erzieher-/Lehrerurteils im Rahmen der Verhaltens- und Interaktionsdiagnostik. Als Breitbandverfahren kann bei Kindergartenkindern im Alter von drei bis sechs Jahren der Erzieherfragebogen des Verhaltensbeurteilungsbogens für Vorschulkinder (VBV-ER) oder der Fragebogen für Erzieherinnen von Klein- und Vorschulkindern (CRF $1^1/_2$–5) und bei Schulkindern der Lehrerfragebogen über das Verhalten von Kindern und Jugendlichen (TRF) eingesetzt werden.

Übersicht

Verfahren zur Erfassung des Erzieher-/bzw. Lehrerurteils im Rahmen der Psycho-, Verhaltens- und Interaktionsdiagnostik

Basisverfahren

VBV-ER	Verhaltensbeurteilungsbogen für Vorschulkinder – Erzieherfragebogen (Döpfner et al., 1993a) bei 3- bis 6-Jährigen.
CTRF $1^1/_2$–5	Fragebogen für Erzieherinnen von Klein- und Vorschulkindern (Arbeitsgruppe Deutsche Child Behavior Checklist, 2000b)
TRF	Lehrerfragebogen über das Verhalten von Kindern und Jugendlichen (Arbeitsgruppe Deutsche Child Behavior Checklist, 1993b) bei Schulkindern.

Störungsspezifische Verfahren

FBB-ADHS	Fremdbeurteilungsbogen für Aufmerksamkeitsdefizit-/Hyperaktivitätsstörung (ADHS) (Döpfner & Görtz-Dorten, 2008)
FBB-SSV	Fremdbeurteilungsbogen – Störungen des Sozialverhaltens (Döpfner & Görtz-Dorten, 2008)

Der **Erzieherfragebogen des Verhaltensbeurteilungsbogens für Vorschulkinder (VBV-ER)** (Döpfner et al., 1993a) besteht aus 93 Items, die vier Skalen zugeordnet sind. Inhaltlich lassen sich hohe Übereinstimmungen mit den bereits beschriebenen Skalen des Elternfragebogens feststellen. Deshalb wurden auch identische Skalennamen gewählt. Die ergänzende Symptomliste enthält weitere 17 Items. Die Übersicht auf S. 88 gibt eine zusammenfassende Beschreibung der Skalen des Fragebogens.

Der **Fragebogen für Erzieherinnen von Klein- und Vorschulkindern (CTRF)** und der **Lehrerfragebogen über das Verhalten von Kindern und Jugendli-**

chen (TRF) (Arbeitsgruppe Deutsche Child Behavior Checklist, 1993b, 2000b) wurde auf der Basis des Elternfragebogens über das Verhalten von Kindern und Jugendlichen (CBCL 4–18) entwickelt (vgl. Kap. 6.2.2). Im ersten Teil des Lehrerfragebogens werden Schulleistungen und die soziale Anpassungsfähigkeit des Schülers erfasst. Der zweite Teil besteht wie der Elternfragebogen aus 120 Items, in denen Verhaltensauffälligkeiten, emotionale Auffälligkeiten und körperliche Beschwerden beschrieben werden. Davon sind 93 Items identisch mit denen des Elternfragebogens. 15 Items des Elternfragebogens, die nur in der Familie beobachtbare Verhaltensweisen beschreiben (z. B. „Schläft weniger als die meisten Gleichaltrigen"), wurden durch Items ersetzt, die Verhaltensprobleme beschreiben, die nur in der Schulsituation beobachtet werden können (z. B. „Stört in der Klasse"). Die Skalenbildung auf der Basis der Problemitems entspricht der bereits beschriebenen Skalenbildung des Elternfragebogens (vgl. Kap. 6.2.2, Übersicht S. 91).

Die beiden Fremdbeurteilungsbogen zur Erfassung von Aufmerksamkeitsdefizit-/Hyperaktivitätsstörung (ADHS) und von Störungen des Sozialverhaltens (FBB-SSV) (Döpfner & Görtz-Dorten, 2008), die den Eltern vorgelegt werden, werden auch der Erzieherin/Lehrerin vorgegeben. Die Auswertung wurde in Kapitel 6.2.2 beschrieben.

6.2.4 Selbsturteil

Die folgende Übersicht zeigt die Verfahren zur Erfassung des Selbsturteils im Rahmen der Verhaltens- und Interaktionsdiagnostik. Das Selbsturteil ist zur Erfassung der externalen Symptomatik weniger bedeutsam als das Eltern- und das Erzieher-/Lehrerurteil. Doch können die Fragebogen bei älteren Kindern eine gute Grundlage für die Erarbeitung eines Problembewusstseins und eines Störungskonzeptes darstellen. Außerdem lassen sich durch das Selbsturteil emotionale Auffälligkeiten des Kindes sensibler erfassen als durch das Fremdurteil (vgl. Döpfner et al., 2000).

Fragebogen für Jugendliche. Das Selbsturteil kann ab dem Alter von elf Jahren durch den Fragebogen für Jugendliche (YSR) erfasst werden (Arbeitsgruppe Deutsche Child Behavior Checklist, 1998b; Döpfner et al., 1994a). Dieser Fragebogen wurde auf der Basis des Elternfragebogens entwickelt. Im ersten Teil, in dem Kompetenzen erfasst werden, ist der Fragebogen für Jugendliche mit dem Elternfragebogen weitgehend identisch. Im zweiten Teil wurden bis auf 16 alle Items des Elternfragebogens übernommen. Die nicht übernomme-

Übersicht

Verfahren zur Erfassung des Selbsturteils von älteren Kindern und Jugendlichen im Rahmen der Verhaltens- und Interaktionsdiagnostik

Basisverfahren

YSR	Fragebogen für Jugendliche (Arbeitsgruppe Deutsche Child Behavior Checklist, 1998b) ab 11 Jahre

Störungsspezifische Verfahren

SBB-ADHS	Selbstbeurteilungsbogen für Aufmerksamkeitsdefizit-/Hyperaktivitätsstörung (ADHS) (Döpfner & Görtz-Dorten, 2008)
SBB-SSV	Selbstbeurteilungsbogen – Störungen des Sozialverhaltens (Döpfner & Görtz-Dorten, 2008)

nen Items, die zur Selbstbeurteilung durch Jugendliche nicht geeignet sind (z. B. „Starrt ins Leere" oder „Richtet mutwillig Zerstörungen an"), wurden durch Items ersetzt, die positive, sozial erwünschte Verhaltensweisen beschreiben. Damit soll den Jugendlichen die Gelegenheit gegeben werden, nicht nur Verhaltensprobleme, sondern auch positive Eigenschaften zu berichten. Diese Items werden jedoch in der Auswertung nicht weiter berücksichtigt. Die Skalenbildung auf der Basis der Problemitems entspricht der bereits beschriebenen Skalenbildung des Elternfragebogens (vgl. Kapitel 6.2.2, Übersicht S. 92).

Selbstbeurteilungsbogen. Parallel zu den Fremdbeurteilungsbogen können bei Kindern und Jugendlichen ab dem Alter von zehn Jahren die entsprechenden Selbstbeurteilungsbogen zur Erfassung von Aufmerksamkeitsdefizit-/Hyperaktivitätsstörung (SBB-ADHS) und von Störungen des Sozialverhaltens (SBB-SSV) (Döpfner & Görtz-Dorten, 2008) eingesetzt werden. Die Auswertung erfolgt wie in Kapitel 6.2.2 beschrieben.

6.3 Intelligenz-, Leistungs- und Entwicklungsdiagnostik

Der folgende Kasten enthält eine Übersicht über die Intelligenz-, Leistungs- und Entwicklungsdiagnostik. Eine zumindest orientierende Intelligenz-, Leistungs- und Entwicklungsdiagnostik ist bei Kindern mit externalen Verhaltensstörungen aus drei Gründen unverzichtbar:

(1) Die Symptomatik kann auch einen Hinweis auf eine schulische Überforderung darstellen (generelle Überforderung, Überforderung in Teilbereichen aufgrund von Teilleistungsschwächen).
(2) Externale Verhaltensauffälligkeiten gehen gehäuft mit Leistungs- und Entwicklungsdefiziten einher.
(3) Die Verhaltensbeobachtung liefert während der Leistungsdiagnostik Hinweise auf den Generalisierungsgrad von Verhaltensauffälligkeiten in Leistungssituationen (s. Kap. 6.2.1).

Verfahren zur Erfassung der Aufmerksamkeitsleistung oder der Impulsivität können ergänzende Hinweise liefern. Sind sind jedoch für die klinische Diagnose nicht entscheidend, weil der Zusammenhang zwischen den Konzentrationsleistungen in solchen Testverfahren und der Konzentrationsfähigkeit in alltäglichen Situationen (z. B. Schule) nicht sehr hoch ist (vgl. Döpfner et al., 2000b).

Übersicht

Intelligenz-, Leistungs- und Entwicklungsdiagnostik

Lehrerurteil	▶ Einschätzung der schulischen Leistungen im Lehrerfragebogen über das Verhalten von Kindern und Jugendlichen (TRF)
Intelligenztest	▶ Alters- und klassenspezifisches Intelligenztestverfahren
Schulleistungs-/ Entwicklungstest	▶ Im Schulalter bei Hinweisen auf Teilleistungsschwächen entsprechender Schulleistungstest (z. B. Lese-, Rechtschreib-, Rechentest) ▶ Im Kindergartenalter zumindest orientierende Entwicklungsdiagnostik

Eine umfassende Übersicht über die Intelligenz-, Leistungs- und Entwicklungsdiagnostik ist dem Leitfaden zur Diagnostik psychischer Störungen im Kindes- und Jugendalter zu entnehmen (Döpfner et al., 2000f).

Bei Schulkindern gibt die Einschätzung der schulischen Leistungen im **Lehrerfragebogen über das Verhalten von Kindern und Jugendlichen (TRF)** einen Überblick über die schulische Leistungsfähigkeit des Kindes. Generell sollte zumindest ein orientierender Intelligenztest durchgeführt werden, der die weitgehend sprach- und bildungsunabhängige intellektuelle Leistungsfähigkeit des Kindes überprüft (z. B. CPM – Schmidtke et al., 1980; CFT1 – Weiß & Osterland, 1977; CFT 20 – Weiß, 1987). Bei Kindern mit schulischen Leistungsdefiziten sollte ein differenziertes Intelligenztestverfahren (K-ABC – Melchers & Preuß, 2001; HAWIK-III – Tewes et al., 2000) sowie ein klassenspezifischer Schulleistungstest (Lese-, Rechtschreib-, Rechentest) durchgeführt werden. Die Beobachtung des Testverhaltens gibt Hinweise auf hyperkinetische Symptome in einer Leistungssituation und kann mit dem Beobachtungsbogen *Verhalten während der Untersuchung (VWU)* beurteilt werden (s. Kap. 6.2.1).

Bei Kindern im Kindergartenalter ist eine Entwicklungsdiagnostik wichtig, weil eine Beurteilung der Leistungsfähigkeit durch die Lehrerin, die das Kind in einer relativ standardiserten Situation beobachten kann, entfällt. Die Erzieherin kann jedoch natürlich auch wertvolle Hinweise auf Entwicklungsdefizite geben. Bei Kindergartenkindern mit hyperkinetischen Störungen sollte auf jeden Fall eine differenzierte Entwicklungsdiagnostik erfolgen. Dabei hat sich die deutsche Bearbeitung der Kaufman Assessment Battery for Children (Melchers & Preuß, 2001) als hilfreich erwiesen. Daneben sind aber auch häufig noch andere Verfahren, vor allem zur Diagnostik des expressiven Sprachniveaus oder der motorischen Fähigkeiten des Kindes indiziert. Hinweise auf entprechende Verfahren geben Döpfner und Schmidt (1993) und Döpfner et al. (2000f).

Die Tests sollten für das Kind unter optimalen Bedingungen durchgeführt werden. Dazu gehört auch eine entsprechende Motivierung des Kindes und eine Verstärkung für konzentriertes Leistungsverhalten. Bei ausgeprägt aufmerksamkeitsschwachen Kindern kann es auch notwendig werden, den Rahmen zu sprengen, der durch die Testanweisungen vorgegeben ist, und das Kind bei der Bearbeitung stärker zu leiten und impulsive Handlungstendenzen zu begrenzen. Erfolgt keine stärkere Lenkung und Stützung des Kindes oder gelingt diese nur begrenzt (was bei Kindern mit ausgeprägter Symptomatik die Regel ist), so ist bei der Interpretation der Ergebnisse zu berücksichtigen, dass nicht die grundlegende Leistungsfähigkeit, sondern das aktuelle Leistungsverhalten erfasst worden ist, das möglicherweise durch die hyperkinetische Symptomatik beeinträchtigt ist. Allerdings darf auch nicht jedes unterdurchschnittliche Testergebnis bei einem hyperkinetischen Testverhalten ausschließlich auf die hyperkinetische Symptomatik zurückgeführt werden. Es besteht nämlich durchaus die Möglichkeit, dass das Kind sowohl hyperkinetische Probleme als auch intellektuelle Schwächen/Leistungsdefizite hat. Gelingt die Steuerung in der Testsituation, dann sollte ebenso bedacht werden, dass das Ergebnis nicht das aktuelle Leistungsniveau, sondern eher die maximale Leistungsfähigkeit des Kindes abbildet. Die Verhaltensbeobachtung während der Testsituation ist für die Therapieplanung von beson-

derer Bedeutung, weil sich damit erkennen lässt, ob das hyperkinetische Verhalten auch unter optimalen Bedingungen auftritt bzw. gut beeinflussbar ist oder nicht.
Bei älteren Kindern und bei Kindern mit weniger massiv ausgeprägter hyperkinetischer Symptomatik treten hyperkinetische Verhaltensweisen während der Leistungsdiagnostik in der Regel allerdings kaum oder nur in abgeschwächter Intensität auf. Dies darf jedoch nicht als ein Hinweis auf Simulationstendenzen bei Eltern oder Lehrern fehlinterpretiert werden.

6.4 Familiendiagnostik

Aus der Familiendiagnostik lassen sich Hinweise auf familiäre Belastungen und auf die Eltern-Kind-Beziehung gewinnen, die für die Interventionsplanung von Bedeutung sind. Der folgende Kasten gibt einen Überblick über die familiendiagnostischen Verfahren. Eine umfassendere Darstellung kann dem Leitfaden zur Diagnostik psychischer Störungen im Kindes- und Jugendalter (Döpfner et al., 2000f) entnommen werden.

Übersicht

Familiendiagnostik

Klinisches Urteil	▶ Beurteilung anhand der Achse 5 der ICD-10 (Poustka et al., 1994)
Elternurteil	▶ Familienbogen (Cierpka & Frevert, 1994)
Selbsturteil	▶ Family Relations Test – Version für Kinder (Bene & Anthony, 1957) ab 6 Jahre ▶ Familienbogen (Cierpka & Frevert, 1994) ab 12 Jahre

Das klinische Urteil über psychosoziale Belastungen in und außerhalb der Familie lässt sich anhand der fünften Achse der ICD-10 erfassen. Die fünfte Achse beschreibt in neun Bereichen mit insgesamt 39 Items abnorme psychosoziale Umstände, unter denen Kinder und Jugendliche leben können und die einen Einfluss auf die psychische Entwicklung von Kindern und Jugendlichen haben können (s. folgende Übersicht).

Übersicht

Bereiche psychosozialer Belastungen nach ICD-10, Achse V

Bereiche	Itemzahl
1 Abnorme intrafamiliäre Beziehungen	6
2 Psychische Störung, abweichendes Verhalten oder Behinderung in der Familie	4
3 Inadäquate oder verzerrte intrafamiliäre Kommunikation	1
4 Abnorme Erziehungsbedingungen	5
5 Abnorme unmittelbare Umgebung	5
6 Akute, belastende Lebensereignisse	7
7 Gesellschaftliche Belastungsfaktoren	3
8 Chronische zwischenmenschliche Belastung im Zusammenhang mit Schule/Arbeit	4
9 Belastende Lebensereignisse/Situationen infolge von Verhaltensstörungen/Behinderungen des Kindes	4

Die von Cierpka und Frevert (1994) publizierten *Familienbogen* stellen eine deutschsprachige Adaptation des Family Assessment Measure (FAM-III) von Skinner und Mitarbeitern (1983) dar. Die Familienbogen sind ein familiendiagnostisches Instrumentarium zur Erfassung von Stärken und Problemen in Familien. Aus der subjektiven Sicht der Familienmitglieder werden die Familie als Ganzes, einzelne Zweierbeziehungen und die eigene Stellung in der Familie erfasst. Dementsprechend bestehen die Familienbogen aus drei Modulen:

(1) Dem Allgemeinen Familienbogen, indem die Familie als System fokussiert wird;
(2) dem Zweierbeziehungsbogen, der die Beziehungen zwischen bestimmten Dyaden untersucht;
(3) dem Selbstbeurteilungsbogen, in dem nach der Funktion des einzelnen Familienmitgliedes in der Familie gefragt wird.

In jedem der drei Bogen werden sieben Skalen gebildet, die Aufgabenerfüllung, Rollenverhalten, Kommunikation, Emotionalität, affektive Beziehungsaufnahme, Kontrolle sowie Werte und Normen beschreiben. Die Familienbogen lassen sich vor allem zur Erfassung der Elterneinschätzungen einsetzen. Sie können aber auch von Kindern ab dem Alter von zwölf Jahren beantwortet werden.

Der Family-Relations-Test (Kinder-Version) gibt Hinweise auf die Verteilung positiver und negativer Beziehungen der einzelnen Familienmitglieder untereinander aus der Perspektive des Kindes. Für diese Kinder-Version liegt eine grobe deutsche Normierung und eine Übersetzung der Items vor (Flämig & Wörner, 1977a, b). In der klinischen Praxis hat sich die Kinder-Version des Family-Relations-Test gut bewährt, weil sie ein ausgesprochen kindgemäßes Verfahren darstellt. Es gibt eine Fassung für jüngere Kinder (im Alter von fünf bis sechs Jahren) und eine Fassung für ältere Kinder. Vor allem die Fassung für ältere Kinder ist klinisch sehr geeignet.

6.5 Zusammenfassung der Ergebnisse der Diagnostik

Der Prozess der Zusammenfassung der Ergebnisse der Diagnostik soll an einem Beispiel verdeutlicht werden. Die Ergebnisse der Basisverfahren der multiplen Verhaltens- und Psychodiagnostik werden auf dem Arbeitsblatt D06 zusammengefasst. Abbildung 6.6 zeigt die Ergebnisse der Diagnostik für den siebenjährigen Florian. Die Ergebnisse der störungsspezifischen Verhaltens- und Interaktionsdiagnostik sowie der Intelligenz-, Leistungs-, Familiendiagnostik werden ebenfalls zusammengefasst. Abschließend wird auf der Basis dieser Befunde eine vorläufige Definition der Therapieziele vorgenommen, insbesondere der Verhaltensprobleme des Kindes in der Familie und im Kindergarten/in der Schule, die durch die Therapie vermindert werden sollen. Zu Beginn des Eltern-Kind-Programmes werden die Therapieziele, bezogen auf die Verhaltensprobleme des Kindes in der Familie und auf andere Familienprobleme mit den Eltern abschließend gemeinsam erarbeitet (s. Kap. 7 und 8). Analog dazu werden die Interventionsziele im Kindergarten/in der Schule gemeinsam mit der Erzieherin/Lehrerin zu Beginn der Interventionen im Kindergarten/in der Schule festgelegt (s. Kap. 9).

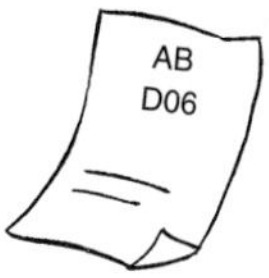

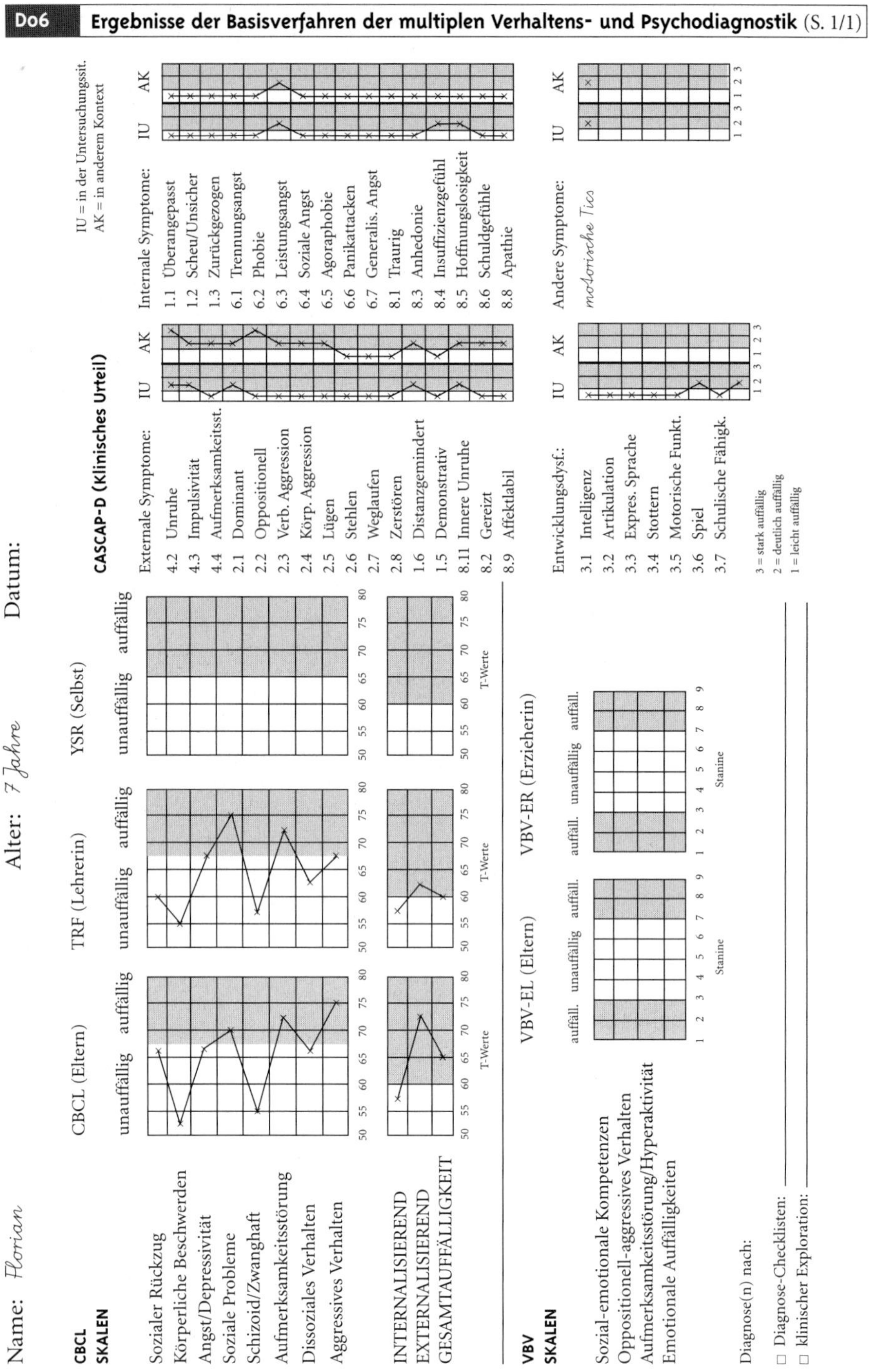

Abbildung 6.6. Arbeitsblatt D06: Ergebnisse der Basisverfahren der multiplen Verhaltens- und Psychodiagnostik am Beispiel von Florian

I. Klinische Exploration nach dem Explorationsschema für Hyperkinetische und Oppositionelle Verhaltensstörungen (ES-HOV)
(Zusammenfassung)

A) Angaben zum Patienten
Florian lebt zusammen mit seinen leiblichen Eltern und seiner zwei Jahre jüngeren Schwester. Er besucht die erste Klasse der Grundschule. Die Einschulung erfolgte regelrecht. Die Klassenlehrerin hatte den Eltern empfohlen, für Florian eine Therapie zu suchen, weil er in der Schule sehr ablenkbar sei und inzwischen beginne, Leistungen zu verweigern. Aktuelle Schulleistungen: Rechnen gut, große Probleme beim Schreiben und Lesen.

B) Vorstellungsanlass/spontan berichtete Symptomatik
Florian wurde von seiner Mutter auf Empfehlung der Klassenlehrerin und des Kinderarztes vorgestellt. Spontan berichtete Hauptprobleme:
(1) Leistungsanforderungen verweigert Florian in der Schule überwiegend, zu Hause bei den Hausaufgaben fast durchgängig.
(2) Oppositionelles Verhalten zu Hause, vor allem der Mutter gegenüber; aggressives Verhalten gegenüber der Schwester; oppositionelles Verhalten gegenüber der Lehrerin in der Schule.
(3) Ausgeprägte motorische Unruhe und Ablenkbarkeit zu Hause und in der Schule.

C) Freizeitaktivitäten/Interessen/Kompetenzen
Ist besonders gerne im Freien, spielt gerne und gut Fußball.

D) Aktuelle externale Problematik
In der Familie
(1) Ausgeprägte motorische Unruhe den ganzen Tag über in der Familie, besonders belastend bei den Mahlzeiten, während der Hausaufgaben (falls sie überhaupt gemacht werden) und beim Waschen und Baden. In diesen Situationen auch impulsiv. Fragliche Aufmerksamkeitsschwächen in Lernsituationen.
(2) Oppositionelles Verhalten vor allem der Mutter gegenüber, bei den meisten Anforderungen. Er akzeptiert Familienregeln nicht, will meist nicht rechtzeitig zu Bett gehen. Häufige Wutausbrüche. Auch beim Vater oppositionell, der sei aber sehr streng. Florian habe Angst vor dem Vater.

▶

(3) Rivalität mit der zwei Jahre jüngeren Schwester. Florian möchte immer genau das haben, was die Schwester hat; er lässt sie nicht in Ruhe spielen. Es komme häufig zu körperlichen Streitereien. Die Schwester habe Angst vor Florian.
(4) Dissoziales Verhalten: gelegentliches Lügen, Abstreiten von Dingen, die er angestellt hat.

In der Schule

(1) Nach Angaben der Mutter im Unterricht sehr unruhig. Florian zapple ständig auf dem Stuhl herum. Ständig fielen Arbeitsmaterialien vom Tisch.
(2) Verweigert häufig schriftliche Arbeiten. Beim Rechnen ist er gelegentlich kooperativ. Reagiert häufig nicht auf Grenzsetzungen der Lehrerin.
(3) Dissoziales Verhalten in der Schule: nicht bekannt.

Gegenüber Gleichaltrigen

(1) Beim Spiel mit den Spielkameraden sehr unruhig. Florian hat ständig neue Ideen und bemerkt nicht, wenn er an der Reihe ist.
(2) Versucht Spielkameraden zu dominieren. Häufig auch körperliche Streitereien mit Klassenkameraden, die ihn hänseln.
(3) Kein dissoziales Verhalten.
(4) In Gleichaltrigengruppe schlecht integriert. Freundschaften bestehen nur für sehr kurze Zeit.

E) Komorbidität (Beurteilung nach CASCAP-D; s. Abb. 6.6)
In der Untersuchungssituation häufiger Blinzeltic und gelegentlicher Gesichtstic zu beobachten. Dies ist der Mutter auch zu Hause schon häufiger aufgefallen. Die Tics bestehen seit etwa einem halben Jahr. Florian verhält sich in der Untersuchungssituation leicht distanzgemindert bei spürbarer innerer Unruhe. Er wirkt leistungsängstlich mit geringem Selbstvertrauen und Hoffnungslosigkeit.

F) Organische Primärstörung/Medikation
Keine Medikation; gelegentlich Kopfschmerzen.

G) Diagnose nach Diagnose-Checklisten

Diagnose-Checkliste für Aufmerksamkeitsdefizit-/Hyperaktivitätsstörung (DCL-ADHS): Aufmerksamkeitsstörung: 7 von 9 Kriterien erfüllt; Überaktivität: 4 von 5 Kriterien erfüllt; Impulsivität: 3 von 4 Kriterien erfüllt.

Diagnose-Checkliste – Störungen des Sozialverhaltens (DCL-SSV): Oppositionelles Verhalten: 6 von 8 Kriterien erfüllt; Dissoziales Verhalten: 2 Kriterien erfüllt.

Diagnosen nach ICD-10:	Hyperkinetische Störung des Sozialverhaltens
Diagnosen nach DSM-IV:	Aufmerksamkeitsdefizit-/Hyperaktivitätsstörung – Mischtyp Störung mit oppositionellem Trotzverhalten
Zusatz-Diagnosen:	Vorübergehende Ticstörung

H) Anamnese/Bewältigungsversuche/aktuelle Belastungen

1 **Schwangerschafts-/Geburtskomplikationen und weitere Entwicklung.** Keine Schwangerschafts- und Geburtskomplikationen. Keine Komplikationen in der Neugeborenenperiode. Keine Verzögerungen der frühkindlichen Entwicklung.

Temperamentsmerkmale im Säuglings- und Kleinkindalter. Heftige Einschlaf- und Durchschlafprobleme, sehr unruhig und umtriebig; Eltern waren völlig gerädert. Vater warf Mutter Erziehungsunfähigkeit vor.

Verhaltensprobleme im Kindergartenalter. Zu Hause wegen der Unruhe sehr anstrengend. Im Kindergarten fiel ebenfalls erhöhte Unruhe auf.

Anamnese von Ticstörungen. Keine Tics bei Familienmitgliedern oder deren Vorfahren bekannt. Florian entwickelte erstmals mit fünf Jahren Blinzeltics für den Zeitraum von etwa vier bis fünf Monaten. Erneutes Auftreten nach der Einschulung.

2 **Möglicherweise belastende Lebensereignisse**
Geburt der Tochter im Alter von zwei Jahren, Florian reagierte anfangs sehr verstört. Warf sie häufig um, als sie begann, gehen zu lernen. Vorübergehende Trennung der Eltern im Alter von fünf Jahren (drei Monate lang). Vater zog aus. Florian reagierte verstört. Deshalb zogen die Eltern wieder zusammen.

3 Beginn der Symptomatik

Bereits im Säuglingsalter sehr anstrengend. Erhebliche motorische Unruhe vor allem, nachdem er laufen konnte. Aggressive Verhaltensauffälligkeiten und heftige Wutausbrüche mit 2;6 Jahren (Geburt der Schwester).

Belastungen zu diesem Zeitpunkt: Eheprobleme etwa seit der Geburt von Florian. Mutter fiel es schwer, nicht mehr ihrem Beruf nachzugehen.

Reaktionen/Konsequenzen: Mutter war anfangs eher nachgiebig, manchmal aber auch überlastet und reagierte dann sehr aufbrausend, was ihr Schuldgefühle machte. Vater war von Anfang an strenger, kümmerte sich aber schon damals wenig um die Erziehung. Er sei schon immer im Beruf sehr ehrgeizig gewesen und sei beruflich sehr eingespannt.

Verlauf: Hyperkinetische Symptomatik konstant vorhanden. Seit der Einschulung eher problematischer. Aggressives Verhalten zunächst nur gegenüber der Schwester; später auch im Kindergarten, auf dem Spielplatz, in der Schule.

4 Aktuelle Belastungen

Vater trinke häufiger zu viel Alkohol (einmal pro Woche), sei aber kein Alkoholiker.

Mutter sei oft mit den Nerven richtig fertig, sei oft depressiv. Es falle ihr dann schwer, den Haushalt zu bewältigen.

Heftige Eheprobleme seit etwa sieben Jahren. Schon mehrfach wurde an Trennung gedacht. Vorübergehende Trennung als Florian fünf Jahre alt war.

5 Bewältigungsversuche/Ressourcen

In der Familie habe man schon alles probiert: Strenge, Nachgiebigkeit, Nichtbeachtung – nichts habe richtig geholfen. Unterstützung durch die Großmutter mütterlicherseits, die sei sehr warmherzig, aber auch konsequent. Bei ihr sei Florian auch weniger problematisch.

Im Kindergarten musste die Mutter Florian oft vorzeitig abholen, wenn er dort zu aggressiv geworden war.

Die Klassenlehrerin sei sehr bemüht, wisse jetzt aber auch nicht mehr weiter und habe auch schon einmal an eine Sonderbeschulung gedacht.

▶

6 Vorbehandlung

Eine tiefenpsychologisch fundierte Spieltherapie, die mit fünf Jahren begonnen wurde und zweimal pro Woche fast ein Jahr lang durchgeführt wurde, habe nichts gebracht.

I) Krankheitskonzept/Therapiemotivation/Therapiecompliance

Florian meint, alle übertreiben. Er werde in der Familie, in der Schule und von Gleichaltrigen meist ungerecht behandelt. Seine Unruhe spüre er, und er merke, dass die anderen in der Schule besser bei der Sache sind. Aber er könne, wenn er wolle. Er wolle bloß nicht! Hilfe vom Therapeuten brauche er eigentlich nicht. Aber er wolle ein paarmal kommen, um zu sehen, was da abläuft.

Die Mutter meint, dass sie in der Erziehung vieles falsch gemacht habe und dass die Eheprobleme eine erhebliche Belastung für Florian darstellen. Der Kinderarzt habe ihr gesagt, dass die Unruhe auch organisch bedingt sein könne. Aber daran glaube sie nicht so richtig. Sie erwarte von der Therapie konkrete Ratschläge für den Umgang zu Hause und Hilfe, dass Florian nicht auf die Sonderschule kommt. Von Medikamenten und Diäten habe sie schon gehört. Von Medikamenten halte sie nicht viel, von Diäten mehr. Sie möchte gerne darüber Informationen haben.

Der Vater meint nach Angaben der Mutter, dass die Mutter die Kinder nicht erziehen könne. Er denke, dass sie sich ändern müsse. Die Lehrerin solle sich etwas mehr anstrengen. Die Therapie halte er für wenig sinnvoll, habe aber nichts dagegen.

K) Exploration der Lehrerin

Die Angaben der Mutter werden im Wesentlichen bestätigt: Leistungsverweigerung, motorische Unruhe und Aufmerksamkeitsstörungen werden beschrieben. Nach Diagnose-Checkliste für Aufmerksamkeitsdefizit-/Hyperaktivitätsstörung (DCL-ADHS) werden die Kriterien einer hyperkinetischen Störung des Sozialverhaltens erfüllt. Am problematischsten seien die Leistungsverweigerung sowie die heftigen Streitereien mit Klassenkameraden, die ihn aber auch sehr hänseln würden. Er versuche immer wieder, Anschluss zu bekommen, werde aber zurückgewiesen, weil er ständig das Geschehen zu dominieren suche. Die Lehrerin erklärt sich bereit, die Therapie bis zum Schuljahresende zu unterstützen und auch Interventionen in der Schule durchzuführen. Zum Ende des Schul- ▶

jahres müsse aber über die Frage der Sonderbeschulung noch einmal diskutiert werden.

2. Weitere Befunde der Basisverfahren der multiplen Verhaltens- und Psychodiagnostik (s. Abb. 6.6)

Elternfragebogen über das Verhalten von Kindern und Jugendlichen (CBCL). Klinisch auffällig auf den Skalen *Aggressives Verhalten, Aufmerksamkeitsstörungen* und *Soziale Probleme.* Erhöhte Werte auf den Skalen *Sozialer Rückzug, Angst/Depressivität* und *Dissoziales Verhalten.*

Lehrerfragebogen über das Verhalten von Kindern und Jugendlichen (TRF). Klinisch auffällig auf den Skalen *Aggressives Verhalten* (geringer als im Elternurteil), *Aufmerksamkeitsstörungen* und *Soziale Probleme* (stärker als im Elternurteil).

3. Störungsspezifische Verhaltens- und Interaktionsdiagnostik

Fremdbeurteilungsbogen für Aufmerksamkeitsdefizit-/Hyperaktivitätsstörung (FBB-ADHS)

(1) Urteil der Mutter: Ausgeprägte Aufmerksamkeitsstörung (Kennwert 2,1), Überaktivität (Kennwert 2,0) und Impulsivität (Kennwert 2,0).
(2) Urteil der Lehrerin: Ausgeprägte Aufmerksamkeitsstörung (Kennwert 2,5), Überaktivität (Kennwert 2,3) und Impulsivität (Kennwert 2,1).

Fremdbeurteilungsbogen – Störungen des Sozialverhaltens (FBB-SSV)

(1) Urteil der Mutter: Ausgeprägtes oppositionelles Verhalten (Kennwert 1,8), kein ausgeprägtes dissoziales Verhalten (Kennwert 0,05).
(2) Urteil der Lehrerin: Ausgeprägtes oppositionelles Verhalten (Kennwert 1,9), kein ausgeprägtes dissoziales Verhalten (Kennwert 0,03).

Elterninterview über Problemsituationen in der Familie (EI-PF). Problematische Situationen: Spiel mit Schwester, Waschen und Baden, Zubettgehen, Hausaufgaben, Verbote und Grenzsetzungen.

Verhaltensbeobachtung während der Untersuchung (VWU). Während der Intelligenzdiagnostik unruhig, sonst unauffällig. Während der Rechtschreibdiagnostik unruhig, ablenkbar, geringe Frustrationstoleranz und Impulskontrolle. Bei der Durchführung der Hausaufgaben mit dem The- ▶

rapeuten konnte eine steuerbare motorische Unruhe und Impulsivität sowie eine deutliche Leistungsunsicherheit beobachtet werden.

Elternfragebogen über Problemsituationen in der Familie (EF-PF). Ausgeprägte Problembelastung (Anzahl/Probleme: 15, Stanine = 9). Ausgenommen eine Situation (wenn das Kind allein spielt) werden alle Situationen als zumindest schwach problematisch eingeschätzt (Problemintensität: 86, Stanine = 9).

Fragebogen über Verhaltensprobleme bei den Hausaufgaben (FVH). Ausgeprägte Verhaltensproblematik. 17 von 20 Items werden als problematisch eingeschätzt (Anzahl Probleme: 17; Problemhäufigkeit: 42, Stanine = 9).

4. Intelligenz- und Leistungsdiagnostik

Nach Einschätzung der Lehrerin in allen Fächern mündlich überdurchschnittliche Leistungen, schriftlich mangels Kooperation nicht beurteilbar. Überdurchschnittliche Intelligenzleistung im CFT1. Rechtschreibleistung (TGR 1/2) weit unterdurchschnittlich. Lesefähigkeit nach klinischer Prüfung unterdurchschnittlich.

5. Familiendiagnostik

Klinisches Urteil auf der Achse 5. Mangel an Wärme in der Eltern-Kind-Beziehung, Disharmonie in der Familie zwischen Erwachsenen, unzureichende elterliche Aufsicht und Steuerung.

Family Relations Test (Kind-Version). Ausgeprägt negative Beziehung zum Vater, ambivalente Beziehung zur Mutter und zur Schwester.

6. Vorläufige Definition der Verhaltensprobleme, die vermindert werden sollen

In der Familie

(1) Verweigert die schriftlichen Hausaufgaben oder schimpft und mault permanent während der Hausaufgaben.

(2) Bleibt bei keiner Mahlzeit bis zum Ende sitzen, trödelt und spielt mit dem Essen und ist ständig in Bewegung.

►

(3) Traktiert seine kleine Schwester permanent; schlägt sie, beschimpft sie, nimmt ihr Spielsachen weg.
(4) Akzeptiert so gut wie keine Grenzsetzungen und Verbote. Er macht dann, was er will, oder er wird wütend.

In der Schule

(1) Arbeitet im Unterricht nicht mit, befolgt Anweisungen nicht.
(2) Ist motorisch sehr unruhig, zappelt ständig an seinem Platz.
(3) Leicht ablenkbar, bringt angefangene Dinge nicht zu Ende.
(4) Körperlich und verbal aggressiv gegenüber Mitschülern.

6.6 Verlaufskontrolle

Eine regelmäßige Verlaufskontrolle der Behandlung ist unerlässlich. Um den Arbeitsaufwand für alle Beteiligten in Grenzen zu halten, werden für eine Verlaufskontrolle in kurzen Abständen (in der Regel zu jedem Therapiekontakt) nur Instrumente eingesetzt, die mit sehr geringem Aufwand verbunden sind. In größeren Abständen (nach mehreren Behandlungsmonaten) sollten dann auch etwas zeitaufwendigere Verfahren durchgeführt werden. Die folgende Übersicht gibt einen Überblick über die zur Kontrolle der Veränderungen in der **Familie** eingesetzten Verfahren.

Übersicht

Verfahren der Verlaufskontrolle zur Überprüfung von Veränderungen in der Familie (Verhaltens- und Familiendiagnostik)

(1) in kurzen Abständen (pro Therapiekontakt)

- Aufzeichnungen der Eltern (Elterntagebücher)
- *Problemliste: Verhaltensprobleme des Kindes* (Arbeitsblatt T03) und *Kontrollbogen: Verhaltensprobleme des Kindes* (Arbeitsblatt T04)

(2) in größeren Abständen (nach mehreren Monaten)

(a) Überprüfung der Therapieziele (s. Kap. 8):
- *Therapieziele 1: Verminderung der Verhaltensprobleme des Kindes in der Familie* (Arbeitsblatt F04.1)
- *Therapieziele 2: Verminderung anderer Probleme in der Familie* (Arbeitsblatt F04.2)

▶

(b) Störungspezifische Verfahren:
  - Fremdbeurteilungsbogen – Störungen des Sozialverhaltens (FBB-SSV)
  - Fremdbeurteilungsbogen für Aufmerksamkeitsdefizit-/Hyperaktivitätsstörung (FBB-ADHS)
  - *Elternfragebogen über Problemsituationen in der Familie (EF-PF)* (Arbeitsblatt D04)
  - *Fragebogen über Verhaltensprobleme bei den Hausaufgaben (FVH)* (Arbeitsblatt D05)

(c) Basisverfahren:
  - Verhaltensbeurteilungsbogen für Vorschulkinder – Elternfragebogen (VBV-EL)
  - Elternfragebogen über das Verhalten von Kindern und Jugendlichen (CBCL 4–18)
  - Fragebogen über das Verhalten von Jugendlichen (YSR) ab 11 Jahre
  - Familiendiagnostische Verfahren

Zunächst dienen die Aufzeichnungen der Eltern in ihren Elterntagebüchern oder Protokollbogen, die im Rahmen des Eltern-Kind-Programmes eingesetzt werden, der unmittelbaren Kontrolle der Interventionen. Außerdem werden die Eltern zu Beginn jedes Therapiekontaktes gebeten, die *Problemliste: Verhaltensprobleme des Kindes* (Arbeitsblatt T03) zu bearbeiten (s. Kap. 8). Das dauert in der Regel nicht länger als zwei bis drei Minuten. Nachdem die Verhaltensprobleme in der Familie gemeinsam mit den Eltern im ersten Therapiebaustein des Eltern-Kind-Programmes definiert wurden, werden die Verhaltensprobleme in die Problemliste eingetragen. Ergänzen Sie den Kopf des Protokollbogens mit dem Zusatz „in der Familie". Danach können diese Problemlisten kopiert werden. Auf diese Weise müssen die Problemdefinitionen nicht bei jeder Bearbeitung der Problemliste neu eingetragen werden. Anhand des *Kontrollbogen: Verhaltensprobleme des Kindes* (Arbeitsblatt T04) können die Problembeurteilungen übersichtlich zusam mengefasst werden.

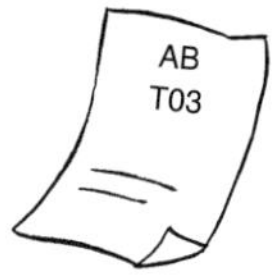

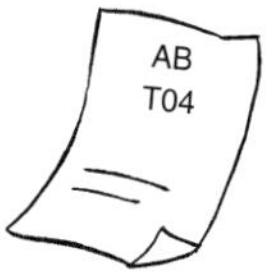

In größeren Abständen, d. h. nach mehreren Monaten oder wenn Unklarheiten hinsichtlich der Therapieziele auftreten, können die Arbeitsblätter F04.1 *(Therapieziele 1: Verminderung der Verhaltensprobleme des Kindes in der Familie)* und F04.2 *(Therapieziele 2: Verminderung anderer Probleme in der Familie)* zur Verlaufskontrolle genutzt werden (s. Kap. 8). Mit Hilfe dieser

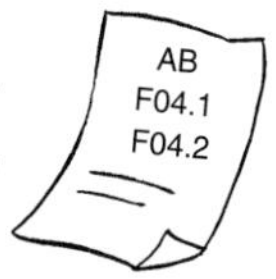

Arbeitsblätter kann der Grad, in dem die individuellen Therapieziele erreicht sind, von den Eltern beurteilt werden. Dieses Urteil kann Grundlage eines Gesprächs über die weitere Therapieplanung sein.

Darüber hinaus sollten die störungsspezifischen Verfahren, die externale Verhaltensauffälligkeiten differenziert erfassen, in größeren Abständen durchgeführt werden. Die Anwendung von Basisverfahren der multiplen Verhaltens- und Psychodiagnostik ist vor allem dann angezeigt, wenn bei Behandlungsbeginn auf diesen Verfahren andere als externale Verhaltensprobleme erkennbar waren.

Mit Ausnahme des Arbeitsblattes F04.2 *(Therapieziele 2: Verminderung anderer Probleme in der Familie)* dienen alle genannten Verfahren der Verhaltens- und Psychodiagnostik. Falls im Rahmen der Familiendiagnostik bei Behandlungsbeginn Probleme festgestellt wurden, kann es hilfreich sein, die entsprechenden Verfahren zur Verlaufskontrolle zu wiederholen.

Die folgende Übersicht gibt die zur Kontrolle der Veränderung des Problemverhaltens **im Kindergarten/in der Schule** eingesetzten Verfahren wieder. Wenn gezielte Interventionen im Kindergarten/in der Schule durchgeführt

Übersicht

Verfahren der Verlaufskontrolle zur Überprüfung von Veränderungen im Kindergarten oder in der Schule

(1) in kurzen Abständen (pro Therapiekontakt)

- Aufzeichnungen der Erzieherinnen/Lehrerinnen (Protokollbogen)
- *Problemliste: Verhaltensprobleme des Kindes* (Arbeitsblatt T03) und *Kontrollbogen: Verhaltensprobleme des Kindes* (Arbeitsblatt T04)

(2) in größeren Abständen (nach mehreren Monaten)

a) Störungsspezifische Verfahren:
   - Fremdbeurteilungsbogen – Störungen des Sozialverhaltens (FBB-SSV)
   - Fremdbeurteilungsbogen für Aufmerksamkeitsdefizit-/Hyperaktivititätsstörung (FBB-ADHS)

b) Basisverfahren:
   - Verhaltensbeurteilungsbogen für Vorschulkinder – Erzieherfragebogen (VBV-ER)
   - Lehrerfragebogen über das Verhalten von Kindern und Jugendlichen (TRF)

worden sind (beispielsweise Tokensysteme), dann dienen die Protokollbogen, die im Rahmen der Intervention eingesetzt werden, der unmittelbaren Kontrolle der Interventionen (s. Kap. 9). Außerdem sollte die Erzieherin bzw. die Klassenlehrerin gebeten werden, die *Problemliste: Verhaltensprobleme des Kindes* (Arbeitsblatt T03) in wöchentlichen oder zweiwöchigen Abständen zu bearbeiten und dem Therapeuten zuzusenden. Ergänzen Sie den Kopf des Protokollbogens mit dem Zusatz „im Kindergarten" bzw. „in der Schule".

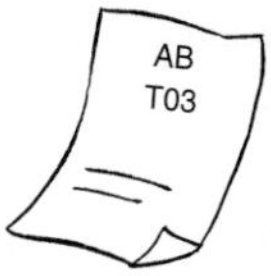

Die meisten Erzieherinnen/Lehrerinnen sind dazu bereit, allerdings entstehen meist Schwierigkeiten bei der Kontinuität der Bearbeitung. Deshalb kann es sinnvoller sein, dass der Therapeut in regelmäßigen Abständen anruft, mündlich die Beurteilungen einholt und dabei noch die Möglichkeit hat, differenziertere Informationen zu erhalten. Anhand des *Kontrollbogen: Verhaltensprobleme des Kindes* (Arbeitsblatt T04) können die Problembeurteilungen übersichtlich zusammengefasst werden.

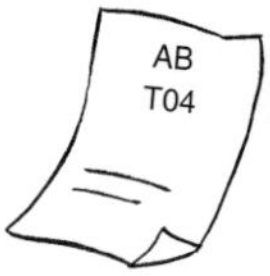

Wie bei den Elternfragebogen können die störungsspezifischen Verfahren, die externale Verhaltensauffälligkeiten differenziert erfassen, in größeren Abständen durchgeführt werden (s. Übersicht). Die Anwendung von Basisverfahren der multiplen Verhaltens- und Psychodiagnostik ist vor allem dann angezeigt, wenn bei Behandlungsbeginn auf diesen Verfahren andere als externale Verhaltensprobleme erkennbar waren.

Darüberhinaus sollten Verfahren der Intelligenz- und vor allem der Leistungsdiagnostik zur Verlaufskontrolle dann eingesetzt werden, wenn bei der Eingangsuntersuchung entsprechende Defizite festgestellt wurden.

7 Das Eltern-Kind-Programm

Das Eltern-Kind-Programm bildet den Kern von **THOP**. Es kombiniert Interventionen auf der Ebene der Eltern und der Familie mit Interventionen auf der Ebene des Kindes, und es integriert sowohl Interventionen, die auf die Veränderungen familiärer Strukturen als auch auf die Beeinflussung alltäglicher familiärer Interaktionen abzielen.

7.1 Konzeption

7.1.1 Mikro- und Makroebenen

Ziel des Eltern-Kind-Programms sind Veränderungen der alltäglichen Eltern-Kind-Interaktionen auf der Mikroebene (Microteaching), die als notwendige Voraussetzung für eine umfassende Verminderung der Verhaltensprobleme des Kindes in der Familie angesehen werden. Das familiäre und psychosoziale Bedingungsgefüge (Makroebene), in dem diese Interaktionen stattfinden, darf jedoch dabei nicht übersehen werden. Erfolgreiche und vor allem stabile Veränderungen auf der Mikroebene lassen sich nur erreichen, wenn sie auf der Makroebene verankert sind. Ausgangspunkt der Therapie ist deshalb das familiäre Bedingungsgefüge, das gemeinsam mit den Eltern erarbeitet wird. Dabei

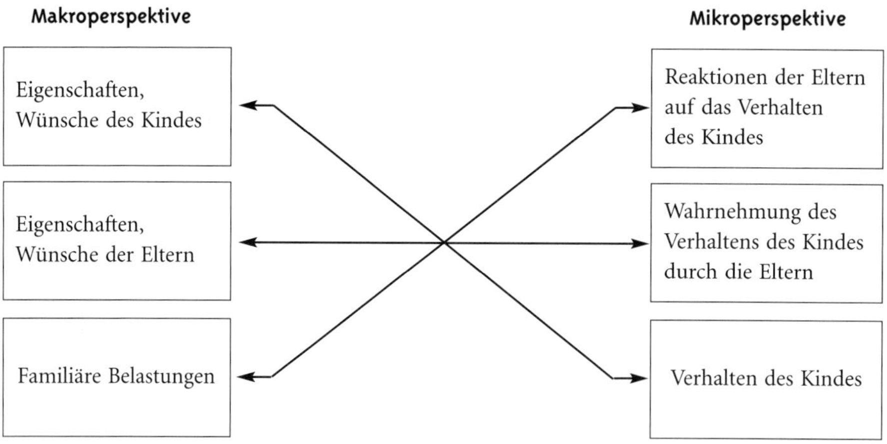

Abbildung 7.1. Eltern-Kind-Programm: Makro- und Mikroperspektive

werden neben den Eigenschaften des Kindes auch Eigenschaften, Wünsche und Ziele der Eltern sowie familiäre Belastungen (z. B. durch Partnerschaftsprobleme, berufliche oder finanzielle Belastungen) berücksichtigt. Abbildung 7.1 zeigt die Beziehungen zwischen der Makro- und der Mikroebene.

Zentrale Fragen bei der Verbindung von Mikro- und Makroebene sind: Wie beeinflussen Eigenschaften des Kindes, Eigenschaften der Eltern und familiäre Belastungen

- das Verhalten des Kindes direkt,
- die Wahrnehmung des Verhalten des Kindes durch die Eltern und
- die Reaktionen der Eltern auf das Verhalten des Kindes?

Die Verminderung weiterer Probleme und Belastungen in der Familie kann für die Verringerung der Verhaltensprobleme des Kindes von großer Bedeutung sein. Deshalb werden diese Probleme im Rahmen des Eltern-Kind-Programms bearbeitet (s. Therapiebausteine F02 bis F04). Bei tiefgreifenden und umfassenden Problemen, die den vorgegebenen Behandlungsrahmen sprengen (z. B. manifeste Depression der Mutter, Alkoholismus, massive Partnerschaftsprobleme), sollten die Eltern zur Aufnahme geeigneter Therapien motiviert werden.

Makro- und Mikroebene sind im Allgemeinen **zirkulär** miteinander verknüpft, die Problembereiche bedingen sich also meist gegenseitig. Eine unidirektionale Interpretation der Bedingungszusammenhänge (z. B.: die Depression der Mutter löst die Verhaltensprobleme des Kindes aus) und der daraus entwickelte unidirektionale Behandlungsansatz (z. B.: zuerst müssen die Depressionen der Mutter behandelt werden) wird der Psycho- und Familiendynamik meist nicht gerecht.

Bei der Durchführung der Interventionen auf der Mikroebene muss die Akzeptanz der Interventionen durch die Eltern und die Durchführbarkeit vor dem Hintergrund der Makroebene immer wieder hinterfragt und problematisiert werden. Misserfolge bei den Interventionen auf der Mikroebene sind häufig darin begründet, dass die Voraussetzungen auf der Makroebene für erfolgreiche Interventionen nicht gegeben sind.

7.1.2 Interventionsformen

Das Eltern-Kind-Programm besteht aus Behandlungsbausteinen, in denen zwei Interventionsformen miteinander verknüpft sind:

- die **familienzentrierten Interventionen** (Therapiebaustein F01–F19) und
- die **kindzentrierten Interventionen** (Therapiebaustein K01–K21).

Die kindzentrierten Interventionen und die familienzentrierten Interventionen eines jeden Therapiebausteins sind aufeinander bezogen und werden miteinander kombiniert.

Familienzentrierte Interventionen

Bei den familienzentrierten Interventionen steht die Arbeit mit den Eltern im Mittelpunkt. Das Kind wird je nach Behandlungsbaustein, Problematik und Alter unterschiedlich stark integriert. Je älter das Kind ist, umso stärker wird es generell in die familienzentrierten Interventionen einbezogen. Wenige Behandlungsbausteine werden in der Regel ausschließlich mit den Eltern durchgeführt. Die familienzentrierten Interventionen stellen das Kernstück des Eltern-Kind-Programmes dar. Sie können mit Ausnahme der Interventionen F17a und F17b auch unabhängig von den kindzentrierten Interventionen durchgeführt werden. F17a und F17b stellen zwei Interventionen dar, die in unterschiedlichen Altersgruppen angewandt werden. F17a beschreibt die Anwendung eines Spieltrainings in der Familie und ist hauptsächlich für Kinder im Kindergartenalter gedacht, während F17b die Anwendung eines Selbstinstruktionstrainings in der Familie beinhaltet und ausschließlich für Kinder im Schulalter anwendbar ist.

Die familienzentrierten Interventionen des Eltern-Kind-Programmes leiten die Eltern von Kindern mit oppositionellen und/oder hyperkinetischen Verhaltensauffälligkeiten zur Durchführung von Interventionen in der Familie an, die dazu dienen, die Eltern-Kind-Beziehung zu verbessern und problematische Verhaltensweisen des Kindes in der Familie zu vermindern. Dazu werden kognitive Techniken, Methoden zum Aufbau positiver Eltern-Kind-Interaktionen, Techniken der Stimuluskontrolle und des Kontingenzmanagements auf die spezifische Situation von Eltern mit oppositionell/hyperkinetisch auffälligen Kindern eingesetzt und angepasst.

Die familienzentrierten Interventionen sind mit dem Buchstaben **F** gekennzeichnet und von F01 bis F20 durchnummeriert, wobei unter F17 zwei Interventionen, die mit F17a und F17b gekennzeichnet sind, zusammengefasst werden.

Kindzentrierte Interventionen

Bei den kindzentrierten Interventionen steht die therapeutische Arbeit mit dem Kind im Mittelpunkt, die Eltern werden jedoch auch hier integriert. Die kindzentrierten Interventionen werden nicht unabhängig von den familienzentrierten Interventionen durchgeführt.

Unter den kindzentrierten Interventionen des Eltern-Kind-Programmes werden zwei Behandlungsansätze subsumiert:

(1) Die Therapiegeschichten *Wackelpeter & Trotzkopf* stellen eine Ergänzung zu den familienzentrierten Interventionen dar, indem die Inhalte der einzelnen Behandlungsbausteine durch kindgemäße Kurzgeschichten mit dem Kind erarbeitet werden. Ziel dieser Geschichten ist es, das Kind stärker in die familienzentrierten Interventionen zu integrieren. Peter, die Hauptfigur in *Wackelpeter & Trotzkopf*, dient als Bewältigungsmodell, indem er jeweils seine Probleme in der Familie beschreibt, mit denen sich das Kind identifizieren kann. Dann wird die Bewältigung dieser Situation mit Unterstützung einer Therapeutin dargestellt. Dadurch wird das Kind motiviert, sich aktiv an den Interventionen in der Familie zu beteiligen. Dabei finden kognitive Techniken, Modelllern-Techniken und Methoden des Selbstmanagements Anwendung. Dieser Ansatz ist für Kinder ab dem Schulalter geeignet. Die Bearbeitung der Geschichten dauert in der Regel etwa 20 Minuten und wird in die familienzentrierten Interventionen integriert.

(2) In den Behandlungsbausteinen K17a bis K17c führt der Therapeut je nach Alter des Kindes ein Spieltraining (K17a), ein Selbstinstruktionstraining (K17b) oder eine Selbstmanagement-Intervention (K17c) durch. Im Verlauf dieser Interventionen werden die Eltern integriert. Das Spieltraining ist vor allem für Kinder im Vorschulalter geeignet, während das Selbstinstruktionstraining und Selbstmanagement für Schulkinder indiziert sein kann.

Die kindzentrierten Interventionen sind mit dem Buchstaben **K** gekennzeichnet und von K01 bis K18 durchnummeriert. Die Nummern der Interventionen entsprechen den jeweiligen Nummern der familienzentrierten Interventionen. Allerdings ist, wie Tabelle 7.1, S. 123 zeigt, nicht jeder familienzentrierten Intervention eine kindzentrierte Intervention zugeordnet. Mit Ausnahme von K17c (Selbstmanagement) ist umgekehrt aber jeder kindzentrierten Intervention mindestens eine familienzentrierte Intervention zugeordnet.

Zusätzlich gibt es zwei ergänzende kindzentrierte Interventionen mit den Nummern K20 und K21, denen keine familienzentrierte Intervention zugeordnet ist. K20 (Die Sache mit den Pillen) ist eine kindzentrierte Intervention, die begleitend zu einer medikamentösen Therapie durchgeführt werden kann (s. Kap. 10.1). K21 (Schule kann auch Spaß machen) kann ergänzend zu schulzentrierten Interventionen (s. Kap. 9) eingesetzt werden.

7.1.3 Struktur und Grundprinzipien

Prinzip der Bausteine des Programmes

- Nach der Problemdefinition, der Entwicklung eines gemeinsamen Störungskonzeptes und der Behandlungsplanung werden zunächst Interventionen zur Verbesserung der Eltern-Kind-Beziehungen eingeführt.
- Danach folgen Interventionen, die impulsives oder oppositionelles Verhalten in umschriebenen Situationen durch die konsequente Anwendung pädagogisch-therapeutischer Maßnahmen ändern sollen.
- Lassen sich durch diese Interventionen keine hinreichenden Veränderungen erreichen, dann werden gezielt Token-Systeme, Verstärker-Entzugs-Systeme und Auszeit eingesetzt.
- Für spezifische Verhaltensprobleme (geringe Spielausdauer, Impulsivität bei der Durchführung der Hausaufgaben, Interaktionsprobleme während der Durchführung der Hausaufgaben und problematisches Verhalten in der Öffentlichkeit) werden spezielle Interventionen durchgeführt.
- Schließlich erfolgen Interventionen zur Stabilisierung der erzielten Effekte.

Allerdings werden in der Regel nicht alle Einheiten in dieser Abfolge bearbeitet, sondern können entsprechend der individuellen Problemkonstellation zusammengestellt werden (s. Kap. 7.3).

Auf der Basis verhaltenstheoretischer Grundlagen und der Erkenntnisse über Bedingungen, die zur Aufrechterhaltung externaler Auffälligkeiten beitragen (s. Kap. 1) lassen sich folgende Grundprinzipien des Eltern-Kind-Programmes formulieren:

Grundprinzipien des Eltern-Kind-Programmes

- Konsequenzen müssen unmittelbar auf das Verhalten erfolgen.
- Verbale Konsequenzen (Lob und Tadel) müssen spezifisch sein.
- Konsequenzen müssen konsistent erfolgen.
- Zuerst werden Belohnungsmethoden und danach erst Bestrafungstechniken vermittelt.
- Reaktionen auf mögliches Fehlverhalten sollten in jeder Situation bedacht werden („Geben Sie keine Aufforderung, setzen Sie keine Grenze, wenn Sie nicht in der Lage sind, die Kooperation des Kindes auch wirklich durchzusetzen.“).

7.2 Aufbau und Inhalte

Entsprechend der in Kapitel 7.1.3 beschriebenen Grundstruktur lassen sich die Therapiebausteine des Eltern-Kind-Programmes sieben aufeinanderfolgenden Themenkomplexen zuordnen (s. Tab. 7.1).

Tabelle 7.1. Überblick über die Therapiebausteine und Interventionsformen des Eltern-Kind-Programms

Familienzentrierte Intervention	Kindzentrierte Intervention
(1) Problemdefinition, Entwicklung eines Störungskonzeptes und Behandlungsplanung	
F01 Definition der Verhaltensprobleme des Kindes in der Familie	K01 Wackelpeter, das bin ich
F02 Warum hat mein Kind Verhaltensprobleme? – Vorstellungen der Eltern	K02/K03 Hurra, ich bin kein Scheusal!
F03 Warum hat mein Kind Verhaltensprobleme? – Gemeinsames Modell	
F04 Behandlungsziele und Behandlungsplanung	K04 Wackelpeters Wunschliste
(2) Förderung positiver Eltern-Kind-Interaktionen und Eltern-Kind-Beziehungen	
F05 Betrachten Sie Ihr Kind von der positiven Seite!	K05 Unser „Was-ist-schön-Tagebuch“
F06 Die *Spaß- & Spiel-Zeit*: Schenken Sie Ihrem Kind Aufmerksamkeit, wenn es spielt!	K06 Ich darf spielen, wie ICH will

Tabelle 7.1. Fortsetzung

Familienzentrierte Intervention	Kindzentrierte Intervention
(3) Pädagogisch-therapeutische Interventionen zur Verminderung von impulsivem und oppositionellem Verhalten	
F07 Familienregeln	K07 Indianerrunde und Familienrat
F08 Wie man wirkungsvolle Aufforderungen gibt!	K08/K09 Peter mach' dies, Peter lass' das!
F09 Schenken Sie Ihrem Kind Aufmerksamkeit, wenn es Aufforderungen befolgt!	
F10 Schenken Sie Ihrem Kind Aufmerksamkeit, wenn es Sie bei einer Beschäftigung nicht gestört hat!	K10 Meine Zeit – Deine Zeit
F11 Wo ist Ihr Kind und was macht Ihr Kind? Bewahren Sie den Überblick!	
F12 Setzen Sie natürliche Konsequenzen, wenn Ihr Kind Aufforderungen und Regeln nicht befolgt!	K12 Ich löffle meine Suppe selbst aus!
(4) Spezielle operante Methoden	
F13 Wenn Lob allein nicht ausreicht: *Der Punkte-Plan* F14 Wie man *Punkte-Pläne* verändert und beendet	K13 Punkte statt Ärger
F15 Der *Wettkampf um lachende Gesichter*	K15 Mama, ich und die lachenden Gesichter
F16 Die Auszeit	K16 Dicke Luft

Tabelle 7.1. Fortsetzung

Familienzentrierte Intervention	Kindzentrierte Intervention
(5) Interventionen bei spezifischen Verhaltensproblemen	
F17a Helfen Sie Ihrem Kind, intensiv und ausdauernd zu spielen!	K17a Spieltraining
F17b Helfen Sie Ihrem Kind, Aufgaben Schritt für Schritt zu lösen!	K17b Selbstinstruktionstraining
	17c Selbstmanagement
F18 Wie Sie Probleme bei den Hausaufgaben lösen können	K18 Setz' dem Hausaufgabenkrieg ein Ende
F19 Problematisches Verhalten in der Öffentlichkeit	K19 Chaos im Kaufhaus!
(6) Stabilisierung der Effekte	
F20 Wenn neue Probleme auftauchen	
(7) Ergänzende kindzentrierte Interventionen	
	K21 Die Sache mit den Pillen
	K22 Schule kann auch Spaß machen

Problemdefinition, Entwicklung eines Störungskonzeptes und Behandlungsplanung (F01 bis F04, K01 bis K04)

In den ersten vier Einheiten werden zunächst die Verhaltensprobleme des Kindes definiert, die Gegenstand der Therapie sein sollen. Danach wird ein gemeinsames Störungskonzept erarbeitet, das neben den Verhaltensstörungen des Kindes familiäre Belastungen sowie psychische Probleme und Temperamentsmerkmale der Eltern berücksichtigt. Aus diesem Störungskonzept werden die Behandlungsziele abgeleitet, die sich nicht nur auf die Verhaltensprobleme des Kindes, sondern auch auf andere Probleme in der Familie oder einzelner Familienmitglieder beziehen können. Damit wird eine Einbettung der symptomzentrierten Interventionen auf der Mikroebene der alltäglichen Eltern-Kind-Interaktionen in einen umfassenden Behandlungsansatz gewährleistet.

Im Mittelpunkt dieser Bausteine stehen die familienzentrierten Interventionen, die überwiegend mit den Eltern allein durchgeführt werden. Die kindzentrierten Interventionen sind für Kinder ab dem Schulalter geeignet und ergänzen die familienzentrierten Interventionen, indem anhand der Therapiegeschichten *Wackelpeter & Trotzkopf* mit dem Kind die Verhaltensprobleme definiert, ein Störungskonzept entwickelt und Behandlungsziele formuliert werden.

Förderung positiver Eltern-Kind-Interaktionen und Eltern-Kind-Beziehungen (F05 und F06, K05 und K06)

Diese beiden Bausteine dienen der Förderung positiver Eltern-Kind-Interaktionen, die eine Verbesserung der Eltern-Kind-Beziehungen bewirken sollen.

Im Mittelpunkt dieser Bausteine stehen die familienzentrierten Interventionen, die in der Regel mit den Eltern und dem Kind gemeinsam durchgeführt werden. Die kindzentrierten Interventionen sind für Kinder ab dem Schulalter geeignet und ergänzen die familienzentrierten Interventionen. Anhand von Kapiteln aus *Wackelpeter & Trotzkopf* werden mit dem Kind die Interventionen in der Familie beispielhaft dargestellt und anschließend mit ihm gemeinsam erarbeitet.

Pädagogisch-therapeutische Interventionen zur Verminderung von impulsivem und oppositionellem Verhalten (F07 bis F12, K07 bis K12)

Die Therapiebausteine F07 bis F12 (mit K07 bis K12) sollen den Eltern helfen, impulsives und oppositionelles Verhalten durch pädagogisch-therapeutische Interventionen besser zu bewältigen. Die Eltern werden angeleitet, ihrem Kind wirkungsvolle Aufforderungen zu geben, sich bei angemessenem Verhalten des Kindes ihm positiv zuzuwenden, eine hinreichende Kontrolle über das Kind aufzubauen und bei problematischem Verhalten angemessene negative Konsequenzen zu setzen. Im Wesentlichen werden also allgemeine Erziehungspraktiken eingeübt und vor dem Hintergrund verhaltenstheoretischer Konzepte auf die spezifische Problematik angewandt.

Im Mittelpunkt dieser Bausteine stehen ebenfalls die familienzentrierten Interventionen. Die kindzentrierten Interventionen für Kinder ab dem

Schulalter ergänzen die familienzentrierten Interventionen durch Therapiegeschichten aus *Wackelpeter & Trotzkopf*.

Spezielle operante Methoden (F13 bis F16, K13 bis K16)

In den Einheiten F13 bis F16 (mit K13 bis K15) werden Token-Systeme (Münzverstärkungsprogramme), Verstärker-Entzug (Response-Cost) und Auszeit (Time-out) als spezifische verhaltenstherapeutische Techniken zur Verminderung von umschriebenen Verhaltensproblemen und zum Aufbau angemessener Verhaltensalternativen eingeführt. Sie finden hauptsächlich bei Problemen Anwendung, die sich durch die pädagogisch-therapeutischen Interventionen nicht hinreichend vermindern ließen.

Im Mittelpunkt dieser Bausteine stehen ebenfalls die familienzentrierten Interventionen. Die kindzentrierten Interventionen für Kinder ab dem Schulalter ergänzen die familienzentrierten Interventionen durch Kapitel aus *Wackelpeter & Trotzkopf*.

Interventionen bei spezifischen Verhaltensproblemen (F17a bis F19, K17a bis K19)

Die Einheit F17a dient der Verbesserung von Spielintensität und Spielproduktivität hauptsächlich bei hyperkinetisch auffälligen Kindern im Kindergartenalter, während die Einheiten F17b und F18 für Kinder im Schulalter konzipiert sind und auf die Verbesserung des Arbeitsverhaltens und die Verminderung von Problemen während der Hausaufgabenzeit abzielen. In der Einheit F19 wird die Übertragung der Interventionen auf außerfamiliäre Situationen (Verhalten in der Öffentlichkeit, z. B. in Geschäften und Restaurants) thematisiert.

Im Mittelpunkt der Bausteine F17a/K17a und F17b/K17b stehen zunächst die kindzentrierten Interventionen, die der Therapeut in der Regel mit dem Kind allein durchführt. Die familienzentrierten Interventionen werden später eingesetzt und dienen dazu, die Eltern als Cotherapeuten anzuleiten, so dass die Interventionen in der Familie fortgeführt werden können. Der Baustein K17c (Selbstmanagement) ist die einzige kindzentrierte Intervention, der keine familienzentrierte Intervention direkt zugeordnet ist. In diesem Baustein, der für Schulkinder etwa ab der zweiten Klasse geeignet ist, werden mit dem Kind Möglichkeiten der Selbstbeobachtung und Selbstkontrolle erarbeitet, die ergänzend zu verschiedenen anderen familienzentrierten Interventionen eingesetzt werden können.

Demgegenüber stehen für die Bausteine F18 bis F19 die familienzentrierten Interventionen im Mittelpunkt, die in der Regel mit den Eltern und dem

Kind gemeinsam durchgeführt werden. Die kindzentrierten Interventionen sind für Kinder ab dem Schulalter geeignet und ergänzen die familienzentrierten Interventionen.

Stabilisierung der Effekte (F20)
In der Einheit F20 wird mit den Eltern erarbeitet, wie sie künftig Probleme eigenständig bewältigen können.

Ergänzende kindzentrierte Interventionen (K21, K22)
Zusätzlich zu diesen Bausteinen gibt es zwei ergänzende kindzentrierte Interventionen (K21 und K22), die aus Kapiteln aus *Wackelpeter & Trotzkopf* bestehen und die begleitend zu einer medikamentösen Therapie (K21: *Die Sache mit den Pillen*) bzw. zu einer schulzentrierten Intervention (K22: *Schule kann auch Spaß machen*) durchgeführt werden können. Die Anwendung dieser Bausteine wird in den entsprechenden Kapiteln (Kapitel 10.1 bzw. Kapitel 9) dargestellt.

7.3 Zusammenstellung eines individuellen Eltern-Kind-Programms

Das Eltern-Kind-Programm ist kein Standardprogramm, das mit allen Bausteinen bei allen Fällen durchgeführt wird. Da die individuellen Bedingungen sich von Familie zu Familie und von Kind zu Kind erheblich unterscheiden, ist eine sorgfältige Zusammenstellung eines individuellen Eltern-Kind-Programms eine wesentliche Voraussetzung für eine erfolgreiche Intervention. Durch seine flexible Struktur trägt das Eltern-Kind-Programm diesem Umstand Rechnung.

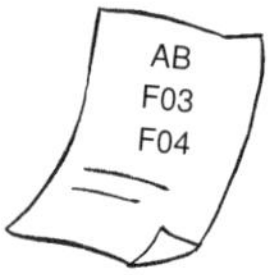

Die Auswahl der Behandlungsbausteine orientiert sich an dem im Baustein F03 erarbeiteten gemeinsamen Störungskonzept und an den im Baustein F04 definierten Therapiezielen. Die endgültige Therapieplanung erfolgt also erst im Baustein F04, wobei die Planung dem Verlauf der Behandlung kontinuierlich angepasst werden muss. Eine vorläufige Therapieplanung wird bereits zum Abschluss der Diagnostik durchgeführt (s. Kap. 6.6).

Die Zusammenstellung des individuellen Eltern-Kind-Programmes erfolgt nach der Bearbeitung der ersten drei Behandlungsbausteine, die **immer** durchgeführt werden sollen. Im vierten Baustein, der ebenfalls grundsätzlich durchgeführt wird, werden die Behandlungsziele gemeinsam mit den Eltern definiert und die Behandlungsplanung wird vorgenommen. Für die Zusammenstellung des individuellen Eltern-Kind-Programmes kann die *Checkliste: Indikation für Therapiebausteine* (Arbeitsblatt T01; s. Materialien) herangezogen werden, in der die Indikationen für die Bausteine und die Instrumente, die der Feststellung der Indikation dienen, aufgeführt sind. Dabei werden neben den in Kapitel 6 dargestellten Verfahren der störungsspezifischen Verhaltens- und Interaktionsdiagnostik weitere Entscheidungskriterien aufgenommen:

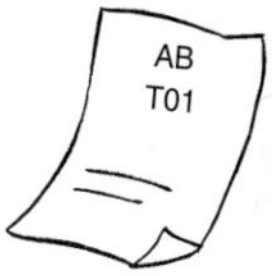

- Die **Beobachtung der Eltern-Kind-Interaktion** während der Untersuchungssituation und der Durchführung der ersten Bausteine des Eltern-Kind-Programmes gibt weitere Hinweise auf den Anteil negativ-kontrollierender Eltern-Kind-Interaktionen, auf oppositionelles Verhalten des Kindes und die Reaktionen der Eltern auf problematische Verhaltensweisen des Kindes.
- Die Bearbeitung des **Bausteins F03**, in dem ein gemeinsames Störungskonzept entwickelt und der Teufelskreis (Arbeitsblatt F03.2) der alltäglichen Interaktionen erarbeitet wird, gibt meist einen sehr tiefen Einblick in die Eltern-Kind-Interaktionen und die Reaktionen der Eltern auf problematisches und auf angemessenes Verhalten.
- Die Zusammenstellung des individuellen Eltern-Kind-Programmes nach der Durchführung des Bausteines F03 sollte in Abhängigkeit vom **weiteren Therapieverlauf** revidiert werden. Vor allem die Indikationen für die Bausteine, in denen Tokensysteme, Response Cost und Auszeitverfahren zur Anwendung kommen, hängen vom Erfolg bei den vorangegangenen Bausteinen ab.

7.3.1 Fallbeispiel Florian

Abbildung 7.2 zeigt beispielhaft die Checkliste für den siebenjährigen Florian, für den bereits in Kapitel 6.5 die Ergebnisse der Diagnostik dargestellt wurden. Zum Abschluss der diagnostischen Phase wurden vorläufig folgende Verhaltensprobleme von Florian in der Familie als Verhaltensprobleme definiert, die Gegenstand der Therapie sein sollen (weiter S. 133).

(1) Verweigert die schriftlichen Hausaufgaben oder schimpft und mault permanent während der Hausaufgaben.

(2) Bleibt bei keiner Mahlzeit bis zum Ende sitzen, trödelt und spielt mit dem Essen und ist ständig in Bewegung.

(3) Traktiert seine kleine Schwester; schlägt sie, beschimpft sie, nimmt ihr Spielsachen weg.

(4) Akzeptiert so gut wie keine Grenzsetzungen und Verbote. Er macht dann, was er will, oder er wird wütend.

T01 Checkliste: Indikation für Therapiebausteine des Eltern-Kind-Programms (S. 1/5)

Name des Kindes: *Florian*
Zutreffendes bitte ankreuzen (die entsprechenden Bausteine des Kind-Programms sind nicht aufgeführt)

Problem ⟶	**Erfassung** ⟶	**Indikation für Baustein**
☒ Hoher Anteil negativ-kontrollierender Eltern-Kind-Interaktionen/negative Eltern-Kind-Beziehung	☒ Beobachtung der Eltern-Kind-Interaktion ☒ Elterninterview über Problemsituationen in der Familie (EI-PF) ☒ Family-Relations-Test, Version für Kinder ☒ Baustein F03: Entwicklung eines gemeinsamen Störungskonzeptes	☒ F05 Betrachten Sie Ihr Kind von der positiven Seite. ☐ F06 Die *Spaß- & Spiel-Zeit:* Schenken Sie Ihrem Kind Aufmerksamkeit, wenn es spielt!
☒ Oppositionelles Verhalten/ Nichtbeachten von Anweisungen/ Grenzsetzungen	☒ Beobachtung der Eltern-Kind-Interaktion ☒ Fremdbeurteilungsbogen – Störungen des Sozialverhaltens (FBB-SSV) ☒ Diagnose-Checkliste – Störungen des Sozialverhaltens (DCL-SSV) ☒ Elternfragebogen über Problemsituationen in der Familie (EF-PF) ☒ Elterninterview über Problemsituationen in der Familie (EI-PF)	☒ F07 Familienregeln
+		
☒ Ineffektive Aufforderungen durch die Eltern	☒ Beobachtung der Eltern-Kind-Interaktion ☒ Elterninterview über Problemsituationen in der Familie (EI-PF) ☒ Baustein F03: Entwicklung eines gemeinsamen Störungskonzeptes	☒ F08 Wie man wirkungsvolle Aufforderungen gibt!

Abbildung 7.2. *Checkliste: Indikation für Therapiebausteine des Eltern-Kind-Programmes* (Arbeitsblatt T01), Beispiel Florian

T01 **Checkliste: Indikation für Therapiebausteine des Eltern-Kind-Programms** (S. 2/5)

Problem ⟶	Erfassung ⟶	Indikation für Baustein
+ ☒ Geringe Beachtung durch Eltern, wenn Anweisungen/ Grenzsetzungen befolgt werden	☒ Beobachtung der Eltern-Kind-Interaktion ☒ Elterninterview über Problemsituationen in der Familie (EI-PF) ☒ Baustein F03: Entwicklung eines gemeinsamen Störungskonzeptes	☒ F09 Schenken Sie Ihrem Kind Aufmerksamkeit, wenn es Aufforderungen befolgt!
+ ☒ Inkonsistente/ unangemessene negative Konsequenzen bei Problemverhalten	☐ Beobachtung der Eltern-Kind-Interaktion ☒ Elterninterview über Problemsituationen in der Familie (EI-PF) ☒ Baustein F03: Entwicklung eines gemeinsamen Störungskonzeptes	☒ F12 Setzen Sie natürliche Konsequenzen, wenn Ihr Kind Aufforderungen/Regeln nicht befolgt
☒ Ausgrägte motorische Unruhe/Impulsivität in der Familie ☐ Häufiges Störverhalten durch das Kind ☐ Geringe Beachtung durch Eltern, wenn Störverhalten nicht auftritt	☐ Beobachtung der Eltern-Kind-Interaktion ☒ Fremdbeurteilungsbogen für Aufmerksamkeitsdefizit-/ Hyperaktivitätsstörung (FBB-ADHS) ☒ Diagnose-Checkliste für Aufmerksamkeitsdefizit-/ Hyperaktivitätsstörung (DCL-ADHS) ☒ Elternfragebogen über Problemsituationen in der Familie (EF-PF) ☒ Elterninterview über Problemsituationen in der Familie (EI-PF) ☐ Baustein F03: Entwicklung eines gemeinsamen Störungskonzeptes	☒ F10 Schenken Sie Ihrem Kind Aufmerksamkeit, wenn es Sie bei einer Beschäftigung nicht gestört hat!
☐ Ausgeprägte Destruktivität/ Aggressivität	☐ Beobachtung der Eltern-Kind-Interaktion	☐ F11 Wo ist Ihr Kind und was macht Ihr Kind? Bewahren Sie den Überblick!

Abbildung 7.2. Fortsetzung

T01 Checkliste: Indikation für Therapiebausteine des Eltern-Kind-Programms (S. 3/5)

Problem →	Erfassung →	Indikation für Baustein
☐ Zu geringe Kontrolle durch Eltern	☐ Fremdbeurteilungsbogen – Störungen des Sozialverhaltens (FBB-SSV) ☐ Diagnose-Checkliste – Störungen des Sozialverhaltens (DCL-SSV) ☐ Elternfragebogen über Problemsituationen in der Familie (EF-PF) ☐ Elterninterview über Problemsituationen in der Familie (EI-PF) ☐ Baustein F03: Entwicklung eines gemeinsamen Störungskonzeptes	
☐ Kinder im Alter von etwa 4–8 Jahren mit extremer Unruhe und geringer Spielausdauer	☐ Beobachtung der Eltern-Kind-Interaktion ☐ Fremdbeurteilungsbogen für Aufmerksamkeitsdefizit-/Hyperaktivitätsstörung (FBB-ADHS) ☐ Diagnose-Checkliste für Aufmerksamkeitsdefizit-/Hyperaktivitätsstörung (DCL-ADHS) ☐ Elternfragebogen über Problemsituationen in der Familie (EF-PF) ☐ Elterninterview über Problemsituationen in der Familie (EI-PF)	☐ F17a Spieltraining
☒ Stark ausgeprägte Auffälligkeit: *Ärgern der Schwester* [?] F08 bis F12 nicht hinreichend erfolgreich ☒ Keine zu hohe Frequenz der Auffälligkeit	☐ Beobachtung der Eltern-Kind-Interaktion ☒ Fremdbeurteilungsbogen (FBB-ADHS; FBB-SSV) ☐ Diagnose-Checklisten (DCL-ADHS; DCL-SSV) ☒ Elternfragebogen über Problemsituationen in der Familie (EF-PF)	[?] F13 Wenn Lob allein nicht ausreicht: *Der Punkteplan* ☐ F14 Wie man *Punkte-Pläne* verändert und beendet.

Abbildung 7.2. Fortsetzung

T01 **Checkliste: Indikation für Therapiebausteine des Eltern-Kind-Programms** (S. 4/5)

Problem ⟶	Erfassung ⟶	Indikation für Baustein
	☒ Elterninterview über Problemsituationen in der Familie (EI-PF) ☐ Verlauf von F07 bis F11 (Problemliste T03)	
☒ Stark ausgeprägte Auffälligkeit: *Unruhe beim Essen* [?] F08 bis F12 nicht hinreichend erfolgreich ☒ Hohe Frequenz der Auffälligkeit [?] Keine extrem geringe Frustrationstoleranz	☐ Beobachtung der Eltern-Kind-Interaktion ☒ Fremdbeurteilungsbogen (FBB-ADHS; FBB-SSV) ☒ Diagnose-Checklisten (DCL-ADHS; DCL-SSV) ☒ Elternfragebogen über Problemsituationen in der Familie (EF-PF) ☒ Elterninterview über Problemsituationen in der Familie (EI-PF) ☐ Verlauf von F07 bis F11 (Problemliste, T03)	[?] F15 Der *Wettkampf um lachende Gesichter*
[?] F12 bis F15 nicht hinreichend erfolgreich	☐ Beobachtung der Eltern-Kind-Interaktion	[?] F16 Auszeit
☐ Heftige Wutausbrüche ☒ Sehr mächtige Position in der Familie	☒ Fremdbeurteilungsbogen – Störungen des Sozialverhaltens (FBB-SSV) ☒ Diagnose-Checkliste – Störung des Sozialverhaltens (DCL-SSV) ☒ Elternfragebogen über Problemsituationen in der Familie (EF-PF) ☒ Elterninterview über Problemsituationen in der Familie (EI-PF) ☒ Baustein F03: Entwicklung eines gemeinsamen Störungskonzeptes ☐ Verlauf von F12 bis F15 (Problemliste, T03)	

Abbildung 7.2. Fortsetzung

T01	Checkliste: Indikation für Therapiebausteine des Eltern-Kind-Programms	(S. 5/5)

Problem ⟶	Erfassung ⟶	Indikation für Baustein
☐ Schulkinder mit Impulsivität/Ablenkbarkeit bei Tests/Hausaufgaben mit Therapeuten unter optimalen Bedingungen	☐ Verhaltensbeurteilung bei Tests/bei den Hausaufgaben mit dem Therapeuten (VWU)	☒ K17b Selbstinstruktionstraining
☒ Verhaltens-/Interaktionsstörungen bei der Durchführung der Hausaufgaben in der Familie	☒ Verhaltensbeurteilung der der Eltern-Kind-Interaktion während der Hausaufgaben ☒ Fragebogen für Eltern über Verhaltensprobleme bei den Hausaufgaben (FVH)	☒ F18 Wie Sie Probleme bei den Hausaufgaben lösen können
☐ Auffälliges Verhalten in Geschäften, im Restaurant und anderen öffentlichen Plätzen	☐ Elternfragebogen über Problemsituationen in der Familie (EF-PF) ☐ Elterninterview über Problemsituationen in der Familie (EI-PF)	☒ F19 Problematisches Verhalten in der Öffentlichkeit

Abbildung 7.2. Fortsetzung

Zu Beginn des Eltern-Kind-Programmes wurde mit Florian eine Spielstunde durchgeführt, um eine tragfähige Beziehung zu Florian aufzubauen. Für die Entwicklung eines Störungskonzeptes (Bausteine F02 und F03) wurden insgesamt vier Sitzungen benötigt, da in diesem Rahmen die ausgeprägte Partnerproblematik von beiden Eltern ausführlich thematisiert wurde.

Therapieplanung

Aufgrund der Checkliste werden für die weitere Fortführung des Eltern-Kind-Programmes folgende **Therapiebausteine** ausgewählt:

Indikation. Hoher Anteil an negativ-kontrollierenden Mutter-Kind-Interaktionen, negative Mutter-Kind-Beziehung.

Therapiebausteine:

- F05 *Betrachten Sie Ihr Kind von der positiven Seite!* und
- F06 Die Spaß- und Spiel-Zeit: *Schenken Sie Ihrem Kind Aufmerksamkeit, wenn es spielt!*
  Die entsprechenden kindzentrierten Interventionen der Bausteine K05 und K06 werden integriert.

Indikation. Oppositionelles Verhalten von Florian, das aufrechterhalten wird durch

- ineffektive Aufforderungen der Eltern,
- geringe Beachtung durch Eltern, wenn Anweisungen/Grenzsetzungen befolgt werden und
- inkonsistente und unangemessene negative Konsequenzen bei oppositionellem Verhalten.

Therapiebausteine:

- F07 *Familienregeln*
- F08 *Wie man wirkungsvolle Aufforderungen gibt!*
- F09 *Schenken Sie Ihrem Kind Aufmerksamkeit, wenn es Aufforderungen befolgt!*
- F12 *Setzen Sie natürliche Konsequenzen, wenn Ihr Kind Aufforderungen und Regeln nicht befolgt*

Die entsprechenden kindzentrierten Interventionen der Bausteine K07/K08/K09 und K12 werden integriert.

Indikation. Ausgeprägte motorische Unruhe und Impulsivität.

Therapiebaustein:

- F10 *Schenken Sie Ihrem Kind Aufmerksamkeit, wenn es Sie bei einer Beschäftigung nicht gestört hat!* (einschließlich der kindzentrierten Interventionen in Baustein K10)

Indikation. Verhaltens- und Interaktionsstörungen bei der Durchführung der Hausaufgaben in der Familie, wobei während der Tests/Hausaufgaben mit dem Therapeuten zwar Unruhe und Ablenkbarkeit ebenfalls zu beobachten waren, die allerdings vom Therapeuten relativ gut begrenzt werden konnten.

Therapiebaustein:

- F18 *Wie Sie Probleme bei den Hausaufgaben lösen können* (einschließlich der kindzentrierten Interventionen in Baustein K18)

Indikation. Streitigkeiten mit der Schwester, wenn das Problemverhalten durch die Einheiten F07 bis F12 nicht hinreichend vermindert werden kann.

Therapiebaustein:

- F13 *Wenn Lob allein nicht ausreicht: Der Punkteplan* (einschließlich der kindzentrierten Interventionen in Baustein K13)

Indikation. Unruhe bei den Mahlzeiten, die sehr stark ausgeprägt ist, und eine hohe Frequenz hat, wenn das Problemverhalten durch die Einheiten F08 bis F12 nicht hinreichend vermindert werden kann.

Therapiebaustein:

- F15 *Der Wettkampf um lachende Gesichter* (einschließlich der kindzentrierten Interventionen in Baustein K15)

Abbildung 7.3 zeigt die auf der Checkliste aufbauende Therapieplanung für Florian anhand des Arbeitsblattes T02 *(Therapieplanung: Eltern-Kind-Programm)*.

Nach Beendigung der diagnostischen Phase wurden für die ersten vier Bausteine insgesamt sechs Sitzungen geplant, da im Verlauf der Diagnostik eine ausgeprägte Partnerproblematik und eine hohe Belastung vor allem der Mutter deutlich wurde, die es im Rahmen dieser Einheiten zunächst einmal aufzufangen galt.

Im Baustein F04 erfolgte die weitere Planung. Zunächst wurden zwei Sitzungen für F06 geplant, um gemeinsam mit Mutter und Florian Spielstunden durchzuführen und die ausgeprägt negative Mutter-Kind-Beziehung zu verbessern. Relativ früh soll dann der Baustein F18 bearbeitet werden, da die Hausaufgabenprobleme eine extreme Belastung der Familienmitglieder und der Beziehungen zwischen den Familienmitgliedern bewirkt hatten und deshalb eine frühzeitige Verminderung der Hausaufgabenprobleme angestrebt wird. Die *Spaß- & Spiel-Zeit* (F06) soll parallel weitergeführt werden.

Danach werden Partnergespräche geplant, die zur Klärung der massiven Partnerkonflikte beitragen und die Partner zur Aufnahme einer Paartherapie motivieren sollen. Danach sollen die Einheiten F07/F08/F09/F11/F12 bearbeitet werden, um die Mutter zu einem konsistenterem Verhalten bei Anweisungen und Grenzsetzungen anzuleiten und die zu strengen Reaktionen des Vaters abzumildern. Je nach Verlauf der Behandlung können danach Tokensysteme und Response-Cost-Verfahren zur Verminderung des unruhigen Verhaltens beim Essen und bei heftigen Auseinandersetzungen mit der Schwester eingeführt werden. Die genaue Planung erfolgt jedoch erst zu einem späteren Zeitpunkt.

Dieses Beispiel zeigt, dass sich gelegentlich eine frühzeitige gezielte Intervention zur Verringerung umschriebener Verhaltensprobleme empfiehlt (hier Probleme bei den Hausaufgaben), um die Voraussetzungen zum Aufbau einer positiven Eltern-Kind-Beziehung zu verbessern.

T02 **Therapieplanung: Eltern-Kind-Programm** (S. 1/1)

Name des Kindes Florian

Datum: ____________

Therapieplanung

Eltern	Kind (Anzahl)	Sitzungen	Bemerkung
F01	K01	2	1 Std. F01; 1 Std. K01/ Spielstunde
F02		2	ausgeprägte Partnerproblematik
F03	K02–3	2	u. starke Belastung der Mutter
F04	K04	1–2	
F05	K05	ca. 1	Aufbau positiver Mutter-
F06	K06	ca. 2	Kind-Interaktionen
F18/F06	K18	ca. 2	Hausaufgaben sind sehr belastend
	2–4		Partnergespräche: Klärung d. Bez.
			→ Motivation für Paartherapie
F07/F06	K07/08		
F08/F06			mit Mutter und Florian
F09/F06	K09		
F12/F06	K12		mit Vater u. Mutter:
			Vater zu streng!
			Mutter inkonsequent

Bausteine (Kurztitel)

F/K01	Definition der Verhaltensprobleme des Kindes
F/K02–03	Erarbeitung der Elemente eines gemeinsamen Störungskonzeptes
F/K02–03	Entwicklung eines gemeinsamen Störungskonzeptes
F/K04	Behandlungsziele und Behandlungsplanung
F/K05	Fokussierung positiver Erlebnisse
F/K06	Aufbau positiver Spielinteraktionen
F07/K07	Familienregeln
F08/K08–09	Entwicklung effektiver Aufforderungen
F09/K08–09	Soziale Verstärkung bei Beachtung von Aufforderungen
F/K10	Soziale Verstärkung bei nicht störendem Verhalten
F11	Aufbau wirkungsvoller Kontrolle
F/K12	Natürliche negative Konsequenzen
F/K13	Aufbau von Token-Systemen
F14	Anpassung von Token-Systemen
F/K15	Verstärker-Entzugs-Systeme
F/K16	Auszeit
K/F17a	Spieltraining
K/F17b	Selbstinstruktionstraining
K17c	Selbstmanagement
F/K18	Bewältigung von Verhaltensproblemen bei Hausaufgaben
F/K19	Bewältigung von Verhaltensproblemen in der Öffentlichkeit
F20	Wenn neue Probleme auftauchen

Abbildung 7.3. *Therapieplanung: Eltern-Kind-Programm* (Arbeitsblatt T02), Beispiel: Florian

7.3.2 Fallbeispiel Jan

Abbildung 7.4 zeigt den Therapieplan für den fünfjährigen Jan, bei dem laut der *Problemliste: Verhaltensprobleme des Kindes in der Familie* (Arbeitsblatt T03; siehe Materialien) folgende Hauptprobleme definiert wurden:

(1) Kann sich allein nicht beschäftigen, spielt nur für kurze Zeit.

(2) Überhört nahezu jede Aufforderung/Grenzsetzung (vor allem: sich anzuziehen, etwas liegen zu lassen, etwas aufzuräumen).

(3) Ist ständig in der Nähe der Mutter, stört sie bei fast jeder Tätigkeit.

(4) Ist in Geschäften nicht zu begrenzen, ist sehr unruhig, fasst alles an usw.

Nach der Problemdefinition, Entwicklung eines Störungskonzeptes und Behandlungsplanung (F01 bis F04) soll zunächst der Baustein F17a *Spieltraining* in sechs Stunden intensiv bearbeitet werden, um die geringe Spielausdauer und Spielintensität zu verbessern und dadurch auch das ständige Störverhalten von Jan zu vermindern. Anschließend wird die Mutter angeleitet, dieses auch zu Hause umzusetzen (F17a). Danach sollen die Bausteine F07 *(Familienregeln)*, F08 *(Wie man wirkungsvolle Aufforderungen gibt)*, F10 *(Schenken Sie Ihrem Kind Aufmerksamkeit, wenn es Sie bei einer Beschäftigung nicht gestört hat!)*, F09 *(Schenken Sie Ihrem Kind Aufmerksamkeit, wenn es Aufforderungen befolgt!)* und F12 *(Setzen Sie natürliche Konsequenzen, wenn Ihr Kind Aufforderungen und Regeln nicht befolgt)* bearbeitet werden, um das Störverhalten und das oppositionelle Verhalten von Jan zu vermindern. Diese Einheiten werden zusammen mit dem Vater, der Mutter und ohne Jan bearbeitet, weil eine intensive Bearbeitung von Problemen mit den Eltern durch das extrem unruhige und störende Verhalten von Jan auch während der Therapiesitzungen nicht möglich ist. Die Einbeziehung von Vater und Mutter ist bei diesen Bausteinen besonders wichtig, weil beide Elternteile große Probleme mit Aufforderungen und Grenzsetzungen Jan gegenüber haben.

Danach soll mit Hilfe des *Wettkampfes um lachende Gesichter* (Baustein F15) das Nichtbeachten von Aufforderungen und Grenzsetzungen weiter vermindert werden und schließlich sollen die *Verhaltensprobleme in der Öffentlichkeit* durch den Baustein F19 bearbeitet werden. Trotz der erheblichen Verhaltensprobleme von Jan besteht ein überwiegend positives Verhältnis zwischen den Eltern und Jan, deshalb wurden die Einheiten F05/F06 zur Förderung positiver Eltern-Kind-Interaktionen und Eltern-Kind-Beziehungen nicht eingeplant.

T02 **Therapieplanung: Eltern-Kind-Programm** (S. 1/1)

Name des Kindes *Jan*

Datum: ______

Therapieplanung

Eltern	Kind (Anzahl)	Sitzungen	Bemerkung
F01	K01	1	
F02		1	
F03	K02–3	1	
F04	K04	1	
	K17a	ca. 6	*sehr geringe Spielintensität*
F17a		ca. 2	*Anleitung der Mutter*
F07			}
F08			} *Vater u. Mutter*
F09			} *(ohne Jan)*
F10			
F12			
F15			} *wird später geplant*
F19			}

Bausteine (Kurztitel)

F/K01	Definition der Verhaltensprobleme des Kindes
F/K02–03	Erarbeitung der Elemente eines gemeinsamen Störungskonzeptes
F/K02–03	Entwicklung eines gemeinsamen Störungskonzeptes
F/K04	Behandlungsziele und Behandlungsplanung
F/K05	Fokussierung positiver Erlebnisse
F/K06	Aufbau positiver Spielinteraktionen
F07/K07	Familienregeln
F08/K08–09	Entwicklung effektiver Aufforderungen
F09/K08–09	Soziale Verstärkung bei Beachtung von Aufforderungen
F/K10	Soziale Verstärkung bei nicht störendem Verhalten
F11	Aufbau wirkungsvoller Kontrolle
F/K12	Natürliche negative Konsequenzen
F/K13	Aufbau von Token-Systemen
F14	Anpassung von Token-Systemen
F/K15	Verstärker-Entzugs-Systeme
F/K16	Auszeit
K/F17a	Spieltraining
K/F17b	Selbstinstruktionstraining
K17c	Selbstmanagement
F/K18	Bewältigung von Verhaltensproblemen bei Hausaufgaben
F/K19	Bewältigung von Verhaltensproblemen in der Öffentlichkeit
F20	Wenn neue Probleme auftauchen

Abbildung 7.4. *Therapieplanung: Eltern-Kind-Programm* (Arbeitsblatt T02), Beispiel: Jan

7.4 Setting und Strukturierung der Therapiesitzungen

7.4.1 Teilnehmer an den Sitzungen

Die familienzentrierten Interventionen des Eltern-Kind-Programmes werden teilweise mit den Eltern allein, überwiegend jedoch mit Eltern und Kind gemeinsam durchgeführt. Analog werden die kindzentrierten Interventionen teilweise allein mit dem Kind, überwiegend gemeinsam mit den Eltern durchgeführt.

Familienzentrierte Interventionen. Bei den familienzentrierten Interventionen ist die **Mitarbeit beider Elternteile** meist wünschenswert, aber nicht zwingend notwendig. Die Therapie kann schwerpunktmäßig mit der Hauptbezugsperson des Kindes (meist der Mutter) durchgeführt werden. Der zweite Elternteil sollte aber nach Möglichkeit bei der Bearbeitung der ersten vier Therapiebausteine teilnehmen, in denen die Probleme definiert, ein gemeinsames Störungskonzept entwickelt und die Behandlung geplant wird. An diesen Sitzungen sollte das Kind **nicht** teilnehmen, weil Themen oder Probleme angesprochen werden, die häufig für das Kind belastend sind (z. B. massive Beziehungsstörungen zwischen Mutter und Kind oder Partnerkonflikte) und deshalb von den Eltern in Anwesenheit des Kindes nicht offen angesprochen werden können.

Allerdings ist es sehr wichtig, die Perspektive des Kindes zu den Themen Problemdefinition, Störungskonzept und Therapieziele zu kennen. Deshalb werden die Themen der ersten vier Bausteine des Eltern-Kind-Programms in den kindzentrierten Interventionen parallel mit dem Kind allein erarbeitet. Zusätzlich dienen Spielstunden dem Beziehungsaufbau zum Kind. Danach wird in einem gemeinsamen Gespräch mit Eltern und Kind die gemeinsame Therapieplanung abgeschlossen.

In den weiteren Bausteinen der familienzentrierten Interventionen des Eltern-Kind-Programmes ist in der Regel die Anwesenheit des Kindes wünschenswert. Es gibt jedoch Bedingungen und Konstellationen, die eine Bearbeitung einzelner Bausteine allein mit den Eltern/einem Elternteil sinnvoll erscheinen lassen:

- **Extreme Unruhe/Auffälligkeit** des Kindes während der Therapiesitzung, die ein konzentriertes Bearbeiten von Themen verhindern,
- eine ausgeprägt **negative Beziehung** zwischen Eltern und Kind, die dazu führt, dass das Kind immer wieder beschuldigt und an den Pranger gestellt wird,

- **weitere Belastungen** in der Familie, z. B. massive Partnerkonflikte oder psychische Auffälligkeiten eines Elternteils, die in Anwesenheit des Kindes nicht offen angesprochen werden können.

Je älter das Kind ist, umso wichtiger ist generell seine Teilnahme an den familienzentrierten Interventionen, weil das Kind besser aktiv in den Problemlöseprozess einbezogen werden kann und seine eigene Perspektive der Dinge mitteilen kann. Bei Ausschluss aus den Elterngesprächen reagieren ältere Kinder häufig misstrauisch und befürchten, dass Dinge beschlossen werden, die nicht in ihrem Interesse sind.

Kindzentrierte Interventionen. Bei den kindzentrierten Interventionen des Eltern-Kind-Programmes ist es in einigen Bausteinen günstiger, die Themen mit dem Kind zunächst allein zu bearbeiten und danach noch einmal gemeinsam mit den Eltern und dem Kind über die *Wackelpeter & Trotzkopf*-Geschichte zu sprechen. In den meisten Bausteinen wird die *Wackelpeter & Trotzkopf*-Geschichte gemeinsam mit dem Kind und den Eltern bearbeitet, bevor die entsprechenden familienzentrierten Interventionen durchgeführt werden. Wenn jedoch eine ausgeprägt negative Eltern-Kind-Beziehung mit starker Vorwurfshaltung der Eltern vorliegt, ist es in der Regel günstiger, die kindzentrierten Interventionen zunächst mit dem Kind allein durchzuführen. Bei einer tragfähigen Eltern-Kind-Beziehung und entsprechendem pädagogischen Geschick der Eltern können auch einzelne Kapitel aus *Wackelpeter & Trotzkopf* zur Bearbeitung mit nach Hause gegeben werden. Dies ist jedoch eher die Ausnahme.

7.4.2 Sitzungsfrequenz

In der Regel finden die Sitzungen **einmal pro Woche** statt, in Fällen, in denen ausgeprägte Belastungen vorhanden sind, können Sitzungen auch zweimal pro Woche durchgeführt werden. Für die ersten vier Behandlungsbausteine, in denen die Probleme definiert, ein gemeinsames Störungskonzept entwickelt und die Behandlung geplant wird, bietet sich eine höhere Sitzungsfrequenz an, weil belastete Eltern in dieser Phase häufig danach drängen, dass „etwas unternommen" und nicht nur analysiert wird. Zum Ende der Behandlung empfiehlt es sich, Sitzungen in zunehmend größeren Abständen durchzuführen, um damit eine Stabilisierung der Behandlungseffekte zu unterstützen.

7.4.3 Sitzungsdauer

Die Sitzungsdauer beträgt in der Regel **50 bis 60 Minuten**, in einzelnen Fällen hat sich eine längere Sitzungsdauer von bis zu 90 Minuten bewährt. Eine verlängerte Sitzung ist vor allem dann indiziert, wenn mit den Eltern allein zentrale Themen bearbeitet werden oder wenn mit den Eltern und dem Kind gemeinsam ein Baustein bearbeitet wird und mit dem Kind zusätzlich eine *Wackelpeter & Trotzkopf*-Geschichte bearbeitet oder eine spielerische Aktion durchgeführt wird. Die Bearbeitung einer *Wackelpeter & Trotzkopf*-Geschichte nimmt etwa 15 bis 20 Minuten in Anspruch.

Die meisten Behandlungsbausteine sind so konzipiert, dass sie in der Regel innerhalb einer Sitzung bearbeitet werden können. Gelegentlich sind jedoch mehrere Sitzungen für die Bearbeitung eines Behandlungsbausteins notwendig. Die Behandlungsbausteine sollten nicht zu schnell hintereinander durchgearbeitet werden. Man sollte erst dann zum nächsten Behandlungsbaustein übergehen, wenn der vorangegangene Behandlungsbaustein **vollständig bearbeitet** worden ist. Interventionen, welche die Eltern in der Familie durchführen (Therapieaufgaben), können parallel erfolgen. Allerdings ist es nur selten möglich, mehr als zwei Interventionen in der Familie parallel durchzuführen.

7.4.4 Behandlungsdauer

Die Dauer der Behandlung ist sehr variabel. In wenigen Fällen, in denen die Verhaltensprobleme des Kindes in der Familie sehr begrenzt sind (z. B. ausschließlich Auseinandersetzungen bei den Hausaufgaben) und ansonsten auch keine gravierenden anderen Familienprobleme vorhanden sind, kann die Behandlung in weniger als zehn Sitzungen abgeschlossen werden. Selten dauert eine Therapie länger als 40 Sitzungen. Häufig ist jedoch eine längerfristige grobmaschige Nachsorge indiziert.

7.4.5 Aufbau der Sitzungen

In der Regel bietet sich folgender Aufbau der Sitzungen an:

(1) Gespräch über Ereignisse seit dem letzten Kontakt
Zu Beginn jeder Sitzung werden die Eltern (und das Kind) gebeten, von Ereignissen zu berichten, die seit dem letzten Kontakt mit dem Therapeuten

stattgefunden haben. Das Gespräch dient der allgemeinen Orientierung des Therapeuten und als Aufwärmphase. Wenn keine wichtigen Ereignisse stattgefunden haben, wird dieses Gespräch auf etwa fünf Minuten begrenzt sein.

(2) Bearbeitung der Problemliste und Besprechung der Therapieaufgaben

Nach dem Gespräch über allgemeine Ereignisse wird das Gespräch auf die Entwicklung der Verhaltensprobleme des Kindes in der Familie und auf andere Probleme in der Familie gelenkt, deren Verminderung Ziel der Behandlung ist. Dabei werden die Eltern gebeten, die *Problemliste über Verhaltensprobleme des Kindes in der Familie* (Arbeitsblatt T03) zu bearbeiten.

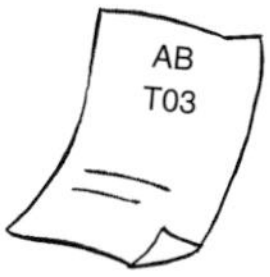

In der Regel erhalten die Eltern (und das Kind) zum Ende jeder Sitzung eine **Therapieaufgabe**, die meist die Durchführung einer Intervention in der Familie beinhaltet. Die Erfahrungen der Eltern (und des Kindes) mit der Durchführung der Therapieaufgabe aus der vorangegangenen Sitzung werden ausführlich besprochen, meist anhand von Protokollen, die von den Eltern angefertigt werden. Konnten die Therapieaufgaben erfolgreich umgesetzt werden, wird mit den Eltern (und dem Kind) besprochen, ob und auf welche Art die Aufgabe für die nächste Zeit weitergeführt wird. Traten Probleme bei der Umsetzung der Aufgabe auf, so werden diese Schwierigkeiten genau analysiert und entsprechende Modifikationen in der Aufgabe durchgeführt. Genaue Hinweise dazu können Kapitel 7.6.2 und den Durchführungsanleitungen für die Therapiebausteine (Kap. 8) entnommen werden.

> ! Gehen Sie grundsätzlich davon aus, dass die Therapieaufgaben in der Regel **beim ersten Versuch nicht erfolgreich** umgesetzt werden können, sondern dass Modifikationen notwendig sind. Es kann durchaus vorkommen, dass die gesamte Sitzung für die Besprechung der Probleme bei der Durchführung der Therapieaufgaben benötigt wird und die ursprünglich geplante Bearbeitung anderer Therapiebausteine zurückgestellt werden muss.

Nach der Besprechung der Therapieaufgabe der letzten Sitzung werden die Erfahrungen mit den Therapieaufgaben früherer Sitzungen zumindest kurz angesprochen und über deren Weiterführung oder über notwendige Adaptationen entschieden.

(3) Bearbeitung eines Therapiebausteins

Nach der Besprechung der vorangegangenen Therapieaufgaben kann ein neuer Therapiebaustein bearbeitet oder ein bereits bearbeiteter Therapiebaustein vertieft werden. Bei der Einführung eines neuen Behandlungsbausteins werden zunächst die Ziele dieses Bausteins erläutert. Die wichtigsten Schritte eines Bausteines sind anhand von Regeln für die Durchführung von Interventionen in der Familie in einem **Elternleitfaden** zusammengefasst. Dieser Leitfaden wird in der Therapiestunde besprochen und den Eltern als Erinnerungshilfe mit nach Hause gegeben. Die Regeln sind wichtige Orientierungshilfen, müssen aber vom Therapeuten gemeinsam mit den Eltern den individuellen Bedingungen angepasst werden. Der Aufbau des Leitfadens in Form von Regeln soll daher nicht als strikte Direktive verstanden werden. Häufig wird die Intervention nach der Erarbeitung der Regeln eingeübt. Danach wird die Durchführung der Intervention in der Familie als Therapieaufgabe vereinbart und die konkreten Durchführungsmodalitäten werden festgelegt.

(4) Integration der kindzentrierten Interventionen

In den Durchführungsanleitungen zu den Therapiebausteinen (Kap. 8) wird die Integration der kindzentrierten Interventionen in den Therapiebaustein jeweils beschrieben. Meist ist es günstiger, die kindzentrierten Interventionen **vor** die Bearbeitung der familienzentrierten Interventionen zu stellen. Das Kind wird auf diese Weise auf den neuen Therapiebaustein im Eltern-Programm vorbereitet und kann dann eher aktiv am Eltern-Programm teilnehmen. Manchmal ist es jedoch sinnvoller, die kindzentrierten Interventionen **nach** den familienzentrierten Interventionen durchzuführen, vor allem dann, wenn wesentliche Punkte erst mit den Eltern geklärt werden müssen, um den Baustein an die individuellen Bedingungen anzupassen.

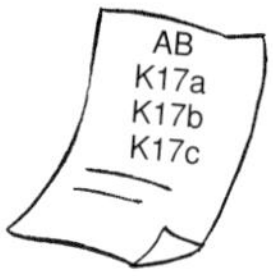

Die Sitzungen, in denen das Spieltraining (K17a), das Selbstinstruktionstraining (K17b) oder das Selbstmanagement-Programm (K17c) mit dem Kind durchgeführt werden, finden zunächst nur mit dem Kind statt. Jedoch wird auch bei diesen Sitzungen zunächst mit Eltern und Kind ein kurzes Gespräch über Ereignisse seit dem letzten Kontakt geführt, die Problemliste wird bearbeitet und Therapieaufgaben aus früheren Sitzungen werden besprochen.

7.5 Beziehungsaufbau

Der Aufbau einer positiven und vertrauensvollen Beziehung zu dem Kind und zu den Eltern stellt eine wesentliche Voraussetzung für eine erfolgreiche Behandlung dar. Nur auf einer solchen Basis lassen sich die einzelnen verhaltenstherapeutischen Techniken wirkungsvoll anwenden.

Beziehung zu den Eltern. Die wichtigste Grundlage für eine solche therapeutische Beziehung wird in den ersten Kontakten mit den Eltern und dem Kind gelegt. Deshalb sollte sich der Therapeut in der diagnostischen Phase genügend Zeit nehmen, um sich die Sorgen und Probleme der Eltern in Ruhe anzuhören und ihnen Verständnis zu signalisieren. Der Therapeut sollte sich zu einem möglichst frühen Zeitpunkt Klarheit über die **Erwartungen** verschaffen, welche die Eltern an ihn und an die Therapie haben.

! Das Eltern-Kind-Programm ist ein direktiver Therapieansatz. Dieser darf jedoch nicht dazu führen, dass der Therapeut in einen dozierenden, belehrenden Stil verfällt. Die Eltern sind die Menschen, die ihr Kind am besten kennen. Der Therapeut hat zwar Kompetenzen in der Therapie von Kindern mit externalen Störungen, jede Therapie muss aber auf die individuellen Besonderheiten der Familie und des Kindes zugeschnitten werden. Deshalb kann der Therapeut Vorschläge machen und mithilfe des Eltern-Kind-Programmes gemeinsam mit den Eltern Interventionen ausarbeiten, die möglicherweise hilfreich sind.

Die Regeln in den Elternleitfäden und im Therapeuten-Manual sind prägnant formuliert, damit sie sich gut einprägen; ihre knappe und direktive Formulierung kann aber auch als belehrend empfunden werden, was jedoch nicht beabsichtigt ist.

Beziehung zum Kind. Ebenso wichtig ist aber auch der Beziehungsaufbau zu dem Kind in den ersten Sitzungen. Schon beim ersten, spätestens beim zweiten diagnostischen Kontakt sollte sich der Therapeut in spielerischer Weise zumindest für etwa 20 Minuten mit dem Kind allein beschäftigen. Wenn sich der Beziehungsaufbau schwierig gestaltet, sollten im Verlauf der diagnostischen Phase und der ersten Phase des Eltern-Kind-Programms mehrere Spielstunden mit dem Kind durchgeführt werden. Da die Eltern häufig unter einem hohen Problemdruck leiden, drängen sie oft zu frühen Interventionen. Deshalb ist es sehr wichtig, mit den Eltern zu klären, dass der Beziehungsaufbau zum Kind eine wichtige Rolle spielt und eine wesentliche Voraussetzung dafür ist, dass die späteren Interventionen erfolgreich verlaufen.

Kinder allgemein und Kinder mit externalen Auffälligkeiten im Besonderen kommen nicht zur Therapie, weil sie Probleme haben; sie kommen anfangs, weil die Eltern das so wollen und sollten später kommen, weil sie eine Beziehung zum Therapeuten aufgebaut haben. Da die Eltern-Kind-Beziehung häufig sehr belastet ist, lassen sich Kinder in der ersten Behandlungsphase nicht selten nur dem Therapeuten zuliebe auf Verhaltensänderungen ein. Oft ist das Lob des Therapeuten für eine gelungene Maßnahme für das Kind zunächst wichtiger als das Lob der Eltern. Kinder müssen den Therapeuten als Anwalt für ihre berechtigten Bedürfnisse erleben, was freilich nicht dazu führen darf, dass der Therapeut bedingungslos die Seite des Kindes stützt. Das Kind-Programm bietet dem Therapeuten vielfältige Möglichkeiten, dem Kind Verständnis für seine Situation zu signalisieren, aber auch dafür zu werben, die Problematik aus der Perspektive der Eltern wahrzunehmen.

Besonders schwierig gestaltet sich der Beziehungsaufbau zu Kindern, die in der Familie besonders mächtig sind, weil sie meist früh erkennen, dass der Therapeut bestrebt ist, ihre nicht altersgemäße Machtrolle in der Familie zu begrenzen und sie in ihre Kindrolle zurückzuführen.

7.6 Schwierige Therapiesituationen

In der Durchführungsanleitung für die Therapiebausteine (vgl. Kap. 8) werden kritische Therapiesituationen, die in dem jeweiligen Behandlungsbaustein auftreten können, thematisiert. An dieser Stelle soll auf Probleme bei der Durchführung der Therapiebausteine eingegangen werden, die sich unabhängig vom konkreten Baustein stellen. Bei der Darstellung der kritischen Therapiesituationen in den einzelnen Behandlungsbausteinen wird auf dieses Kapitel immer wieder verwiesen werden, weil die konkreten Schwierigkeiten in einem Therapiebaustein häufig Ausdruck allgemeiner Durchführungsprobleme sind. Entscheidende **Voraussetzungen** für eine erfolgreiche Therapie sind

- der Aufbau einer tragfähigen therapeutischen Beziehung,
- die klare Definition von Therapiezielen und
- die Entwicklung eines gemeinsamen Störungs- und Interventionskonzeptes.

Diese Themen werden in gesonderten Kapiteln ausführlich dargestellt. **Durchführungsprobleme** können sich beziehen auf

- Durchführungsprobleme **während** der Therapiesitzungen oder
- Probleme bei der Durchführung der Interventionen in der Familie **(Therapieaufgaben)**.

7.6.1 Durchführungsprobleme während der Therapiesitzungen

Durchführungsprobleme während der Therapiesitzungen können so vielfältig sein, dass sie sich kaum umfassend abhandeln lassen. Von den vielfältigen Problemsituationen, die im Laufe der Therapie auftreten können, sollen einige anhand typisierender Merkmale der Eltern verdeutlicht werden, ohne damit Schuldzuschreibungen vornehmen zu wollen. Mit der Typisierung sollen für den Therapeuten Orientierungshilfen gegeben werden und keine Stigmatisierung der Eltern stattfinden.

Eltern mit Schuldgefühlen

Häufig wird schon beim ersten Kontakt deutlich, dass die Eltern von Schuldgefühlen geplagt sind, weil sie den Eindruck haben, dass ihr Verhalten die zentrale Ursache für die Probleme des Kindes darstellt. Vor allem aber die Thematisierung von Eigenschaften und Problemen der Eltern und von familiären Problemen als mögliche Teil-Ursachen für die Verhaltensprobleme des Kindes (Baustein F02) können Schuldzuschreibungen (eines Elternteils zu sich selbst oder zum anderen Elternteil) aktivieren.

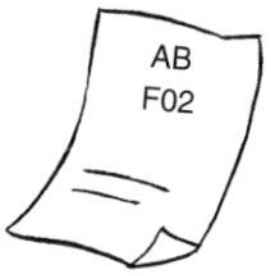

Sie sollten diese latenten oder offenen Schuldzuschreibungen als solche thematisieren und zunächst annehmen („Sie denken, es ist Ihre Schuld, dass das Kind so ist?“). Sie sollten aber dann mit den Eltern erarbeiten, dass es in der Therapie nicht um die Zuweisung von Schuld geht und dass es so gut wie nie nur eine Ursache für solche Probleme gibt, sondern dass man eher von einem multifaktoriellen Geschehen ausgehen muss. Außerdem sind Schuldzuschreibungen in die Vergangenheit gerichtet und können deshalb kaum hilfreich für zukünftige Lösungen sein. Ausgeprägte Schuldgefühle können den Therapieprozess hemmen („Ich weiß, daß ich schuld bin, aber ich kann daran nichts mehr ändern“). Auch deshalb sollten Sie versuchen, den Einfluss anderer Faktoren auf die Entwicklung der Problematik mit den Eltern herauszuarbeiten. Dabei hat sich die Besprechung des Teufelskreises (Arbeitsblatt F03.2) im Rahmen der Entwicklung eines gemeinsamen Störungskonzeptes (Baustein F03) als besonders hilfreich erwiesen. Machen Sie darüber hinaus deutlich, dass es in der Therapie vor allem darum geht, gemeinsam zu überlegen, was sich ändern muss, damit sich die Probleme vermindern. Der therapeutische Prozess sollte mehr in die Zukunft als in die Vergangenheit gerichtet sein.

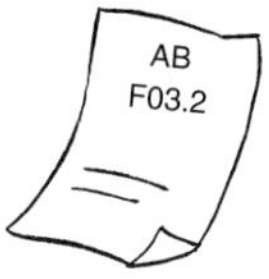

Eltern mit depressiver Problematik

Neben Schuldgefühlen können Gefühle der Hoffnungslosigkeit, der eigenen Inkompetenz, traurige Verstimmung und mangelnder Antrieb auftreten.

Thematisieren Sie vorsichtig diese Problematik. Überprüfen Sie, ob sich die Problematik primär auf das Problem mit dem Kind bezieht (Hilflosigkeitserfahrungen) oder deutlich darüber hinaus geht. Liegt eine generelle depressive Symptomatik vor, wird eine entsprechende Psychotherapie des Elternteils zu empfehlen sein, die jedoch nicht notwendigerweise eine Unterbrechung dieses Behandlungsprogrammes nach sich ziehen muss. Sind die Probleme mit dem Kind Hauptursache der Depressivität, dann sollte der Teufelskreis von kindlicher Problematik und Depressivität der Bezugsperson deutlich gemacht werden. Die Verhaltensprobleme des Kindes vermehren die Depressivität, welche die Erziehungskompetenzen der Eltern beeinträchtigt und dadurch wiederum die kindliche Problematik unterstützt. Der Elternteil sollte dazu ermutigt werden, die Therapie als Chance zu begreifen, die eigene Problematik (Gefühl der Hoffnungslosigkeit in Erziehungssituationen) und die des Kindes Schritt für Schritt zu vermindern. Erwarten Sie aber nicht, dass mit einem einmaligen Gespräch diese Schwierigkeiten behoben sind. Eltern mit dieser Problematik benötigen im Allgemeinen eine kontinuierliche therapeutische Stützung.

Eltern mit massiven Partnerkonflikten

Bei der Thematisierung der familiären Probleme können Partnerkonflikte vor allem dann deutlich werden, wenn beide Elternteile an der Sitzung teilnehmen. Wenn sich die Partnerkonflikte hauptsächlich auf Fragen der Erziehung des Kindes konzentrieren, sollten sie im Rahmen dieses Behandlungsprogramms bearbeitet werden. Massive und langjährige Partnerkonflikte sollten Sie dazu veranlassen, die Eltern zur Aufnahme einer Paartherapie zu motivieren.

Drängende Eltern

Eltern von Kindern mit externalen Verhaltensstörungen stehen häufig unter massivem Leidensdruck und erhoffen sich von einer Therapie schnelle Hilfe. Nachdem sie bereits die Diagnostikphase durchlaufen haben, erwarten sie jetzt konkrete Ratschläge. Die Eltern bitten Sie deshalb bei jedem angesprochenen Problem um Rat und direkte Hilfe. Thematisieren Sie den Leidensdruck und das Bedürfnis der Eltern nach möglichst rascher und konkreter Hilfe. Weisen Sie die Eltern darauf hin, dass sie diese auch bekommen werden, dass aber ganz schnelle Rezepte meist nicht helfen, sondern dass die Maßnahmen sorgfältig geplant und den individuellen Bedingungen angepasst werden müssen. Erstellen Sie dann mit den Eltern gemeinsam einen vorläufigen Therapieplan, anhand dessen Sie deutlich machen können, zu welchem Zeitpunkt welche Probleme bearbeitet werden. Manchmal ist es hilfreich, die

Eltern zu bitten zu bedenken, wie lange die Problematik schon besteht (meist Jahre), und dass es deshalb auch nicht möglich ist, innerhalb kürzester Zeit die Probleme in den Griff zu bekommen. Falls sich die familiäre Situation als extrem belastet herausstellt, ist eine teil- oder vollstationäre Behandlung zu erwägen.

Eltern mit Problemen der Selbststrukturierung

Manchen Eltern fällt es schwer, sich selbst zu strukturieren. Sie tendieren dazu, von einem Thema zum anderen zu wechseln. Dies kann Zeichen einer extremen psychischen Belastung oder eines allgemeinen Strukturierungsdefizites sein. Machen Sie die Eltern darauf aufmerksam, dass es ihnen offensichtlich schwer fällt, sich auf ein Thema einzulassen. Besprechen Sie mit ihnen, ob sie solche Probleme auch aus anderen Situationen kennen. Falls es ein generelles Problem ist, sollten Sie die Eltern auf mögliche Parallelen zu den Problemen des Kindes aufmerksam machen. Die Erarbeitung der *Problemliste über Verhaltensprobleme des Kindes in der Familie* (Arbeitsblatt T03) ist bei diesen Eltern eine wichtige Strukturierungshilfe, auf die Sie immer wieder zurückgreifen sollten.

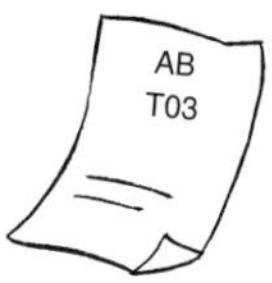

Externalisierende Eltern

Manchen Eltern fällt es schwer, ihren eigenen Beitrag an der Entwicklung der Problematik wahrzunehmen. Meist haben diese Eltern Störungskonzepte, die sich ausschließlich auf organische Ursachen (Hirnschädigung) oder stabile Eigenschaften des Kindes (Konzentrationsschwäche) beziehen. Sie zeigen sich dann überrascht, wenn ihre eigenen Eigenschaften/Probleme und die familiären Probleme thematisiert werden. In diesen Fällen sollten Sie ansprechen, dass diese Themen offenbar nicht den Erwartungen der Eltern entsprechen, und darauf hinweisen, dass man bei der Entwicklung der Verhaltensprobleme im Allgemeinen von einem multifaktoriellen Geschehen ausgehen muss und deshalb auch familiäre Faktoren beleuchtet werden müssen. Sprechen Sie dann das Grundkonzept des Eltern-Kind-Programmes an, nach dem kritische Situationen in der Familie herausgearbeitet werden und dann gemeinsam nach besseren Bewältigungsmöglichkeiten gesucht wird. Fragen Sie die Eltern, ob sie einen solchen Ansatz als hilfreich beurteilen.

Verschlossene Eltern

Auch verschlossene Eltern haben vor allem bei der Thematisierung eigener Probleme und familiärer Probleme Schwierigkeiten, die aber weniger in einer externalen Kausalattribution der Problematik begründet sind, sondern auf der Angst beruhen, dass unangenehme Themen zur Sprache kommen könnten. Diese Sorge sollte thematisiert werden. Bestimmte Themen (z. B. Partnerschaft) können nach Absprache zunächst zurückgestellt und möglicherweise später bearbeitet werden, wenn die Eltern noch mehr Vertrauen zum Therapeuten entwickelt haben.

Dissimulierende Eltern

Manche Eltern versuchen die Probleme mit dem Kind durch Bagatellisierungen zu bewältigen. Dieses Problem tritt gehäuft bei Eltern auf, die nicht aus eigenem Antrieb, sondern auf Veranlassung von anderer Seite (Großeltern, Kindergarten, Schule, Jugendamt) den Therapeuten aufgesucht haben. Sie sollten die Sorge der Eltern ansprechen, dass die Problematik in ihrer ganzen Tragweite offen wird. Wenn andere Institutionen (Schule, Kindergarten, Jugendamt) die Vorstellung veranlasst haben, sollten Sie auf Ihre therapeutische Schweigepflicht hinweisen. Gelegentlich können auch eigene Kindheitserfahrungen der Eltern Dissimulationstendenzen unterstützen („Ich war selbst ein Raufbold."). Diese Tendenz ist häufiger bei Eltern von Vorschulkindern zu beobachten, weil dann auch noch häufiger die Hoffnung besteht, dass sich das Problem spätestens mit Schuleintritt lösen wird. Sie sollten die Eltern hinsichtlich ihrer eigenen Kindheitserfahrungen explorieren und auf die wissenschaftlichen Erkenntnisse über die Prognosen dieser Störungen hinweisen (s. Elterninformation in Therapiebaustein F03). Bedenken Sie jedoch auch, dass sich hyperkinetische Kinder in verschiedenen Lebensbereichen häufig unterschiedlich verhalten und dass Divergenzen zwischen den Einschätzungen von Eltern und Lehrern nicht zwangsläufig auf Dissimulationen hinweisen, sondern lediglich die Situationsspezifität von Verhaltensauffälligkeiten widerspiegeln können.

7.6.2 Probleme bei der Durchführung von Therapieaufgaben

Wesentlich häufiger als Durchführungsprobleme während der Therapiesitzungen treten Probleme bei der Durchführung von Interventionen in der Familie (Therapieaufgaben) auf. Dabei muss zwischen zwei Formen von Problemen unterschieden werden:

(1) Interventionen wurden nicht entsprechend der Empfehlungen durchgeführt,

(2) Interventionen wurden durchgeführt, ohne dass sich die Zielprobleme vermindern.

Das erste Problem lässt sich als **Widerstand** bezeichnen, das zweite als **Misserfolg**. Die folgende Übersicht informiert über mögliche Ursachen von Widerstandsphänomenen und Misserfolgen in der Therapie (vgl. Döpfner & Lehmkuhl, 1996a). In einer Misserfolgs- und Widerstandsanalyse müssen die jeweiligen Gründe für den Widerstand beziehungsweise den Misserfolg analysiert werden.

Übersicht

Misserfolgs- und Widerstandsanalyse: Ursachen für Widerstand und Misserfolg in der Therapie (nach Döpfner & Lehmkuhl, 1996a)

(1) **Widerstand.** Intervention wurde nicht entsprechend der Empfehlung durchgeführt wegen
- (a) divergierender Störungs- und Interventionskonzepte,
- (b) divergierender Prioritäten von Therapiezielen oder Therapiezielkonflikten,
- (c) mangelnder Erfolgs- oder Kompetenzerwartungen,
- (d) äußerer Ereignisse oder Belastungen, welche die Durchführung verhinderte,
- (e) Problemen in der therapeutischen Beziehung.

(2) **Misserfolg.** Intervention wurde durchgeführt, ohne dass sich die Zielprobleme vermindern, wegen
- (a) überhöhter Erfolgserwartungen,
- (b) Fehlern bei der Abfolge der Interventionen,
- (c) Fehlern bei der Planung einer Intervention,
- (d) tiefgreifender Störung der Eltern-Kind-Beziehung,
- (e) Nichtbeachtung anderer Belastungen.

Widerstandsanalyse

Wenn eine Intervention nicht entsprechend der therapeutischen Empfehlung durchgeführt wurde, so können dafür verschiedene Ursachen in Frage kommen.

Divergierende Störungs- und Interventionskonzepte. Die häufigsten Ursachen von Widerstandsphänomenen sind unterschiedliche Störungs- und Interventionskonzepte bei den Eltern und dem Therapeuten. Deshalb sollten vor Beginn einer Intervention die Störungskonzepte der Eltern (Warum hat das Kind die Verhaltensprobleme?) sorgfältig analysiert werden, damit der Therapeut auf dieser Basis ein gemeinsames Störungskonzept entwickeln

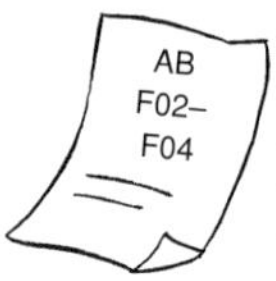

kann. Daraus lässt sich dann das Interventionskonzept (Was ist zu tun, damit sich die Verhaltensprobleme vermindern?) ableiten (Baustein F02 bis F04). Eltern eines Kindes mit einer hyperkinetischen oder oppositionellen Verhaltensstörung, deren Störungskonzept biologische Faktoren in den Mittelpunkt rückt (z. B. „Mein Kind hat die Probleme aufgrund einer minimalen cerebralen Dysfunktion/einer Nahrungsmittelallergie."), werden kaum zu einer Eltern-Kind-Therapie bereit sein und die vorgeschlagenen Interventionen nicht umsetzen können, weil diese nach ihrer Vorstellung an der falschen Stelle ansetzen. Das Umgekehrte gilt für Eltern mit primär psychosozialen Störungskonzepten (z. B. „Mein Kind hat die Probleme, weil sich die Eltern getrennt haben/weil die Mutter inkonsequent ist.") hinsichtlich der Compliance für eine medikamentöse Behandlung. Treten Widerstandsphänomene auf, so sollten Sie zunächst überprüfen, ob ein gemeinsames Störungskonzept tatsächlich vorhanden ist, aus dem sich die Notwendigkeit der spezifischen Intervention ableiten lässt. Ist das nicht der Fall, dann sollten Sie sich zunächst auf die Entwicklung eines Störungs- und Interventionskonzeptes konzentrieren, von dem die Eltern und Sie überzeugt sind und das als Grundlage für die Interventionen dienen kann.

Divergierende Priorität von Therapiezielen. Trotz eines gemeinsamen Störungs- und Interventionskonzeptes können Therapeut und Eltern unterschiedliche Prioritäten hinsichtlich der einzelnen Therapieziele und der Interventionsschritte haben. Wählt der Therapeut zunächst ein Therapieziel aus, dem die Eltern eine geringere Bedeutung oder Dringlichkeit zuschreiben, dann können Widerstandsphänomene auftreten. Deshalb sollten die einzelnen Therapieziele und Interventionsschritte gemeinsam mit den Eltern erarbeitet und ihre Abfolge vom Therapeuten begründet werden (s. Baustein F04). Im Rahmen einer solchen gemeinsamen Zielanalyse ist auch zu beachten, ob die Problematik des Kindes auch eine positiv oder negativ verstärkende Funktion für die Bezugsperson hat. So ist es beispielsweise möglich, dass die Eltern aufgrund der Problematik des Kindes eine Auseinandersetzung mit ihrer Partnerproblematik vermeiden. Durch eine Zukunftsprojektion („Was wäre, wenn die Problematik nicht mehr vorhanden wäre?") können solche Aspekte erkannt werden. Das gelingt allerdings nicht immer zu Beginn einer Behandlung, sondern lässt sich häufig erst durch eine erneute Zielanalyse aufklären, die bei auftretenden Widerstandsphänomenen angezeigt ist. Führen die Eltern eine vereinbarte Intervention nicht oder unvollständig durch, dann sollte der Therapeut fragen, ob die Eltern diesen Interventionsschritt zu diesem Zeitpunkt tatsächlich für notwendig und wichtig erachten, ob für sie andere Therapieziele im Vordergrund stehen und welche

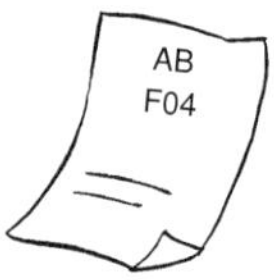

Fallbeispiel

Beispiel einer Widerstandsanalyse (nach Döpfner & Lehmkuhl, 1996a)

Mutter: Ach wissen Sie, in der letzten Woche ist soviel passiert, die Kleine hat Fieber bekommen, und ich musste auch noch zum Arzt und schließlich habe ich es vergessen, die Spielstunde durchzuführen.
Therapeut: Es war eine schwierige Woche für Sie, und andere Dinge waren einfach wichtiger.
M: Ja, und Thomas hat auch wahnsinnig aufgedreht.
T: Wir haben ja auch besprochen, dass es oft schwer ist, eine solche Spielstunde durchzuführen, obwohl sich alles zunächst so einfach anhört.
M: Ja!
T: Oft fällt es Eltern auch schwer, eine solche Stunde durchzuführen, weil sie nicht so ganz überzeugt davon sind, dass das wichtig ist und dass es helfen kann, die Probleme zu lösen.
M: Ja, eigentlich finde ich das schon eine gute Idee, weil ich mit Thomas ja fast nur schimpfen muss und mich über ihn ärgere, aber dann denke ich auch: „Hat er das eigentlich verdient, und müssten nicht erst die Hausaufgaben besser klappen?"
T: Sie meinen, Thomas müsste sich erst ändern und eine Vorleistung bringen, bevor Sie die Spielstunde durchführen?
M: Eigentlich ja.
T: Gut, dann lassen Sie uns doch erst noch einmal darüber reden, welche Ziele mit der Spielstunde erreicht werden sollen. Dann können wir uns noch einmal gemeinsam überlegen, ob wir die Spielstunde durchführen können oder ob wir uns zuerst eine andere Maßnahme überlegen müssen.

Nachteile eine Verminderung der Problematik möglicherweise mit sich bringen könnte.

Im Rahmen des Eltern-Kind-Programmes besteht häufig ein erstes Therapieziel in der Verbesserung der Eltern-Kind-Beziehung, welche sich meist durch eine Vielzahl von negativen, gegenseitig erzwingenden Interaktionen äußert. Zur Verbesserung der Eltern-Kind-Interaktionen (und damit der Eltern-Kind-Beziehung) wird mit den Eltern und dem Kind die Durchführung einer speziellen Spielzeit erarbeitet, die darauf abzielt, dass Eltern und Kind wieder vermehrt positive Interaktionen erfahren (Baustein F06). Diese *Spaß- & Spiel-Zeit*, die zunächst in der Therapiesitzung eingeübt wird, soll von den Eltern regelmäßig (alle ein bis zwei Tage) zu Hause durchgeführt

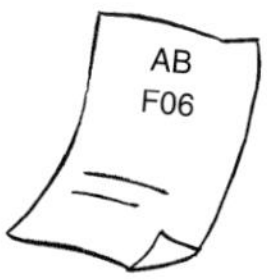

werden. Nicht selten berichten die Eltern dann in der folgenden Therapiesitzung, sie hätten „vergessen", die Spielstunde zu Hause abzuhalten, oder es seien immer wieder andere Ereignisse „dazwischen gekommen". In einer solchen Situation sollten Sie Verständnis für die Umsetzungsschwierigkeiten zeigen, um danach die Einstellung der Eltern hinsichtlich der Notwendigkeit und der Bedeutung der Intervention zu hinterfragen. In einer solchen Situation kann eine Widerstandsanalyse wie folgt durchgeführt werden.

Mangelnde Erfolgs- oder Kompetenzerwartungen. Die Durchführung einer Intervention setzt voraus, dass die Eltern davon überzeugt sind, zum einen die Intervention durchführen zu können (Kompetenzvertrauen) und zum anderen, dass die Intervention zum Erfolg führen kann (Erfolgserwartung). Die Eltern können ein Kompetenzvertrauen in eine Intervention nur dann entwickeln, wenn sie genau wissen, wie die Intervention durchgeführt wird. Deswegen ist es wichtig, in der Therapiestunde die einzelnen Schritte genau durchzusprechen, möglicherweise direkt einzuüben und potentielle Hindernisse bei der Durchführung in der Familie zu bedenken. Wenn es dem Therapeuten gelingt, die geplante Intervention für die Eltern nachvollziehbar aus dem Störungskonzept abzuleiten und die Intervention gemeinsam mit den Eltern detailliert zu planen, dann sind wesentliche Voraussetzungen für eine positive Erfolgserwartung der Eltern hinsichtlich der Intervention gegeben. Eine weitere wichtige Voraussetzung ist, dass der Therapeut von den Eltern als kompetent wahrgenommen wird. Wurde eine Intervention von den Eltern nicht durchgeführt, dann sollten diese Aspekte noch einmal gemeinsam bedacht werden.

Äußere Ereignisse verhindern die Durchführung. Trotz der Besprechung möglicher Hindernisse bei der Durchführung der Intervention können äußere Ereignisse die Durchführung vereiteln. Unvorhergesehene äußere Ereignisse werden von Eltern meist als Grund angegeben, wenn eine Intervention nicht durchgeführt wurde. Häufig verbergen sich dahinter andere Ursachen, die bereits diskutiert wurden, gelegentlich können aber auch tatsächlich nicht vorhergesehene Hindernisse eingetreten sein, die es dann zu analysieren gilt.

Probleme in der therapeutischen Beziehung. Widerstandsphänomene können darauf hinweisen, dass die Beziehung zwischen Eltern und Therapeuten beeinträchtigt ist und die Eltern dem Therapeuten nicht mit hinreichender Offenheit und ausreichendem Vertrauen gegenüber treten können. Deshalb sollte auch dieser Aspekt vom Therapeuten angesprochen werden, wenn Widerstandsphänomene auftreten.

Sonstige Faktoren. Weitere potentielle Ursachen für Widerstandsphänomene sind überhöhte Erfolgserwartungen und Fehler bei der Abfolge oder der Planung von Interventionen sowie tiefgreifende Störung der Eltern-Kind-Beziehung und die Nichtberücksichtigung anderer Belastungen in der Familie, die allerdings häufiger Ursachen für Misserfolge von Interventionen darstellen und deshalb im Folgenden diskutiert werden.

Misserfolgsanalyse

Berichten die Eltern, dass sich die erwarteten Effekte nicht eingestellt haben, obwohl sie die Intervention durchgeführt haben, dann sollten Sie sich zunächst die Durchführung der Intervention genau schildern lassen und überprüfen, ob die Maßnahme tatsächlich wie geplant durchgeführt worden sind. Ist dies der Fall, dann sollten folgende Ursachen für den mangelnden Erfolg geprüft werden.

Überhöhte Erfolgserwartungen. Vor der Durchführung einer Intervention sollte geklärt werden, welche Effekte für die nächste Zeit von der Intervention zu erwarten sind. Dennoch kann es beispielsweise vorkommen, dass die Einführung eines Token-Systems (Baustein F13) in mehr als der Hälfte der Situationen zu Verhaltensänderungen geführt hat, die Eltern jedoch trotzdem enttäuscht oder verärgert berichten, dass das Verfahren fehlgeschlagen sei. In solchen Fällen sollten zunächst die Erwartungen der Eltern hinsichtlich der Effekte der Intervention thematisiert und realistische Erfolgserwartungen aufgebaut werden.

Fehler bei der Abfolge der Interventionen. Misserfolge können darauf hinweisen, dass die Intervention zunächst andere Maßnahmen voraussetzt, um erfolgreich durchgeführt werden zu können. Bei Kindern mit ausgeprägter Impulsivität und Aufmerksamkeitsschwäche mag es beispielsweise notwendig sein, zunächst durch ein Selbstinstruktionstraining oder eine Stimulantienbehandlung diese Probleme zu vermindern, bevor im Rahmen eines Hausaufgabentrainings Interaktionsstörungen zwischen Eltern und Kind während der Durchführung der Hausaufgaben erfolgreich behandelt werden können (s. Kap. 5.2). Gelegentlich lassen sich Interventionen, die auf eine Verbesserung der Eltern-Kind-Interaktion durch eine *Spaß- & Spiel-Zeit* abzielen (Baustein F06), erst dann einsetzen, wenn zuvor Problemsituationen, welche die Eltern-Kind-Beziehung stark belasten (z. B. heftige Probleme während der Durchführung der Hausaufgaben), vermindert worden sind.

Fehler bei der Planung einer Intervention. Schließlich können Fehler in der Planung von Interventionen Misserfolge verursachen. Diese werden in den Durchführungsanleitungen zu den einzelnen Therapiebausteinen besprochen (s. Kap. 8). Bei der Anwendung von Token-Systemen (Baustein F13) können beispielsweise folgende Fehler auftreten:

- Das Zielverhalten des Kindes ist nicht ausreichend definiert;
- die Verhaltenskriterien für eine Token-Vergabe sind zu hoch angesetzt;
- eine Veränderung der Eltern-Kind-Interaktion konnte nicht erreicht werden;
- die Verstärkerwirkung der Eintauschverstärkung ist zu gering.

Tiefgreifende Störung der Eltern-Kind-Beziehung. Misserfolge bei einzelnen Interventionen können darauf hinweisen, dass die Eltern-Kind-Beziehung tiefgreifend gestört ist. Daher kann es hilfreich sein, die Beziehungsebene stärker zu thematisieren, bevor auf der Verhaltensebene weiter gearbeitet werden kann. Dies kann auf der kognitiven Ebene in Gesprächen mit den Eltern und auf der interaktionalen Ebene in gemeinsamen Eltern-Kind-Spielstunden (Baustein F06) stattfinden. Allerdings ist auch hier vor einer unidirektionalen Sichtweise zu warnen, die davon ausgeht, dass sich immer zuerst die Beziehung verbessern müsse, bevor das Verhalten sich ändern kann. Belege dafür, dass auch Verhaltensänderungen Verbesserungen in der Beziehung zur Folge haben können, liefern Studien zur Wirksamkeit von Stimulanzien, die zeigen, dass die Gabe von Stimulanzien nicht nur zu Verhaltensänderungen beim Kind, sondern auch zu einer verbesserten Mutter-Kind-Beziehung führen kann (Barkley & Cunningham, 1980).

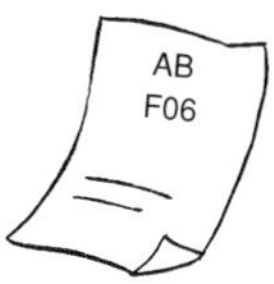

Nichtberücksichtigung anderer Belastungen. Auswirkungen ungünstiger familiärer und sozialer Bedingungen auf den Therapieerfolg wurden relativ intensiv in Studien zur Wirksamkeit von Elterntrainings bei oppositionell auffälligen Kindern untersucht. Wie erwartet, verringern Partnerschaftskonflikte und psychische Störungen der Eltern, vor allem Depressivität und Alkoholismus, ebenso die Erfolgschancen wie eine fehlende soziale Unterstützung der Mutter außerhalb der Familie. Außerdem stammen die Abbrecher häufiger aus sozial benachteiligten Familien. Alleinerziehende Eltern mit geringem Bildungsgrad haben die größten Schwierigkeiten bei der Durchführung verhaltenstherapeutischer Interventionen (Firestone & Witt, 1982; Patterson, 1974).

Ziele der Eltern-Kind-Therapie sind Veränderungen der alltäglichen Eltern-Kind-Interaktionen auf der Mikroebene (Microteaching), die als notwendige Voraussetzungen für eine umfassende Verminderung der Verhaltensprobleme des Kindes gelten. Der familiäre Hintergrund, vor dem diese Interaktionen stattfinden, darf jedoch dabei nicht übersehen werden: Erfolgreiche und vor allem stabile Veränderungen auf der Mikroebene lassen sich nur erreichen, wenn sie in den Gesamtrahmen (Makroebene) passen. Treten Misserfolge bei Interventionen auf der Mikroebene auf, dann muss die Durchführbarkeit vor dem Hintergrund der Makroebene immer wieder hinterfragt und problematisiert werden.

Belastungen, die den wirkungsvollen Einsatz von verhaltenstherapeutischen Interventionen im Rahmen der Eltern-Kind-Therapie verhindern, sollten einerseits vermindert werden, andererseits können auch zusätzliche Hilfestellungen eingeführt werden, die es beispielsweise einer depressiven Mutter ermöglichen, ein Token-System konsequenter durchzuführen. Auch das einfachste Token-Programm verlangt den Eltern einiges ab – vor allem, über Wochen und Monate hinweg täglich in konsistenter Weise auf bestimmte Situationen und Verhaltensweisen zu reagieren. Um die Eltern bei der konsequenten Durchführung eines Token-Systems zu unterstützen, können beispielsweise kurze telefonische Rückmeldungen in zweitägigem Abstand eingeführt werden. Weil diese Interventionen für die Eltern mit einem erheblichen Aufwand verbunden sind, sollte nicht mit dem Lob für die Eltern gespart werden. Auch die Eltern benötigen zunächst eine kontinuierliche Verstärkung und Bestätigung, damit sie ihr Verhalten konsistent ändern können.

8 Durchführungsanleitung für die Therapiebausteine des Eltern-Kind-Programms

Themenblock 1: Problemdefinition, Entwicklung eines Störungskonzeptes und Behandlungsplanung (Bausteine F01/K01–F04/K04)

☞ 8.1 Bausteine F01 und K01: Definition der Verhaltensprobleme des Kindes in der Familie

Indikation

Der Therapiebaustein wird grundsätzlich mit allen Familien durchgeführt.

Familienzentrierte Intervention, Baustein F01 *Definition der Verhaltensprobleme in der Familie des Kindes*	**Kindzentrierte Intervention, Baustein K01** *Wackelpeter, das bin ich!*
Inhalt und Ziele Ausgehend von den Ergebnissen der multiplen Verhaltens- und Psychodiagnostik werden jene Verhaltensprobleme des Kindes in der Familie definiert, die durch die Behandlung vermindert werden sollen. Damit werden die Ziele der Behandlung bezogen auf Veränderungen der Verhaltensprobleme des Kindes in der Familie festgelegt. Danach wird die individuelle Problemliste über Verhaltensprobleme des Kindes in der Familie erarbeitet, die der kontinuierlichen Verlaufskontrolle dient.	**Inhalt und Ziele** Wackelpeter wird vorgestellt. Typische Problemsituationen von impulsiven, hyperaktiven und oppositionellen Kindern werden aus der Perspektive des Kindes geschildert. Das Kind soll sich mit Wackelpeter und dessen Problemen identifizieren bzw. auseinandersetzen. Anhand einer eigenen Ärgerliste soll das Kind Probleme aus seiner Sicht formulieren.

▶

Teilnehmer Soweit möglich beide Elternteile ohne Kind.	**Teilnehmer** Allein mit dem Kind. Zum Schluss können die Eltern hinzugezogen werden, wenn das Kind damit einverstanden ist. Das Kind kann seine Wackelpeter-Geschichte und seine Ärgerliste den Eltern zeigen.
Materialien Arbeitsblatt F01.1: *Informationen zum Familienprogramm* Arbeitsblatt F01.2: *Deckblatt Familien-Mappe* Arbeitsblatt T03: *Problemliste: Verhaltensprobleme des Kindes (in der Familie)*	**Materialien** *Wackelpeter & Trotzkopf*, Kapitel K01: *Wackelpeter, das bin ich!*
Ablauf der Sitzung (1) Gespräch über Ereignisse seit der letzten Sitzung. (2) Gespräch über die Ziele des Therapiebausteins. (3) Besprechung der Untersuchungsbefunde. (4) Zusammenfassung der Verhaltensprobleme des Kindes in der Familie und Entwicklung der Problemliste über Verhaltensprobleme des Kindes in der Familie.	**Ablauf der Sitzung** (1) Lesen Sie dem Kind aus den Therapiegeschichten *Wackelpeter & Trotzkopf* das erste Kapitel K01: *Wackelpeter, das bin ich!* vor. Besprechen Sie mit ihm, was es gut, was es weniger gut an der Geschichte findet, was bei ihm ähnlich ist und was anders. (2) Bearbeiten Sie mit dem Kind die „Ärger-Liste“.

Integration der kindzentrierten Intervention
Nach der Durchführung der familienzentrierten Intervention.

Therapieaufgaben
keine

Anzahl der Sitzungen
In der Regel genügt eine Sitzung.

8.1.1 Vorbereitung der Sitzung

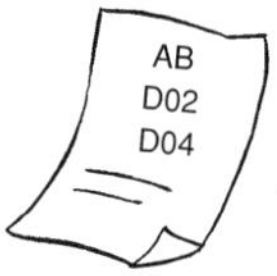

Verschaffen Sie sich eine Übersicht über die diagnostischen Befunde, wie in Kapitel 6.5 beschrieben. Fassen Sie dann die Verhaltensprobleme des Kindes in der Familie zusammen. Dabei ist das *Eltern-Interview zur Eltern-Kind-Interaktion (EKI)* (D02) und der *Elternfragebogen über Verhaltensprobleme in der Familie* (HSQ-2) (D04) besonders hilfreich. Die anderen diagnostischen Verfahren sollten jedoch ebenfalls hinzugezogen werden. In allen Verfahren ist eine Durchsicht auf Item-Ebene notwendig.

Versuchen Sie, die einzelnen Verhaltensprobleme möglichst konkret zu formulieren und gegeneinander abzugrenzen. Die Konkretisierung sollte sich auf die Situation und auf die Häufigkeit und/oder Intensität beziehen, mit der das Verhalten in den Situationen auftritt. Eine Konkretisierung der Situation gelingt nicht immer, sollte aber nach Möglichkeit angestrebt werden, weil situationsunabhängig definierte Verhaltensprobleme allgemein schwieriger zu behandeln sind. Die folgende Übersicht zeigt eine Liste der häufigsten Verhaltensprobleme des Kindes in der Familie und gibt Beispiele für konkrete Formulierungen.

Übersicht

Beispiele für die Formulierung der Verhaltensprobleme des Kindes in der Familie

- Ist fast den ganzen Tag auf Achse und kann sich selten länger als zehn Minuten beschäftigen.
- Reagiert nur manchmal nach mehrfacher Wiederholung auf Aufforderungen.
- Beachtet folgende Regeln in der Familie so gut wie nie: Straßenschuhe ausziehen, Hände vor dem Essen waschen, Spielsachen nicht im Wohnzimmer und in der Küche liegen lassen.
- Ärgert und traktiert die kleine Schwester jeden Tag mindestens viermal, so dass sie heulend zu mir kommt.
- Lässt seinen kleinen Bruder nie mitspielen.
- Kommt nie pünktlich nach Hause, sondern bleibt bis zu zwei Stunden länger weg.
- Stört ständig und macht Lärm, wenn Besuch kommt.
- Ist beim Essen sehr unruhig. Steht mindestens zweimal auf, häufig fallen Dinge auf den Boden.

▶

- Trödelt morgens extrem, reagiert auch nicht auf mehrfache Anweisungen sich anzuziehen, zu waschen, zum Frühstück zu kommen.
- Platzt ständig in die Unterhaltungen anderer Familienmitglieder.
- Schreit sofort, wenn er etwas nicht bekommt oder tun darf (z. B. abends nicht mehr auf die Straße darf; keine Süßigkeiten bekommt).
- Bekommt jeden Tag mindestens zwei heftige Wutausbrüche, wirft dann mit Gegenständen um sich und schreit bis zu einer halben Stunde lang.
- Braucht für die Hausaufgaben bis zu drei Stunden, beschäftigt sich immer wieder mit anderen Dingen oder starrt Löcher in die Luft.
- Schimpft und mault während der Hausaufgaben fast unablässig.
- Macht die Hausaufgaben extrem unordentlich. Texte sind meist nicht leserlich. Macht in fast jeder Rechenaufgabe Flüchtigkeitsfehler.
- Hat permanent ein extrem unordentliches Kinderzimmer. Der Boden ist mit Kleidungsstücken, Spielsachen und Essensresten übersät. Auf dem Schreibtisch türmt sich ein Berg von Spielsachen.

Legen Sie mit dem Deckblatt (Arbeitsblatt F01.2) und den Informationen zum Therapieprogramm (Arbeitsblatt F01.1) eine Eltern-Kind-Mappe an. In diese Mappe sollten im Verlauf der Therapie alle Arbeitsblätter eingeordnet werden. Für das Kind kann eine eigene Mappe mit den Therapiegeschichten *Wackelpeter & Trotzkopf* zusammengestellt werden.

8.1.2 Ablauf der Sitzung

Gespräch über Ereignisse seit der letzten Sitzung

Zu Beginn jeder Sitzung werden die Eltern gebeten, von den Ereignissen zu berichten, die seit dem letzten Kontakt mit dem Therapeuten stattgefunden haben. In den ersten Sitzungen werden allgemeine Ereignisse im Vordergrund stehen. Im Verlauf der Behandlung werden gezielt die Ergebnisse der Therapieaufgaben der vorangegangenen Sitzung besprochen werden.

Gespräch über die Ziele des Therapiebausteins

Teilen Sie den Eltern mit, dass Sie in dieser Sitzung die Ergebnisse der diagnostischen Untersuchungen besprechen und die Ziele der Behandlung hinsichtlich der Verhaltensprobleme des Kindes in der Familie festlegen möchten.

Besprechung der Untersuchungsbefunde

Fassen Sie zunächst die Ergebnisse der Verhaltens- und Psychodiagnostik hinsichtlich folgender Bereiche zusammen:

- Verhalten des Kindes in der Familie;
- Verhalten des Kindes in der Schule (im Kindergarten);
- Verhalten des Kindes in den Untersuchungssituationen.

Bleiben Sie dabei auf einer deskriptiven Ebene, vermeiden Sie dynamische oder funktionelle Interpretationen oder diagnostische Zuordnungen.

Beschreiben Sie danach die Ergebnisse der Intelligenz- und Leistungsdiagnostik und die Schlussfolgerungen daraus hinsichtlich der Angemessenheit der Beschulung, des Vorliegens von Teilleistungsschwächen oder Entwicklungsdefiziten.

Stellen Sie schließlich die Ergebnisse der Familiendiagnostik dar. Wurden in der Familiendiagnostik massive Familienprobleme deutlich, so sprechen Sie diese vorsichtig an, ohne jedoch zu sehr ins Detail zu gehen, sondern verweisen Sie darauf, dass Sie in den nächsten Sitzungen darüber noch ausführlich sprechen werden.

Zusammenfassung der Verhaltensprobleme des Kindes in der Familie und Entwicklung der Problemliste über Verhaltensprobleme des Kindes in der Familie

Besprechen Sie mit den Eltern, dass Sie jetzt mit ihnen gemeinsam jene Verhaltensprobleme des Kindes in der Familie möglichst genau beschreiben und voneinander abgrenzen wollen, die durch die Behandlung vermindert werden sollen. Fassen Sie dann die einzelnen Problembereiche zusammen. In der Regel sollten **nicht mehr als vier Verhaltensprobleme** für die Behandlung definiert werden. Falls Sie mehr als vier Problembereiche vorläufig definiert und abgegrenzt haben, besprechen Sie mit den Eltern, welche der problematischen Verhaltensweisen am stärksten belastend sind und welche diejenigen sind, die es vordringlich zu verändern gilt. Beachten Sie bei der Formulierung der Verhaltensprobleme die bereits beschriebenen Richtlinien.

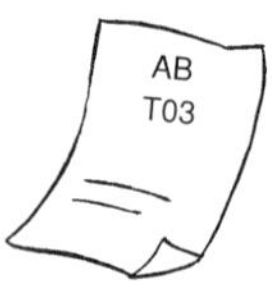

Tragen Sie die definierten Verhaltensprobleme in die *Problemliste: Verhaltensprobleme des Kindes* (Arbeitsblatt T03) ein; ergänzen Sie den Kopf des Protokollbogens mit dem Zusatz „in der Familie". Danach können diese Problemlisten kopiert werden. Auf diese Weise müssen die Problemdefinitionen nicht bei jeder Bearbeitung der Problemliste neu eingetragen werden. Bitten Sie dann die Eltern, die Problemliste für die vergangene Woche zu bearbeiten. Dabei auftretende Beurteilungsprobleme können nochmals diskutiert werden.

T03 Problemliste: Verhaltensprobleme des Kindes (S. 1/1)

Name des Kindes: *Florian* Datum: ______ Beurteiler: *Mutter*

Beurteilen Sie bitte für die vergangene Woche,
1. wie häufig das beschriebene Problemverhalten aufgetreten ist,
2. wie belastend oder beeinträchtigend Sie das Problem empfunden haben.

Problemverhalten	**Wie häufig trat das Problemverhalten auf?**						**Wie belastend war das Problem?**									
	nie	einmal	2–3 Mal	täglich	mehrmals tägl.	ständig	kein Problem									es hätte nicht schlimmer sein können
1. *verweigert schriftl. Hausaufgaben oder schimpft permanent währenddessen*	0	1	2	3	4	~~5~~	0	1	2	3	4	5	6	7	8	~~9~~
2. *bleibt bei Mahlzeiten nicht bis zum Ende sitzen; trödelt, spielt mit Essen, immer in Bewegung*	0	1	2	3	~~4~~	5	0	1	2	3	4	5	~~6~~	7	8	9
3. *traktiert permanent seine Schwester; schlägt/beschimpft sie, nimmt ihr Sachen weg*	0	1	2	3	4	~~5~~	0	1	2	3	4	5	6	7	~~8~~	9
4. *akzeptiert so gut wie keine Grenzsetzung/Verbote; macht, was er will ⇒ wird wütend*	0	1	2	3	4	~~5~~	0	1	2	3	4	5	6	7	~~8~~	9
5. Wie problematisch war das Verhalten des Kindes insgesamt?	→						0	1	2	3	4	5	6	~~7~~	8	9

Abbildung 8.1. Arbeitsblatt T03; Beispiel Florian

Erklären Sie den Eltern, dass von nun an künftig zu Beginn jeder Sitzung die Problemliste für die vergangene Woche beurteilt wird, um dadurch eine Kontrolle über den Behandlungsverlauf zu haben. Falls im Verlauf der Behandlung neue Probleme auftreten oder eine andere Gewichtung als notwendig erachtet wird, kann die Problemliste entsprechend überarbeitet werden. Abbildung 8.1 zeigt die Problemliste von Florian und die Beurteilung der Mutter.

8.1.3 Schwierige Therapiesituationen

Bei der Besprechung der Untersuchungsbefunde können vor allem dann schwierige Situationen entstehen, wenn die Ergebnisse bei der Verhaltensdiagnostik hinsichtlich des Verhaltens des Kindes in der Schule (bzw. im Kindergarten), bei der Intelligenz- und Leistungsdiagnostik oder bei der Familiendiagnostik nicht den Erwartungen der Eltern entsprechen.

Besprechung der Ergebnisse der Verhaltensdiagnostik. Hier können manche Eltern vom Ausmaß der Verhaltensprobleme des Kindes in der Schule (im Kindergarten) überrascht sein und dann Fehleinschätzungen der Lehrerinnen (Erzieherinnen) oder Beziehungsprobleme zwischen Lehrerinnen/Erzieherinnen und ihrem Kind („Sie kann mein Kind nicht leiden.") als Ursachen für dieses Ergebnis anführen. In einer solchen Situation sollten Sie sich genügend Zeit nehmen, die Einschätzungen der Eltern genau zu explorieren, ohne jedoch dazu Stellung zu nehmen. Sie sollten darauf hinweisen, dass solche Faktoren natürlich eine Rolle spielen können und mit den Lehrerinnen/Erzieherinnen auch besprochen werden müssen. Sie sollten aber auch darauf hinweisen, dass es nicht untypisch ist, dass Eltern und Lehrerin/Erzieherin das Kind unterschiedlich beurteilen und dass diese Unterschiede auch auf unterschiedliche Verhaltensweisen des Kindes in der Familie und in der Schule/im Kindergarten hinweisen können. Auf jeden Fall sollten Sie vermeiden, mit den Eltern gegen die Erzieherinnen/Lehrerinnen zu koalieren.

Besprechung der Ergebnisse der Intelligenz- und Leistungsdiagnostik. Hier können dann schwierige Situationen entstehen, wenn die Leistungen des Kindes unter den Erwartungen der Eltern liegen und möglicherweise Umschulungen zur Diskussion stehen. Zeigen Sie Verständnis für die Enttäuschung der Eltern und die möglichen Sorgen hinsichtlich der beruflichen Zukunft des Kindes. Hinterfragen Sie vorsichtig die Zukunftssorgen der Eltern („Ist ein Abitur tatsächlich eine unabdingbare Voraussetzung dafür, dass Ihr Sohn ein glückliches Leben führen kann?", „Sehen Sie andere Möglichkeiten für ihn?"). Weisen Sie auf die großen Gefahren einer chronischen schulischen Überforderungssituation hin (permanente Hilflosigkeitserfahrungen, negatives Selbstwertgefühl, Leistungsängste, negative Einstellung gegenüber Leistungen) und auf die möglichen Zusammenhänge zwischen einer Überforderung und der Verhaltensproblematik des Kindes. Möglicherweise müssen Sie diesem Thema mehrere Sitzungen widmen.

Besprechung der Ergebnisse der Familiendiagnostik. Hier können kritische Situationen dann entstehen, wenn aufgrund der Diagnostik ausgeprägte Beziehungsprobleme zutage treten (beispielsweise negative Beziehung des Sohnes zum Vater im Family Relations Test). Stellen Sie deshalb zu diesem Zeitpunkt die Ergebnisse sehr zurückhaltend dar. Die Probleme in den familiären Beziehungen werden in den folgenden Therapiebausteinen thematisiert. Dann können die Ergebnisse der Familiendiagnostik in einen Gesamtzusammenhang gestellt und von den Eltern eher akzeptiert werden.

8.2 Bausteine F02 und K02/03: Erarbeitung der Elemente eines gemeinsamen Störungskonzeptes

Indikation
Der Therapiebaustein wird grundsätzlich mit allen Familien durchgeführt.

Familienzentrierte Intervention, Baustein F02 *Erarbeitung der Elemente eines gemeinsamen Störungskonzeptes*	**Kindzentrierte Intervention, Baustein K02/03** *Hurra, ich bin kein Scheusal!*
Inhalt und Ziele Ausgehend von den Vorstellungen der Eltern über Ursachen des Problemverhaltens (Störungskonzept der Eltern) sollen die Elemente eines gemeinsamen Konzeptes über die Ursachen des Problemverhaltens erarbeitet werden, das sich aus einer Makroperspektive und einer Mikroperspektive zusammen-	**Inhalt und Ziele** Wackelpeter erzählt, wie er zusammen mit seinen Eltern zu einer Therapeutin geht und dort erfährt, dass er ein pfiffiges Kerlchen ist und die Therapeutin ihm und seinen Eltern helfen kann. Beim Kind soll so eine positive Einstellung gegenüber der Therapie aufgebaut werden.

setzt. Aus der Makroperspektive werden die Eigenschaften des Kindes, der Eltern und familiäre Probleme als Faktoren untersucht, die das Problemverhalten des Kindes und die familiären Interaktionen beeinflussen. Störungskonzepte, die zwischen Eltern und Therapeuten divergieren, gehören zu den häufigsten Ursachen von Therapiemisserfolgen. Deshalb empfiehlt es sich, diese Einheit besonders sorgfältig durchzuarbeiten. Bevor im Baustein F03 ein gemeinsames Störungskonzept entwickelt werden kann, muss der Therapeut das Störungskonzept der Eltern kennen, um bei der Erarbeitung eines gemeinsamen Konzeptes darauf aufbauen zu können.	
Teilnehmer Soweit möglich beide Elternteile ohne Kind.	**Teilnehmer** Allein mit dem Kind. Zum Schluss können Eltern hinzugezogen werden, wenn das Kind das will. Das Kind kann seine *Wackelpeter & Trotzkopf*-Geschichte und seine Ärgerliste den Eltern zeigen.
Materialien Arbeitsblatt T03: *Problemliste: Verhaltensprobleme des Kindes (in der Familie)* Arbeitsblatt F02.1: *Warum hat mein Kind Verhaltensprobleme? – Vorstellungen der Eltern*	**Materialien** *Wackelpeter & Trotzkopf*, Kapitel K02/03: *Hurra, ich bin kein Scheusal!*

Arbeitsblatt F02.2:	*Eigenschaften des Kindes*
Arbeitsblatt F02.3:	*Eigenschaften der Eltern*
Arbeitsblatt F02.4:	*Familiäre Probleme*

Ablauf der Sitzung

(1) Gespräch über Ereignisse seit der letzten Sitzung und Bearbeitung der Problemliste.
(2) Gespräch über die Vorstellungen der Eltern von möglichen Ursachen des Problemverhaltens.
(3) Erarbeitung der Elemente eines gemeinsamen Störungskonzeptes:
   - Eigenschaften und Temperamentsmerkmale des Kindes (Arbeitsblatt F02.2: *Eigenschaften des Kindes*)
   - Eigenschaften und Probleme der Eltern (Arbeitsblatt F02.3: *Eigenschaften der Eltern*)
   - Familiäre Probleme (Arbeitsblatt F02.4: *Familiäre Probleme*).
(4) Besprechung der Therapieaufgaben.

Integration der kindzentrierten Intervention

Vor oder nach der familienzentrierten Intervention.

Lesen Sie dem Kind aus den Therapiegeschichten *Wackelpeter & Trotzkopf* das zweite Kapitel K02/03: *Hurra, ich bin kein Scheusal!* vor und besprechen Sie mit ihm, was es gut, was es weniger gut an der Geschichte findet, was bei ihm ähnlich ist und was anders.

Therapieaufgaben
Die Eltern sollen Lösungsansätze für familiäre Probleme, die in der Sitzung im Arbeitsblatt F02.4 *(Familiäre Probleme)* definiert wurden, noch einmal bedenken und im Arbeitsblatt eintragen.

Anzahl der Sitzungen
In der Regel können die ersten zwei Schritte dieses Bausteins in einer Sitzung bearbeitet werden. Der dritte Schritt kann je nach individueller und familiärer Problematik auch mehrere Stunden beanspruchen. Bei Familien mit geringer individueller Problematik der Eltern und geringen familiären Problemen kann der gesamte Therapiebaustein in einer Sitzung bearbeitet werden.

8.2.1 Vorbemerkung

Dieser Therapiebaustein kann sich als sehr umfangreich herausstellen, vor allem bei Familien mit vielfältigen Problemen. Nur wenn kaum andere psychische Probleme von Familienmitgliedern und kaum familiäre Belastungen zu beobachten sind, lässt sich der Therapiebaustein in einer Sitzung bearbeiten. An diesem Baustein sollten, wenn nur irgendwie möglich, alle erwachsenen Familienmitglieder teilnehmen, weil die Ergebnisse dieses Therapiebausteins für die weitere Behandlung von entscheidender Bedeutung sind. In Einzelfällen kann es auch sinnvoll sein, dass wichtige Bezugspersonen außerhalb der Kernfamilie teilnehmen, die wichtige Erziehungsfunktionen übernommen haben, z. B. der getrennt lebende Vater oder die Großeltern. Es kann auch beispielsweise indiziert sein, diesen Therapiebaustein zunächst mit der alleinerziehenden Mutter durchzuführen und später den getrennt lebenden Vater hinzuzuziehen und wesentliche Elemente des Therapiebausteins nochmals zu wiederholen. Weil in diesem Rahmen sehr tiefgreifende Probleme angesprochen werden können, ist es zunächst nicht sinnvoll, das Kind einzubeziehen. Es kann aber durchaus angezeigt sein, Teile des Therapiebausteins in einem weiteren Schritt zusammen mit dem Kind oder auch mit Geschwistern zu wiederholen. Wenn das Kind im Schulalter ist, sollte parallel zu diesem Therapiebaustein der Behandlungsbaustein K02/03 aus dem Kind-Programm mit dem Kind allein durchgeführt werden.

Die Einleitung einer psychotherapeutischen Behandlung eines Elternteils oder einer Paartherapie kann Ergebnis dieses Therapiebausteins sein. Die Darstellung dieser Behandlungen sind jedoch nicht Gegenstand dieses Therapieprogrammes. Im Allgemeinen hat es sich als sinnvoll erwiesen, solche

Interventionen an andere Therapeuten abzugeben. In diesen Fällen ist gegen Ende dieses Therapiebausteins zu entscheiden, in welcher Abfolge welche Behandlungsschritte durchgeführt werden sollen. Möglicherweise kann es sinnvoll sein, dieses Therapieprogramm zunächst zu beenden und andere Maßnahmen einzuleiten. Wir sind jedoch nicht der Ansicht, dass zunächst alle weiteren Familienprobleme und die psychischen Probleme anderer Mitglieder bearbeitet sein müssten, bevor dieses Therapieprogramm durchgeführt werden kann. Wir halten diese Perspektive deshalb nicht für angemessen, weil sie erstens die Reziprozität der Probleme nicht berücksichtigt (andere Familienprobleme, z. B. Eheprobleme können durchaus durch das Problemverhalten des Kindes verschärft werden). Zudem geht eine solche Haltung von der Idealvorstellung einer von anderen Problemen weitgehend freien Familiensituation aus, die in der Realität kaum erreichbar ist. Dadurch können dem Kind und der Familie möglicherweise wichtige Hilfen zur Linderung der Gesamtproblematik vorenthalten werden.

8.2.2 Ablauf der Sitzung

Gespräch über Ereignisse seit der letzten Sitzung und Bearbeitung der Problemliste

Lenken Sie das Gespräch nach einer einleitenden Frage über allgemeine Ereignisse in der Familie seit dem letzten Treffen auf die in der letzten Sitzung erarbeitete Problemliste über Verhaltensprobleme des Kindes in der Familie. Lassen Sie die Problemliste von den Eltern für die inzwischen vergangene Zeit beurteilen und diskutieren Sie mit ihnen noch einmal kurz, ob die Definitionen der Verhaltensprobleme angemessen sind und ob damit die wesentlichen Verhaltensprobleme des Kindes erfasst wurden.

Gespräch über die Vorstellungen der Eltern von möglichen Ursachen des Problemverhaltens

Knüpfen Sie an den in der vorangegangenen Einheit erarbeiteten Zielproblemen an. Sagen Sie den Eltern, dass es in dieser Sitzung darum gehe, eine gemeinsame Vorstellung über die Ursachen der Verhaltensprobleme zu bekommen und dass es deshalb zunächst wichtig sei, von den Eltern zu erfahren, welche Vorstellungen und Vermutungen sie selbst darüber haben.

Das Störungskonzept der Eltern kann mehr oder weniger ausgearbeitet sein, es kann aus festen Überzeugungen und Vorstellungen oder vagen Vermutungen bestehen. Es sind daher nicht nur feste Überzeugungen der Eltern zu erfragen. Ermuntern Sie die Eltern dazu, auch ihre Vermutungen zu äußern. Störungskonzepte zweier Elternteile divergieren häufig und können mit Schuldzuschreibungen verflochten sein (z. B.: der Vater meint, die Mutter sei in der Erziehung „zu lasch"). Wenn beide Elternteile an der Sitzung teilnehmen, dann überprüfen Sie, ob die Vorstellung eines Elternteils auch die Meinung des anderen widerspiegelt oder nicht. Eine sicher nicht vollständige, nach Ursachenkomplexen gegliederte Liste möglicher Ursachenzuschreibungen kann dem nebenstehenden Kasten entnommen werden. Wenn bestimmte Ursachenkomplexe von den Eltern nicht thematisiert werden, sollten sie gegen Ende des Gesprächs vom Therapeuten als weitere mögliche Ursachen angesprochen werden.

Übersicht

Von Eltern häufig vermutete Ursachen der Verhaltensprobleme ihres Kindes

Eigenschaften des Kindes
- Impulsives Kind,
- Konzentrationsprobleme,
- angeborene Schwierigkeiten (von Mutter/Vater/Großeltern ererbte),
- „böses Kind",
- nicht altersgemäß entwickelt.

Organische Ursachen
- Hirnschädigung (Minimale cerebrale Dysfunktion),
- Stoffwechselstörungen,
- Nahrungsmittelallergien,
- andere Gesundheitsprobleme.

Eigenschaften und Verhaltensweisen der Eltern
- „Schlechte Erziehung" (durch Mutter/Vater/Großeltern),
- divergierende Erziehungsstile (von Mutter/Vater/Großeltern),
- Kind wird zu sehr verwöhnt (von Mutter/Vater/Großeltern),
- Kind wird zu streng behandelt (von Mutter/Vater/Großeltern),
- Eltern lassen zu viel „durchgehen",
- Kind wird (von Mutter/Vater) vernachlässigt.

Traumata, familiäre Belastungen und Eltern-Kind-Beziehungsstörungen
- Belastende Ereignisse in der Vorgeschichte (z. B. Tod/Trennung von Elternteilen; Geburt eines Geschwisters oder Vernachlässigung des Kindes),

▶

- Überforderung der Mutter/des Vaters durch Beruf/finanzielle Probleme usw.,
- Eheprobleme,
- Kind lehnt Vater/Mutter ab,
- Vater/Mutter lehnt Kind ab,
- Geschwisterrivalität.

F02.1 Warum hat mein Kind Verhaltensprobleme? – Vorstellungen der Eltern (S. 1/1)

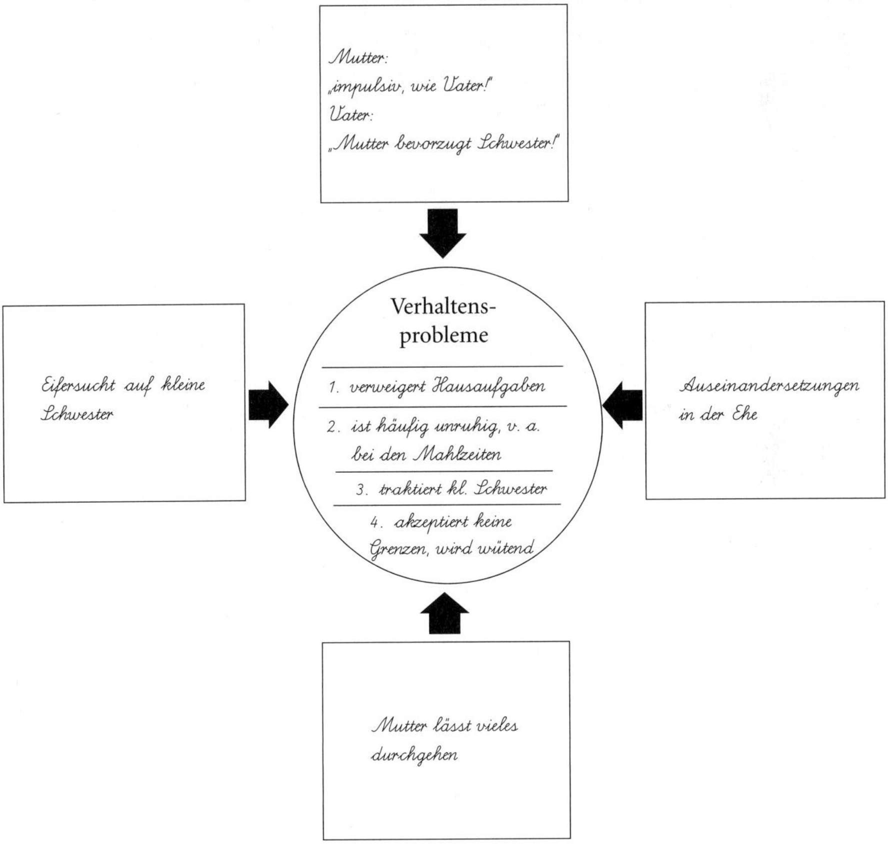

Abbildung 8.2. *Warum hat mein Kind Verhaltensprobleme? – Vorstellungen der Eltern* (Arbeitsblatt F02.1), Beispiel Florian

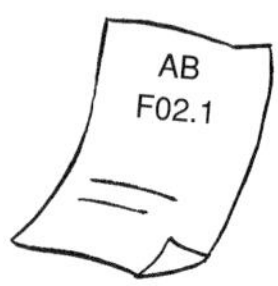

Anhand des Arbeitsblattes F02.1 *(Warum hat mein Kind Verhaltensprobleme? – Vorstellungen der Eltern)* werden die Vorstellungen der Eltern über mögliche Ursachen des Problemverhaltens im Verlauf des Gespräches zusammengefasst und verdeutlicht.

Dieser Therapiebaustein wurde auch mit den Eltern von Florian gemeinsam bearbeitet. Abbildung 8.2 gibt ein Beispiel für die Darstellung des Störungskonzeptes der Mutter und des Vaters von Florian anhand des Arbeitsblattes F02.1.

Erarbeitung der Elemente eines gemeinsamen Störungskonzeptes

Prädispositionen von Kindern im Sinne ungünstiger Temperamentsmerkmale scheinen bei der Entwicklung von hyperkinetischen Störungen und möglicherweise auch von aggressiven Verhaltensstörungen eine Rolle zu spielen. Bei den Eltern dieser Kinder sind gehäuft ähnliche Merkmale festzustellen. Durch die Parallelität des Vorgehens bei der Erarbeitung der Eigenschaften des Kindes und jener der Eltern (s. u.) werden die Eltern auf mögliche Zusammenhänge aufmerksam gemacht. Möglicherweise bestehende Fixierungen der Eltern ausschließlich auf das Problem des Kindes sollten damit schrittweise aufgelöst werden.

Betonen Sie, welche Bedeutung ein gemeinsames Modell über die Ursachen der Probleme für eine erfolgreiche Behandlung hat. Nur auf der Grundlage eines gemeinsamen Störungsmodells lassen sich die Ansatzpunkte der Behandlung bestimmen, und alle können am gleichen Strange ziehen. Erläutern Sie den Eltern anhand des Arbeitsblattes F03.1 *(Warum hat mein Kind Verhaltensprobleme? – Gemeinsames Modell)* aus welchen Elementen sich dieses gemeinsame Modell zusammensetzt:

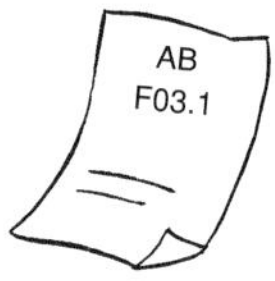

> **!** Eigenschaften des Kindes, der Eltern und familiäre Probleme (linke Seite) beeinflussen die Art und Weise, wie man tagtäglich miteinander umgeht (s. Übersicht): Sie beeinflussen
> (1) das Verhalten des Kindes,
> (2) die Art und Weise, wie dieses Verhalten von den Eltern wahrgenommen wird, und
> (3) die Reaktion der Eltern auf das Kind.

Dies ist ein ganz allgemeines Modell, das jetzt im gemeinsamen Gespräch auf die Familie und das Kind angepasst werden soll. Einige Elemente des Modells wurden sicher von den Eltern bei der Erarbeitung des Störungskonzeptes angesprochen. Jetzt geht es darum, die einzelnen Punkte noch einmal systematisch durchzugehen.

Erläuterungen zu Arbeitsblatt F02.2: Eigenschaften des Kindes

(1) **Gesundheitsprobleme**, beispielsweise allgemeine körperliche Verfassung, spezielle Gesundheitsprobleme (Asthma, Allergien usw.).

(2) **Äußeres Erscheinungsbild**, beispielsweise motorische Ungeschicklichkeit, körperliche Stigmata (Minderwuchs, Aussehen usw.) haben oft zur Folge, dass Kinder zumindest initial abgelehnt werden, dass das Selbstwertgefühl der Kinder beeinträchtigt wird. Durch äußere Merkmale des Kindes kann auch die Bezugsperson (z. B. die Mutter) an eine andere wichtige eigene Bezugsperson (z. B. den eigenen Vater) erinnert werden und negative Affekte dieser Person gegenüber auf das Kind übertragen.

(3) **Entwicklungsverzögerungen und Teilleistungsschwächen**, beispielsweise Sprachentwicklungsverzögerungen, intellektuelle Beeinträchtigungen, visuomotorische Koordinationsstörungen können eine geringe soziale Akzeptanz in der Gleichaltrigengruppe bewirken. Solche Defizite können auch die soziale Problemlösefähigkeit des Kindes beeinträchtigen ebenso wie seine Fähigkeit, Aufforderungen der Eltern zu befolgen. Schulische Teilleistungsschwächen oder intellektuelle Beeinträchtigungen können eine allgemeine psychische Belastung für das Kind darstellen und die Verhaltensprobleme in der Familie verstärken.

(4) **Motorische Unruhe und Überaktivität** lassen sich häufig bis zum Alter von zwei bis drei Jahren zurückverfolgen.

(5) **Konzentrationsprobleme** beziehen sich auf die Dauer, mit der das Kind sich mit einer Sache beschäftigen kann.

(6) **Impulsives Verhalten** beschreibt die beeinträchtigte Fähigkeit des Kindes innezuhalten und zu denken, bevor es eine Handlung durchführt.

(7) **Leichte Erregbarkeit, heftiges Temperament** beziehen sich auf seine allgemeine Tendenz zu heftigen emotionalen Reaktionen. Einige Kinder sind generell leicht irritierbar, schreien viel, lassen sich nur mühsam beruhigen.

(8) **Kontaktverhalten** bezieht sich auf Kontakte in und außerhalb der Familie, sowohl gegenüber anderen Kindern als auch Erwachsenen.

(9) **Essprobleme**, Verdauungsprobleme, Schlafprobleme sind Schwierigkeiten, die gehäuft in der frühen Kindheit auftreten, aber darüber hinaus persistieren können. Sie können die Bezugspersonen bei der Erziehung des Kindes zusätzlich belasten.

(10) **Andere Probleme.**

AB F02.2

Eigenschaften des Kindes. Zunächst werden die Eigenschaften des Kindes besprochen. Verwenden Sie dazu Arbeitsblatt F02.2 *(Eigenschaften des Kindes)*. Bei den Eigenschaften des Kindes geht es vor allem um Temperamentsmerkmale und andere Merkmale des Kindes, von denen man annimmt, dass sie zu einem beträchtlichen Teil auf einer angeborenen Prädisposition beruhen. Sie können meist früh erkannt werden, manche davon bereits in den ersten Lebensmonaten, und sind relativ stabil. Jedes einzelne Merkmal von Arbeitsblatt F02.2 sollte besprochen werden, bevor die Eltern jedes Merkmal mit einem kurzen Kommentar versehen (s. Kasten). Abbildung 8.3 zeigt das mit den Eltern von Florian erarbeitete Arbeitsblatt.

AB F02.3

Eigenschaften der Eltern. Diskutieren Sie jetzt mit den Eltern anhand von Arbeitsblatt F02.3 *(Eigenschaften der Eltern)*, welche ihrer eigenen Eigenschaften möglicherweise bei der Entwicklung oder der Aufrechterhaltung des Problemverhaltens eine Rolle spielen. In der Regel beeinträchtigen diese Eigenschaften die Erziehungskompetenzen der Eltern. Häufig kann man bei den Eltern ganz ähnliche Eigenschaften und Temperamentsmerkmale feststellen wie beim Kind. In dem Arbeitsblatt werden jedoch nicht nur weitgehend stabile Temperamentsmerkmale, sondern auch psychische Probleme der Eltern berücksichtigt. Nach Möglichkeit sollten beide Elternteile zunächst für sich selbst sprechen. Danach kann der jeweils andere Elternteil dazu aufgefordert werden, die Eigenschaften/Probleme des Partners aus seiner Perspektive darzustellen. Wie bei der Besprechung der Eigenschaften des Kindes sollten die einzelnen Merkmale von Arbeitsblatt F02.3 besprochen und danach schriftlich festgehalten werden (s. Kasten). Abbildung 8.4 zeigt das mit den Eltern von Florian erarbeitete Arbeitsblatt.

AB F02.4

Familiäre Probleme und mögliche Lösungsansätze. Neben den Eigenschaften des Kindes und der Eltern können familiäre Probleme das Problemverhalten des Kindes beeinflussen. Besprechen Sie diese anhand des Arbeitsblattes F02.4 *(Familiäre Probleme)*. Gehen Sie zunächst die einzelnen Problembereiche in der linken Spalte durch und erläutern Sie die einzelnen Problembereiche, bevor die Eltern jeden Problembereich mit einer kurzen Notiz versehen. Ermuntern Sie die Eltern, die familiären Belastungen auch dann anzugeben, wenn sie der Meinung sind, diese Probleme würden mit dem Problemverhalten des Kindes nicht in Beziehung stehen.

Thematisieren Sie danach mit den Eltern mögliche Schritte, die zur Verminderung oder gar Bewältigung der Familienprobleme beitragen können bzw. bereits beigetragen haben. Versuchen Sie die Eltern zu eigenen Problemlösungen anzuregen. Ermuntern Sie die Eltern, sich auch Schritte zu überlegen, die zwar keine vollständige Problemlösung, aber eine Problemlin-

F02.2 **Eigenschaften des Kindes** (S. 1/2)

Name des Kindes: Florian Datum: ________

Beurteiler: ____________

Notieren Sie bitte alle Eigenschaften Ihres Kindes, von denen Sie glauben, dass sie zu seinen Verhaltensproblemen beitragen.

1. Gesundheitsprobleme
   keine
2. Äußeres Erscheinungsbild
   wirkt jünger, ist der Kleinste i. d. Klasse
3. Entwicklungsverzögerungen / Leistungsschwächen
   starke Probleme beim Lesen u. Schreiben
4. Überaktivität
   vor allem i. d. Schule, zu Hause erträglich, beim Essen u. den Hausaufgaben stark
5. Konzentrationsprobleme
   vor allem bei den Hausaufgaben
6. Impulsives Verhalten
   ist bei den Hausaufgaben ungeduldig, kann auch sonst schlecht abwarten
7. Leichte Erregbarkeit, heftiges Temperament
   geht sofort in die Luft, wenn ihm etwas nicht passt
8. Kontaktverhalten
   freundlich und zugewandt; geht auf jeden zu, müsste manchmal zurückhaltender sein
9. Ess-, Verdauungs-, Schlafprobleme
   manchmal Einschlafprobleme
10. Andere Probleme
    traut sich selbst nicht viel zu, misserfolgserwartend

Abbildung 8.3. *Eigenschaften des Kindes* (Arbeitsblatt F02.2), Beispiel Florian

F02.3 **Eigenschaften der Eltern** (S. 1/2)

Name des Kindes: *Florian* Datum: ________

Beurteiler: *Mutter/Vater*

Notieren Sie bitte Ihre eigenen Eigenschaften, auch wenn Sie nicht glauben, dass sie zu den Schwierigkeiten im Umgang mit Ihrem Kind beitragen.

Eigenschaften der Mutter

1. Gesundheitsprobleme
   häufig starke Rückenschmerzen
2. Emotionale Probleme
   Ich habe oft das Gefühl, alles nicht mehr bewältigen zu können!
3. Unruhe und Überaktivität
   Ich bin häufig innerlich unruhig, vor allem, wenn es mir schlecht geht!
4. Konzentrationsprobleme
   keine
5. Impulsives Verhalten
   Sage Florian oft Dinge, die ich nicht so meine!
6. Leichte Erregbarkeit, heftiges Temperament
   Rege mich schnell auf, wenn etwas nicht so funktioniert, vor allem bei Florian u. meinem Mann.
7. Andere Eigenschaften oder Probleme
   keine

Eigenschaften des Vaters

1. Gesundheitsprobleme
   keine
2. Emotionale Probleme
   Belastungen bei der Arbeit führen dazu, dass ich oft angespannt bin.
3. Unruhe und Überaktivität
   Ich muss immer etwas unternehmen.
4. Konzentrationsprobleme
   keine
5. Impulsives Verhalten
   Ich werde ungeduldig, wenn es im Beruf oder in der Familie nicht so läuft, wie es sollte.
6. Leichte Erregbarkeit, heftiges Temperament
   Meine Frau meint, ich bin jähzornig!
7. Andere Eigenschaften oder Probleme
   keine

Abbildung 8.4. *Eigenschaften der Eltern* (Arbeitsblatt F02.3), Beispiel Florian

Erläuterungen zu Arbeitsblatt F02.3: Eigenschaften der Eltern

(1) **Gesundheitsprobleme**, auch allgemeine Stresssignale und psychosomatische Probleme, wie Kopfschmerzen, diffuse Schmerzen usw.

(2) **Emotionale Probleme**, z. B. Stimmungsschwankungen, depressive Verstimmungen, Angststörungen, allgemeine Unausgeglichenheit.

(3) **Motorische Unruhe und Überaktivität**, die sich bei Erwachsenen stärker in allgemeiner innerer Unruhe und Anspannung äußern.

(4) **Konzentrationsprobleme**, Probleme bei der Organisation des Tagesablaufs.

(5) **Impulsives Verhalten**, vor allem in Erziehungssituationen; unbedachte Handlungen, die später bereut werden.

(6) **Leichte Erregbarkeit, heftiges Temperament** z. B. in Erziehungssituationen oder gegenüber dem Partner.

(7) **Andere Probleme**, z. B. Alkoholprobleme.

derung bewirken können. Überlassen Sie möglichst viel der Eigeninitiative der Eltern. Bei Familien aus sozialen Randgruppen kann die Einschaltung von Sozial-, Wohnungs-, Arbeits- oder Jugendamt bei der Problemlösung hilfreich sein. Haben die Eltern massive psychische Probleme oder ausgeprägte Eheprobleme, kann die Vermittlung an entsprechende Therapeuten indiziert sein. Abbildung 8.5 zeigt das mit den Eltern von Florian erarbeitete Arbeitsblatt F02.4.

Besprechung der Therapieaufgaben

Erklären Sie den Eltern, dass „Hausaufgaben für die Eltern", sogenannte Therapieaufgaben, Bestandteil der Therapie sind. Diese Therapieaufgaben beinhalten hauptsächlich Maßnahmen in bestimmten Erziehungssituationen, die zuvor in der Sitzung gemeinsam erarbeitet wurden. Legen Sie die Elternmappe an. Bitten Sie die Eltern, Lösungsansätze für familiäre Probleme, die im Arbeitsblatt F02.4 *(Familiäre Probleme)* definiert wurden, noch einmal zu bedenken und in dem Arbeitsblatt einzutragen. Bei Familien mit massiven Problemen (z. B. massive Ehekrise, ausgeprägte Depression der Mutter) sollte diese Aufgabe jedoch unterbleiben, da sie vermutlich eine Überforderung darstellen würde. In diesen Fällen sind intensivere Stützungen und Hilfen notwendig.

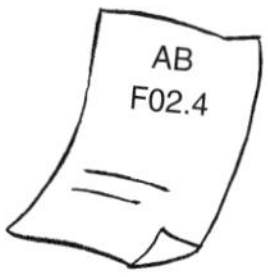

F02.4 Familiäre Probleme (S. 1/2)

Name des Kindes: *Florian* Datum: ______ Beurteiler: *Mutter/Vater*

Sie finden hier eine Liste von Problemen und Belastungen, unter denen Familien leiden können. Gehen Sie zunächst die einzelnen Problembereiche in der linken Spalte durch und beschreiben Sie bitte kurz die Probleme, die Ihre Familie belasten. Beurteilen Sie dann die Stärke der Probleme und Belastungen und notieren Sie danach in der rechten Spalte (Lösungsansätze), was Ihrer Meinung nach getan werden könnte, um die Probleme zu vermindern.

Problembereiche	**Stärke** gering			stark	**Lösungsansätze**
1. Gesundheitsprobleme von Familienmitgliedern *Rückenschmerzen der Mutter*	~~1~~	2	3	4	1. *Arzt empfiehlt Massage, noch keine Zeit gehabt*
2. Eheprobleme *häufige Auseinandersetzungen über die Erziehung und andere Dinge*	1	2	~~3~~	4	2. *Gespräche beim Psychologen*
3. Finanzielle Schwierigkeiten *keine*	1	2	3	4	3.
4. Probleme mit anderen Kindern in der Familie *die Tochter nässt mit ihren 5 Jahren noch häufig nachts ein*	1	~~2~~	3	4	4. *Kinderarzt fragen*
5. Probleme am Arbeitsplatz *Vater steht unter starkem Leistungsdruck*	1	~~2~~	3	4	5. *?*
6. Probleme mit Verwandten *Vorwürfe d. Großeltern (väterl), weil Florian so ungezogen ist*	1	2	~~3~~	4	6. *Gespräche beim Psychologen*
7. Probleme mit Freunden *keine*	1	2	3	4	7.
8. Andere Probleme *keine*	1	2	3	4	8.

Abbildung 8.5. Familiäre Probleme (Arbeitsblatt F02.4), Beispiel Florian

Erläuterungen zu Arbeitsblatt F02.4: Familiäre Probleme

(1) **Gesundheitsprobleme von Familienmitgliedern**, auch allgemeine Stresssignale und psychosomatische Probleme (z. B. Kopfschmerzen, diffuse Schmerzen usw.), Pflege von Eltern/Großeltern.

(2) **Eheprobleme**, Probleme in der Partnerschaft oder mit dem getrennt lebenden Partner. Probleme der alleinerziehenden Mutter, keinen Partner zu haben. Unterschiedliche Erziehungseinstellungen der Partner.

(3) **Finanzielle Schwierigkeiten**, Verschuldung, finanzielle Belastungen durch Hausbau usw., unzureichende Wohnverhältnisse.

(4) **Probleme mit anderen Kindern in der Familie**, u. a. Schulprobleme, externale Verhaltensprobleme, emotionale Auffälligkeiten.

(5) **Probleme am Arbeitsplatz**, z. B. Konflikte mit Arbeitskollegen, unbefriedigende Tätigkeit, berufliche Überbeanspruchung des Vaters (hat keine Zeit für Familie), Doppelbelastung der Mutter durch Haushalt und Beruf.

(6) **Probleme mit Verwandten**, z. B. Schwierigkeiten, sich von den eigenen Eltern/Schwiegereltern abzugrenzen, Kritik seitens der Verwandten an der Erziehung, Belastung durch pflegebedürftige Verwandte.

(7) **Probleme mit Freunden oder Nachbarn**, z. B. Kritik durch Freunde, Konflikte mit Nachbarn, Isolation der Familie von Freunden und Nachbarn.

(8) **Andere Probleme**, z. B. religiöser Art, Freizeitprobleme, Alkoholprobleme.

8.2.3 Schwierige Therapiesituationen

Je nach Problematik der Eltern und der Familien kann sich dieser Therapiebaustein äußerst schwierig gestalten. Nehmen Sie sich Zeit, die einzelnen Punkte ausführlich zu bearbeiten. Zeigen Sie Verständnis für die Situation der Eltern, akzeptieren Sie die Eltern so wie sie sind. Obwohl der Therapiebaustein klar konzipiert ist, dürfen Sie nicht zu direktiv vorgehen. Nehmen Sie sich nicht vor, alle Probleme lösen zu wollen. Ziel der Therapie ist nicht die problemlose Familie und das problemlose Kind. Ziel ist es, die vorhandenen Ressourcen des Kindes, der Familie und des familiären Umfeldes zu aktivieren, die zu einer Minderung der Problematik beitragen können. Damit soll die bestmögliche Anpassung von gesellschaftlichen, familiären und individuellen Bedingungen und Bedürfnissen erreicht werden. Die in Kapitel 7.6 dargestellten Durchführungsprobleme können in diesem Baustein besonders deutlich auftreten.

☞ 8.3 Baustein F03 und K02/K03: Entwicklung eines gemeinsamen Störungskonzeptes

Indikation

Der Therapiebaustein wird grundsätzlich mit allen Familien durchgeführt.

Familienzentrierte Intervention, Baustein F03	Kindzentrierte Intervention, Baustein K02/03
Erarbeitung eines gemeinsamen Störungskonzeptes	*Hurra, ich bin kein Scheusal!*
Inhalt und Ziele Ausgehend von den im Therapiebaustein F02 erarbeiteten Elementen eines gemeinsamen Störungskonzeptes soll nun ein gemeinsames Konzept über die Ursachen des Problemverhaltens (gemeinsames Störungskonzept) erarbeitet werden, das sich aus einer Makroperspektive und einer Mikroperspektive zusammensetzt. Aus der Makroperspektive werden die Eigenschaften des Kindes, jene der Eltern und familiäre Probleme als Faktoren untersucht, die das Problemverhalten und die familiären Interaktionen beeinflussen (vgl. F02). Die familiären Interaktionen als unmittelbare Ursachen für die Entwicklung und Aufrechterhaltung der Problematik werden in der Mikroperspektive genauer analysiert. Das gemeinsame Störungskonzept ist die Basis für die Entwicklung der einzelnen Interventionsschritte im Rahmen dieses Therapieprogrammes, sowie für darüber hinausgehende Interventionen.	**Inhalt und Ziele** Siehe Baustein F02.

Teilnehmer Soweit möglich beide Elternteile ohne Kind.	**Teilnehmer** Siehe Baustein F02.
Materialien Arbeitsblatt T03: *Problemliste: Verhaltensprobleme des Kindes (in der Familie)* Arbeitsblatt F03.1: *Warum hat mein Kind Verhaltensprobleme? – Gemeinsames Modell* Arbeitsblatt F03.2: *Der Teufelskreis* Arbeitsblatt F03.3: *Hyperkinetische Störungen bei Kindern und Jugendlichen – Fragen und Antworten. Eine Information für Eltern, Lehrer und Erzieher.*	**Materialien** Siehe Baustein F02.
Ablauf der Sitzung (1) Gespräch über Ereignisse seit der letzten Sitzung und Bearbeitung der Problemliste. (2) Auswertungsgespräch über die Therapieaufgaben der letzten Sitzungen. (3) Entwicklung eines gemeinsamen Störungskonzeptes. (4) Besprechung der Therapieaufgaben.	**Ablauf der Sitzung** Siehe Baustein F02.

Integration der kindzentrierten Intervention

Siehe Baustein F02.

Therapieaufgaben
Die Eltern sollen anhand der erarbeiteten Arbeitsblätter zuhause noch einmal das gemeinsame Störungsmodell und den Teufelskreis durcharbeiten und gemeinsam besprechen.

Anzahl der Sitzungen
In der Regel ist eine Sitzung notwendig.

8.3.1 Vorbereitung

AB F03.1

Übertragen Sie in den linken Teil der Grafik von Arbeitsblatt F03.1 (Warum hat mein Kind Verhaltensprobleme? – Gemeinsames Modell) die wesentlichen Punkte, die Sie mit den Eltern hinsichtlich der Eigenschaften des Kindes, der Eltern und der familiären Probleme erarbeitet haben (vgl. Abb. 8.5, S. 178). In den Kasten Verhaltensprobleme des Kindes übertragen Sie die Verhaltensprobleme aus der Problemliste.

8.3.2 Ablauf der Sitzung

AB T03

Gespräch über Ereignisse seit der letzten Sitzung und Bearbeitung der Problemliste
Lenken Sie das Thema nach einem einleitenden Gespräch über allgemeine Ereignisse in der Familie seit der letzten Sitzung auf die erarbeitete Problemliste über Verhaltensprobleme des Kindes in der Familie (Arbeitsblatt T03). Lassen Sie die Problemliste von den Eltern beurteilen.

AB F02.4

Auswertungsgespräch über die Therapieaufgaben der letzten Sitzungen
Besprechen Sie mit den Eltern, ob sich neue Aspekte bei den Lösungsansätzen für die familiären Probleme, die im Arbeitsblatt F02.4 *(Familiäre Probleme)* definiert wurden, ergeben haben.

Entwicklung eines gemeinsamen Störungskonzeptes

AB F03.1

Gemeinsames Störungsmodell. Fassen Sie anhand von Arbeitsblatt F03.1 *(Warum hat mein Kind Verhaltensprobleme? – Gemeinsames Modell)* das gemeinsame Störungsmodell zusammen, soweit es nun erarbeitet ist. Weisen Sie auf den rechten Teil der Graphik hin, in dem es jetzt darum geht, die tagtäglichen Interaktionen der Bezugspersonen mit dem Kind zu analysieren. Besprechen Sie mit den Eltern, auf welche Weise die Eigenschaften von Kind und Eltern sowie die familiären Probleme Einfluss nehmen auf

- das Verhalten des Kindes,
- die Wahrnehmung des kindlichen Verhaltens durch die Eltern und
- die Reaktionen der Eltern.

Abbildung 8.6 zeigt das mit der Mutter von Florian erarbeitete gemeinsame Störungskonzept, dessen Zusammenfassung im nebenstehenden Kasten beschrieben ist.

Fallbeispiel

Beispiel für die Zusammenfassung des gemeinsamen Störungskonzeptes anhand von Arbeitsblatt F03.1 (s. Abb. 8.6)

„Unser gemeinsames Modell über die Ursachen der Verhaltensprobleme von Florian ist jetzt fast fertig. Wir können es hier in dieser Graphik so zusammenfassen: Hier links haben wir die Eigenschaften des Kindes, der Eltern und die wichtigsten familiären Belastungen aufgeschrieben (einzelne Punkte kurz ansprechen). Diese Bedingungen beeinflussen erstens die Verhaltensprobleme von Florian. Wir nehmen an, dass Florian von Geburt an ein heftiges Temperament hat und vielleicht auch eine Neigung zu Konzentrationsproblemen. Diese Eigenschaften tragen zu seinen aktuellen Verhaltensproblemen bei. Es gibt aber auch noch familiäre Belastungen und Ihre eigenen Eigenschaften, die dazu führen, dass Sie die Verhaltensprobleme, wie Sie selbst schon geschildert haben, oft noch dramatischer sehen (Wahrnehmung der Verhaltensprobleme). Sie reagieren oft angespannt und merken, dass Sie schnell aus der Haut fahren. Dies, wie all die anderen Faktoren, beeinflusst schließlich Ihre Reaktion auf das problematische Verhalten. Sie haben gesagt, dass Sie dann schnell laut werden, gelegentlich auch die Dinge laufen lassen, weil Sie nicht mehr können und manchmal, wenn Sie gar nicht mehr weiter wissen, Florian auch verprügeln. Dies hat jedoch zur Folge, dass sein problematisches Verhalten eher zunimmt. Das möchte ich Ihnen anhand der nächsten Abbildung (Arbeitsblatt F03.2) zeigen."

F03.1 **Warum hat mein Kind Verhaltensprobleme? – Gemeinsames Modell** (S. 1/1)

Eigenschaften des Kindes

1. *impulsiv, unruhig*
2. *leicht erregbar, heftiges Temperament*
3. *Lese-/Rechtschreibprobleme*
4. *geringes Selbstwertgefühl*

Eigenschaften der Eltern

Mutter: – innerlich oft unruhig
– leicht erregbar
– impulsiv
Vater: – ungeduldig
– jähzornig?

Familiäre Belastungen

1. *Eheprobleme*
2. *Vorwürfe der Großeltern*
3. *Einnässen der Schwester*

Verhaltensprobleme des Kindes

1. *verweigert Hausaufgaben*
2. *unruhig bei Mahlzeiten*
3. *traktiert Schwester*
4. *akzeptiert keine Grenzen*

Wahrnehmung der Verhaltensprobleme

Mutter und Vater fühlen sich schnell angespannt und fahren leicht aus der Haut

Reaktionen der Eltern

Mutter: – schimpft viel
– lässt oft Dinge durchgehen
Vater: – schlägt Florian häufig

Abbildung 8.6. *Warum hat mein Kind Verhaltensprobleme? Gemeinsames Modell* (Arbeitsblatt F03.1), Beispiel Florian

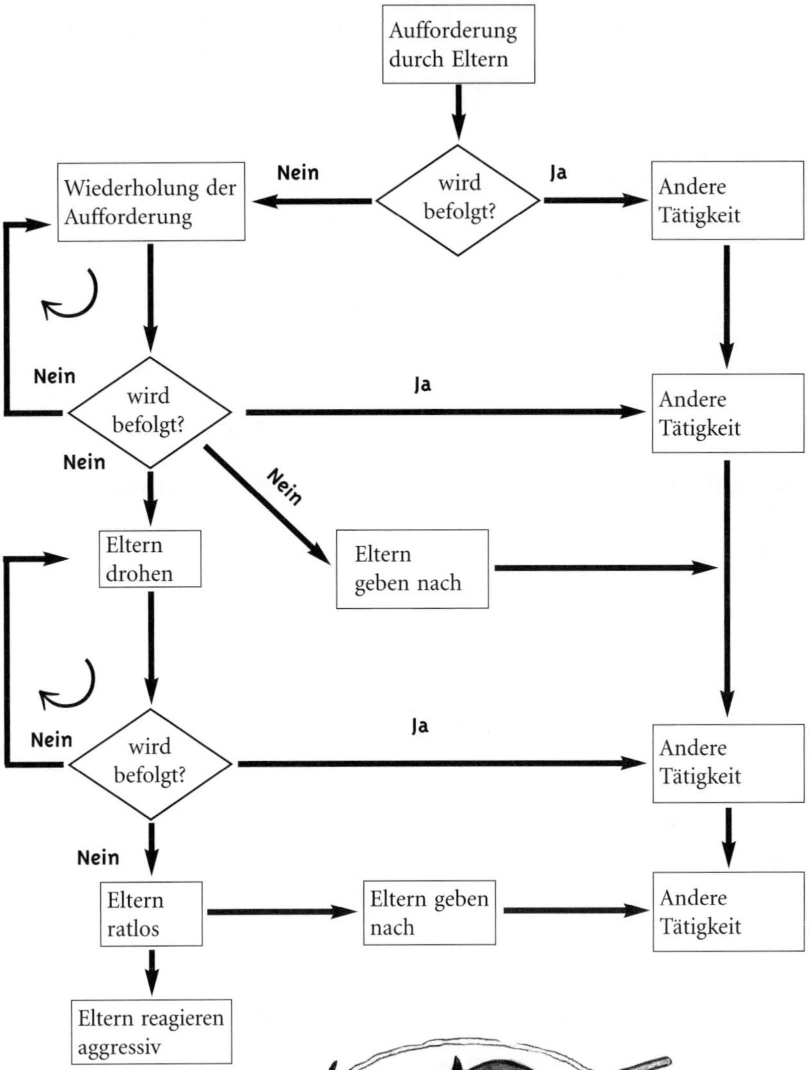

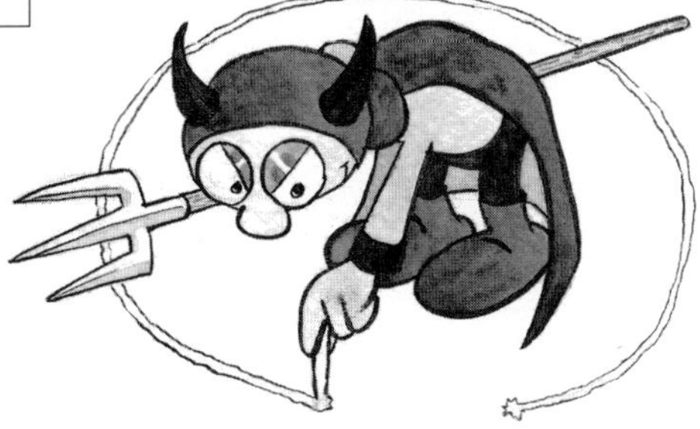

Abbildung 8.7. *Der Teufelskreis*

AB F03.2

Der Teufelskreis. Erklären Sie anhand von Arbeitsblatt F03.2 (*Der Teufelskreis*, siehe Abbildung 8.7) die typischen alltäglichen Interaktionsweisen in Familien mit external auffälligen Kindern. Nehmen Sie dazu als Beispiel eines der Zielprobleme, das Sie mit den Eltern erarbeitet haben. Überprüfen Sie gemeinsam mit den Eltern, inwieweit dieses Modell auf die Situation der Familie zutrifft. Betonen Sie dabei, dass diese Interaktionsprozesse nicht in jeder Situation ablaufen müssen, sondern dass schon gelegentliche Interaktionen dieser Art eine Zunahme des Problemverhaltens bewirken. Betonen Sie den Unterschied zwischen aggressiv-bestrafenden (und meist impulsiven) Reaktionen der Eltern auf Unfolgsamkeit des Kindes und geplant eingesetzten negativen Konsequenzen für problematisches Verhalten. Die Eltern sollten nicht die Vorstellung entwickeln, negative Konsequenzen seien prinzipiell schlecht.

Nach unserer Erfahrung können die meisten Eltern die typischen Interaktionen in ihrer Familie in diesem Schema wiedererkennen. Häufig wird die Frage gestellt, wie man denn aus diesem Teufelskreis ausbrechen kann. Sie sollten die Eltern auf das Ende der Sitzung und die nächsten Sitzungen mit dem Hinweis vertrösten, dass genau das ein wesentliches Ziel der Therapie ist.

Fallbeispiel

Beispiel für die Besprechung von Arbeitsblatt F03.2: Der Teufelskreis (s. Abb. 8.7)

„Sie sehen anhand dieser Abbildung, was sich in vielen Familien, die Kinder mit den gleichen Schwierigkeiten wie Florian haben, üblicherweise tagtäglich abspielt. Ich möchte jetzt mit Ihnen gemeinsam überprüfen, ob auch bei Ihnen Auseinandersetzungen auf diese Weise stattfinden. Nehmen wir als Beispiel das Problem, dass Florian nicht mit den Hausaufgaben beginnen will. Nach dem Mittagessen sagen Sie zu Florian, er soll jetzt mit dem Hausaufgaben beginnen. Das ist die Aufforderung. Florian stellt seine Ohren auf Durchzug und überhört das einfach. Sie wiederholen dann Ihre Aufforderungen, und Florian reagiert wieder nicht. Das Ganze kann sich dann noch ein paarmal wiederholen – aber Sie haben keinen Erfolg. Schließlich wird es Ihnen zu bunt, und Sie beginnen, laut zu werden und ihm zu drohen. Florian fängt zu quängeln und zu schreien an und sagt, er müsse jetzt zu seinem Freund gehen. Schließlich ist man ratlos und hat nur noch zwei Möglichkeiten – entweder man gibt nach und verschiebt die Hausaufgaben oder man versucht das Kind mit Gewalt dazu zu bewegen, die Hausaufgaben zu machen. Ist das so?

►

Nun lassen Sie uns überlegen, was ein solcher Ablauf letztlich für Florian bedeutet. Wenn Sie nachgeben, macht er die Erfahrung, dass er durch Trödeln, Quengeln und Schimpfen schließlich sein Ziel erreicht – er kann die Hausaufgaben zumindest vorübergehend vermeiden. Er wird sich deshalb in Zukunft in dieser und in vergleichbaren Situationen in ähnlicher Weise verhalten.

Wenn Sie im anderen Fall Florian durch lautes Schimpfen und Drohen dazu zwingen, die Hausaufgaben jetzt zu machen, sind Sie für ihn ein Vorbild dafür, dass man sich gegenüber körperlich Schwächeren so verhalten muss, um sich durchzusetzen. Er wird das dann in Zukunft ausprobieren, z. B. in der Klasse oder gegenüber der kleineren Schwester. Es geht dabei nicht darum, dass Sie sich nicht durchsetzen sollen. Es geht vielmehr um die Art und Weise! Es mag durchaus richtig sein, dafür zu sorgen, dass Florian seine Hausaufgaben jetzt macht. Entscheidend ist jedoch, dass dies ohne massive Auseinandersetzungen und Androhen von Prügeln geschieht.

Lassen Sie uns jetzt zur anderen Seite der Abbildung gehen. Hier sehen Sie, was in vielen Familien häufig passiert, wenn das Kind eine Aufforderung befolgt. Am Beispiel von Florian würde es etwa so ablaufen: Gelegentlich kann es vorkommen, dass Florian – entweder nach der ersten Aufforderung oder vielleicht etwas später – tatsächlich mit den Hausaufgaben beginnt. Vielleicht schimpft er noch etwas, aber er fängt an. Typischerweise passiert dann Folgendes: Man bemerkt zwar, dass das Kind der Aufforderung nachkommt, aber man geht nicht weiter darauf ein, sondern macht mit der Tätigkeit weiter, mit der man gerade beschäftigt ist (z. B. Abspülen). Das ist sehr verständlich! Weil diese Kinder ja soviel Zeit, Kraft und Nerven kosten, ist man froh, dass man endlich das tun kann, was man vorhatte. Aber Florian macht in dieser Situation die Erfahrung, dass sein angemessenes Verhalten nicht beachtet wird, und wird deshalb in Zukunft eher seltener die Hausaufgaben zügig beginnen. Können Sie in diesem Modell einiges von dem wiedererkennen, was sich zwischen Ihnen und Florian abspielt?“

Information der Eltern über hyperkinetische Störungen. Wenn bei dem Kind eine hyperkinetische Störung vorliegt, dann besprechen Sie mit den Eltern abschließend das Arbeitsblatt F03.3, das Informationen über das Störungsbild, seine Ursachen und die Behandlungsansätze vermittelt.

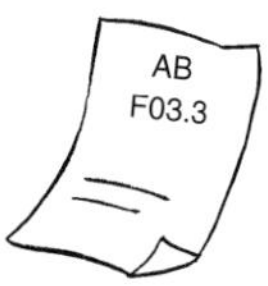

Besprechung der Therapieaufgaben
Die Eltern sollen anhand der erarbeiteten Arbeitsblätter zuhause noch einmal das gemeinsame Störungsmodell und den Teufelskreis durcharbeiten und gemeinsam besprechen.

8.3.3 Schwierige Therapiesituationen

Die in Kapitel 7.6 beschriebenen Probleme können in diesem Therapiebaustein besonders deutlich auftreten.

Bei der Besprechung des Teufelskreises werden viele Eltern schnell nachfragen, was denn zu tun sei, um aus diesem Teufelskreis auszubrechen. Sie können darauf hinweisen, dass dieser Teufelskreis die Ansatzpunkte der Therapie besonders deutlich macht:

- Wie stellt man wirkungsvolle Aufforderungen?
- Welche positiven Konsequenzen kann man einsetzen, wenn sich das Kind einmal weniger problematisch verhält?
- Wie kann man die häufige Wiederholung von Aufforderungen umgehen?

Weisen Sie die Eltern darauf hin, dass Sie diese einzelnen Schritte in den nächsten Sitzungen bearbeiten werden.

☞ 8.4 Bausteine F04 und K04: Behandlungsziele und Behandlungsplanung

Indikation
Der Therapiebaustein wird grundsätzlich mit allen Familien durchgeführt.

Familienzentrierte Intervention, Baustein F04	Kindzentrierte Intervention, Baustein K04
Behandlungsziele und Behandlungsplanung	*Wackelpeters Wunschliste*
Inhalt und Ziele In diesem Therapiebaustein werden die Verhaltensprobleme des Kindes, die Probleme anderer Familienmitglieder und die familiären Probleme, die Gegenstand	**Inhalt und Ziele** Anhand der Geschichte *Wackelpeters Wunschliste* wird der Prozess der gemeinsamen Behandlungsplanung modellhaft beschrieben. Das Kind wird aufgefordert, eine eigene

der Behandlung sein sollen, endgültig definiert. Daraus werden die Ziele der Behandlung abgeleitet. Die Ziele sind nicht mit der völligen Lösung der Probleme identisch. Vielmehr sollen realistische Ziele definiert werden, die auch suboptimale Lösungen beinhalten. Deshalb ist die explizite Zieldefinition von großer Bedeutung. Danach werden die Ansätze der Therapie und der voraussichtliche Therapieablauf besprochen.	Wunschliste zu erstellen. Die Therapieziele der Eltern werden mit der Wunschliste des Kindes verglichen und eine gemeinsame Wunschliste wird erstellt.
Teilnehmer Soweit möglich beide Elternteile ohne Kind.	**Teilnehmer** Allein mit dem Kind. Danach werden die Eltern hinzugezogen und eine gemeinsame Wunschliste wird erstellt.
Materialien Arbeitsblatt T03: *Problemliste: Verhaltensprobleme des Kindes (in der Familie)* Arbeitsblatt F03.1: *Warum hat mein Kind Verhaltensprobleme? – Gemeinsames Modell* Arbeitsblatt F03.2: *Der Teufelskreis* Arbeitsblatt F04.1: *Therapieziele 1: Verminderung der Verhaltensprobleme des Kindes in der Familie*	

►

Arbeitsblatt F04.2:	*Therapieziele 2: Verminderung anderer Probleme in der Familie*

Ablauf der Sitzung

(1) Besprechung der Therapieaufgaben und Bearbeitung der Problemliste.
(2) Besprechung des gemeinsamen Modells.
(3) Festlegung der Behandlungsziele bezogen auf die Verhaltensprobleme des Kindes.
(4) Festlegung der Behandlungsziele bezogen auf die familiären Probleme und die Eigenschaften der Eltern.
(5) Besprechung der Ansatzpunkte der Therapie und der einzelnen Behandlungsschritte.
(6) Besprechung der Therapieziele gemeinsam mit Eltern und Kind.

Ablauf der Sitzung
Integration der kindzentrierten Intervention

(1) Lesen Sie dem Kind aus den Therapiegeschichten *Wackelpeter & Trotzkopf* K04: *Wackelpeters Wunschliste* vor und bearbeiten Sie mit ihm seine eigene „Wunschliste".
(2) Besprechen Sie anschließend gemeinsam mit dem Kind und den Eltern die Therapieziele der Eltern und die Wunschliste des Kindes.

Therapieaufgaben
keine

Anzahl der Sitzungen
In der Regel ist eine Sitzung notwendig.

8.4.1 Vorbereitung

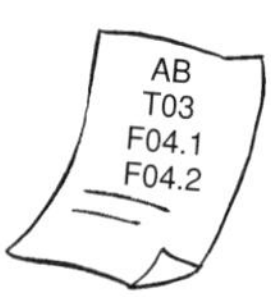

Übertragen Sie die in der Problemliste definierten Verhaltensprobleme des Kindes (Arbeitsblatt T03) in das Arbeitsblatt F04.1 *(Therapieziele 1: Verminderung der Verhaltensprobleme des Kindes in der Familie)*. Formulieren Sie für das Arbeitsblatt F04.2 *(Therapieziele 2: Verminderung anderer Probleme in der*

Familie) die Probleme, deren Verminderung Sie für die erfolgreiche Behandlung des Kindes für notwendig erachten. Tragen Sie die vorformulierten Probleme aber nicht in das Arbeitsblatt ein, da sie in dieser Sitzung mit den Eltern ausführlich diskutiert werden sollen.

8.4.2 Ablauf der Sitzung

Gespräch über die Ereignisse seit der letzten Sitzung und Bearbeitung der Problemliste

Besprechung des gemeinsamen Modells

Erklären Sie den Eltern, dass in dieser Sitzung die Ziele der Behandlung gemeinsam festgelegt werden sollen. Ausgangspunkt ist das gemeinsame Störungskonzept (Arbeitsblatt F03.1), in dem die Verhaltensprobleme des Kindes, die familiären Probleme sowie die Eigenschaften der Eltern und des Kindes, die zur Problematik beitragen, zusammengefasst sind. Besprechen Sie noch einmal kurz dieses gemeinsame Modell.

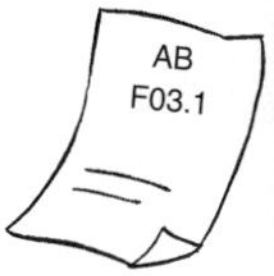

Festlegung der Behandlungsziele bezogen auf die Verhaltensprobleme des Kindes

Besprechen Sie mit den Eltern, dass das Ziel der Behandlung nicht ein problemloses Kind oder eine Familie ohne Probleme sein kann, sondern dass es in erster Linie darum geht, dass sich alle gemeinsam realistische, erreichbare Ziele setzen, d. h., dass die Probleme soweit wie möglich vermindert werden. Zur Festlegung der Therapieziele diskutieren Sie mit den Eltern für jedes Problemverhalten des Kindes folgende Punkte:

> **!**
> (1) Wie müsste das Verhalten aussehen, damit die Eltern das Verhalten als ein geringes Problem (Ausprägung 0–3 in der Problemliste) einschätzen würden?
> (1) Wie müsste das Verhalten aussehen, damit die Eltern das Problem als vermindert betrachten könnten?
> (1) Welches Verhalten kann man als erreichbares Ziel definieren?

Versuchen Sie, das Zielverhalten möglichst konkret zu formulieren. Das Zielverhalten kann sich vom Problemverhalten in verschiedenen Aspekten unterscheiden:

F04.1 **Therapieziele 1: Verminderung der Verhaltensprobleme des Kindes in der Familie** (S. 1/1)

Name des Kindes: *Florian* Datum: ____________ Beurteiler: ____________

Problemverhalten	Therapieziele	Therapieziel erreicht? nein	eher nein	eher ja	ja
1. *Verweigert fast jeden Tag schriftl. Hausaufgaben oder schimpft/mault permanent währenddessen*	1. *macht Hausaufgaben nach Aufforderung, Mutter ist beim Schreiben/Lesen dabei; darf auch mal über die Aufgaben maulen*	−2	−1	+1	+2
2. *bleibt bei keiner Mahlzeit bis zum Ende sitzen; trödelt, spielt mit Essen; ist in Bewegung*	2. *bleibt meistens sitzen; fragt, wenn er aufstehen will; ist mit essen fertig, wenn andere auch fertig sind*	−2	−1	+1	+2
3. *traktiert seine kleine Schwester permanent, schlägt sie, nimmt ihr Spielzeug weg*	3. *nicht mehr Streit als zwischen Geschwistern üblich ist; keine heftigen körperlichen Auseinandersetzungen*	−2	−1	+1	+2
4. *akzeptiert so gut wie keine Grenzen/Verbote; macht dann, was er will, wird wütend*	4. *akzeptiert die wichtigsten Regeln i. d. Familie, kann auch Verbote ertragen, ohne gleich einen Wutausbruch zu bekommen*	−2	−1	+1	+2

Abbildung 8.8. *Therapieziele 1: Verminderung der Verhaltensprobleme des Kindes in der Familie* (Arbeitsblatt F04.1), Beispiel Florian

▶ Verminderung der Intensität;
▶ Verminderung der Frequenz;
▶ Begrenzung des Problemverhaltens auf besonders schwierige Situationen;
▶ das Problemverhalten wird durch ein anderes, weniger problematisches Verhalten ersetzt.

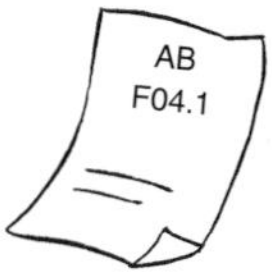

Legen Sie auf diese Weise anhand von Arbeitsblatt F04.1 *(Therapieziele 1: Verminderung der Verhaltensprobleme des Kindes in der Familie)* für jedes einzelne Verhaltensproblem des Kindes das Therapieziel fest und tragen Sie es in die Spalte „Therapieziele" von Arbeitsblatt F04.1 ein. Die Spalte „Therapieziel erreicht" dient der Verlaufskontrolle zu einem späteren Zeitpunkt. Abbildung 8.8 zeigt die mit den Eltern von Florian erarbeiteten Therapieziele.

Festlegung der Behandlungsziele bezogen auf die familiären Probleme und die Eigenschaften der Eltern

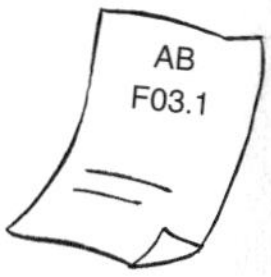

Legen Sie gemeinsam mit den Eltern die anderen Probleme fest, die Gegenstand der Behandlung sein sollen. Die Probleme können sich auf die im gemeinsamen Störungskonzept (Arbeitsblatt F03.1) definierten familiären Probleme, auf die Eigenschaften der Eltern, auf die Wahrnehmung des Problemverhaltens durch die Eltern oder auf die Reaktionen der Eltern bzgl. des Problemverhaltens beziehen.

Beachten Sie folgende Gesichtspunkte bei der Auswahl der Probleme:

!

▶ Wählen Sie Probleme aus, die innerhalb dieser Therapie veränderbar sind.
▶ Wählen Sie jene Probleme aus, die für die Aufrechterhaltung des Problemverhaltens von herausragender Bedeutung sind.
▶ Wählen Sie jene Probleme aus, die möglichst eng mit dem Problemverhalten in Verbindung stehen.
▶ Wählen Sie Probleme aus, die sich möglichst gut konkretisieren lassen.
▶ Wählen Sie höchstens vier Probleme aus.

Wichtigster Gesichtspunkt bei der Auswahl der Probleme ist ihre **Änderungswahrscheinlichkeit**. Sie helfen den Eltern und dem Kind nicht, wenn Sie Probleme auswählen, die sich als nicht veränderbar herausstellen. Sie können damit eher Schaden anrichten, weil die Eltern dann in ihrer Einstellung verfestigt werden, dass ihnen nicht zu helfen ist. Je stärker die Probleme auf einen Situationsbereich begrenzt sind, umso eher lassen sie sich beeinflussen. Die generelle Impulsivität des Vaters, die seit Jahrzehnten alle Lebensbereiche

F04.2 **Therapieziele 2: Verminderung anderer Probleme in der Familie** (S. 1/1)

Name des Kindes: *Florian*   Datum: ______   Beurteiler: ______

Probleme	Therapieziele	Therapieziel erreicht? nein	eher nein	eher ja	ja
1. *häufiges Streiten zwischen den Eltern*	1. *a) Entwicklung gemeinsamer Erziehungsvorstellungen in Gesprächen beim Psychologen* *b) Paartherapie sinnvoll?*	−2	−1	+1	+2
2. *Vorwürfe der Großeltern (väterlicherseits) vor allem der Mutter gegenüber*	2. *Gespräche beim Psychologen über Möglichkeiten der gemeinsamen Abgrenzung von den Großeltern, ohne den Kontakt abzubrechen*	−2	−1	+1	+2
3. *nächtliches Einnässen der Schwester*	3. *zunächst regelmäßiges Wecken der Schwester und Belohnungsplan zum trocken werden*	−2	−1	+1	+2
4. *Rechtschreibprobleme von Florian*	4. *regelmäßiges Üben bei einem Studenten*	−2	−1	+1	+2

Abbildung 8.9. *Therapieziele 2: Verminderung anderer Probleme in der Familie* (Arbeitsblatt F04.2), Beispiel Florian

durchzieht, sollte beispielsweise nicht zum Gegenstand der Therapie gemacht werden. Erfolgversprechender wäre es in diesem Fall, die impulsiven Reaktionen des Vaters auf das Verweigerungsverhalten des Kindes bei den Hausaufgaben als Problem auszusuchen. Wählen Sie im Zweifelsfall zunächst die enger umschriebenen und leichter veränderbaren Probleme aus. Sie können im Verlauf der Therapie bei Bedarf die Behandlungsziele ergänzen.

Wählen Sie auch nur die Probleme aus, die Sie innerhalb Ihrer Therapie bearbeiten können. Wenn beispielsweise eine ausgeprägte Partnerproblematik durch eine zusätzliche Paartherapie der Eltern vermindert werden kann, dann wählen Sie die Partnerproblematik nicht als Ziel Ihrer Therapie aus. Sie können aber ein Teilproblem auswählen, das Sie innerhalb der Therapie bearbeiten wollen und können, beispielsweise die Eltern zu ermutigen, eine Paartherapie aufzusuchen, oder die unterschiedlichen Erziehungsvorstellungen der Eltern einander anzupassen.

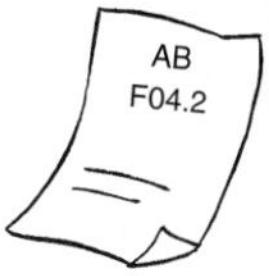

Tragen Sie die Problem- und Zieldefinitionen in das Arbeitsblatt F04.2 *(Therapieziele 2: Verminderung anderer Probleme in der Familie)* ein. Besprechen Sie mit den Eltern, dass aller Voraussicht nach nicht alle Ziele vollständig erreicht werden können, aber dass auch Teilerfolge die Behandlung rechtfertigen. Abbildung 8.9 zeigt die mit den Eltern von Florian erarbeiteten Therapieziele.

Besprechung der Ansatzpunkte der Therapie und der einzelnen Behandlungsschritte

Nach der Festlegung der Behandlungsziele besprechen Sie die Ansatzpunkte der Therapie bezogen auf diese Behandlungsziele. Sie können beispielsweise drei Sitzungen vereinbaren, in denen Sie die unterschiedlichen Erziehungsvorstellungen der Eltern thematisieren werden.

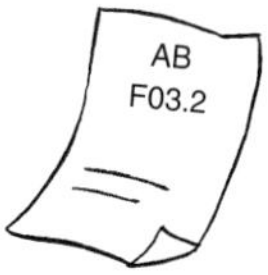

Besprechen Sie dann anhand des Teufelskreises (Arbeitsblatt F03.2) die Ansatzpunkte des Eltern-Kind-Programmes, mit denen die Verhaltensprobleme des Kindes in der Familie vermindert werden sollen. Mit den Eltern von Florian wurden die Ansatzpunkte des Eltern-Kind-Programmes entsprechend der in Abbildung 7.3 (Kapitel 7.3) entwickelten Therapieplanung wie folgt besprochen:

Fallbeispiel

Besprechung der Ansatzpunkte der Therapie mit den Eltern von Florian

„Wir haben anhand des Teufelskreises herausgearbeitet, dass die negativen unerfreulichen Erfahrungen, die Sie mit Florian gemacht haben und die auch Florian mit Ihnen hatte, in der letzten Zeit sehr häufig waren. ▶

Ständig waren Sie in Situationen, in denen Sie mit Florian schimpfen, ihn ermahnen, ihn strafen mussten. Demgegenüber sind positive Erfahrungen eher selten aufgetreten. Ziel unserer gemeinsamen Bemühungen sollte in den nächsten Wochen sein, aus diesem Teufelskreis auszubrechen. Dazu ist es im ersten Schritt wichtig, den vielen negativen Erlebnissen wieder vermehrt positive Erfahrungen entgegenzusetzen. Ich möchte deshalb in den nächsten Sitzungen mit Ihnen und Florian gemeinsam erarbeiten, wie Sie erstens stärker die positiven gemeinsamen Erfahrungen beachten können, und wie Sie durch eine gemeinsame Spielzeit miteinander vermehrt positive Erfahrungen machen können. Dies soll eine wichtige Grundlage für unsere weiteren Maßnahmen sein.

Die Hausaufgabensituation ist für Sie und auch für Florian sehr belastend. Ich denke, wir werden erst dann eine wirklich nachhaltige Entspannung in der Familie erreichen können, wenn wir bei den Hausaufgabensituationen eine Entlastung herbeiführen können. Deshalb möchte ich dann mit Ihnen und Florian erarbeiten, wie Sie die Probleme bei den Hausaufgaben lösen können.

Ein weiterer problematischer Punkt sind die sehr angespannten Beziehungen zwischen Ihnen (den Eltern). Diese Belastungen werden, wie wir gesehen haben, auch in der Beziehung zu Florian wirksam. Deshalb möchte ich Ihnen vorschlagen, dass wir drei gemeinsam einige Gespräche führen, in denen diese Probleme zwischen Ihnen angesprochen und Überlegungen angestellt werden, auf welche Weise sich diese Spannungen vermindern lassen. Wir werden allerdings keine sehr langfristige und intensive Paartherapie durchführen können. Wenn Sie in diesen Gesprächen zu dem Schluss kommen, dass eine solche Hilfe notwendig ist, dann würden wir nach einem geeigneten Therapeuten suchen.

Ein weiteres Hauptproblem ist, dass Florian nur selten Grenzsetzungen und Verbote von Ihnen akzeptiert und sehr schnell wütend wird. Diese Schwierigkeiten möchte ich mit Ihnen danach bearbeiten. Dabei werden wir zunächst miteinander besprechen, wie man wirkungsvolle Aufforderungen stellt, wir werden uns überlegen, welche Möglichkeiten es gibt, Florian Aufmerksamkeit zu schenken, wenn er Aufforderungen befolgt, und welche Konsequenzen Sie einsetzen können, wenn er Ihren Aufforderungen nicht nachkommt. Damit wollen wir den Teufelskreis von ständigen Aufforderungen und Ermahnungen, von Nichtbefolgen, erneuten Aufforderungen und Nichtbefolgen durchbrechen."

Besprechen Sie die ersten Schritte der Therapie mit den Eltern ausführlich und bitten Sie die Eltern, andere Vorstellungen und Vorschläge oder auch Bedenken zu äußern.

Besprechung der Therapieziele gemeinsam mit Eltern und Kind

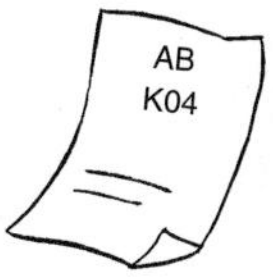

Nachdem Sie anhand des Kapitels K04 der *Wackelpeter-und-Trotzkopf-Geschichten* auch mit dem Kind allein eine Wunschliste erstellt haben, besprechen Sie die Therapieziele gemeinsam mit den Eltern und dem Kind. Dabei sollten Sie wie folgt vorgehen:

(1) Das Kind liest seine Wunschliste vor.

(2) Die Eltern sagen dem Kind, welche Zielprobleme sie gemeinsam mit Ihnen ausgesucht haben und welche Ziele in der Therapie ihrer Meinung nach erreicht werden sollen.

(3) Die Wunschliste des Kindes wird mit den Therapiezielen der Eltern verglichen. Gemeinsamkeiten und Unterschiede werden herausgearbeitet.

(4) Eltern und Kind sprechen miteinander über divergierende Ziele/Wünsche. Das Kind wird ermuntert, seine Meinung zu den Zielen der Eltern zu sagen.

(5) Eine gemeinsame Wunschliste wird erstellt.

8.4.3 Schwierige Therapiesituationen

Mitunter ist es schwierig, bei der Festlegung der Therapieziele gemeinsam mit den Eltern wenige konkrete Ziele zu formulieren. Eltern, die sehr belastet sind, können sich häufig nicht auf drei bis vier Ziele festlegen und meinen, es müsse sich noch viel mehr ändern. Betonen Sie in einer solchen Situation, dass es darum geht, Kernprobleme herauszugreifen und dass später auch weitere Probleme angegangen werden können. Weisen Sie darauf hin, dass nach therapeutischer Erfahrung andere Probleme sich häufig von selbst vermindern, wenn einige Kernprobleme erfolgreich bearbeitet wurden.

Bei der Besprechung der Ansatzpunkte der Therapie ist es sehr günstig, wenn Eltern eine aktive Rolle spielen und Ihre Ideen hinterfragen. Es ist besser, wenn Bedenken sehr früh angesprochen werden, als dass sie latent weiterbestehen und schließlich Widerstandsphänomene auslösen (s. Kap. 7.6). Sie sollten deshalb Vorschläge der Eltern sehr ernst nehmen und Vor- und Nachteile gemeinsam abwägen. Häufig drängen die Eltern auf eine schnelle Intervention, um die brennendsten Verhaltensprobleme gezielt zu vermindern, und lassen sich nicht so gerne auf Interventionen wie die *Spaß- & Spiel-*

Zeit (Baustein F06) ein. In diesem Fall sollten Sie Ihre Gründe für die vorgeschlagene Abfolge noch einmal ausführlich mit den Eltern diskutieren und erwägen, ob durch andere begrenzte Interventionen einzelne kritische Situationen in der Familie frühzeitig entschärft werden können.

Manche Eltern fragen, wie hoch denn die Erfolgschancen der Therapie sind. In diesem Fall ist es wichtig, auf die Vielzahl von Faktoren aufmerksam zu machen, die den Therapieerfolg beeinflussen und auf die daraus resultierende Schwierigkeit einer Vorhersage hinzuweisen. Sie sollten aber soweit irgend möglich auch konkrete Prognosen wagen, indem Sie die für die Prognose günstigen Faktoren (z. B. relativ gute Beziehung zwischen einzelnen Familienmitgliedern, Fehlen von zusätzlichen Belastungen der Familie) den belastenden Faktoren (z. B. Dauer der Problematik, Generalsierungsgrad der Probleme) gegenüberstellen. Sie können auch darauf hinweisen, dass in wissenschaftlichen Untersuchungen mit solchen Programmen der Mehrzahl der Familien geholfen werden konnte, ohne jedoch alle Probleme lösen zu können.

Themenblock 2: Förderung positiver Eltern-Kind-Interaktionen und Eltern-Kind-Beziehungen (Bausteine F05/K05 und F06/K06)

☞ 8.5 Bausteine F05 und K05: Fokussierung der Aufmerksamkeit auf positive Erlebnisse mit dem Kind

Indikation

Dieser Baustein eignet sich als Einstieg in konkrete Interventionen in der Familie. Die Durchführung ist vor allem dann indiziert, wenn die Wahrnehmung der Verhaltensprobleme des Kindes gegenüber der Wahrnehmung positiver Verhaltensanteile und Eigenschaften des Kindes dominiert und ein hoher Anteil negativ-kontrollierender Eltern-Kind-Interaktionen vorliegt.

Hinweise auf die Indikation lassen sich aus den Ergebnissen der Elternversion und der Kindversion des Family-Relations-Tests und aus der Besprechung des Teufelskreises in Therapiebaustein F03 gewinnen, sowie aus den Beobachtungen während der Exploration der Eltern (wenn die Eltern nahezu ausschließlich negative Verhaltensweisen bei ihrem Kind identifizieren können).

▶

Familienzentrierte Intervention, Baustein F05 *Betrachten Sie Ihr Kind von der positiven Seite*	**Kindzentrierte Intervention, Baustein K05** *Unser „Was-ist-schön"-Tagebuch*
Inhalt und Ziele Mit den Eltern wird eine Bilanz positiver und negativer Erlebnisse mit dem Kind erarbeitet. Die Aufmerksamkeit der Eltern soll auf positive Verhaltensanteile und Eigenschaften des Kindes gelenkt werden. Die Eltern werden angeleitet, ein „Was-ist-schön-Tagebuch" zu führen, in das sie die positiven Erlebnisse mit ihrem Kind jeden Abend eintragen und dem Kind rückmelden.	**Inhalt und Ziele** In der Geschichte wird beschrieben, wie die Therapeutin mit Wackelpeter über positive Erlebnisse mit den Eltern spricht. Wackelpeter legt ein „Was-ist-schön-Tagebuch" an, in das positive Tagesereignisse eingetragen werden. Die Therapeutin leitet das Kind an, ebenfalls ein „Was-ist-schön-Tagebuch" anzulegen. Damit soll die Aufmerksamkeit des Kindes korrespondierend zur familienzentrierten Intervention auf positive Erfahrungen und Erlebnisse mit den Eltern gelenkt werden.
Materialien Arbeitsblatt T03: *Problemliste: Verhaltensprobleme des Kindes (in der Familie)* Arbeitsblatt F03.2: *Der Teufelskreis* Arbeitsblatt F05.1: *Meine Bilanz: Positive und negative Erlebnisse mit meinem Kind* Arbeitsblatt F05.2: *Was-ist-schön-Tagebuch* Elternleitfaden F05: *Betrachten Sie Ihr Kind von der positiven Seite!*	**Materialien** *Wackelpeter & Trotzkopf*, Kapitel K05: *Unser „Was-ist-schön-Tagebuch"*

▶

Ablauf der Sitzung

(1) Gespräch über die Ereignisse seit der letzten Sitzung und Bearbeitung der Problemliste.
(2) Auswertungsgespräch über die Therapieaufgaben der letzten Sitzungen.
(3) Analyse der Interaktionsbilanz.
(4) Erarbeitung der Intervention anhand des Elternleitfadens.
(5) Besprechung der Therapieaufgaben.

Integration der kindzentrierten Intervention

Lesen Sie das *Wackelpeter & Trotzkopf*-Kapitel K05 *Unser „Was-ist-schön-Tagebuch"* und erarbeiten Sie mit dem Kind sein eigenes *Was-ist-schön-Tagebuch.*

Therapieaufgaben

Die Eltern bzw. Eltern und Kind sollen anhand von Arbeitsblatt F05.2 *(Was-ist-schön-Tagebuch)* ein Tagebuch über gemeinsame positive Erlebnisse führen.

Anzahl der Sitzungen

In der Regel ist eine Sitzung notwendig.

Interventionsdauer für die Therapieaufgaben

Die Therapieaufgabe kann über mehrere Wochen fortgesetzt werden, vor allem, wenn es den Eltern schwer fällt, positive Erlebnisse mit ihrem Kind zu identifizieren.

8.5.1 Ablauf der Sitzung

Gespräch über die Ereignisse seit der letzten Sitzung und Bearbeitung der Problemliste

Auswertungsgespräch über die Therapieaufgaben der letzten Sitzungen

Siehe zuletzt bearbeiteten Therapiebaustein.

Analyse der Interaktionsbilanz

Nehmen Sie Arbeitsblatt F03.2 *(Der Teufelskreis)* noch einmal zur Hand und besprechen Sie mit den Eltern, wie es durch diesen Teufelskreis dazu kommt, dass die negativen Erlebnisse mit dem Kind (z. B. ständiges Ermahnen, Schimpfen, Kritisieren, Bestrafen) gegenüber den positiven Erlebnissen überwiegen. Anhand des Arbeitsblattes F05.1 (*Meine Bilanz: Positive und negative Erlebnisse mit meinem Kind*, s. Abb. 8.10) lässt sich überprüfen, in welchem Ausmaß dies auch für diese Familie zutrifft. Bitten Sie die Eltern, die positiven Erlebnisse mit dem Kind in der letzen Zeit auf der rechten und die negativen Erlebnisse auf der linken Seite zu notieren. Abbildung 8.10 zeigt das mit der Mutter von Florian erarbeitete Arbeitsblatt.

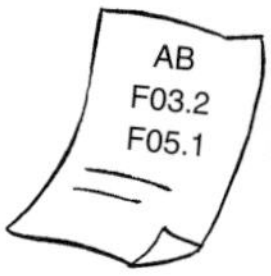

Erarbeitung der Intervention anhand des Elternleitfadens

Besprechen Sie mit den Eltern, dass ein Ungleichgewicht zwischen positiven und negativen Erfahrungen einerseits durch die Verhaltensprobleme des Kindes entstanden ist. Andererseits entwickeln jedoch sowohl die Eltern als auch das Kind die Erwartung, dass Auseinandersetzungen entstehen, wenn sie zusammen sind. Die Aufmerksamkeit wird dadurch in erster Linie auf die negativen Ereignisse gelenkt, positive Erfahrungen werden kaum noch wahrgenommen. Deshalb schlagen Sie eine Maßnahme vor, die zum einen darauf abzielt, dass es den Eltern gelingt, vorhandenen positiven Erfahrungen wieder vermehrt Aufmerksamkeit zu widmen. Darüber hinaus sollen die Eltern ihrem Kind wieder vermehrt mitteilen, wenn sie sich über ihr Kind freuen oder mit ihm zufrieden sind. Dies soll durch ein Positiv-Tagebuch (s. Arbeitsblatt F05.2) erreicht werden, das die Eltern führen sollen. Betonen Sie, dass sich durch diese Maßnahmen häufig die Beziehung zwischen Eltern und Kind verbessern lässt und die Eltern häufig auch ihre Sicht der Probleme ein wenig verändern. Eine deutliche Verminderung der Probleme sollten die Eltern jedoch nicht erwarten. Die Maßnahme ist aber eine gute Grundlage für spätere Interventionen.

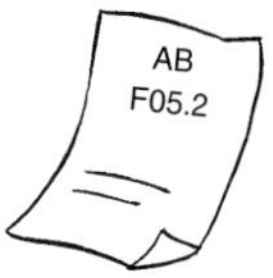

Wenn Sie auch das Kind-Programm durchführen, dann verwenden Sie statt der Positiv-Liste aus der familienzentrierten Intervention das *Was-ist-schön-Tagebuch* aus der kindzentrierten Intervention, das von Eltern und Kind gemeinsam geführt wird. Dadurch sollen nicht nur die Eltern angeleitet werden, stärker auf die positiven Aspekte zu achten, sondern auch das Kind.

Regeln des Elternleitfadens. Erläutern Sie mit den Eltern die Regeln des Elternleitfadens F05 (s. Übersicht auf S. 203).

F05.1 Meine Bilanz: Positive und negative Ereignisse mit meinem Kind (S. 1/1)

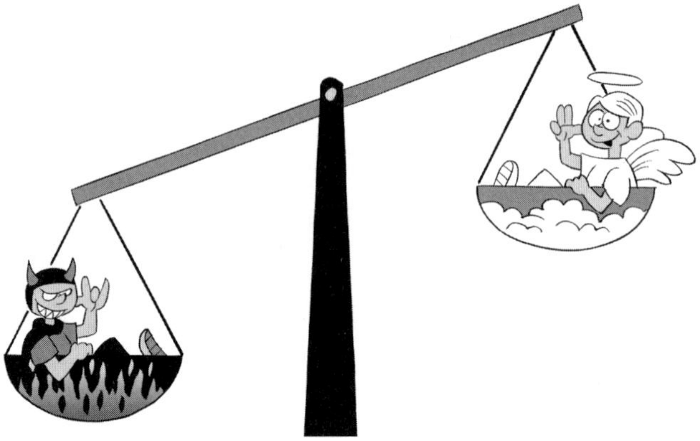

Notieren Sie bitte alle Ihre positiven und negativen Erlebnisse mit Ihrem Kind in der letzten Zeit.

Negativ	**Positiv**
musste oft schimpfen, weil	– hat für kurze Zeit mit der Schwester schön gespielt
– er Schulsachen vergisst	– hat mir beim Rasenmähen geholfen
– er die Hefte beschmiert	– hat schön Lego gebaut
– er die Schuhe nicht auszieht	
– er ständig beim Essen unruhig ist	
– er ständig seine kleine Schwester traktiert	
– er meine Verbote nicht akzeptiert	
– er die Hausaufgaben verweigert	
– er wütend wird	

Abbildung 8.10. *Meine Bilanz: Positive und negative Erlebnisse mit meinem Kind* (Arbeitsblatt F05.1), Beispiel Florian

Übersicht

Regeln des Elternleitfadens F05

(1) Lenken Sie Ihre Aufmerksamkeit auf positive Erfahrungen mit Ihrem Kind.
(2) Beachten Sie auch Kleinigkeiten und „Selbstverständlichkeiten".
(3) Achten Sie darauf, wenn üblicherweise schwierige Situationen weniger problematisch ablaufen.
(4) Zeigen Sie Ihrem Kind, wenn Sie etwas gut finden.
(5) Notieren Sie abends, was gut gelaufen ist.
(6) Sprechen Sie mit Ihrem Kind über positive Ereignisse des Tages.
(7) Erwarten Sie keine Wunder.

Regel 1

Besprechen Sie mit den Eltern, auf welche Weise diese ihre Aufmerksamkeit auf positive Erfahrungen mit ihrem Kind lenken können. Erarbeiten Sie in dieser ersten Regel vor allem jene Eigenschaften und Fähigkeiten, über die sich die Eltern freuen oder auf die sie stolz sind. Benutzen Sie dazu Arbeitsblatt F05.1 *(Meine Bilanz: Positive und negative Erlebnisse mit meinem Kind).* Überprüfen Sie, ob die Eltern auf diesem Arbeitsblatt bereits solche Eigenschaften und Fähigkeiten eingetragen haben. Versuchen Sie, gemeinsam mit den Eltern noch weitere zu finden und ergänzen Sie die Positiv-Seite von Arbeitsblatt F05.1.

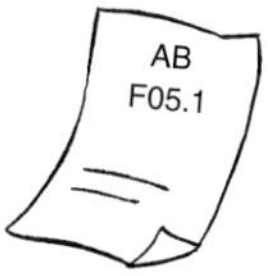

Regel 2

Betonen Sie, wie wichtig es ist, auch so genannte Kleinigkeiten und Selbstverständlichkeiten in die Positiv-Liste mit einzubeziehen. Gehen Sie am besten mit den Eltern einen typischen Tagesablauf durch und überlegen Sie gemeinsam mit ihnen, welche alltäglichen Dinge in der Regel gut laufen. Im Elternleitfaden sind Beispiele als Hilfen aufgeführt. Ergänzen Sie die Positiv-Seite von Arbeitsblatt F05.1.

Regel 3

Besprechen Sie mit den Eltern, was sie empfinden, wenn üblicherweise schwierige Situationen weniger problematisch ablaufen. Viele Eltern berichten, dass ihr Kind ein problematisches Verhalten immer zeigt. Das trifft in den seltensten Fällen zu. Es kommt in der Regel immer wieder vor, dass eine schwierige Situation einmal weniger problematisch verläuft, z. B. dass die Hausaufgaben mit weniger Widerstand und weniger Streit zu Ende gehen als üblich, oder dass das Kind beim Essen weniger unruhig ist als sonst. Erleben die Eltern solche Situationen als eine Erleichterung? Sind sie in der Lage, dies auch als ein positives Ereignis anzuerkennen, selbst wenn der Idealzustand noch nicht erreicht ist? Ergänzen Sie die Positiv-Seite von Arbeitsblatt F05.1 durch solche Ereignisse.

Regel 4

Besprechen Sie mit den Eltern, wie wichtig es gerade bei problematischen Kindern ist, dass sie ihrem Kind deutlich machen, was sie gut an ihm finden oder worüber sie sich freuen oder zufrieden sind. Betonen Sie, dass es nicht darum geht, in solchen Situationen in ein überschwängliches Lob zu verfallen, sondern dass eine kurze Anerkennung genügt. Manchen Eltern fällt es schwer, diese Sichtweise einzunehmen. Sie können diese Eltern häufig dadurch überzeugen, dass Sie deutlich machen, dass sie ja auch verständlicherweise ihrem Kind mitteilen, was sie nicht so gut an ihm finden. Dann hat das Kind auch ein Recht zu erfahren, was die Eltern gut an ihm finden! Lassen Sie den Eltern Raum, ihre Bedenken zu äußern und besprechen Sie diese ausführlich mit ihnen. Danach überlegen Sie gemeinsam mit den Eltern, auf welche Weise sie ihrem Kind eine kurze Anerkennung oder positive Rückmeldung geben können.

Regel 5

Legen Sie den Eltern das *Was-ist-schön-Tagebuch* (Arbeitsblatt F05.2) vor und bitten Sie die Eltern, sich jeden Abend fünf bis zehn Minuten Zeit zu nehmen, um den abgelaufenen Tag noch einmal in Gedanken durchzugehen und dabei zu überlegen, was an diesem Tag mit dem Kind gut oder besser als üblich gelaufen ist oder worüber sie sich gefreut haben. Die Eltern sollten auch notieren, wie sie in dieser Situation reagiert haben, d. h., ob sie dem Kind gezeigt haben, dass sie mit seinem Verhalten zufrieden sind oder dass sie sich freuen. Wenn Sie im Rahmen des Kinderprogrammes das Tagebuch verwenden, dann besprechen Sie dies gemeinsam mit Eltern und Kind.

Regel 6

Überlegen Sie gemeinsam mit den Eltern, wann sie abends die Zeit finden, um ihrem Kind regelmäßig eine kurze Rückmeldung über die positiven Ereignisse des Tages zu geben. Nach unserer Erfahrung eignet sich die Zeit am besten, wenn das Kind gerade ins Bett gegangen ist. Betonen Sie ganz besonders, dass die Eltern nicht damit beginnen dürfen, die negativen Ereignisse des Tages aufzulisten oder diese mit den positiven Ereignissen aufzurechnen. Wenn Probleme tagsüber auftraten, dann können sie zu Beginn des Gespräches in einem Satz sagen, dass ja manches nicht so gut gelaufen ist, und dann ausführlich auf die positiven Ereignisse eingehen. Wenn die Eltern sich einmal nicht dazu in der Lage fühlen, dann sollten sie diese Rückmeldung lieber ganz ausfallen lassen. Falls die Eltern mit ihrem Kind abends gemeinsam das Tagebuch ausfüllen, dann ist dies ein guter Anlass zu einem Gespräch über die positiven Ereignisse des Tages.

Sie können mit den Eltern (und dem Kind) eine solche positive Rückmeldung in einem kleinen Rollenspiel einüben.

Regel 7
Betonen Sie noch einmal, dass die Eltern von dieser Maßnahme keine Wunder erwarten dürfen. Die Intervention dient der Verbesserung der Eltern-Kind-Beziehung und der Veränderung von Sichtweisen, wenn die Eltern zu sehr auf die Probleme fixiert sind. Eine dramatische Verminderung der Probleme dürfen die Eltern durch diese Maßnahme aber nicht erwarten.

Besprechung der Therapieaufgaben
Erfolgt im Rahmen der Bearbeitung des Elternleitfadens.

8.5.2 Schwierige Therapiesituationen

Reaktionen der Eltern in der Therapiesitzung
Bei der Bearbeitung der **Interaktionsbilanz** reagieren Eltern häufig über sich selbst mit Entsetzen, wenn sie feststellen müssen, dass sie sich kaum noch an positive Erlebnisse mit dem Kind erinnern können. Sprechen Sie dieses Gefühl an und erklären Sie den Eltern, dass dies häufig bei Eltern von Kindern mit diesen Schwierigkeiten zu beobachten ist. Weisen Sie die Eltern darauf hin, dass der Teufelskreis, in den sie geraten sind, nahezu unausweichlich war, dass sie in eine Falle geraten sind, in die fast alle Eltern tappen. Das Ziel der Behandlung ist es, diesen Teufelskreis zu durchbrechen und auch positive Erfahrungen mit dem Kind wieder möglich zu machen.

Bei der **Besprechung des Elternleitfadens** äußern manche Eltern Bedenken, dass positive Rückmeldungen über eigentlich selbstverständliche Dinge unangemessen sind und dem Kind ein falsches Bild von der Wirklichkeit vermitteln könnten. Auf diese Schwierigkeit wurde bereits bei der Besprechung des Elternleitfadens eingegangen. Betonen Sie, dass diese Maßnahme dazu dient, die negative Interkationsbilanz zu verbessern. Diskutieren Sie mit den

Eltern das Prinzip, dass negative Reaktionen auf unangemessenes Verhalten durch positive Reaktionen auf angemessenes oder weniger unangemessenes Verhalten ergänzt werden müssen. Es ist außerordentlich wichtig, bei dieser Frage eine gemeinsame Basis zu finden, weil dieses Prinzip vielen der folgenden Interventionen ebenfalls zugrunde liegt.

Probleme bei der Durchführung der Therapieaufgabe

Das Führen des *Was-ist-schön-Tagebuches* ist häufig die erste konkrete Intervention in der Familie. Auf die Durchführung und auf Durchführungsprobleme ist deshalb genau zu achten. Häufig sind Widerstandsphänomene zu beobachten (siehe Kap. 7.6): Die Eltern berichten, dass sie vergessen haben, das Tagebuch zu führen, oder dass sie es nicht regelmäßig führen konnten. Überlegen Sie mit den Eltern, ob noch andere Ursachen für diese Probleme in Frage kommen können. Beispielsweise könnten die Eltern von der Notwendigkeit dieser Intervention nicht überzeugt sein, oder es fällt ihnen besonders schwer, auf positive Aspekte zu achten, weil die Beziehung zum Kind sehr belastet ist. Führen Sie eine ausführliche Widerstandsanalyse durch (s. Kap. 7.6) und überlegen Sie mit den Eltern gemeinsam, welche Veränderungen notwendig sind, damit die Intervention durchgeführt werden kann. Indem Sie diesen Problemen ausführlich Ihre Aufmerksamkeit widmen, machen Sie den Eltern auch deutlich, welchen Stellenwert die Therapieaufgaben haben, und vermeiden, dass die Eltern solche Aufgaben eher als gute Ratschläge denn als gezielte Interventionen empfinden. Solche Widerstände der Eltern lösen bei Therapeuten häufig Enttäuschungen oder Aggressionen aus. Achten Sie daher besonders darauf, dass Sie diesen Punkt nicht gereizt oder unterschwellig aggressiv thematisieren. Bedenken Sie, dass Widerstände die Regel sind und dass sie Ihnen wertvolle Hinweise für die weitere Therapie geben!

8.5.3 In der nächsten Sitzung: Auswertungsgespräch zur Therapieaufgabe *Was-ist-schön-Tagebuch*

Besprechen Sie anhand der folgenden Leitfragen mit den Eltern (und dem Kind) die Eintragungen und ihre Erfahrungen mit dem Führen des *Was-ist-schön-Tagebuches.*

Fragen für das Auswertungsgespräch

- Wie empfanden die Eltern (und das Kind) das Führen des Tagebuchs (hilfreich-lästig, anstrengend-einfach)?
- Wie schwer ist es ihnen gefallen, positive Erlebnisse zu finden?
- Wurden auch Kleinigkeiten notiert?
- Konnten die Eltern (und das Kind) positive Erfahrungen dem Kind (den Eltern) in der Situation anerkennend zurückmelden?
- Wurde die abendliche Rückmeldung über positive Ereignisse des Tages regelmäßig durchgeführt?
- Wie haben die Eltern und das Kind diese abendliche Rückmeldung erlebt?
- Wie berichten die Eltern von den positiven Erfahrungen (Kongruenz von Inhalt und Affekt)?

8.6 Bausteine F06 und K06: Aufbau positiver Spielinteraktionen

Indikation

Dieser Baustein sollte durchgeführt werden, wenn die Mutter-Kind- bzw. Vater-Kind-Interaktion zu einem hohen Anteil aus negativ kontrollierenden Verhaltensweisen (Ermahnen, Schimpfen, Kritisieren, Bestrafen) besteht und positive Interaktionen deutlich geringer ausgeprägt sind. Der Therapiebaustein kann aber auch als Einstieg in Interventionen in der Familie sinnvoll sein, wenn positive Interaktionen überwiegen. Den Eltern können neue Anregungen für das Spiel mit ihrem Kind gegeben werden.

Es lässt sich als Hinweis auf die Indikation verstehen, wenn im Family-Relations-Test für Kinder positive Gefühle in der Familie insgesamt oder den Eltern gegenüber kaum aktualisiert werden. Analoge Hinweise können aus dem Family-Relations-Test für Eltern gewonnen werden. Vor allem aber lässt sich die Indikation zu diesem Therapiebaustein aus der Besprechung des Teufelskreises (Therapiebaustein F03) und aus der Interaktionsbilanz (Therapiebaustein F05) erkennen.

Familienzentrierte Intervention, Baustein F06 *Die Spaß- & Spiel-Zeit: Schenken Sie Ihrem Kind Aufmerksamkeit, wenn es spielt!*	Kindzentrierte Intervention, Baustein K06 *Ich darf spielen, wie ICH will!*
Inhalt und Ziele Durch die Einführung einer *Spaß- & Spiel-Zeit* sollen positive Interaktionsanteile zwischen Mutter und Kind bzw. Vater und Kind erhöht und damit langfristig die Beziehung zwischen Eltern und Kind verbessert werden. Bei Eltern mit einem stark negativ kontrollierenden Erziehungsstil werden diese Verhaltensweisen im Rahmen der Einübung der Spielstunde gespiegelt. Dadurch kann eine entsprechende Verhaltensänderung der Eltern eingeleitet werden. Das Vorgehen in der *Spaß- & Spiel-Zeit* beruht auf den Prinzipien, aber nicht den Zielen der nondirektiven Spieltherapie. Indem die Eltern zu einem weitgehend nondirektiven Verhalten angeleitet werden, wird die Auftretenswahrscheinlichkeit von oppositionellem Verhalten des Kindes in dieser Zeit erheblich gemindert und die Wahrscheinlichkeit für positive Eltern-Kind-Interaktionen erhöht. Das Kind erfährt die ungeteilte Aufmerksamkeit und Zuwendung der Eltern. Das Kind soll außerdem die Erfahrung machen, dass nicht nur es selbst, sondern auch die Eltern eine Ver-	**Inhalt und Ziele** Wackelpeter beschreibt seine Erfahrungen mit der Einführung der *Spaß- & Spiel-Zeit*. Dem Kind wird modellhaft die Durchführung der *Spaß- & Spiel-Zeit* vorgeführt.

▶

haltensänderung herbeiführen müssen, um die Probleme in der Familie zu meistern.	
Teilnehmer In der Regel gemeinsam mit dem Kind und zumindest einem Elternteil.	**Teilnehmer** In der Regel gemeinsam mit dem Kind und zumindest einem Elternteil.
Materialien Arbeitsblatt T03: *Problemliste: Verhaltensprobleme des Kindes (in der Familie)* Arbeitsblatt F03.2: *Der Teufelskreis* Arbeitsblatt F05.1: *Meine Bilanz: Positive und negative Erlebnisse mit meinem Kind* Elternleitfaden F06: *Die Spaß- & Spiel-Zeit: Schenken Sie Ihrem Kind Aufmerksamkeit, wenn es spielt!* Arbeitsblatt F06.1: *Türschild „Spaß- & Spiel-Zeit – Bitte nicht stören!“* Arbeitsblatt F06.2: *Spielideen für die Spaß- & Spiel-Zeit* Arbeitsblatt F06.3: *Das Spieltagebuch*	**Materialien** *Wackelpeter & Trotzkopf*, Kapitel K06: *Ich darf spielen, wie ICH will!*
Ablauf der Sitzung (1) Gespräch über Ereignisse seit der letzten Sitzung und Bearbeitung der Problemliste.	**Ablauf der Sitzung** (1) Lesen Sie dem Kind (und den Eltern) aus den Therapiegeschichten *Wackelpeter & Trotzkopf* das sechste Kapitel K06 *Ich darf spielen, wie ICH will!* vor.

(2) Auswertungsgespräch über die Therapieaufgaben der letzten Sitzungen. (3) Gespräch über die Ziele des Therapiebausteins. (4) Erarbeitung der Intervention anhand des Elternleitfadens. (5) Einübung einer *Spaß- & Spiel-Zeit.* (6) Auswertungsgespräch über die durchgeführte *Spaß- & Spiel-Zeit.* (7) Besprechung der Therapieaufgaben.	(2) Besprechen Sie mit dem Kind, was es gut, was es weniger gut an der Geschichte findet und ob es auch eine *Spaß- & Spiel-Zeit* durchführen möchte.

Integration der kindzentrierten Intervention
Die kindzentrierte Intervention wird am besten nach dem Auswertungsgespräch über die Therapieaufgaben (Punkt 2 im Eltern-Kind-Programm) gemeinsam mit Eltern und Kind durchgeführt.

Therapieaufgaben
Regelmäßige Durchführung der *Spaß- & Spiel-Zeit* in der Familie und Eintragung in das Spieltagebuch, nachdem die Einübung der *Spaß- & Spiel-Zeit* mit dem Therapeuten und den Eltern erfolgreich verlaufen ist. Andernfalls werden weitere *Spaß- & Spiel-Zeiten* mit dem Therapeuten zur vertiefenden Einübung durchgeführt, bis Eltern und Kind in der Lage sind, die Spielzeit auch in der Familie durchzuführen.

Anzahl der Sitzungen
Mindestens eine Sitzung. Wenn es den Eltern schwerfällt, die Regeln des Elternleitfadens bei der Einübung der *Spaß- & Spiel-Zeit* mit dem Therapeuten und dem Kind umzusetzen, können mehrere Sitzungen notwendig werden, in denen die *Spaß- & Spiel-Zeit* eingeübt wird.

Interventionsdauer für die Therapieaufgaben
Die *Spaß- & Spiel-Zeit* soll mindestens über mehrere Wochen hinweg durchgeführt werden. Je größer die Schwierigkeiten der Eltern bei der ▶

Umsetzung der Intervention sind, umso wichtiger ist es, dass die *Spaß- & Spiel-Zeit* über einen längeren Zeitraum durchgeführt wird. Bei günstigem Verlauf kann nach einigen Wochen von einer Eintragung in das Spieltagebuch (F06.3) abgesehen werden.

8.6.1 Ablauf der Sitzung

Gespräch über Ereignisse seit der letzten Sitzung und Bearbeitung der Problemliste

Auswertungsgespräch über die Therapieaufgaben der letzten Sitzungen
Siehe bereits bearbeitete Therapiebausteine.

Gespräch über Ziele des Therapiebausteins

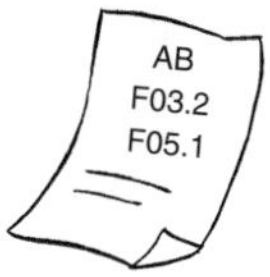

Anhand des Teufelskreises (Arbeitsblatt F03.2) und anhand der Interaktionsbilanz (Arbeitsblatt F05.1) wird mit den Eltern noch einmal besprochen, wie die Probleme in der Familie dazu geführt haben, dass ein hoher Anteil negativer Interaktionen (ständiges Ermahnen, Kontrollieren, Beschimpfen und Bestrafen) entstehen konnte und sich der Anteil an positiven gemeinsamen Erlebnissen und Erfahrungen verringerte. Mutter und Kind bzw. Vater und Kind sollen wieder vermehrt gemeinsam positive Erfahrungen machen, angenehme Dinge miteinander tun und die Möglichkeit haben, sich gegenseitig von einer anderen Seite kennenzulernen. Das Kind kann erfahren, dass die Mutter bzw. der Vater nicht nur nörgeln, kontrollieren und schimpfen, sondern auch ihre ungeteilte Aufmerksamkeit dem Kind und seinen Interessen widmen können. Die Eltern können erfahren, dass das Kind sich nicht nur verweigernd, trotzig und nervend verhält, und damit vermehrt positive Anteile an ihrem Kind entdecken.

Erklären Sie den Eltern das Besondere an der *Spaß- & Spiel-Zeit*: Die Eltern sollen sich weitgehend an den Interessen und Neigungen des Kindes orientieren und sein Verhalten nicht negativ bewerten.

Betonen Sie, dass die *Spaß- & Spiel-Zeit* sicher nicht alle Probleme lösen wird, dass sie aber helfen kann, Spannungen zwischen den Eltern und dem Kind abzubauen, und deshalb eine notwendige Basis für die weiteren Maßnahmen darstellt. Das Kind soll merken, dass seine Eltern es als Person gern haben und nur sein unerwünschtes Verhalten missbilligen. So kann das Kind auch später die notwendigen negativen Konsequenzen bei problematischem

Verhalten auf dieses Verhalten und nicht auf seine ganze Person beziehen. Das Kind soll durch den Therapiebaustein auch erfahren, dass seine Eltern etwas an ihrem eigenen Verhalten ändern wollen. Dadurch wird die Bereitschaft des Kindes gesteigert, aktiv in der Therapie mitzuarbeiten und auch sein eigenes Verhalten zu ändern.

Erarbeitung der Regeln für die *Spaß- & Spiel-Zeit* anhand des Elternleitfadens

Besprechen Sie gemeinsam mit Eltern und Kind (falls nötig auch zunächst getrennt), welche Spielerfahrungen sie in den letzten Wochen und Monaten gemacht haben, welche Spiele sie gemeinsam gespielt haben, was dabei gut, was dabei weniger gut gelaufen ist, jeweils aus der Perspektive der Eltern und aus der des Kindes. Erfragen Sie bei den Eltern, welche Spielarten sie bevorzugen und bei welchen Spielen es ihnen schwerfällt, mitzuspielen.

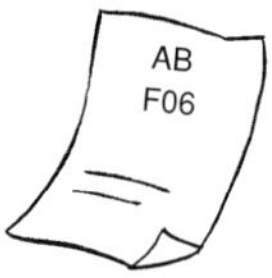

Besprechen Sie anhand des Elternleitfadens F06 *(Die Spaß- & Spiel-Zeit: Schenken Sie Ihrem Kind Aufmerksamkeit, wenn es spielt!)* die Regeln für die *Spaß- & Spiel-Zeit*. Der erste Absatz des Elternleitfadens gibt noch einmal eine allgemeine Begründung für die Durchführung dieses Therapiebausteines.

Die nachfolgende Übersicht zeigt die Kurzfassung der Regeln für die *Spaß- & Spiel-Zeit* aus dem Elternleitfaden.

Übersicht

Regeln des Elternleitfadens F06

(1) Sammeln Sie mit Ihrem Kind zusammen Spielideen für die *Spaß- & Spiel-Zeit.*
(2) An der *Spaß- & Spiel-Zeit* dürfen keine anderen Kinder teilnehmen.
(3) Wählen Sie sich einen Zeitpunkt aus, an dem die *Spaß- & Spiel-Zeit* stattfindet.
(4) Ihr Kind bestimmt, was und wie gespielt wird!
(5) Entspannen Sie sich! Beobachten Sie zunächst für einige Minuten, was Ihr Kind macht, dann versuchen Sie mitzuspielen.
(6) Nun beschreiben Sie laut, was Ihr Kind macht.
(7) Stellen Sie keine Fragen und sagen Sie Ihrem Kind nicht, was es tun soll.
(8) Loben Sie Ihr Kind gelegentlich oder sagen Sie ihm etwas Schönes.
(9) Drehen Sie sich um und schauen Sie für eine kurze Zeit in eine andere Richtung, wenn Ihr Kind sich problematisch verhält!
(10) Notieren Sie nach dem Ende der *Spaß- & Spiel-Zeit* Ihre Eindrücke vom Spielablauf im Spieltagebuch!

Regel 1

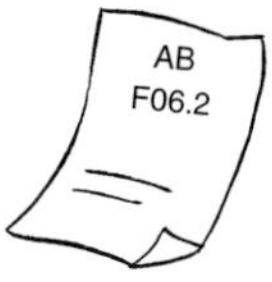

Sammeln Sie gemeinsam mit Eltern und Kind Spielideen für eine *Spaß- & Spiel-Zeit* und tragen Sie diese auf das Arbeitsblatt F06.2 ein. Ermuntern Sie die Eltern und das Kind, möglichst viele Spielideen zu nennen. Danach sollen Eltern und Kind Vorlieben und Abneigungen für die einzelnen Spielideen äußern. Viele Eltern bevorzugen Tisch- und Regelspiele, die bei Kindern mit expansiven Verhaltensproblemen häufig schwierig verlaufen, weil ruhiges Sitzen verlangt wird und es notwendig ist, sich an die Spielregeln zu halten. Konstruktionsspiele, Rollenspiele und kreative Spiele sind bei Eltern häufig weniger beliebt. Gerade diese Spielformen sind jedoch für die Durchführung der *Spaß- & Spiel-Zeit* besonders günstig. Es können aber auch Regelspiele durchgeführt werden, wobei dann darauf zu achten ist, dass das Kind die Regeln jederzeit ändern darf (s. Regel 7).

Regel 2

An dieser Spielzeit dürfen keine anderen Kinder teilnehmen. Diese Regel ist häufig schwer umzusetzen, wenn jüngere Geschwister in der Familie leben. Ist das Geschwister ein Kleinkind, dann kann die Mittagsruhe des Kleinkindes genutzt werden. Es kann auch ein Tageszeitpunkt gewählt werden, zu dem der zweite Elternteil oder eine Bezugsperson die Betreuung der anderen Kinder übernimmt. Bei älteren Geschwistern sollten die Eltern die Notwendigkeit dieses Vorgehen mit diesen besprechen und um Verständnis werben.

Regel 3

Besprechen Sie mit den Eltern, zu welchem Zeitpunkt und in welcher Häufigkeit die *Spaß- & Spiel-Zeit* durchgeführt werden kann. Weisen Sie die Eltern darauf hin, dass an der Spielzeit keine anderen Kinder teilnehmen dürfen. Wählen Sie gemeinsam mit den Eltern unter diesem Gesichtspunkt den günstigsten Tageszeitpunkt für die Spielzeit aus. Die Spielzeit sollte nach Möglichkeit nicht unmittelbar nach üblicherweise problematischen familiären Situationen, z. B. der Hausaufgabenzeit, stattfinden. Überlegen Sie mit den Eltern genau, ob sie auch tatsächlich in der Lage sind, täglich die Spielzeit durchzuführen. Falls sich die Eltern nicht ganz sicher sind, dann vereinbaren Sie eine geringere Mindestfrequenz.

Regel 4

Die Eltern beginnen die *Spaß- & Spiel-Zeit*, indem sie ihrem Kind sagen, dass sie jetzt für das Kind Zeit haben und es fragen, was es gerne tun möchte. Zur sichtbaren Demonstration der *Spaß- & Spiel-Zeit* können die Eltern an die

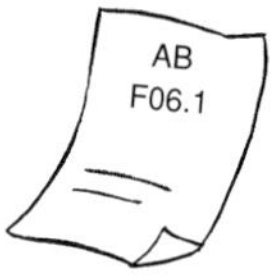

Zimmertüre das Schild hängen, auf dem „*Spaß- & Spiel-Zeit* – Bitte nicht stören!" (F06.1) steht. Dies markiert Beginn und Ende der Spielzeit und hält eventuelle Störungen durch Geschwister ab. Das Kind bestimmt, was gespielt wird! Betonen Sie, wie wichtig es ist, dass das Kind die Spiele auswählt und den Ablauf der Spielzeit bestimmt. Wenn möglich, sollte eine Beschäftigung gewählt werden, die sowohl dem Kind als auch den Eltern gefällt und an der beide Spaß haben. Es muss aber nicht unbedingt ein Spiel gefunden werden, die Eltern können einfach sagen, dass sie jetzt Zeit für das Kind haben, und sich zu ihrem Kind ins Zimmer setzen und schauen, womit es zu spielen anfängt. Falls das Kind zunächst keine Spielidee entwickelt, können die Eltern etwas vorschlagen.

Regel 5

Erklären Sie den Eltern, dass sie zu Beginn der *Spaß- & Spiel-Zeit* einige Minuten lang einfach beobachten, was ihr Kind macht, und versuchen sollen, sich dabei zu entspannen. Betonen Sie, dass es vielen Eltern anfangs nicht leicht fällt, vom Alltag abzuschalten. Daher sollte die *Spaß- & Spiel-Zeit* auch nicht nach üblicherweise problematischen familiären Situationen stattfinden, weil danach das Abschalten und das Entspannen besonders schwierig ist. Machen Sie den Eltern deutlich, dass sie sich ganz auf ihr Kind und sein Spiel konzentrieren und ihm uneingeschränkte Aufmerksamkeit zukommen lassen sollen.

Regel 6

Als nächstes beschreiben die Eltern einfach, was ihr Kind tut. Führen Sie die Eltern mit dieser Regel zu einer nondirektiven Haltung hin. Betonen Sie bereits an dieser Stelle, dass die Eltern keine Fragen stellen oder Aufforderungen geben sollen, die den Spielablauf beeinflussen bzw. lenken würden. Das Spiel wird allein vom Kind bestimmt. Das nondirektive Kommentieren der Spielaktivität zeigt dem Kind, dass die Eltern an seinem Spiel teilhaben und sich für seine Tätigkeiten interessieren.

Regel 7

Die Eltern dürfen keine Fragen stellen und dem Kind nicht sagen, was es tun soll. Die Spielzeit ist ganz allein zum Spielen und nicht zum Lernen da. Direktive Fragen und Aufforderungen korrigieren die Aktivität des Kindes, und damit wird das Kind von seinen Eltern belehrt, was richtig und was falsch bzw. was gut und was böse ist. Die *Spaß- & Spiel-Zeit* soll sich aber gerade in diesem Punkt von anderen Zeiten unterscheiden. Die Kontrolle, die

Eltern normalerweise auf das Verhalten ihres Kindes ausüben, soll hier durch eine nondirektive Haltung ersetzt werden. Betonen Sie, dass dies die wichtigste Regel ist und dass sie häufig sehr schwer umzusetzen ist, obwohl sie sehr einfach klingt. Zur Verdeutlichung können Sie auch einige extreme Beispiele formulieren, z. B. dass das Kind jederzeit Spielregeln ändern darf (solange nichts beschädigt wird), oder dass das Kind auch „Mensch ärgere dich nicht" mit Schummeln spielen kann, wenn es das will. In diesem Fall können die Eltern dem Kind sagen, dass es jetzt wohl gerade „Mensch ärgere dich nicht mit Schummeln" spielen möchte und auf das Spiel eingehen.

Regel 8

Wichtig ist, dass die Eltern ihr Kind gelegentlich loben oder ihm etwas Schönes sagen. Die Eltern sollen sich dabei aber auf das Hier und Jetzt konzentrieren und das Kind nicht z. B. dafür loben, dass es eine gute Note bekommen hat. Leiten Sie die Eltern dazu an, dass sie auf die Inhalte der *Spaß- & Spiel-Zeit* eingehen und dem Kind deutlich machen, wie sehr ihnen das spannungsfreie und positive Zusammensein gefällt. Machen Sie die Eltern darauf aufmerksam, dass Lob nicht nur durch Sprache, sondern auch durch Zuwendung zum Ausdruck gebracht werden kann.

Regel 9

Besprechen Sie nun mit den Eltern, was sie tun können, wenn ihr Kind beginnt, sich provokativ, oppositionell oder aggressiv zu verhalten. Klären Sie zunächst mit den Eltern, welche Verhaltensweisen als problematisch anzusehen sind. Wie bereits angesprochen, fällt eine ungewöhnliche Abänderung von Spielregeln oder Schummeln nicht unter problematisches Verhalten. Auch unruhiges Spielen sollte nicht begrenzt werden. Üblicherweise sollte Beschimpfen oder lautes Schreien (es sei denn, es ist Teil des Spiels), Zerstören von Spielgegenständen oder sonstiges destruktives/aggressives Verhalten nicht toleriert werden. Wenn das Problemverhalten auftritt, sollten die Eltern dieses Verhalten zunächst ignorieren, indem sie sich z. B. umdrehen und für eine kurze Zeit wegschauen. Dem unerwünschten Verhalten soll im Gegensatz zum angemessenen Spielen keine Beachtung geschenkt werden. Wenn das unerwünschte Verhalten trotz Ignorieren andauert, fordern die Eltern das Kind auf, das Verhalten zu beenden. Hat dies keinen Erfolg, wird nach nochmaliger Aufforderung die Unterbrechung oder Beendigung der Spielzeit angekündigt. Die Eltern sollten dem Kind in möglichst ruhigem Ton sagen, dass sie die Spielzeit unterbrechen, aber gerne bereit sind weiter zu machen, wenn das Kind meint, dass es wieder angemessen weiter spielen kann.

AB F06.3

Regel 10

Besprechen Sie anhand des *Spieltagebuches* (F06.3), auf welche Weise die Eltern und das Kind (etwa ab sieben Jahre) ihre Eindrücke von der Spielzeit kurz protokollieren können. Die Eintragung in das Spieltagebuch sollte zum Ende jeder *Spaß- & Spiel-Zeit* (zusammen mit dem Kind) erfolgen.

Einübung der *Spaß- & Spiel-Zeit*

Besprechen Sie mit den Eltern und dem Kind, dass Sie nun mit ihnen die Durchführung der *Spaß- & Spiel-Zeit* ausprobieren möchten. Idealerweise sollte die Einübung der Spielzeit in einem Spielzimmer mit Videoausstattung durchgeführt werden. Bei extrem unruhigen Kindern ist es sinnvoll, das Spielangebot zu reduzieren. Der Therapeut sollte vor der Einübung der *Spaß- & Spiel-Zeit* eine Spielstunde mit dem Kind ohne Anwesenheit der Eltern durchgeführt haben.

Besprechen Sie mit den Eltern, dass Sie für die ersten 10 bis 15 Minuten das Vorgehen zeigen wollen. Die Eltern können bereits mitspielen, sollten aber in erster Linie den Therapeuten beobachten. Danach werden die Eltern stärker einbezogen und der Therapeut zieht sich zurück.

Soweit möglich, sollte diese *Spaß- & Spiel-Zeit* auf Video aufgezeichnet werden, um sie später mit den Eltern zu analysieren. Dies ist vor allem bei Eltern notwendig, die stark kontrollierendes Verhalten über Jahre hinweg aufgebaut haben, das sie dann in der Spielzeit schlecht ablegen können und in subtiler Form dem Kind gegenüber zeigen. Eine Videoaufzeichnung ist auch bei jenen Eltern besonders sinnvoll, denen es schwer fällt, kindgemäß zu spielen. Wählen Sie nach Möglichkeit Spielformen, die Eltern und Kind auch für die *Spaß- & Spiel-Zeit* in der Familie ausgesucht haben.

Weisen Sie zu Beginn der Spielzeit noch einmal auf die wesentlichen Punkte hin:

- Das Kind wählt das Spiel und bestimmt den Spielablauf.
- Die Eltern stellen keine Fragen und sagen ihm nicht, was es tun soll.

Auswertungsgespräch über die durchgeführte *Spaß- & Spiel-Zeit*

Beachten Sie bei dem Auswertungsgespräch folgende Punkte:

- Besprechen Sie zunächst mit Eltern und Kind, wie ihnen die Spielzeit gefallen hat. Ermuntern Sie Eltern und Kind auch zu kritischen Äußerungen über die Spielzeit.

- Überlegen Sie mit den Eltern und dem Kind, wie typisch oder untypisch die Spielzeit war, z. B. durch den ungewohnten Raum, die Anwesenheit des Therapeuten oder die spezielle Aufgabenstellung bedingt.
- Fragen Sie die Eltern, wie gut es ihnen ihrer Meinung nach gelungen ist, die Regeln für die *Spaß- & Spiel-Zeit* umzusetzen.
- Geben Sie den Eltern Ihre Rückmeldung. Bleiben Sie auf der beschreibenden Ebene, möglichst konkret an den Ereignissen in der Spielzeit.

Wenn die Spielzeit auf Video aufgenommen wurde, kann zu diesem Zeitpunkt das Video betrachtet werden. Die einzelnen Stellen, an denen es den Eltern gut gelungen ist, sowie jene Phasen, in denen sie Schwierigkeiten hatten, die Regeln umzusetzen, können dann mit ihnen besprochen werden. Machen Sie den Eltern deutlich, dass es nicht unbedingt notwendig ist, sich sklavisch an die Regeln zu halten. Hauptziel ist, dass das Kind weitgehend bestimmen kann, was gespielt wird und dass es Eltern und Kind Spaß gemacht hat.

Fragen Sie die Eltern, ob sie meinen, dass sie die *Spaß- & Spiel-Zeit* entsprechend der Regeln zu Hause durchführen können. Wenn Sie als Therapeut oder die Eltern sich nicht ganz sicher sind, wiederholen Sie besser das Einüben der *Spaß- & Spiel-Zeit* in der nächsten Sitzung bzw. den nächsten Sitzungen, bevor die Eltern sie zuhause durchführen.

Besprechung der Therapieaufgaben

Besprechen Sie mit den Eltern nochmals den Zeitpunkt und die Häufigkeit der Durchführung der *Spaß- & Spiel-Zeit* sowie die Eintragungen im Spieltagebuch.

8.6.2 Schwierige Therapiesituationen

Reaktionen der Eltern in der Therapiesitzung

Sie sollten die Eltern auf jeden Fall in der Sitzung dazu anregen, Fragen, Kommentare, Einwände und Kritik anzubringen, damit Sie zu diesen Stellung beziehen können.

Wenn Eltern dem gemeinsam erarbeiteten Störungskonzept und der Interaktionsbilanz kritisch gegenüber stehen, werden sie in der Regel die *Spaß- & Spiel-Zeit* hinterfragen. Einerseits bemängeln die Eltern, dass diese Intervention nicht direkt auf eine Verhaltensänderung des Kindes hinzielt, andererseits haben sie häufig das Gefühl, dass sie ihr Kind, dessen Verhalten sich meist noch in keiner Weise geändert hat, auch noch mit der *Spaß- & Spiel-Zeit* belohnen. In diesem Fall sollten Sie mit den Eltern noch einmal die Zielsetzungen der *Spaß- & Spiel-Zeit* diskutieren und gegebenenfalls zu den Inhalten der vorangegangenen Therapiebausteine (F01–05) zurückgehen.

Manche Eltern schätzen die *Spaß- & Spiel-Zeit* als eine sinnvolle Maßnahme ein, meinen jedoch, dass sie **keine Zeit** finden werden, die Spielzeit durchzuführen. Wenn Eltern keine Zeit haben, in regelmäßigen Abständen 15 Minuten für die Spielzeit aufzubringen, ist es nicht verwunderlich, dass das Kind mit unerwünschtem Verhalten die Aufmerksamkeit der Eltern „erzwingen" will. Thematisieren Sie in diesem Falle noch einmal die Notwendigkeit der *Spaß- & Spiel-Zeit* anhand der Inhalte der vorangegangenen Einheiten. Stimmen Sie mit den Eltern die Dauer und die Häufigkeit der *Spaß- & Spiel-Zeit* ab. Die *Spaß- & Spiel-Zeit* muss nicht unbedingt jeden Tag, sollte aber regelmäßig durchgeführt werden.

Einige Eltern bemerken vor der Einübung der *Spaß- & Spiel-Zeit*, dass diese Techniken des Spielens sehr leicht klingen und sie diese bereits beherrschen und **nicht zu üben brauchen**. Besprechen Sie mit den Eltern noch einmal, dass diese Methode erfahrungsgemäß schwer umzusetzen ist, vor allem weil die Eltern daran gewöhnt sind, das Kind häufig zurechtzuweisen, zu kontrollieren und an seinem Verhalten Kritik zu üben. Dieses meist schon automatisierte Verhalten in der *Spaß- & Spiel-Zeit* „abzustellen", ist sehr schwer, und oft ertappen sich die Eltern am Anfang dabei, dass sie doch kritische Äußerungen und direktive Fragen stellen.

Bei der Einübung der Spielzeit kann deutlich werden, wie schwer es den Eltern fällt, **kindgemäß** und entsprechend der Regeln des Elternleitfadens zu spielen. Nehmen Sie sich genügend Zeit zur Einübung der *Spaß- & Spiel-Zeit*. Nicht selten werden hierfür mehrere Sitzungen benötigt. Manchmal ist es hilfreich, dass der Therapeut längere Zeit das Spielverhalten modellhaft vorführt. Legen Sie nicht jede Verletzung der Spielregeln für die Eltern auf die Goldwaage. Entscheidend ist, dass sich eine angenehme Spielatmosphäre entwickelt und die Eltern das Kind nicht zu sehr steuern.

Einige Eltern haben damit Schwierigkeiten, dass das Kind in der *Spaß- & Spiel-Zeit* **Spielregeln jederzeit verändern** darf. Sie machen sich Sorgen, dass ihr Kind lernt, dass Mogeln generell erlaubt ist oder dass Regeln nach eigenem Gutdünken verändert werden dürfen. Betonen Sie noch einmal, dass es sich um eine besondere Spielzeit handelt, die von den anderen Tageszeiten klar abgegrenzt ist und in der andere Regeln gelten. Nach unseren Erfahrungen haben Kinder keine Schwierigkeiten damit, zwischen diesen verschiedenen Formen des Spieles und des Umgangs miteinander zu trennen. Empfehlen Sie den Eltern, das Türschild (Arbeitsblatt F06.1) zu benutzen, um damit die Besonderheit der Situation in der *Spaß- & Spiel-Zeit* zu verdeutlichen.

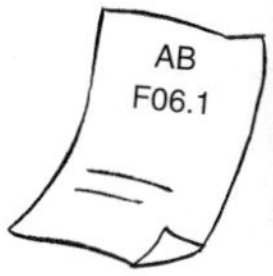

Probleme bei der Durchführung der Therapieaufgabe

Es kann vorkommen, dass Kinder zuerst auf das Angebot der *Spaß- & Spiel-Zeit* nicht eingehen und ihren Eltern sagen, dass sie lieber etwas anderes machen wollen (mit Freunden spielen, Fernsehen schauen) oder einfach keine Lust haben. Mit dieser Antwort wollen die Kinder in der Regel ihre Eltern provozieren und damit überprüfen, wie wichtig den Eltern die *Spaß- & Spiel-Zeit* und damit das Interesse am Kind ist. Manchmal gehen Kinder erst auf das dritte oder vierte Angebot der Eltern ein, wenn sie sicher sind, dass ihre Eltern das Angebot wirklich ernst meinen.

Ist die *Spaß- & Spiel-Zeit* schon mehrmals durchgeführt worden und wird dann erst von dem Kind abgelehnt, sollten Sie die durchgeführten Spielzeiten genau explorieren. Möglicherweise hatte das Kind den Eindruck, dass sich seine Eltern nicht wirklich für sein Spiel interessieren oder die Eltern konnten sich während des Spiels nicht entspannen oder standen unter Stress. Lassen Sie sich von den Schwierigkeiten berichten, die bei der Durchführung der *Spaß- & Spiel-Zeit* aufgetreten sind.

Manche Eltern sind enttäuscht, wenn die *Spaß- & Spiel-Zeit* gut umgesetzt werden konnte, sich die problematischen Verhaltensweisen des Kind aber nicht vermindert haben. Erklären Sie den Eltern, dass dies auch nicht erwartet werden konnte. Seit langer Zeit bestehende Probleme lassen sich auch nur langsam verändern. Alles braucht seine Zeit.

Einige Eltern bemerken, dass ihre Kinder gar nicht richtig zeigen, dass ihnen die *Spaß- & Spiel-Zeit* Spaß macht. Die Eltern haben den Eindruck, dass ihr Kind ihre Bemühungen gar nicht wahrnimmt oder wertschätzt, sondern sie als ganz selbstverständlich hinnimmt, wie auch alles andere, was die Eltern für sie tun.

Gehen Sie mit den Eltern auf die Problematik der grundlegenden Erwartung ein, dass Kinder ihre Dankbarkeit zum Ausdruck bringen müssen. Weisen Sie die Eltern auch darauf hin, dass ihr Kind diese Bemühungen durchaus registriert, vielleicht aber nicht imstande ist, dies offen zu zeigen.

8.6.3 *Spaß- & Spiel-Zeit* mit Geschwistern

Zunächst sollte die *Spaß- & Spiel-Zeit* auf jeden Fall ohne Geschwister stattfinden. Im weiteren Verlauf der Behandlung kann die Integration der Geschwister in die *Spaß- & Spiel-Zeit* jedoch sinnvoll sein, vor allem dann, wenn eine ausgeprägte Geschwisterrivalität existiert. Sie sollten dann aber unbedingt einige Spielzeiten während der Sitzungen durchführen und die Interaktionen beobachten. Lenken Sie dabei Ihre Aufmerksamkeit sowohl auf die Geschwisterinteraktion als auch auf die Verteilung der Zuwendung der Eltern auf die Kinder. Treten Konflikte zwischen den Geschwistern auf, dann können Sie sowohl mit den Kindern eine angemessene Konfliktlösung erarbeiten als auch mit den Eltern eine günstige Reaktion auf die Konflikte besprechen und einüben.

Für eine solche Spielstunde sind meist zusätzliche Regeln notwendig, die je nach Verhaltens- und Interaktionsproblematik unterschiedlich ausfallen. Um Verhaltens- und Interaktionsprobleme zu bearbeiten, ist es günstig, jene Situationen durch Regeln zu schaffen, in denen diese Probleme eine hohe Auftretenswahrscheinlichkeit besitzen, um sie dann direkt bearbeiten zu können: Wenn jedes Kind spielen kann, was es will, werden häufiger Situationen entstehen, in denen die Geschwister um die Zuwendung der Eltern konkurrieren. Wenn Sie jedoch die Regel vorgeben, dass sich alle auf ein gemeinsames Spiel einigen sollten, werden häufiger Konfliktsituationen zwischen den Geschwistern entstehen.

Sie können auch noch stärker strukturierend eingreifen, um bestimmte Problemverhaltensweisen direkt zu bearbeiten. Wenn es dem Kind beispielsweise schwerfällt, im Spiel zu verlieren, können Sie kompetitive, wettbewerbsorientierte Tischspiele vorgeben, um die Auftretenswahrscheinlichkeit dieser Problematik zu erhöhen und dann mit dem Kind und den Eltern diese Problematik zu bearbeiten. Wenn ein Kind sein Geschwister häufig stark dominiert, eignen sich freiere Spielformen (Konstruktionsspiele, Rollenspiele), um dieses Problemverhalten zu provozieren und dann zu bearbeiten.

Wenn die Geschwister zu streiten beginnen, dann sollten Sie modellhaft zunächst den Streit unterbrechen, indem Sie dazwischengehen und jedes Kind einzeln auffordern, sein Problem zu äußern, ohne zu schreien und ohne andere zu beschimpfen. Fordern Sie dann die Kinder auf, Lösungsvorschläge zu machen und gemeinsam eine Problemlösung zu finden. Finden die Kinder keine Lösung, dann geben Sie einige Lösungsmöglichkeiten vor. Erst nach einer Einigung kann die *Spaß- & Spiel-Zeit* fortgeführt werden, ansonsten wird die *Spaß- & Spiel-Zeit* beendet.

8.6.4 In der nächsten Sitzung: Auswertungsgespräch zur Therapieaufgabe *Spaß- & Spiel-Zeit*

Besprechen Sie anhand des Spieltagebuches mit den Eltern und dem Kind die Erfahrungen mit der *Spaß- & Spiel-Zeit*. Die folgende Übersicht gibt zentrale Fragen für das Auswertungsgespräch wieder.

> **!** **Fragen für das Auswertungsgespräch**
>
> - Wie häufig wurde die Spielzeit durchgeführt?
> - Was wurde gespielt?
> - Hatten die Eltern das Gefühl, dass sie sich an die „Regeln" halten konnten?
> - Wie hat die Spielzeit dem Kind und den Eltern gefallen?
> - Sind Schwierigkeiten aufgetreten?

Nehmen Sie sich genügend Zeit, um diese Fragen zu klären, und lassen Sie sich von einzelnen Spielstunden genau erzählen. Viele Eltern berichten, wie viel Freude es macht, das eigene Kind nicht immer nur oppositionell zu erleben. Wenn am Ende der Sitzung noch Zeit zur Verfügung steht, können Sie noch einmal eine *Spaß- & Spiel-Zeit* durchführen, selbst wenn Sie das Gefühl haben, dass die Eltern die „Regeln" der Spielzeit gut umgesetzt haben. Dies verdeutlicht den Eltern auch, wie wichtig Ihnen als Therapeut dieser Therapiebaustein ist.

Gehen Sie zu einem nächsten Therapiebaustein über, wenn Sie der Meinung sind, dass die Eltern zu Hause in der Lage sind, die *Spaß- & Spiel-Zeit* weiterhin selbständig durchzuführen. Bitten Sie die Eltern, dass Spieltagebuch noch eine Zeitlang weiterzuführen. Sprechen Sie noch ab und zu in den nächsten Therapiesitzungen die *Spaß- & Spiel-Zeit* an. Überlegen Sie gemeinsam mit den Eltern, in welcher Häufigkeit die Spielzeit weiterhin durchgeführt werden sollte. Die Frequenz kann mit der Zeit reduziert werden, die Spielzeit sollte aber, wenn möglich, nicht ganz ausgesetzt werden.

Bedenken Sie, dass gerade bei jenen Familien, die anfangs große Schwierigkeiten mit der *Spaß- & Spiel-Zeit* haben, die effektive Umsetzung besonders wichtig ist. Dies gelingt natürlich nicht in jeder Therapie, sollte aber unbedingt angestrebt werden. Nehmen Sie sich daher genügend Zeit für diesen Therapiebaustein. Einfach über die Spielzeit hinweg und zu Techniken der Symptomreduktion überzugehen, ist sicher nicht der richtige Weg, die Probleme wirklich und dauerhaft in den Griff zu bekommen.

Themenblock 3: Pädagogisch-therapeutische Interventionen zur Verminderung von impulsivem und oppositionellem Verhalten (Bausteine F07/K07–F12/K12)

☞ 8.7 Bausteine F07 und K07: Etablierung von klaren Regeln und Grenzen

Indikation

Dieser Therapiebaustein wird durchgeführt, wenn Verhaltensregeln in der Familie nicht eindeutig oder nicht hinreichend transparent sind. In solchen Fällen klagen die Eltern häufig, dass ihr Kind alltägliche Aufforderungen nicht befolgt. Je älter das Kind ist, um so wichtiger ist dieser Baustein, weil er das Kind in die Festlegung von Familienregeln aktiv einbezieht.

Der Therapiebaustein ist die Grundlage für die folgenden Bausteine, insbesondere F08 *(Wie man wirkungsvolle Aufforderungen gibt!)*, F09 *(Schenken Sie Ihrem Kind Aufmerksamkeit, wenn es Aufforderungen befolgt!)* und F12 *(Setzen Sie natürliche Konsequenzen, wenn das Kind eine Aufforderung nicht befolgt)* und sollte deshalb vor diesen Bausteinen durchgeführt werden.

Hinweise auf die Indikation ergeben sich vor allem

- aus dem Interview zur Eltern-Kind-Interaktion (EKI; Arbeitsblatt D02);
- aus der Besprechung des Teufelskreises (Arbeitsblatt F03.2);
- aus der direkten Beobachtung der Eltern-Kind-Interaktion.

Im Interview zur Eltern-Kind-Interaktion und vor allem bei der Besprechung des Teufelskreises wird häufig deutlich, dass Familienregeln nicht eindeutig formuliert sind und daraus inkonsistente Erziehungsverhaltensweisen resultieren.

Familienzentrierte Intervention, Baustein F07 *Familienregeln*	Kindzentrierte Intervention, Baustein K07 *Indianerrunde und Familienrat*
Inhalt und Ziele Mit den Eltern wird erarbeitet, wie sie eine Liste von wichtigen Familienregeln erstellen und die Regeln	**Inhalt und Ziele** Wackelpeter beschreibt, wie es in der Familie Ärger gibt, weil er irgendwelche Regeln und Grenzen nicht

auf ihre Notwendigkeit und Durchführbarkeit überprüfen können. In einem Familienrat werden die Familienregeln besprochen und wenn nötig verändert.	beachtet, wobei er den Eindruck hat, dass sich die Regeln ständig ändern und er sich gar nicht so richtig orientieren kann. Auf Vorschlag der Therapeutin wird dann ein Familienrat eingeführt, in dem auch er seine Vorstellungen über Familienregeln einbringen kann.
Teilnehmer In der Regel zumindest ein Elternteil und das Kind. Die Teilnahme des Kindes ist zwar nicht unbedingt erforderlich, ab dem Alter von etwa sieben Jahren doch sehr hilfreich. Wenn irgendwie möglich, sollte auch der Vater teilnehmen.	**Teilnehmer** In der Regel gemeinsam mit Kind und zumindest einem Elternteil.
Materialien Elternleitfaden F07: *Familienregeln* Arbeitsblatt F07.1: *Familienregeln*	**Materialien** *Wackelpeter & Trotzkopf*, Kapitel K07: *Indianerrunde und Familienrat*
Ablauf der Sitzung (1) Gespräch über die Ereignisse seit der letzten Sitzung und Bearbeitung der Problemliste. (2) Auswertungsgespräch über die Therapieaufgaben der letzten Sitzungen. (3) Gespräch über die Ziele des Therapiebausteins. (4) Erarbeitung der Intervention anhand des Elternleitfadens. (5) Besprechung der Therapieaufgaben.	**Ablauf der Sitzung** (1) Lesen Sie zusammen mit dem Kind (und den Eltern) aus den Therapiegeschichten *Wackelpeter & Trotzkopf* das siebte Kapitel K07: *Indianerrunde und Familienrat.* (2) Besprechen Sie mit dem Kind, was es gut und was es weniger gut an der Geschichte findet, welche Erfahrungen es in vergleichbaren Situationen gemacht hat, und ob es sich auch an einem Familienrat beteiligen möchte.

▶

Integration der kindzentrierten Intervention

(1) Integration der *Wackelpeter & Trotzkopf*-Geschichte

Die Geschichte wird am besten nach dem Auswertungsgespräch über die Therapieaufgaben (Punkt 2 im Eltern-Kind-Programm) gemeinsam mit Eltern und Kind bearbeitet.

(2) Kombination mit Selbstmanagement

Bei Kindern ab der zweiten Klasse kann nach der Bearbeitung der *Wackelpeter & Trotzkopf-Geschichte* die Methode des Selbstmanagement (Baustein K17c) auf die aktive Teilnahme am Familienrat angewandt werden.

Therapieaufgaben

Die Eltern sollen in einem Familienrat Familienregeln besprechen und beschließen.

Anzahl der Sitzungen

In der Regel genügt eine Sitzung. Wenn keine größeren Probleme auftreten, kann in einer Sitzung zusätzlich mit dem Therapiebaustein F08 *(Wie man wirkungsvolle Aufforderungen gibt!)* begonnen werden.

Interventionsdauer für die Therapieaufgaben

Der Familienrat sollte anfangs alle zwei Wochen, danach in zunehmend größeren Abständen und schließlich nur noch dann einberufen werden, wenn es Probleme mit den Familienregeln gibt.

8.7.1 Ablauf der Sitzung

Gespräch über die Ereignisse seit der letzten Sitzung und Bearbeitung der Problemliste

Auswertungsgespräch über die Therapieaufgaben der letzten Sitzungen

Siehe bereits bearbeitete Therapiebausteine.

Gespräch über die Ziele des Therapiebausteins

Besprechen Sie mit den Eltern, dass Sie in dieser Sitzung einmal grundsätzlich über die Verhaltensregeln in der Familie sprechen wollen. Erfragen Sie die Einstellung der Eltern zu Regeln (Finden die Eltern feste Regeln hilfreich, überflüssig oder schwer umzusetzen; gibt es unterschiedliche Einstellungen der Eltern dazu?). Erarbeiten Sie danach mit den Eltern die Notwendigkeit von klaren Regeln als Orientierung für das Kind, vor allem dann, wenn es zu impulsivem Verhalten neigt. Mit Familien, die große Probleme in der Formulierung von Regeln haben oder bei denen sehr starke Spannungen (zwischen den Eltern oder Eltern und Kind) bestehen, kann der hier beschriebene Prozess der Entwicklung und Diskussion von Familienregeln in Familiensitzungen durchgeführt werden. Bei Familien mit besseren Ressourcen können die einzelnen Schritte exemplarisch in der Sitzung besprochen werden und dann als Therapieaufgabe zu Hause umgesetzt werden.

Erarbeitung der Intervention anhand des Elternleitfadens

Die folgende Übersicht zeigt die Kurzfassung der Regeln des Elternleitfadens für diesen Therapiebaustein.

Übersicht

Regeln des Elternleitfadens F07

(1) Unterscheiden Sie zwischen Regeln bzw. Aufforderungen und Bitten.
(2) Erstellen Sie eine Liste der Regeln, die in letzter Zeit zu Auseinandersetzungen führten.
(3) Überlegen Sie, für welche Familienmitglieder die Regel gilt.
(4) Überlegen Sie, warum Ihnen diese Regel wichtig ist.
(5) Können Sie für die Einhaltung der Regel sorgen? Sind Sie bereit, Konsequenzen folgen zu lassen, wenn die Regeln nicht eingehalten werden?
(6) Beschränken Sie sich auf wenige Familienregeln, die Ihnen wirklich wichtig sind.
(7) Besprechen Sie die Regeln in einem Familienrat.
(8) Überprüfen Sie die Regeln im Familienrat.

Regel 1

Besprechen Sie mit den Eltern den Unterschied zwischen Regeln bzw. Aufforderungen einerseits und Bitten andererseits. Bei Regeln oder Aufforderungen erwarten die Eltern, dass das Kind sich daran hält, bei einer Bitte darf das Kind „nein“ sagen, und die Eltern akzeptieren das „Nein“. Machen Sie deutlich, wie wichtig es ist, Kinder immer wieder auch um etwas zu bitten. Allerdings kommt es in vielen Familien sehr selten vor, dass die Eltern ihren Kindern immer wieder einmal eine Bitte stellen. Fragen Sie die Eltern, wie häufig sie ihrem Kind eine Bitte stellen (und eine Ablehnung auch akzeptieren); lassen Sie sich einige Beispiele nennen. Bitten Sie die Eltern anschließend, in Abgrenzung zu solchen Bitten, Beispiele für Regeln zu nennen, von denen sie erwarten, dass sie eingehalten werden.

Regel 2

Erstellen Sie gemeinsam mit den Eltern eine Liste der Regeln und familiären Situationen, die in letzter Zeit zu Auseinandersetzungen führten. Dabei kann es hilfreich sein, den typischen Tagesablauf in der Familie durchzugehen und schwierige Situationen aufzulisten. Sie können dazu auch das *Elterninterview über Problemsituationen in der Familie (EI-PF)* (Arbeitsblatt D02) heranziehen. Erarbeiten Sie mit den Eltern, welche Regel oder welche Erwartung das Kind in der jeweiligen Situation nicht eingehalten oder erfüllt hat. Helfen Sie den Eltern, die Regel möglichst konkret zu formulieren und lassen Sie die Eltern diese Regeln in das Arbeitsblatt F07.1 *(Familienregeln)* eintragen. Zu diesem Zeitpunkt sollte noch nicht diskutiert werden, ob die entsprechende Regel sinnvoll ist oder wie sie umgesetzt werden soll.

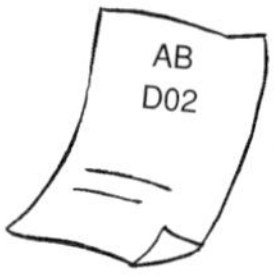

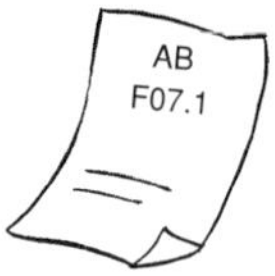

Beispiele für Regeln (bezogen auf das Kind):

- Mein Kind soll an Schultagen direkt nach dem Wecken aufstehen.
- Mein Kind soll an Schultagen morgens um 7.30 Uhr gewaschen und angezogen am Frühstückstisch sitzen.
- Mein Sohn soll seine Schwester nicht schlagen.
- Mein Kind soll höchstens zwei Stunden am Tag fernsehen oder Computer spielen.
- Mein Kind soll eine halbe Stunde nach dem Mittagessen selbständig mit den Hausaufgaben beginnen.
- Mein Kind soll seine Hausaufgaben ohne Unterbrechung machen. Jede halbe Stunde kann es zehn Minuten Pause einlegen.
- Mein Kind soll mit Freunden erst dann etwas unternehmen, wenn es seine Hausaufgaben fertig hat.
- Mein Kind soll an Schultagen um 21.00 Uhr zu Bett gehen.

Sie sollten nicht mehr als zehn Regeln auflisten lassen; dann sollten Sie zu den nächsten Punkten des Elternleitfadens übergehen. Bei Bedarf können die einzelnen hier beschriebenen Schritte für weitere Regeln noch einmal wiederholt werden.

Regel 3

Ermuntern Sie die Eltern nicht nur Regeln für das eine Kind, sondern auch für andere Familienmitglieder zu formulieren und anschließend zu überlegen, für welche Familienmitglieder die einzelnen Regeln gelten. Damit wird dem Kind verdeutlicht, dass Familienregeln alle Familienmitglieder betreffen, wobei für verschiedene Mitglieder natürlich auch unterschiedliche Regeln gelten können. Damit können sowohl Generationengrenzen verdeutlicht werden, aber auch unterschiedliche Rechte älterer und jüngerer Kinder. Lassen Sie die Eltern in das Arbeitsblatt F07.1 *(Familienregeln)* hinter jeder Regel eintragen, für wen diese Regel gilt.

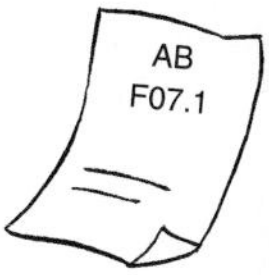

Regel 4

Besonders wichtig ist, dass die Eltern sich Klarheit darüber verschaffen, warum die einzelnen Regeln wichtig sind. Dies sollten sie auch schon während der Therapiesitzung miteinander und mit anderen Familienmitgliedern (Kindern) diskutieren. Machen Sie deutlich, dass Sie als Therapeut nicht entscheiden können, welche Regeln wichtig für die Familie sind, sondern dass Sie durch Ihre Fragen den Eltern helfen können, die für sie richtigen Regeln herauszufinden und möglichst präzise zu formulieren. Die Notwendigkeit der einzelnen Regeln können überprüft werden, in dem die Eltern (und das Kind) folgende Fragen diskutieren und beantworten:

- Warum halten Sie diese Regel für sinnvoll und nötig?
- Was würde Negatives passieren, wenn Ihr Kind diese Regel nicht befolgt?
- Was wollen Sie durch die Regel erreichen?

Bitten Sie die Eltern am Ende, die Begründung für die Regeln in das Arbeitsblatt *Familienregeln* (F07.1) einzutragen.

Regel 5

Die zweite zentrale Frage ist, ob die Eltern dafür sorgen können, dass die Regeln eingehalten werden, und ob sie bereit sind, Konsequenzen folgen zu lassen, wenn die Regeln nicht eingehalten werden. Regeln sind nur dann sinnvoll, wenn die Eltern bereit und in der Lage sind, für die Einhaltung der Regeln zu sorgen. Wenn die Eltern nicht darauf achten, dass Regeln und Aufforderungen auch eingehalten werden, lernen Kinder daraus, dass die Regeln eigentlich nicht wichtig sind und daher nicht ernst genommen werden müssen. Besprechen Sie mit den Eltern bei jeder einzelnen Regel, ob sie dafür sorgen können und wollen, dass diese Regel auch wirklich beachtet wird, und bitten Sie die Eltern einen entsprechenden Vermerk auf dem Arbeitsblatt zu machen. Wenn die Eltern die Einhaltung einer Regel überwiegend nicht gewährleisten können, dann sollte diese Regel zunächst zurückgestellt werden und bei den späteren Bausteinen F09 *(Soziale Verstärkung bei Beachtung von Aufforderungen)* und F12 *(Natürliche negative Konsequenzen)* nochmals aufgegriffen werden.

Regel 6

Wählen Sie mit den Eltern jene Regeln aus, die für die Lösung von Verhaltensproblemen wichtig sind und deren Umsetzung sich die Eltern auch zutrauen. Sie sollten nicht mehr als fünf Regeln auswählen. Diese Regeln sollten dann in einem Familienrat noch einmal besprochen werden.

Regel 7

Besprechen Sie mit den Eltern die Durchführung eines Familienrates (alle Familienmitglieder etwa ab dem Alter von fünf oder sechs Jahren), oder laden Sie die Familienmitglieder zu einer Familiensitzung ein, in der der Familienrat unter Ihrer Anwesenheit durchgeführt wird. Je geringer die Ressourcen in der Familie und je angespannter familiäre Beziehungen sind, um so wichtiger ist es, den Familienrat während einer Familiensitzung gemeinsam mit dem Therapeuten durchzuführen.

Die Eltern sollten im Familienrat die ausgewählten Regeln zur Diskussion stellen, indem sie einen Vorschlag für eine Regel machen und die Notwendigkeit der Regel begründen. Alle Familienmitglieder sollten zu Wort kommen. Dabei ist wichtig, dass jeder jeden ausreden lässt und Vorwürfe oder Beschimpfungen unterbleiben. Wenn Sie den Familienrat in einer Familiensitzung durchführen, dann achten Sie besonders auf die Einhaltung dieser Kommunikationsregeln. Falls die Eltern den Familienrat zu Hause durchführen, kann es sehr hilfreich sein, wenn die Eltern davon Tonband- oder Videoaufzeichnungen machen, die die Eltern dann mit Ihnen besprechen können.

Regel 8

Im Familienrat sollten einzelne Regeln am Ende fest vereinbart werden. Diese sollten schriftlich fixiert werden und in der Wohnung an einer für alle zugänglichen Stelle aufgehängt werden. Im Abstand von zwei Wochen sollte erneut der Familienrat einberufen werden, um die Einhaltung der Regeln zu überprüfen und notwendige Korrekturen vorzunehmen. Günstige Veränderungen seit dem letzten Familienrat sollten die Eltern dann deutlich herausstellen. Später sollte der Familienrat bei Bedarf wieder zusammengerufen werden.

Besprechung der Therapieaufgaben

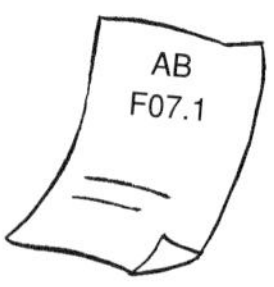

Bis zur nächsten Therapiesitzung sollen die Eltern die Familienregeln anhand des Arbeitsblattes F07.1 *(Familienregeln)* zu Ende besprechen und einen Familienrat durchführen. Davon sollten sie nach Möglichkeit Tonband- oder Videoaufzeichnungen machen. Diese Therapieaufgabe sollten Sie aber nur dann den Eltern stellen, wenn Sie davon ausgehen, dass die Eltern einen solchen Familienrat erfolgreich durchführen können. Falls sehr starke familiäre Spannungen vorhanden sind oder die Kompetenzen der Eltern sehr eingeschränkt sind, sollte der Familienrat unter Ihrer Anwesenheit im Rahmen einer Familiensitzung durchgeführt werden.

8.7.2 Auswertungsgespräch über die Therapieaufgaben in der nächsten Sitzung

Wenn die Eltern den Familienrat zu Hause durchgeführt haben, dann besprechen Sie mit ihnen den Verlauf und die Ergebnisse des Familienrates, am besten unter Zuhilfenahme von Tonband- oder Videoaufzeichnungen.

Sprechen Sie folgende Punkte an:

- Wer war beim Familienrat anwesend?
- Welche Regeln wurden besprochen?
- Welche Vorschläge wurden gemacht?
- Wie haben die Beteiligten auf die Regeln reagiert?
- Kamen alle Beteiligten zu Wort?
- Gab es Auseinandersetzungen?
- Konnte sich der Familienrat auf Regeln einigen?
- Wie haben die Beteiligten den Familienrat empfunden?
- Wann ist die nächste Sitzung des Familienrates?

8.7.3 Schwierige Therapiesituationen

Reaktionen der Eltern in der Therapiesitzung

Viele Eltern fragen nach den negativen Konsequenzen, die sie durchführen können, wenn Regeln nicht beachtet werden. Das ist in der Tat ein wichtiger Punkt, der ausführlich in Baustein F12 *(Natürliche negative Konsequenzen)* behandelt wird. In diesen Fällen ist es sehr wichtig, möglichst schnell den Baustein F12 zu bearbeiten. Dabei darf jedoch auch nicht vergessen werden, das Kind zu loben, wenn es entsprechende Regeln eingehalten hat (s. Baustein F09).

Häufig klagen Eltern darüber, dass sie sich mit ihrem Partner hinsichtlich zentraler Familienregeln nicht einigen können. In diesem Fall ist es besonders wichtig, dass Sie diesen Therapiebaustein mit beiden Elternteilen besprechen. Es kann dann notwendig sein, mehrere Sitzungen auf dieses Thema zu verwenden.

Probleme bei der Durchführung der Therapieaufgabe

Die Durchführung des Familienrates kann sich sehr schwierig gestalten, vor allem dann, wenn zwischen den Eltern oder zwischen Eltern und Kind oder zwischen Geschwistern heftige Spannungen bestehen, die eine konstruktive Kommunikation zwischen den Familienmitgliedern erschweren. In einem solchen Fall ist es meist sinnvoll, den Familienrat während einer Therapiesitzung durchzuführen.

Wenn zwischen den Eltern ausgeprägte Spannungen vorliegen, ist es meist hilfreich, dieses Thema zunächst nur mit den Eltern zu bearbeiten. Dies kann besonders schwierig sein, wenn Partnerprobleme auch jenseits der Erziehungsfragen vorhanden sind oder wenn die Eltern bereits getrennt sind und dennoch erhebliche Konflikte persistieren.

Falls die Eltern von großen Problemen bei der Durchführung des Familienrates berichten, versuchen Sie vor allem die Kommunikationsschwierigkeiten zu fokussieren und einen zweiten Versuch entweder in Ihrer Anwesenheit oder mit Hilfe von Tonband-/Videoaufzeichnungen zu starten. Wenn Sie bei dem Familienrat anwesend sind, dann stellen Sie klare Kommunikationsregeln auf (nicht schreien, nicht unterbrechen, aktiv zuhören, niemanden beschimpfen, keine Vorwürfe) und intervenieren Sie, wenn die Kommunikationsregeln nicht beachtet werden.

☞ 8.8 Bausteine F08 und K07/08: Entwicklung effektiver Aufforderungen

Indikation

Dieser Therapiebaustein wird durchgeführt, wenn das Kind Aufforderungen häufig nicht befolgt und wenn die Eltern Aufforderungen geben, die nicht effektiv sind (z. B. aus zu großer Entfernung, nicht eindeutig formuliert oder wenn zu viele Aufforderungen gleichzeitig gegeben werden). Der Therapiebaustein sollte vor dem Baustein F09 *(Schenken Sie Ihrem Kind Aufmerksamkeit, wenn es Aufforderungen befolgt!)* und vor dem Baustein F12 *(Natürliche negative Konsequenzen)* durchgeführt werden. Hinweise auf die Indikation ergeben sich vor allem

- aus dem Interview zur Eltern-Kind-Interaktion (EKI; Arbeitsblatt D02);
- aus der Besprechung des Teufelskreises (Arbeitsblatt F03.2);
- aus der direkten Beobachtung der Eltern-Kind-Interaktion.

▶

Im Interview zur Eltern-Kind-Interaktion und vor allem bei der Besprechung des Teufelskreises wird häufig deutlich, dass die Eltern zu viele Aufforderungen geben und diese mehrfach wiederholen, ohne hinreichend auf deren Einhaltung zu achten.

Familienzentrierte Intervention, Baustein F08 *Wie man wirkungsolle Aufforderungen gibt!*	**Kindzentrierte Intervention, Baustein K08/09** *Peter mach' dies, Peter lass' das!*
Inhalt und Ziele Mit den Eltern wird erarbeitet, auf welche Weise Aufforderungen effektiv gestellt werden können. Die Eltern werden dazu angeleitet, weniger Aufforderungen zu geben, diese aber eindeutig zu stellen, sich der Aufmerksamkeit ihres Kindes zu vergewissern und auf die Durchführung der Aufforderung zu achten.	**Inhalt und Ziele** Wackelpeter beschreibt, wie sehr ihn die ständigen Aufforderungen der Eltern „nerven". Der Therapeut erarbeitet mit Wackelpeter und seinen Eltern Regeln über wirkungsvolle Aufforderungen und über Zuwendung und Anerkennung, wenn Aufforderungen befolgt werden. Nach anfänglichem Misstrauen erkennt Peter die Vorteile dieser Regeln.
Teilnehmer In der Regel zumindest ein Elternteil und das Kind. Die Teilnahme des Kindes ist aber nicht unbedingt erforderlich.	**Teilnehmer** In der Regel gemeinsam mit dem Kind und zumindest einem Elternteil.
Materialien Arbeitsblatt T03: *Problemliste: Verhal-Verhaltensprobleme des Kindes (in der Familie)* Arbeitsblatt F03.2: *Der Teufelskreis*	**Materialien** *Wackelpeter & Trotzkopf*, Kapitel K07/08: *Peter mach' dies, Peter lass' das!*

Elternleitfaden F08: *Wie man wirkungsvolle Aufforderungen gibt!* Arbeitsblatt F08.1: *Tagebuch: Wirkungsvolle Aufforderungen*	
Ablauf der Sitzung (1) Gespräch über die Ereignisse seit der letzten Sitzung und Bearbeitung der Problemliste. (2) Auswertungsgespräch über die Therapieaufgaben der letzten Sitzungen. (3) Gespräch über die Ziele des Therapiebausteins. (4) Erarbeitung der Intervention anhand des Elternleitfadens. (5) Besprechung der Therapieaufgaben.	**Ablauf der Sitzung** (1) Lesen Sie zusammen mit dem Kind (und den Eltern) aus den Therapiegeschichten *Wackelpeter & Trotzkopf* das siebte Kapitel K07/08: *Peter mach' dies, Peter lass' das!*. (2) Besprechen Sie mit dem Kind, was es gut, was es weniger gut an der Geschichte findet, welche Erfahrungen es in vergleichbaren Situationen gemacht hat und ob es sich auch an der Erarbeitung der Regeln beteiligen möchte.

Integration der kindzentrierten Intervention

(1) Integration der *Wackelpeter & Trotzkopf*-Geschichte

Die Geschichte wird am besten nach dem Auswertungsgespräch über die Therapieaufgaben (Punkt 2 im Eltern-Kind-Programm) gemeinsam mit Eltern und Kind bearbeitet.

(2) Kombination mit Selbstmanagement

Bei Kindern ab der zweiten Klasse kann nach der Bearbeitung der *Wackelpeter & Trotzkopf-Geschichte* die Methode des Selbstmanagements (Baustein K17c) auf das Beachten von Aufforderungen angewandt werden.

Therapieaufgaben

Die Eltern sollen in ein bis zwei Aufforderungssituationen regelmäßig wirkungsvolle Aufforderungen entsprechend den Regeln stellen und im Tagebuch protokollieren.

▶

Anzahl der Sitzungen
In der Regel genügt eine Sitzung. Wenn keine größeren Probleme auftreten, kann in dieser Sitzung zusätzlich der Therapiebaustein F09 *(Schenken Sie Ihrem Kind Aufmerksamkeit, wenn es Aufforderungen befolgt!)* bearbeitet werden.

Interventionsdauer für die Therapieaufgaben
Diese Intervention sollte dazu führen, dass die Eltern die Art ihrer Aufforderungen dauerhaft ändern und nicht nur für einen spezifischen Zeitraum. Wenn die Eltern die Regeln in den ausgewählten Situationen gut umsetzen konnten, werden die Regeln auch auf andere Aufforderungssituationen angewandt. Ein Protokollieren der Aufforderungen auf dem Arbeitsblatt F08.1 wird im Allgemeinen nur wenige Wochen notwendig sein.

8.8.1 Ablauf der Sitzung

Gespräch über die Ereignisse seit der letzten Sitzung und Bearbeitung der Problemliste

Auswertungsgespräch über die Therapieaufgaben der letzten Sitzungen
Siehe bereits bearbeitete Therapiebausteine.

Gespräch über die Ziele des Therapiebausteins
Besprechen Sie mit den Eltern, dass in dieser Sitzung bearbeitet werden soll, wie wirkungsvollere Aufforderungen gegeben werden können. Wählen Sie ein oder zwei Situationen aus, in denen das Kind typischerweise Aufforderungen nicht befolgt. Erarbeiten Sie noch einmal anhand des Teufelskreises (Arbeitsblatt F03.2), welche Interaktionen üblicherweise zwischen Eltern und Kind bei diesen Aufforderungen ablaufen.

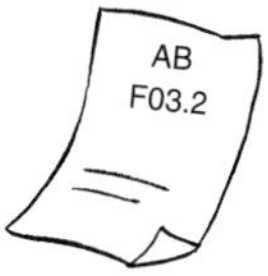

Die Eltern erwarten häufig im Voraus, dass ihr Kind den Aufforderungen nicht nachkommt, und setzen deshalb ihre Aufforderungen auch nicht durch. In solchen Fällen wirken die Aufforderungen der Eltern mehr als Nörgelei anstatt als wirkliche Aufforderungen. Die Eltern haben sich daran gewöhnt, dass sie mit ihren Aufforderungen nur noch ihre Wut und Unzufriedenheit zum Ausdruck bringen können, da die Aufforderungen in der Regel von den

Kindern nicht mehr beachtet werden. Aufforderungen wie: „Bring doch endlich deine Schuhe weg, die liegen ja schon wieder hier rum.“, werden gewohnheitsmäßig, meist in gereiztem Ton geäußert und vom Kind nicht befolgt. Stattdessen erledigen die Eltern selbst, was das Kind eigentlich tun sollte. Für das Kind hat das Nichtbefolgen meist keine Konsequenz. Befolgt das Kind jedoch einmal eine Aufforderung, wird es meist von den Eltern nicht weiter beachtet.

Besprechen Sie mit den Eltern, dass man diesen Teufelskreis durchbrechen kann, wenn man

!

- versucht, wirkungsvollere Aufforderungen zu stellen,
- das Kind dafür lobt, wenn es einmal eine Aufforderung befolgt,
- auf die Einhaltung der Aufforderung besteht und, wenn nötig, natürliche negative Konsequenzen folgen lässt.

Meist ist es empfehlenswert, vor diesem Baustein den Baustein F07 *(Familienregeln)* zu bearbeiten. Bevor Sie den Elternleitfaden F08 mit den Eltern besprechen, sollten Sie noch einmal die wesentlichen Punkte von F07 *(Familienregeln)* zusammenfassen.

Erläutern Sie den Eltern, dass ein ganz wichtiges Ziel dieser Intervention ist, dass sie ihre Aufforderungen gezielter und bewusster einsetzen. Damit soll das Kind lernen, dass die Aufforderungen seiner Eltern wirklich ernst gemeint sind.

Nach unseren Erfahrungen kann allein die Art und Weise, wie die Eltern ihren Kindern Aufforderungen stellen, dazu führen, dass die Kinder diese Aufforderungen häufiger befolgen.

Erarbeitung der Intervention anhand des Elternleitfadens

Besprechen Sie die folgenden Regeln anhand der ausgewählten Aufforderungssituationen, bei denen das Kind den Aufforderungen der Eltern üblicherweise nicht nachkommt. Achten Sie bei der Auswahl der Beispielsituationen darauf, dass für die erste Anwendung der Regeln des Elternleitfadens nicht die schwierigsten Situationen herangezogen werden. Besprechen Sie mit den Eltern, dass diese sich zunächst auf diese ausgewählten Situationen konzentrieren sollten.

Die nachfolgende Übersicht zeigt die Kurzfassung der Regeln des Elternleitfadens für diesen Therapiebaustein.

Übersicht

Regeln des Elternleitfadens F08

(1) Stellen Sie nur Aufforderungen, wenn Sie bereit sind, sie auch durchzusetzen!
(2) Verringern Sie jegliche Ablenkung, bevor Sie eine Aufforderung geben!
(3) Sorgen Sie dafür, dass Ihr Kind aufmerksam ist, wenn Sie die Aufforderung geben!
(4) Äußern Sie die Aufforderung eindeutig und nicht als Bitte!
(5) Geben Sie immer nur eine Aufforderung!
(6) Bitten Sie Ihr Kind, Ihre Aufforderung zu wiederholen!
(7) Bleiben Sie in unmittelbarer Nähe Ihres Kindes, um sicher zu gehen, dass Ihr Kind der Aufforderung nachkommt!
(8) Konzentrieren Sie sich zunächst auf wenige Aufforderungen und protokollieren Sie diese in Ihrem Tagebuch.

Regel 1

Vermitteln Sie den Eltern, dass sie vor einer Aufforderung genau überlegen müssen, ob sie wirklich wollen, was sie von ihrem Kind verlangen. Die Eltern sollen auf keinen Fall etwas vom Kind fordern, wenn sie nicht bereit sind, ihre Forderungen auch durchzusetzen. Deshalb ist es wichtig, gemeinsam mit den Eltern zu überlegen, ob die einzelnen Aufforderungen für das Zusammenleben in der Familie wirklich bedeutsam sind. Bei den wichtigen Aufforderungen ist es hilfreich, wenn sich die Eltern vor der Aufforderung sowohl eine positive als auch eine negative Konsequenz überlegen, je nachdem ob das Kind die Aufforderung befolgt oder nicht. In den Bausteinen F09 und F12 werden positive und negative Konsequenzen ausführlich besprochen.

Regel 2

Die Eltern sollten jegliche Ablenkungen verringern, bevor sie ihrem Kind eine Aufforderung stellen. Dies bedeutet, dass möglichst keine Musik oder andere Dinge, welche die Aufmerksamkeit des Kindes auf sich ziehen, im Raum sein sollten, wenn die Eltern die Aufforderung stellen. Die Eltern sollten möglichst keine Aufforderungen stellen, wenn das Kind gerade bei einer attraktiven Beschäftigung ist, die es nicht unterbrechen kann, ohne etwas Interessantes zu verpassen. Musik- und Videokasetten können abgeschaltet und später wieder eingelegt werden, ein Film im Fernsehen kann jedoch nicht unterbrochen werden. In einem solchen Falle ist es sinnvoll, die Aufforderung nach oder noch vor dem Film zu stellen.

Regel 3

Vermitteln Sie den Eltern, dass es besonders wichtig ist, dass ihr Kind aufmerksam ist, wenn sie eine Aufforderung stellen. Dies bedeutet, dass Aufforderungen nur dann gegeben werden, wenn die Eltern mit dem Kind Blickkontakt haben. Die Eltern sollten zumindest anfangs auf die Höhe ihres Kindes heruntergehen oder das Gesicht des Kindes zu sich drehen. Aufforderungen „quer durch die Wohnung" gestellt sind nicht wirkungsvoll, weil das Kind in den meisten Fällen nicht richtig hinhört. Die Aufmerksamkeit des Kindes ist unbedingt erforderlich.

Regel 4

Aufforderungen sollten eindeutig und nicht als Bitte formuliert werden, damit deutlich wird, dass es dem Kind nicht frei steht, ob es der Aufforderung Folge leistet oder nicht. Sätze wie „Würdest du bitte so lieb sein und deine Schuhe wegräumen.", sollten vermieden werden. Statt dessen sollte in einem solchen Falle „Räum jetzt deine Schuhe in den Schrank!", gesagt werden. Dabei ist es nicht entscheidend, ob das Wort „bitte" gebraucht wird oder nicht, sondern dass der Tonfall die Aufforderung deutlich macht. Dabei darf die Aufforderung jedoch nicht gereizt, sondern sollte klar und eindeutig gestellt werden. Erarbeiten Sie mit den Eltern für die Beispielsituationen günstige Formulierungen.

Regel 5

Die Eltern sollten immer nur eine Aufforderung auf einmal geben. Zudem ist es sinnvoll, wenn die am Anfang dieser Intervention gegebenen Aufforderungen sehr einfach und leicht zu erfüllen sind. Komplexere und schwierigere Aufforderungen sollten zunächst vermieden werden. Damit vergrößern die Eltern die Chance, dass das Kind die Aufforderung befolgt. Wenn es sich um umfangreichere Aufgaben handelt, sollten die Eltern sie in kleine Schritte zerlegen und vom Kind hintereinander erledigen lassen.

Regel 6

Das Kind sollte die Aufforderung zumindest anfangs immer wiederholen. Damit kann sicher gestellt werden, dass das Kind die Aufforderung auch gehört und verstanden hat. Außerdem verstärkt es die Aufmerksamkeit des Kindes auf die Aufforderung. Später ist es meist nicht mehr nötig, das Kind die Aufforderung wiederholen zu lassen, es kann jedoch immer dann verlangt werden, wenn die Eltern nicht sicher sind, dass ihr Kind wirklich zugehört oder die Aufforderung verstanden hat.

Regel 7
Die Eltern sollten zumindest so lange in der unmittelbaren Nähe des Kindes bleiben, bis das Kind begonnen hat, der Aufforderung nachzukommen. Wenn das Kind kurze Zeit nach der Aufforderung diese noch nicht befolgt, wiederholen die Eltern die Aufforderung noch einmal eindringlicher, ohne dabei ärgerlich zu reagieren. Diese zweite Aufforderung sollte das Kind auf jeden Fall selbst noch einmal wiederholen. In den Bausteinen F09 bzw. F12 wird mit den Eltern erarbeitet, wie sie sich verhalten können, wenn das Kind die Aufforderung befolgt bzw. nicht befolgt.

Regel 8
Da es besonders schwer fällt, eingeschliffene Gewohnheiten zu verändern, bitten Sie die Eltern zur Einübung der Regeln, sich auf die ausgewählten Aufforderungen zu konzentrieren und in ihrem Tagebuch (Arbeitsblatt F08.1) zu protokollieren. Betonen Sie noch einmal, dass die Eltern nicht erwarten können, dass das Kind in all diesen Situationen ihre Aufforderungen von nun an befolgt.

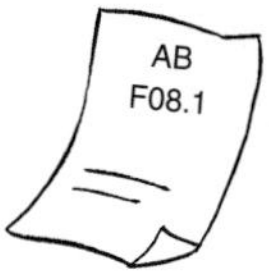

Besprechung der Therapieaufgaben
Bis zur nächsten Therapiesitzung sollen die Eltern in den ausgewählten Situationen versuchen, wirkungsvollere Aufforderungen zu geben, und anhand des Tagebuchs (Arbeitsblatt F08.1) notieren, ob sie die Regeln umsetzen konnten und wie das Kind darauf reagiert hat. Besprechen Sie mit den Eltern das Tagebuch.

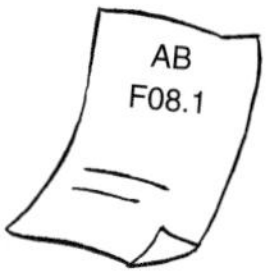

8.8.2 Schwierige Therapiesituationen

Reaktionen der Eltern in der Therapiesitzung
Viele Eltern fragen, was sie tun sollen, wenn ihr Kind trotz effektiver Aufforderung nicht darauf reagiert. Besprechen Sie eine konkrete negative Konsequenz mit den Eltern für die Beispielsituationen. Richten Sie sich dabei nach dem Baustein F12, ohne diesen jedoch komplett mit den Eltern durchzuarbeiten.

Manchen Eltern, die ihrem Kind sehr viele Aufforderungen stellen, fällt es schwer, einige Aufforderungen zumindest für eine bestimmte Zeitlang ganz aufzugeben, selbst dann, wenn das Kind diesen Aufforderungen in der Regel nicht nachkommt. Machen Sie den Eltern deutlich, dass das Stellen von Aufforderungen, die letztendlich vom Kind nicht beachtet werden, wesentlich problematischer ist und die weitere Entwicklung des Kindes mehr gefährdet, als die Verminderung der Zahl von Aufforderungen, die dann leichter eingehalten werden können.

In manchen Familien sind die Kinder extrem mächtig und die Eltern haben es bereits aufgegeben, auch wirklich notwendige Aufforderungen zu stellen und Grenzen zu setzen. In diesen Fällen ist es eher notwendig, die Eltern zu überzeugen, bestimmte basale Aufforderungen und Grenzsetzungen wieder einzuführen.

Probleme bei der Durchführung der Therapieaufgabe

Dieser Therapiebaustein ist häufig der erste Baustein, in dem die Eltern dazu angeleitet werden, langjährig eingeschliffene Erziehungsgewohnheiten zu verändern. Die Veränderung von solchen Gewohnheiten fällt vielen Eltern besonders schwer. Gehen Sie deshalb zunächst davon aus, dass es vielen Eltern eher nicht gelingt, sich in den ausgewählten Situationen immer den Regeln entsprechend zu verhalten. Besprechen Sie mit den Eltern, welche Hilfestellungen möglich sind, um eine Veränderung der Gewohnheiten zu bewirken. Die Eltern können sich die wichtigsten Regeln aufschreiben und an einer gut sichtbaren Stelle in der Wohnung aufhängen. Sie können zudem mit den Eltern alle zwei Tage eine kurze telefonische Rückmeldung vereinbaren. Sie können die Regeln mit den Eltern (und dem Kind) auch im Rollenspiel einüben. Wenn das Kind bei den Elternsitzungen anwesend ist, dann machen Sie die Eltern darauf aufmerksam, wenn diese in dieser Situation Aufforderungen stellen, die nicht den Regeln entsprechen. Falls es weiterhin den Eltern schwer fällt, die Regeln einzuhalten, dann verbinden Sie die Regeln mit einem Tokensystem (s. Baustein F13). Das Tokensystem unterstützt die Eltern, regelmäßig ein bestimmtes angemessenes Erziehungsverhalten zu zeigen.

8.8.3 In der nächsten Sitzung: Auswertungsgespräch zur Therapieaufgabe *Wirkungsvolle Aufforderungen*

Meist ist es sinnvoll, sich zunächst von den Eltern zusammenfassen zu lassen, was beim Stellen von Aufforderungen zu beachten ist. Dazu sollten die Eltern nicht den Elternleitfaden zur Hilfe nehmen, sondern die wichtigen Punkte aus ihrer Erinnerung heraus aufzählen. So können Sie schnell herausfinden, welche Punkte den Eltern in Erinnerung geblieben sind und welche nicht. Die nicht erinnerten Punkte haben die Eltern in der Regel auch zu Hause beim Stellen von Aufforderungen nicht beachtet. Resümieren Sie noch einmal mit den Eltern die wesentlichen Punkte: Überlegen, welche Aufforderungen einem wirklich wichtig sind, Blickkontakt mit dem Kind, Stellen der Aufforderung in einem klaren und neutralen Ton, Ablenkungen vermeiden, Aufforderung wiederholen lassen und beim Kind bleiben, bis es der Aufforderung nachkommt.

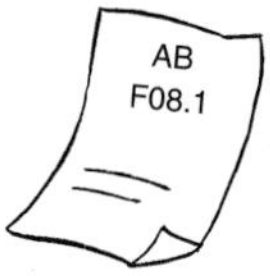

! Besprechen Sie danach anhand des Tagebuchs (Arbeitsblatt F08.1) folgende Punkte:

- ► Konnten die Eltern die Regeln umsetzen?
- ► Wie haben sich die Eltern dabei gefühlt?
- ► Wie hat das Kind reagiert?

Besprechen Sie mit den Eltern eine Ausdehnung der Regeln auf andere Aufforderungssituationen, wenn die Eltern in den ausgewählten Situationen die Regeln gut umsetzen konnten.

8.9 Bausteine F09 und K08/09: Soziale Verstärkung bei Beachtung von Aufforderungen

Indikation

Dieser Therapiebaustein wird durchgeführt, wenn das Kind Aufforderungen häufig nicht befolgt und wenn Eltern das Befolgen von Aufforderungen wenig beachten. Der Therapiebaustein sollte nach dem Baustein F08 *(Wie man wirkungsvolle Aufforderungen gibt!)* und vor dem Baustein F12 *(Setzen Sie natürliche Konsequenzen, wenn das Kind eine Aufforderung nicht befolgt)* bearbeitet werden.
Hinweise auf die Indikation lassen sich wie bei Baustein F08 aus dem Interview zur Eltern-Kind-Interaktion, aus der direkten Beobachtung der Eltern-Kind-Interaktion und vor allem aus der Besprechung des Teufelskreises (Baustein F03) ableiten. ►

Familienzentrierte Intervention, Baustein F09 *Schenken Sie Ihrem Kind Aufmerksamkeit, wenn es Aufforderungen befolgt!*	**Kindzentrierte Intervention, Baustein K08/09** *Peter mach' dies, Peter lass' das!*
Inhalt und Ziele Mit den Eltern soll erarbeitet werden, ihr Kind unmittelbar verbal oder nonverbal zu loben und ihm Aufmerksamkeit zu schenken, wenn es einer Aufforderung nachgekommen ist.	**Inhalt und Ziele** Siehe Baustein F08.
Teilnehmer In der Regel zumindest ein Elternteil und das Kind. Die Teilnahme des Kindes ist nicht unbedingt erforderlich.	**Teilnehmer** Siehe Baustein F08.
Materialien Arbeitsblatt F03.2: *Der Teufelskreis* Elternleitfaden F09: *Schenken Sie Ihrem Kind Aufmerksamkeit, wenn es eine Aufforderung befolgt!* Arbeitsblatt F09.1: *Tagebuch: Ich schenke meinem Kind Aufmerksamkeit, wenn es Aufforderungen befolgt*	**Materialien** Siehe Baustein F08
Ablauf der Sitzung (1) Gespräch über die Ereignisse seit der letzten Sitzung und Bearbeitung der Problemliste. (2) Auswertungsgespräch über die Therapieaufgaben der letzten Sitzungen.	**Ablauf der Sitzung** Siehe Baustein F08.

(3) Gespräch über die Ziele des Therapiebausteins.
(4) Erarbeitung der Intervention anhand des Elternleitfadens.
(5) Besprechung der Therapieaufgaben.

Integration der kindzentrierten Intervention
Siehe Baustein F08.

Therapieaufgaben
Die Eltern sollen in ausgewählten Aufforderungssituationen regelmäßig dem Kind ihre Aufmerksamkeit schenken, wenn das Kind die Aufforderungen befolgt, und dies im Tagebuch protokollieren.

Anzahl der Sitzungen
In der Regel eine Sitzung. Wenn keine größeren Probleme auftreten, kann dieser Baustein nach dem Therapiebaustein F08 *(Entwicklung effektiver Aufforderungen)* in derselben Sitzung bearbeitet werden.

Interventionsdauer für die Therapieaufgaben
Diese Intervention sollte dazu führen, dass die Eltern dauerhaft das Befolgen von Aufforderungen kontinuierlich verstärken, und ist deshalb nicht auf einen spezifischen Zeitraum begrenzt. Wenn die Eltern die Regeln in den ausgewählten Situationen gut umsetzen konnten, werden die Regeln auch auf andere Aufforderungssituationen angewandt. Ein Protokollieren der Reaktion auf Aufforderungen auf dem Arbeitsblatt F09.1 wird im Allgemeinen nur wenige Wochen notwendig sein.

8.9.1 Ablauf der Sitzung

Gespräch über die Ereignisse seit der letzten Sitzung und Bearbeitung der Problemliste

Auswertungsgespräch über die Therapieaufgaben der letzten Sitzungen
Siehe bereits bearbeitete Therapiebausteine.

Gespräch über die Ziele des Therapiebausteins

Besprechen Sie mit den Eltern, dass in dieser Sitzung bearbeitet werden soll, wie sie durch ihr Verhalten das Kind darin unterstützen können, Aufforderungen zu befolgen. Erarbeiten Sie noch einmal anhand des Teufelskreises (Arbeitsblatt F03.2) und der in Baustein F08 ausgewählten typischen Aufforderungssituationen, dass das Kind selten beachtet wird, wenn es Aufforderungen befolgt. Da die Eltern für das Kind aufgrund seines impulsiven, wenig gesteuerten Verhaltens sehr viel Zeit investieren müssen, tendieren sie dazu, in unproblematischen Situationen (wenn das Kind eine Aufforderung befolgt hat) das Kind nicht zu beachten, sondern anderen Tätigkeiten nachzugehen.

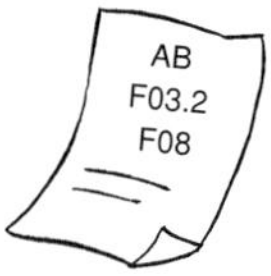

Erarbeitung der Intervention anhand des Elternleitfadens

Die nachfolgende Übersicht zeigt die Kurzfassung der Regeln des Elternleitfadens für diesen Therapiebaustein.

Übersicht

Regeln des Elternleitfadens F09

(1) Denken Sie daran, wirkungsvolle Aufforderungen zu stellen!
(2) Loben Sie Ihr Kind, sobald es eine Aufforderung befolgt!
(3) Richten Sie Übungszeiten ein, in denen Sie Ihrem Kind leicht zu erfüllende Aufforderungen stellen, und loben Sie es, wenn es die Aufforderung befolgt!
(4) Besprechen Sie abends zusammen mit Ihrem Kind noch einmal, welche Aufforderungen und Regeln es tagsüber befolgt hat!
(5) Loben Sie Ihr Kind ganz besonders, wenn es eine Aufgabe erfüllt hat, ohne dass Sie es darum direkt gebeten haben!
(6) Konzentrieren Sie sich zunächst auf wenige Aufforderungen und protokollieren Sie Ihre Erfahrungen in Ihrem Tagebuch.

Regel 1

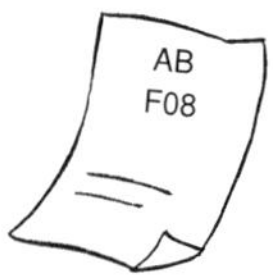

Fassen Sie mit den Eltern noch einmal kurz anhand der in Baustein F08 ausgewählten Aufforderungssituationen die wesentlichen Regeln für wirkungsvolle Aufforderungen zusammen, die in Baustein F08 erarbeitet wurden (Aufforderungen eindeutig zu stellen, sich der Aufmerksamkeit des Kindes zu vergewissern und auf die Durchführung der Aufforderung zu achten).

Regel 2
Die Eltern sollten, nachdem sie eine Aufforderung gestellt haben, in der Sichtweite des Kindes bleiben und ihr Kind unmittelbar loben, wenn es der Aufforderung nachkommt. Besprechen Sie mit den Eltern anhand der ausgewählten Aufforderungssituationen die Durchführung dieser Regel und die konkrete Form der positiven Zuwendung.

Regel 3
Neben den ausgewählten problematischen Aufforderungssituationen können die Eltern bestimmte „Übungszeiten" einrichten, um die generelle Verhaltenstendenz des Kindes, Aufforderungen zu befolgen, zu fördern. Die Eltern sollten anfangs kurze und leicht zu erfüllende Anweisungen geben, wie „Bring mir mal die Zeitung aus dem Wohnzimmer.", oder „Komm mal her, damit ich dir dein T-Shirt wieder richtig in die Hose stecken kann." Die „Übungszeiten" werden so gewählt, dass eine hohe Wahrscheinlichkeit besteht, dass das Kind die Aufforderung befolgt. Weil die kleinen Aufforderungen sehr schnell und ohne großen Aufwand auszuführen sind, reagieren die meisten Kinder nicht oppositionell oder verweigernd, wie sie es sonst oft tun. Außerdem wird die Aufmerksamkeit der Eltern durch die Einrichtung von „Übungszeiten" auf die Reaktion des Kindes gelenkt.

Regel 4
Abends besprechen die Eltern mit dem Kind noch einmal, welche Aufforderungen und Regeln es tagsüber befolgt hat. Dies zeigt dem Kind, wie wichtig den Eltern das Befolgen der Aufforderungen ist und wie sehr sie es schätzen, wenn das Kind ihren Aufforderungen nachkommt. Es ist meist sinnvoll, den Vater mit ins Gespräch einzubeziehen, um die Wichtigkeit noch zu verstärken. Damit keine Konkurrenzsituationen mit Geschwistern entstehen, dürfen diese nicht dabei sein. Die Eltern stellen jene Situationen heraus, die tagsüber weitgehend problemlos abgelaufen sind. Wenn tagsüber mehrere Aufforderungen befolgt wurden, können die Eltern das Kind auch zusätzlich belohnen, indem sie beispielsweise eine „Extrageschichte" vorlesen. Bei den Aufforderungen, die das Kind nicht befolgt hat, können die Eltern das Kind noch einmal ermutigen, demnächst auch darauf zu achten.

Regel 5
Wenn das Kind einmal eine Aufgabe erledigt, ohne dazu aufgefordert worden zu sein, loben die Eltern ihr Kind dafür besonders. Hat das Kind Aufgaben freiwillig gemacht, hat es sich ein Extra-Lob verdient. In diesem Falle kann auch an eine kleine Belohnung gedacht werden.

Regel 6

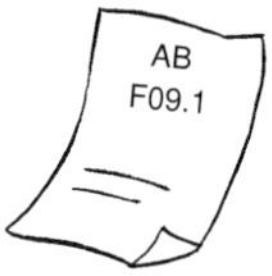

Da es besonders schwer fällt, eingeschliffene Gewohnheiten zu verändern, bitten Sie die Eltern, sich zur Einübung der Regeln auf die ausgewählten Aufforderungen zu konzentrieren und ihre Erfahrungen im *Tagebuch* (Arbeitsblatt F09.1) zu protokollieren. Betonen Sie noch einmal, dass die Eltern nicht erwarten dürfen, dass das Kind in all diesen Situationen ihre Aufforderungen von nun an befolgt.

Besprechung der Therapieaufgaben

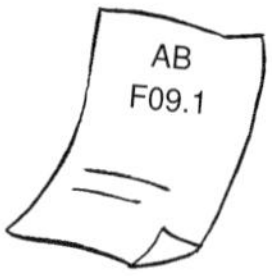

Bis zur nächsten Therapiesitzung sollten die Eltern in den ausgewählten Aufforderungssituationen und in den „Übungszeiten“ versuchen, effektive Aufforderungen zu geben und ihre Aufmerksamkeit dem Kind zu schenken, wenn es die Aufforderung befolgt. In dem Tagebuch (Arbeitsblatt F09.1) sollen die Aufforderungen und die Reaktionen des Kindes sowie der Eltern eintragen werden. Besprechen Sie mit den Eltern das Tagebuch.

8.9.2 Schwierige Therapiesituationen

Reaktionen der Eltern in der Therapiesitzung

Einige Eltern äußern Bedenken, dass sie ihr Kind für eigentlich selbstverständliche Dinge loben sollen. Besprechen Sie mit den Eltern, dass es ganz offensichtlich für dieses Kind keine Selbstverständlichkeit darstellt. Zeigen Sie anhand des Teufelskreises noch einmal auf, wie notwendig es ist, dass positive Rückmeldungen zunehmen.

Lob ist nicht gleichzusetzen mit unnatürlichen, übertrieben positiven Reaktionen der Eltern, vielmehr geht es um häufige, kurze Zeichen der Zufriedenheit mit dem Verhalten des Kindes.

Manchen Eltern fällt es besonders schwer zu erkennen, dass ein Lob selbst dann angebracht ist, wenn das Kind erst die zweite Aufforderung befolgt. Besprechen Sie mit den Eltern, dass es auch schon ein Fortschritt ist, wenn das Kind statt der bisher üblichen fünf Aufforderungen nur noch zwei braucht. Daher sollten auch abwertende Bemerkungen wie „Warum nicht gleich so!“ vermieden werden.

Einige Eltern bemerken auch, dass ihr Kind bisher noch nie auf Lob reagiert hat und fragen sich, warum es jetzt darauf ansprechen sollte. Sie sollten den Eltern verdeutlichen, dass Lob nicht gleich Lob ist und dass es sehr auf die Qualität der Aufmerksamkeit oder des Lobes ankommt. Vielleicht haben die Eltern das Kind bis zu diesem Zeitpunkt ineffektiv gelobt, oder das Lob wirkte nicht echt bzw. ehrlich genug. Wichtig ist es auch, den Eltern zu erklären, dass keine unmittelbaren oder sehr ausgeprägten Veränderungen zu erwarten sind. Es handelt sich um Gewohnheiten, die über Jahre hinweg aufgebaut wurden, deshalb braucht das Kind auch Zeit, bis es auf das geänderte Verhalten der Eltern reagiert. Erklären Sie den Eltern, dass das vermehrte Loben sich auch positiv auf die angespannte Eltern-Kind-Beziehung auswirken wird und deshalb die Intervention hilfreich ist, selbst wenn sich zunächst keine deutlichen Verhaltensänderungen des Kindes zeigen.

! Wenn Geschwister in der Familie sind, können durch die Fokussierung der elterlichen Aufmerksamkeit Rivalitäten zwischen den Kindern entstehen. Daher ist es wichtig, dass die Eltern auch die Geschwister tagsüber entsprechend loben, wenn sie den Aufforderungen der Eltern nachkommen, damit diese sich nicht zurückgestellt oder nicht beachtet fühlen.

Probleme bei der Umsetzung der Interventionen in der Familie

Siehe Baustein F08.

8.9.3 In der nächsten Sitzung: Auswertungsgespräch zur Therapieaufgabe *Aufforderungs-Tagebuch*

In der nächsten Sitzung besprechen Sie mit den Eltern ausführlich, wie gut es ihnen gelungen ist, vor allem in den ausgewählten Situationen, ihr Kind zu loben, wenn es die Aufforderung befolgt hat. Besprechen Sie mit den Eltern eine Ausdehnung der Regeln auf andere Aufforderungssituationen, wenn die Eltern in den ausgewählten Situationen die Regeln gut umsetzen konnten.

8.10 Bausteine F10 und K10: Soziale Verstärkung bei nicht-störendem Verhalten

Indikation

Dieser Therapiebaustein sollte dann eingesetzt werden, wenn das Kind seine Eltern sehr häufig bei unterschiedlichsten Tätigkeiten stört und dies von den Eltern als sehr belastend empfunden wird. Vor allem bei jüngeren, ausgeprägt hyperkinetischen Kindern ist dies der Fall. Vor der Durchführung dieser Intervention sollte Baustein F06 (Aufbau positiver Spielinteraktionen) bearbeitet werden, um sicherzustellen, dass die Eltern auch Zeit finden, sich ausschließlich mit ihrem Kind zu beschäftigen.

Hinweise auf die Indikation ergeben sich

- aus dem Interview zur Eltern-Kind-Interaktion;
- aus dem Elternfragebogen über Problemsituationen in der Familie (EF-PF);
- aus der Besprechung des Teufelskreises (Arbeitsblatt F03.2).

Familienzentrierte Intervention, Baustein F10 *Schenken Sie Ihrem Kind Aufmerksamkeit, wenn es Sie bei einer Beschäftigung nicht gestört hat!*	**Kindzentrierte Intervention, Baustein K10** *Meine Zeit – Deine Zeit!*
Inhalt und Ziele Die Eltern sollen ihr Kind zu einer selbständigen, die Eltern nicht störenden Aktivität führen, während sie selbst beschäftigt sind. Dazu wird mit den Eltern erarbeitet, dass sie ihrem Kind Aufmerksamkeit schenken und es loben, wenn es sie bei einer Beschäftigung nicht gestört hat.	**Inhalt und Ziele** Wackelpeter erzählt von dem Ärger, den er regelmäßig bekommt, wenn er seine Mutter stört. Er berichtet davon, wie schwer es ihm fällt, das Stören zu unterlassen. Die Intervention wird modellhaft dargestellt.
Teilnehmer In der Regel zumindest ein Elternteil und das Kind. Die Teilnahme des Kindes ist aber nicht unbedingt erforderlich.	**Teilnehmer** In der Regel gemeinsam mit dem Kind und zumindest einem Elternteil.
Materialien Arbeitsblatt T03: *Problemliste: Verhaltensprobleme des Kindes (in der Familie)*	**Materialien** *Wackelpeter & Trotzkopf*, Kapitel K10: *Meine Zeit – Deine Zeit!*

Elternleitfaden F10:	*Schenken Sie Ihrem Kind Aufmerksamkeit, wenn es Sie bei einer Beschäftigung nicht gestört hat!*	
Arbeitsblatt F10.1:	*Stopp-Signal*	
Arbeitsblatt F10.2:	*Tagebuch: Ich schenke meinem Kind Aufmerksamkeit, wenn es mich bei einer Beschäftigung nicht gestört hat*	

Ablauf der Sitzung

(1) Gespräch über die Ereignisse seit der letzten Sitzung und Bearbeitung der Problemliste.
(2) Auswertungsgespräch über die Therapieaufgaben der letzten Sitzungen.
(3) Gespräch über die Ziele des Therapiebausteins.
(4) Erarbeitung der Intervention anhand des Elternleitfadens.
(5) Einüben der Intervention.
(6) Besprechung der Therapieaufgaben.

Ablauf der Sitzung

(1) Lesen Sie zusammen mit dem Kind (und den Eltern) aus den Therapiegeschichten *Wackelpeter & Trotzkopf* das Kapitel K10: *Meine Zeit – Deine Zeit!*
(2) Besprechen Sie mit dem Kind, was es gut, was es weniger gut an der Geschichte findet, welche Erfahrungen es in vergleichbaren Situationen gemacht hat, und ob es sich auch an der Erarbeitung der Regeln beteiligen möchte.

Integration der kindzentrierten Intervention

(1) Integration der *Wackelpeter & Trotzkopf*-Geschichte

Die Geschichte wird am besten nach dem Auswertungsgespräch über die Therapieaufgaben (Punkt 2 im Eltern-Kind-Programm) gemeinsam mit Eltern und Kind bearbeitet.

(2) Kombination mit Selbstmanagement
Bei Kindern ab der zweiten Klasse kann nach der Bearbeitung der *Wackelpeter & Trotzkopf-Geschichte* die Methode des Selbstmanagements (Baustein K17c) auf nicht störendes Verhalten angewandt werden.

Therapieaufgaben
Die Eltern sollen in ausgewählten Situationen regelmäßig dem Kind ihre Aufmerksamkeit schenken, wenn das Kind sie nicht bei einer Tätigkeit gestört hat, und dies im Tagebuch protokollieren.

Anzahl der Sitzungen
In der Regel genügt eine Sitzung.

Interventionsdauer für die Therapieaufgaben
Die spezifische Beachtung der Regeln muss von den Eltern meist nur einige Wochen durchgeführt werden, wobei sie ihr Verhalten bei Störungen durch das Kind dauerhaft ändern sollen. Wenn die Eltern die Regeln in den ausgewählten Situationen gut umsetzen konnten, werden die Regeln auch auf andere Situationen angewandt.

8.10.1 Ablauf der Sitzung

Gespräch über die Ereignisse seit der letzten Sitzung und Bearbeitung der Problemliste

Auswertungsgespräch über die Therapieaufgaben der letzten Sitzungen
Siehe bereits bearbeitete Therapiebausteine.

Gespräch über die Ziele des Therapiebausteins
Ziel des Therapiebausteins ist es, dass das Kind Aufmerksamkeit erhält, wenn es die Eltern bei einer Beschäftigung nicht gestört hat. Dies wird am Anfang sehr häufig nötig sein. Das heißt, das Kind sollte in sehr kleinen Abständen für seine unabhängige Beschäftigung gelobt werden.

Arbeiten Sie zusammen mit den Eltern Situationen heraus, in denen ihr Kind sie häufig unterbricht und damit stört. Häufig wird von Eltern beschrieben, dass das Ausmaß des störenden Verhaltens davon abhängig ist, was das Kind gerade tut. Beschäftigt es sich mit etwas Interessantem, dann gibt es in der Regel keine Probleme, hat das Kind dagegen Langeweile, stört es ständig.

Häufig tritt das störende Verhalten beim Telefonieren auf. An diesem Beispiel lassen sich die eingefahrenen Interaktionsprozesse gut verdeutlichen. Fragen Sie die Eltern, ob sie jemals ein Telefonat unterbrochen haben, um ihr Kind zu reglementieren oder ihm etwas zu verbieten. Die meisten Eltern werden diese Frage bejahen. Anschließend fragen Sie sie, ob sie schon jemals ein Telefonat unterbrochen haben, um das Kind dafür zu loben, dass es sie nicht stört. Die meisten Eltern werden feststellen, dass sie dies noch nie oder äußerst selten getan haben.

Erarbeitung der Intervention anhand des Elternleitfadens

Wählen Sie mit den Eltern zusammen eine Tätigkeit als Beispiel aus, bei der das Kind die Eltern häufig stört und die von den Eltern leicht unterbrochen werden kann. Zeitung lesen ist ein gutes Beispiel, da diese Aktivität von den Eltern sehr leicht zu unterbrechen ist, was vor allem für den Anfang dieser Übung wichtig ist. Weitere gut zu unterbrechende Tätigkeiten, die sich eignen, um diese Methode zu erlernen, sind Essen vorbereiten (kein Kochen am Herd), einen Brief schreiben, Fernsehen und Hausarbeit. Sich mit anderen Erwachsenen unterhalten oder telefonieren sollte erst im zweiten Schritt versucht werden, da Unterbrechungen bei diesen Tätigkeiten außerordentlich stören. Anfangs ist es sinnvoll, dass der Gesprächspartner von der Intervention weiß, so dass die Unterhaltung leicht unterbrochen werden kann.

Dieses Vorgehen fordert von den Eltern viel Geduld. Den Eltern sollte deutlich gemacht werden, dass es zunächst nicht darum geht, die gewählte Aktivität wirklich durchzuführen, sondern bei dieser Aktivität nicht gestört zu werden und das Kind dafür entsprechend zu loben. Das Ziel ist es jedoch, später einer Aktivität ungestört nachgehen zu können, eventuell noch ab und zu zu loben, aber sich im Wesentlichen dann auf die Aktivität zu konzentrieren. Wichtig ist aber auch hier, dass das Kind am Ende der Aktivität entsprechend gelobt wird und die Eltern sich dann kurz Zeit für das Kind nehmen.

Die nachfolgende Übersicht zeigt die Kurzfassung der Regeln des Elternleitfadens für diesen Therapiebaustein.

Übersicht

Regeln des Elternleitfadens F10

(1) Nehmen Sie sich jeden Tag Zeit, in der Sie Ihrem Kind ausschließlich Ihre Aufmerksamkeit widmen können.

(2) Sagen Sie Ihrem Kind, dass Sie nun ungestört etwas erledigen wollen und überlegen Sie mit Ihrem Kind, was es selbst tun kann!
(3) Loben Sie Ihr Kind nach kurzer Zeit dafür, dass es Sie bisher nicht gestört hat!
(4) Loben Sie Ihr Kind erneut nach einer etwas längeren Zeit!
(5) Verlängern Sie mit der Zeit die Zeitspanne, in der Sie sich der Tätigkeit widmen!
(6) Gehen Sie sofort zu Ihrem Kind, wenn es seine Beschäftigung beenden und Sie stören will!
(7) Wenn Ihr Kind Sie unterbrochen hat, führen Sie es zu seiner Beschäftigung ohne großen Kommentar zurück!
(8) Geben Sie dem Kind noch einmal ein ganz besonderes Lob, nachdem Sie Ihre Tätigkeit beendet haben!
(9) Wählen Sie zunächst eine Beschäftigung aus, bei der Sie die Regeln anwenden und protokollieren Sie Ihre Erfahrungen in Ihrem Tagebuch.

Regel 1

Überlegen Sie gemeinsam mit den Eltern, wie häufig es in den letzten Tagen vorgekommen ist, dass das Kind die ausschließliche Aufmerksamkeit und Zuwendung der Eltern für fünf bis zehn Minuten tagsüber hatte. Falls dies selten der Fall war, dann überlegen Sie gemeinsam mit den Eltern, in welchen Situationen es täglich eingerichtet werden kann, dass sich die Eltern dem Kind für kurze Zeit ausschließlich zuwenden – beispielsweise, wenn das Kind vom Kindergarten oder von der Schule nach Hause kommt (ohne das Kind auszufragen), nach den Hausaufgaben, nach dem Abendessen. Besprechen Sie auch mit den Eltern, was Sie in dieser kurzen Zeit mit dem Kind tun können.

Häufig störendes Verhalten muss jedoch nicht immer ein Hinweis auf mangelnde Zuwendung sein, sondern tritt meist im Rahmen von impulsiven und hyperaktiven Verhaltensweisen auf. Diese Verhaltensweisen bringen aber manche Eltern so sehr unter Stress, dass sie sich immer mehr von ihrem Kind zurückziehen.

Regel 2

Die Eltern sollten zu ihrem Kind gehen, bevor sie mit der Tätigkeit beginnen, und ihm sagen, dass sie nun beschäftigt sind, z. B. eine Zeitung lesen und dabei nicht gestört werden wollen. Dann überlegen die Eltern mit ihrem Kind gemeinsam, was es selbst in der Zwischenzeit machen kann (lesen, malen,

Lego bauen oder eine Kassette hören). Dem Kind wird am Ende noch einmal deutlich gemacht, dass man nicht unterbrochen werden will. Sinnvoll ist es auch, dem Kind zu sagen, wie lange die Beschäftigung dauern wird. So könnte die Mutter beispielsweise sagen: „Ich möchte jetzt eine Viertelstunde Zeitung lesen und dabei nicht gestört werden. Bleib in deinem Zimmer und spiele weiter mit dem Lego.“ Die Beschäftigung darf dann aber auch nicht länger als angekündigt dauern. Als Signal können die Eltern das Türschild: „Stopp – Bin beschäftigt“ (Arbeitsblatt F10.1) an einen geeigneten Platz hängen (z. B. an die Küchentür oder an die Innenseite der Kinderzimmertür).

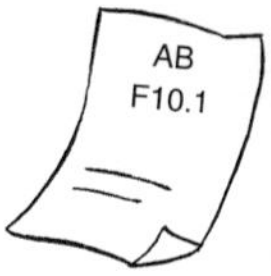

Regel 3
Nachdem die Eltern kurze Zeit ihre Tätigkeit ausgeführt haben, gehen sie zu dem Kind hin und loben es dafür, dass es sie bisher bei der Tätigkeit nicht gestört und sich gut allein beschäftigt hat. Dann sagen die Eltern dem Kind, dass sie jetzt wieder ihre Beschäftigung aufnehmen, beispielsweise die Zeitung weiterlesen. Die Zeitdauer, nach der das Kind erstmals gelobt werden soll, hängt von der Häufigkeit ab, mit der das Kind üblicherweise die Beschäftigung der Eltern stört. Anfangs muss das Kind meist nach ein bis zwei Minuten gelobt werden.

Regel 4
Das zweite Lob kann nach etwas längerer Zeit (vielleicht drei bis vier Minuten) erfolgen. Danach sollte der Zeitabstand schrittweise vergrößert werden. Dies wird anfangs sehr anstrengend sein, doch das Kind wird erst durch die Regelmäßigkeit des positiven Feedbacks sein störendes Verhalten vermindern können.

Regel 5
Mit der Zeit können die Eltern die Zeitspanne verlängern, in der sie bei einer Beschäftigung nicht gestört werden wollen. Schrittweise sollten die Eltern versuchen, die Zeiten der Beschäftigung immer länger werden zu lassen und zudem die Häufigkeit zu verringern, in der sie ihre Beschäftigung unterbrechen, um ihr Kind zu loben. Es ist allerdings wichtig, dass sich die Zeitabstände des Lobens nicht zu schnell erhöhen und dass die Eltern am Ende ihrer Beschäftigung das Kind auf jeden Fall loben.

Regel 6
Wenn die Eltern merken, dass das Kind seine Beschäftigung unterbrechen will, um sie zu stören, sollten die Eltern sofort zu ihrem Kind gehen. Sie sollten dann ihr Kind zunächst dafür loben, dass es sie bisher nicht gestört hat

und fordern es auf, mit seiner Beschäftigung weiter zu machen oder eine neue zu beginnen. Dann sagen die Eltern dem Kind, dass sie selbst nun wieder z. B. Zeitung lesen und nicht gestört werden wollen. Sie können dem Kind auch noch einmal sagen, wie lange die Beschäftigung noch dauern wird.

Regel 7

Wenn die Eltern das Störverhalten nicht im Ansatz bemerken und das Kind die Eltern schon unterbrochen hat, führen sie das Kind ohne großen Kommentar zu seiner Beschäftigung zurück, sagen ihm, wie lange sie noch brauchen und betonen, dass sie dabei nicht mehr gestört werden wollen. Wichtig ist, dass die Eltern dem störenden Verhalten so wenig Aufmerksamkeit wie möglich schenken. Dann gehen die Eltern jedoch nach einer sehr kurzen Periode erneut zu ihrem Kind und loben es.

Regel 8

Am Ende der Beschäftigung gehen die Eltern zum Kind, sagen, dass sie nun fertig sind und loben das Kind noch einmal für sein nicht störendes Verhalten. Soweit möglich, können die Eltern dem Kind anbieten, dass sie nun ein wenig Zeit für das Kind haben.

Regel 9

Besprechen Sie mit den Eltern die Therapieaufgaben nach der Einübung der Intervention.

Einüben der Intervention

Wenn das Kind anwesend ist, können Sie nun die Methode gemeinsam einüben. Geben Sie dem Kind ein Spielzeug und sagen Sie ihm, dass es sich jetzt damit beschäftigen soll, während Sie mit den Eltern die Therapieaufgabe für die folgende Woche besprechen wollen. Unterbrechen Sie nach einer Weile Ihre Aktivität und loben Sie das Kind dafür, dass es Sie nicht gestört hat und dass es sich so gut allein beschäftigen kann. Je nachdem, wie lange die Aktivität dauert, wiederholen Sie dieses Vorgehen so oft wie nötig. Nach etwa fünf Minuten können Sie die Eltern bitten, Ihre Rolle zu übernehmen.

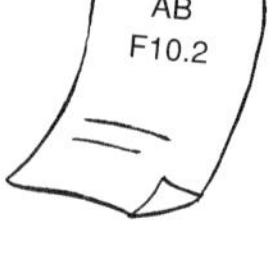

Besprechung der Therapieaufgaben

Bis zur nächsten Therapiesitzung sollen die Eltern die Intervention in den gemeinsam besprochenen Situationen durchführen und in dem Tagebuch (Arbeitsblatt F10.2) protokollieren.

8.10.2 Schwierige Therapiesituationen

Reaktionen der Eltern in der Therapiesitzung

Einige Eltern vertreten die Ansicht, dass man „schlafende Hunde nicht wecken sollte“, mit anderen Worten, ein sich ruhig beschäftigendes Kind besser nicht unterbricht, um es nicht auf „dumme Gedanken“ zu bringen. Die Eltern meinen, dass die Zuwendung das Kind daran erinnert, erneut Kontakt zu ihnen zu suchen und sie dadurch zu stören. Wenn das Kind aber schon Zuwendung bekommen hat und auch weiterhin erhält, gibt es keinen Grund, warum das Kind gerade deshalb noch mehr stören sollte. Die Eltern sollten aber darauf hingewiesen werden, dass Kinder manchmal unerwünschtes Verhalten zeigen, wenn die Eltern ihre Tätigkeit unterbrochen haben und dem Kind Aufmerksamkeit schenken. Denn die Kinder haben gelernt, dass sie es durch störendes Verhalten schaffen, ihre Eltern länger im Zimmer zu halten. Auf ein solches unerwünschtes Verhalten sollten die Eltern nicht reagieren, sondern wie sonst auch das Kind für das nicht störende Verhalten loben und wieder zu der Tätigkeit zurückkehren.

Manche Eltern bemerken auch, dass sie überhaupt keine Zeit haben, ihre Aktivitäten dauernd zu unterbrechen, um das Kind zu loben, weil sie sonst nie mit ihrer Arbeit fertig werden würden. Aus diesem Grunde sollten sich die Eltern bestimmte Aktivitäten aussuchen, in denen sie dieses Vorgehen ausprobieren und üben können. Der für die Intervention nötige Zeitaufwand sollte auf jeden Fall soweit begrenzt werden, dass die Eltern eine Durchführung als praktikabel einschätzen. Zudem sollten Sie den Eltern erklären, dass sie mit dem Loben und Aufmerksamkeitschenken nicht mehr Zeit benötigen, als sie durch die ständigen Unterbrechungen des Kindes brauchen.

Probleme bei der Umsetzung der Interventionen in der Familie

Bei ausgeprägt hyperaktiven und impulsiven (vor allem jüngeren) Kindern kann sich diese Intervention sehr schwierig gestalten. Meist ist dann eine Kombination mit einem Tokensystem (s. Baustein F13) oder mit einem Spieltraining (Baustein F17a) angezeigt.

8.10.3 In der nächsten Sitzung: Auswertungsgespräch zur Therapieaufgabe *Aufmerksamkeit bei nicht-störendem Verhalten*

Sprechen Sie mit den Eltern über die Erfahrungen, die sie mit der Intervention gemacht haben.

Fragen für das Auswertungsgespräch

- Konnten die Eltern ihrem Kind regelmäßig für kurze Zeit ihre ausschließliche Aufmerksamkeit schenken?
- Wie haben die Eltern die Intervention empfunden (einfach – anstrengend – hilfreich)?
- Womit hat sich das Kind während der Intervention beschäftigt?
- Wie häufig haben die Eltern ihre Tätigkeit unterbrochen?
- Wie häufig kam es zu Störverhalten durch das Kind?
- Gab es andere Schwierigkeiten?

Falls die Intervention wenig erfolgreich war, sollten folgende Ursachen überprüft werden:

- Waren die Zeitabstände zu groß, in denen die Eltern das Kind gelobt haben?
- Hat das häufige Unterbrechen der eigenen Tätigkeit die Eltern zu sehr belastet und das Kind hat dies gespürt? Dies passiert häufig, wenn sich die Eltern nicht speziell zum Üben dieser Intervention eine Beschäftigung aussuchen, sondern wenn sie diese Intervention bei einer Beschäftigung ausprobieren, die sie ohnehin dringend erledigen müssen.

8.11 Baustein F11: Aufbau wirkungsvoller Kontrolle

Der Baustein besteht ausschließlich aus einer familienzentrierten Intervention (Baustein F11).

Indikation

Dieser Therapiebaustein sollte durchgeführt werden, wenn die Eltern von problematischen Verhaltensweisen berichten, die das Kind ausführt, während es unbeaufsichtigt ist (z. B. die Stereoanlage auseinandernehmen, mit Feuer spielen, Süßigkeiten in großem Stil entwenden, Eigentum anderer außerhalb der Familie beschädigen, riskantes Verhalten auf der Straße), oder wenn die Eltern über längere Zeit nicht wissen, wo ihr Kind ist und was ihr Kind macht.

Hinweise auf die Indikation ergeben sich vor allem aus dem Interview zur Eltern-Kind-Interaktion.

Inhalt und Ziele

Fehlende Aufsicht durch die Eltern gehört zu den wesentlichen Ursachen für die Entwicklung von oppositionellem, aggressivem und dissozialem Verhalten. Die Eltern sollen deshalb angeleitet werden,

- mit ihrem Kind klare Absprachen zu treffen,
- es an die wichtigsten Regeln und Grenzen zu erinnern,
- häufiger zu überprüfen, was das Kind gerade macht, und
- positive bzw. negative Konsequenzen auf die Einhaltung bzw. Übertretung von Regeln folgen zu lassen.

Teilnehmer

In der Regel zumindest ein Elternteil und das Kind. Die Teilnahme des Kindes ist aber nicht unbedingt erforderlich.

Materialien

Arbeitsblatt T03:	*Problemliste: Verhaltensprobleme des Kindes (in der Familie)*
Elternleitfaden F11:	*Wo ist Ihr Kind und was macht Ihr Kind? Bewahren Sie den Überblick!*
Arbeitsblatt F11.1:	*Tagebuch: Wo ist mein Kind und was macht mein Kind?*

Vorgehen

(1) Gespräch über die Ereignisse seit der letzten Sitzung und Bearbeitung der Problemliste.
(2) Auswertungsgespräch über die Therapieaufgaben der letzten Sitzungen.
(3) Gespräch über die Ziele des Therapiebausteins.
(4) Erarbeitung der Intervention anhand des Elternleitfadens.
(5) Besprechung der Therapieaufgaben.

Therapieaufgaben

Die Eltern sollen für ausgewählten Situationen, in denen das Kind unbeobachtet ist, mit ihrem Kind klare Absprachen treffen, es an die wichtigsten Regeln und Grenzen erinnern, häufiger überprüfen, was das Kind gerade macht und positive und negative Konsequenzen auf die Einhaltung bzw. die Übertretung von Regeln folgen lassen.

▶

Anzahl der Sitzungen
In der Regel genügt eine Sitzung.

Interventionsdauer für die Therapieaufgabe
Die spezifische Beachtung der Interventionsregeln muss von den Eltern meist nur einige Wochen durchgeführt und vom Therapeuten kontrolliert werden, wobei die Eltern ihr Verhalten dauerhaft ändern sollen.

8.11.1 Ablauf der Sitzungen

Gespräch über die Ereignisse seit der letzten Sitzung und Bearbeitung der Problemliste

Auswertungsgespräch über die Therapieaufgaben der letzten Sitzungen
Siehe bereits bearbeitete Therapiebausteine.

Gespräch über die Ziele des Therapiebausteins
Erklären Sie den Eltern, dass Sie in dieser Sitzung mit ihnen besprechen wollen, wie sie problematische Verhaltensweisen des Kindes, während es unbeobachtet ist, verändern können. Bei jüngeren Kindern (im Vorschulalter) geht es in der Regel darum, das Verhalten des Kindes zu kontrollieren, wenn es in der Nähe der Eltern, in der Wohnung, im Haus oder im Garten ist. Besonders impulsive Kinder neigen in unbeobachteten Momenten beispielsweise dazu, Schränke auszuräumen, mit Wasser oder mit Feuer zu spielen, die Stereoanlage zu traktieren usw. Bei älteren Kindern ist der Überblick der Eltern vor allem dann wichtig, wenn die Kinder sich weiter entfernt von der Wohnung aufhalten oder wenn sie allein in der Wohnung sind. In diesen Situationen neigen manche älteren Kinder dazu, dissoziale Tendenzen zu entwickeln – beispielsweise Süßigkeiten im großen Stil oder auch Geld zu entwenden, andere Kinder zu bedrohen, das Eigentum anderer Personen außerhalb der Familie zu zerstören, gefährliche oder waghalsige Aktionen zu unternehmen.

Die meisten Eltern sind über solche Auffälligkeiten besorgt, manche meinen aber auch, dass sich diese Probleme mit der Zeit „auswachsen" – gelegentlich mit der Begründung, dass sie als Kind ähnlich waren. Diese Eltern sollte man jedoch auf die Gefahren für die weitere Entwicklung des Kindes hinweisen. Tatsächlich ist das Risiko für eine dissoziale Entwicklung bei diesen Kindern deutlich erhöht.

Erarbeitung der Intervention anhand des Elternleitfadens

Die nachfolgende Übersicht zeigt die Kurzfassung der Regeln des Elternleitfadens für diesen Therapiebaustein.

Übersicht

Regeln des Elternleitfadens F11

(1) Wo hält sich Ihr Kind wie lange auf? Treffen Sie mit Ihrem Kind klare Absprachen.
(2) Erinnern Sie Ihr Kind an jene Regeln, die es häufiger übertritt, wenn es unbeobachtet ist!
(3) Überprüfen Sie gelegentlich, was Ihr Kind macht!
(4) Loben Sie Ihr Kind, wenn es Regeln einhält, während es nicht beobachtet wird!
(5) Führen Sie eine negative Konsequenz durch, wenn Ihr Kind Regeln übertritt, während es nicht beobachtet wird!
(6) Wechseln Sie sich mit Ihrem Partner oder anderen Erwachsenen ab!
(7) Konzentrieren Sie sich zunächst auf bestimmte kritische Situationen und protokollieren Sie Ihre Erfahrungen!

Wählen Sie zusammen mit den Eltern ein bis zwei Situationen aus, in denen das Kind in letzter Zeit unbeaufsichtigt war und sich häufiger problematisch verhielt. Die Situationen sollten relativ häufig vorkommen. Anhand dieser Situationen erarbeiten Sie die Regeln.

Regel 1

Erarbeiten Sie mit den Eltern, welche Absprachen sie mit dem Kind treffen, unmittelbar bevor sie das Kind in der unbeobachteten Situation lassen. Die Absprachen sollten beinhalten

- **wo** es sich in dieser Zeit aufhält (z. B: „Bleibe in deinem Zimmer …);
- **was** es in dieser Zeit macht (… und spiele mit den Legos …);
- **wie lange** es sich dort aufhält (… bis ich vom Einkaufen wiederkomme.“).

Regel 2

Überlegen Sie mit den Eltern, welche auffälligen Verhaltensweisen das Kind in letzter Zeit in diesen Situationen gezeigt hat, und formulieren Sie gemeinsam mit den Eltern konkrete Verhaltensregeln, die dem Kind klar aufzeigen, wie es sich verhalten soll (z. B.: „Gehe nicht an den Herd und räume nichts aus dem Kleiderschrank aus.“). Das Kind soll die aufgestellten Regeln wiederholen. Thematisieren Sie kurz die Regeln des Elternleitfadens F08 *(Wie man wirkungsvolle Aufforderungen gibt!).*

Regel 3

Legen Sie gemeinsam mit den Eltern fest, wie häufig sie Kontrollen durchführen sollen. Je jünger das Kind ist und je häufiger es in unbeobachteten Situationen Regeln übertritt, umso häufiger sollte es kontrolliert werden. Die Kontrollen müssen für das Kind unvorhersehbar sein und deshalb nicht in festen, sondern in wechselnden Abständen erfolgen. Überlegen Sie mit den Eltern, welche Hilfsmittel sie nutzen können, um daran zu denken, wann das Kind wieder kontrolliert werden soll. Bei häufigen Kontrollen hat sich ein Küchenwecker bewährt, der nach jeder Kontrolle neu eingestellt wird. Manche Eltern hängen sich auch gut sichtbar einen Merkzettel in die Küche. Hilfreich ist es auch, wenn die Eltern ihre Kontrollen und die Ergebnisse in dem *Tagebuch: Wo ist mein Kind, was macht mein Kind?* (Arbeitsblatt F11.1) protokollieren.

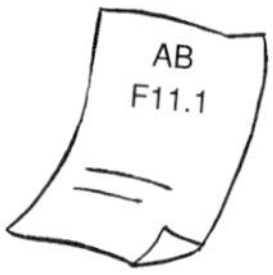

Regel 4

Hält sich das Kind bei den Kontrollen an die Verhaltensregeln, dann ist es wichtig, dass die Eltern das Kind für sein Verhalten loben. Dabei sollten sie jedoch nicht die Einhaltung der Regel loben („Schön, dass du nichts kaputt machst!"), sondern eher auf das eingehen, was das Kind gerade macht. Thematisieren Sie die Regeln des Elternleitfadens F09 *(Schenken Sie Ihrem Kind Aufmerksamkeit, wenn es Aufforderungen befolgt!).* Sie können auch einen *Punkte-Plan* (Baustein F13 und F14) anwenden. In diesem Fall sollten Sie die Regeln anhand des entsprechenden Elternleitfadens erarbeiten.

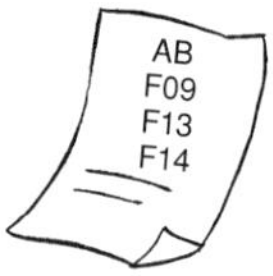

Auch wenn die Eltern ihr Kind nicht bewusst kontrolliert haben und im Nachhinein feststellen, dass das Kind sich offensichtlich an die Regeln gehalten hat, ist es wichtig, dass sie ihr Kind loben. Damit soll erreicht werden, dass das Kind sich zunehmend häufiger in unbeobachteten und nicht kontrollierten Situationen an Regeln halten kann.

Regel 5

Erarbeiten Sie die negative Konsequenz, die die Eltern durchführen, wenn das Kind Regeln übertritt, während es nicht beobachtet wird! Diese negative Konsequenz sollte sofort dann erfolgen, wenn der Regelverstoß bemerkt wird – entweder bei einer Kontrolle oder auch wenn der Regelverstoß erst einige Zeit, nachdem das Kind unbeobachtet war, bemerkt wird (z. B. wenn die Wände im Wohnzimmer mit Farbe verschmiert sind). Dabei sollten am besten natürliche negative Konsequenzen eingesetzt werden. Wenn Sie den Baustein F12 *(Natürliche negative Konsequenzen)* mit den Eltern noch nicht bearbeitet haben, dann sollten sie dies jetzt tun. Andernfalls sollten Sie kurz noch einmal die wesentlichen Regeln dieses Bausteins in Erinnerung rufen. Sie können auch einen *Wettkampf um lachende Gesichter* (Baustein F15) oder *Auszeiten* (Baustein F16) als negative Konsequenzen anwenden. In diesen Fällen sollten Sie die Regeln anhand der entsprechenden Elternleitfäden erarbeiten. Als weitere Konsequenz einer Regelübertretung sollte das Kind kurz darauf bzw. in der nächsten sich bietenden unbeobachteten Situation noch einmal kontrolliert werden.

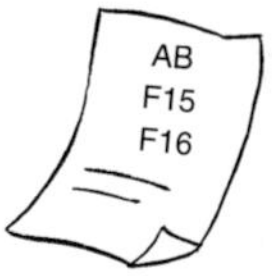

Regel 6
Überlegen Sie gemeinsam mit den Eltern, wie die Verantwortung für die Kontrollen des Kindes auf die erwachsenen Bezugspersonen im Haushalt verteilt werden kann. Am besten ist es, wenn Zeiten vereinbart werden, in denen die einzelnen Bezugspersonen dafür zuständig sind. Ältere Geschwister sollten besser nicht oder nur dann eingeplant werden, wenn die Geschwister im Jugendalter und wesentlich älter sind als das Kind und wenn sie dem Vorhaben zustimmen. Wenn nötig und möglich, dann beziehen Sie die anderen Bezugspersonen in die Sitzung mit ein.

Regel 7
Wählen Sie mit den Eltern einige kritische Situationen aus und besprechen Sie mit Ihnen die Anwendung der Regeln und die Protokollierung im Tagebuch.

Besprechung der Therapieaufgaben
Bis zur nächsten Therapiesitzung sollten die Eltern in den ausgewählten Situationen die erarbeiteten Regeln anwenden. Klären Sie mit den Eltern noch einmal ab, auf welche Situationen sie sich zunächst konzentrieren wollen, hinterfragen Sie noch einmal kritisch, ob das wohl leistbar ist und besprechen Sie mit ihnen die Form des Protokollierens im *Tagebuch: Wo ist mein Kind, was macht mein Kind?* (Arbeitsblatt F11.1).

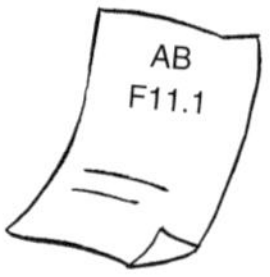

8.11.2 Schwierige Therapiesituationen

Reaktionen der Eltern in der Therapiesitzung
Einige Eltern sind über jede Regelübertretung ihres Kindes in unbeobachteten Situation übermäßig besorgt oder reagieren gereizt. Machen Sie deutlich, dass es ausgesprochen ungewöhnlich und sogar bedenklich wäre, wenn das

Kind in unbeaufsichtigten Situationen nicht einmal Regeln übertritt. Thematisieren Sie die Kindheit der Eltern und deren Verhalten in solchen Situationen.

Einige Eltern sind zu wenig besorgt, wenn ihr Kind sich in unbeaufsichtigten Situationen auffällig verhält, finden das sogar lustig oder halten es mit Hinweis auf die eigene Kindheit für völlig normal. In diesem Fall sollten Sie sich viel Zeit lassen, um mit den Eltern auf eine gemeinsame Linie zu kommen. Dabei ist es auch notwendig, auf die aktuellen Gefahren (z. B. beim Zündeln) und auf das Risiko einer zukünftigen dissozialen Entwicklung hinzuweisen. Auch wenn die Eltern in ihrer Kindheit sich ähnlich verhalten und keine dissoziale Entwicklung genommen haben, ist das Risiko einer dissozialen Entwicklung des Kindes dennoch gegeben.

Manche Eltern erkennen zwar die Problematik, sehen sich aber außerstande, einen höheren Kontrollaufwand zu leisten. Versuchen Sie in solchen Situationen erstens in kleinsten Schritten vorzugehen und sich an dem Machbaren zu orientieren. Zweitens überlegen Sie, welche zusätzlichen Hilfestellungen, einschließlich spezieller Stützsysteme (Hort, Kindergarten) möglich sind.

Probleme bei der Umsetzung der Interventionen in der Familie

Hauptproblem bei der Umsetzung der Intervention stellt die Schwierigkeit dar, immer wieder daran zu denken, das Kind zu kontrollieren. Analysieren Sie in diesem Fall gemeinsam mit den Eltern, welche Bedingungen verhindert haben, dass in dem vereinbarten Umfang Kontrollen durchgeführt wurden. Überprüfen Sie nochmals, wie wichtig den Eltern diese Intervention ist und welche zusätzlichen Hilfestellungen möglich sind. Manchmal gelingt die Umsetzung leichter, wenn ein *Punkte-Plan* (Baustein F13 und F14) oder ein *Wettkampf um lachende Gesichter* (Baustein F15) eingeführt wird.

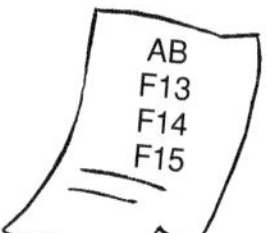

8.11.3 In der nächsten Sitzung: Auswertungsgespräch zur Therapieaufgabe *Wirkungsvolle Kontrolle*

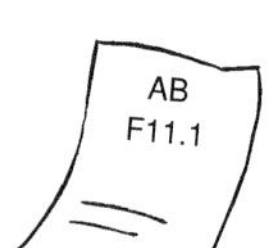

In der nächsten Sitzung besprechen Sie mit den Eltern anhand des *Tagebuches: Wo ist mein Kind, was macht mein Kind?* (Arbeitsblatt F11.1) ausführlich, wie gut es ihnen gelungen ist, in den ausgewählten Situationen die erarbeiteten Regeln anzuwenden. Besprechen Sie mit den Eltern eine Ausdehnung der Regeln auf andere Situationen, wenn die Eltern in den ausgewählten Situationen die Regeln gut umsetzen konnten.

8.12 Bausteine F12 und K12: Natürliche negative Konsequenzen

Indikation

Dieser Therapiebaustein wird durchgeführt, wenn das Kind häufig Aufforderungen der Eltern oder generelle Verhaltensregeln nicht befolgt und wenn dieses Problemverhalten durch die Erarbeitung wirkungsvoller Aufforderungen (Baustein F08) und durch positive Konsequenzen beim Befolgen von Aufforderungen (Bausteine F09 und F10) nicht hinreichend vermindert werden konnte.

Der Therapiebaustein sollte nach den Bausteinen F08 *(Entwicklung effektiver Aufforderungen)* und F09 *(Soziale Verstärkung beim Beachten von Aufforderungen)* bzw. F10 *(Soziale Verstärkung bei nicht-störendem Verhalten)* durchgeführt werden.

Hinweise auf die Indikation ergeben sich vor allem aus

- dem Interview zur Eltern-Kind-Interaktion;
- dem Elternfragebogen über Problemsituationen in der Familie (EF-PF);
- der Besprechung des Teufelskreises (Arbeitsblatt F03.2).

Familienzentrierte Intervention, Baustein F12

Setzen Sie natürliche Konsequenzen, wenn Ihr Kind Aufforderungen und Regeln nicht befolgt!

Inhalt und Ziele

Die Eltern sollen dazu angeleitet werden, neben positiven Konsequenzen bei angemessenem Verhalten auch regelmäßig natürliche negative Konsequenzen zu setzen, wenn das Kind Aufforderungen oder Regeln nicht befolgt. In Verbindung mit positiven Konsequenzen bei angemessenem Verhalten (s. Bausteine F09 und F10) soll damit die Häufigkeit und Intensität von im-

Kindzentrierte Intervention, Baustein K12

Ich löffle meine Suppe selber aus!

Inhalt und Ziele

Wackelpeter erzählt, wie die Eltern manchmal aggressiv und sehr strafend reagieren, wenn er etwas falsch gemacht hat, während die Eltern bei anderen Anlässen kaum etwas sagen. Die Intervention wird modellhaft dargestellt.

pulsivem und von oppositionellem Verhalten vermindert werden.	
Teilnehmer In der Regel zumindest ein Elternteil und das Kind. Die Teilnahme des Kindes ist aber nicht unbedingt erforderlich.	**Teilnehmer** In der Regel der Therapeut mit dem Kind allein.
Materialien Arbeitsblatt T03: *Problemliste: Verhaltensprobleme des Kindes (in der Familie)* Elternleitfaden F12: *Setzen Sie natürliche Konsequenzen, wenn Ihr Kind Aufforderungen nicht befolgt!* Arbeitsblatt F12.1: *Konsequenzen, wenn Ihr Kind Aufforderungen und Regeln befolgt und wenn es sie nicht befolgt* Arbeitsblatt F12.2: *Ausbruch aus dem Teufelskreis* Arbeitsblatt F12.3: *Bei uns ist es klar geregelt*	**Materialien** *Wackelpeter & Trotzkopf*, Kapitel K12: *Ich löffle meine Suppe selber aus!*
Ablauf der Sitzung (1) Gespräch über die Ereignisse seit der letzten Sitzung und Bearbeitung der Problemliste. (2) Auswertungsgespräch über die Therapieaufgaben der letzten Sitzungen. (3) Gespräch über die Ziele des Therapiebausteins. (4) Erarbeitung der Intervention anhand des Elternleitfadens.	**Ablauf der Sitzung** (1) Lesen Sie zusammen mit dem Kind (und den Eltern) aus den Therapiegeschichten *Wackelpeter & Trotzkopf* das zwölfte Kapitel K12: *Ich löffle meine Suppe selber aus!* (2) Besprechen Sie mit dem Kind, was ihm an der Geschichte gefällt und was nicht, welche Erfahrungen es in vergleichbaren

(5) Einüben der Intervention. (6) Besprechung der Therapieaufgaben.	Situationen gemacht hat und ob es sich auch an der Erarbeitung der Regeln beteiligen möchte.

Integration der kindzentrierten Intervention

(1) Integration der *Wackelpeter & Trotzkopf*-Geschichte

Die Geschichte wird am besten nach dem Auswertungsgespräch über die Therapieaufgaben (Punkt 2 im Eltern-Kind-Programm) mit dem Kind bearbeitet.

(2) Kombination mit Selbstmanagement

Bei Kindern ab der zweiten Klasse kann nach der Bearbeitung von *Wackelpeter & Trotzkopf* die Methode des Selbstmanagements (Baustein K17c) auf das Beachten von Familienregeln und Grenzen angewandt werden. Außerdem kann das Akzeptieren negativer Konsequenzen Ziel der Selbstmanagement-Methode sein.

Therapieaufgaben

Die Eltern sollen in ausgewählten Situationen positive bzw. negative Konsequenzen einsetzen, wenn das Kind Aufforderungen und Regeln befolgt bzw. nicht befolgt und dies im Tagebuch protokollieren.

Anzahl der Sitzungen

Zur Besprechung der Regeln eine Sitzung. Häufig werden mehrere Sitzungen notwendig sein, um die Regeln erfolgreich umzusetzen.

Interventionsdauer für die Therapieaufgaben

Die spezifische Beachtung der Interventionsregeln muss von den Eltern meist nur einige Wochen durchgeführt und vom Therapeuten kontrolliert werden, wobei die Eltern ihr Verhalten dauerhaft ändern sollen. Wenn die Eltern die Regeln in den ausgewählten Situationen gut umsetzen konnten, werden die Regeln auch auf andere Aufforderungssituationen angewandt.

8.12.1 Ablauf der Sitzung

Gespräch über die Ereignisse seit der letzten Sitzung und Bearbeitung der Problemliste

Auswertungsgespräch über die Therapieaufgaben der letzten Sitzungen
Siehe bereits bearbeitete Therapiebausteine.

Gespräch über die Ziele des Therapiebausteins
Besprechen Sie mit den Eltern, dass Sie in dieser Sitzung erarbeiten möchten, wie man natürliche negative Konsequenzen einsetzen kann, wenn das Kind allgemeine Regeln und spezielle Aufforderungen nicht befolgt. Mit Regeln werden generelle Verhaltensregeln bezeichnet, die nicht jedesmal explizit formuliert werden, z. B. dass der kleine Bruder nicht geschlagen werden darf. Aufforderungen werden in einer Situation explizit geäußert.

Der Begriff „natürlich" weist darauf hin, dass es dabei um Konsequenzen geht, die sich direkt aus der Regel oder der Aufforderung ableiten lassen. Machen Sie dies an einigen Beispielen deutlich:

- Wenn das Kind gezielt das Spiel seines Bruders zerstört, dann muss es das Spiel wieder aufbauen.
- Wenn das Kind mit dem Essen unsachgemäß umgeht, dann wird ihm der Teller kurzfristig entzogen.

Erarbeitung der Intervention anhand des Elternleitfadens
Die nachfolgende Übersicht zeigt die Kurzfassung der Regeln des Elternleitfadens für diesen Therapiebaustein.

Übersicht

Regeln des Elternleitfadens F12

(1) Erstellen Sie eine Liste der Aufforderungen und Regeln, die Ihr Kind häufig nicht beachtet!
(2) Überprüfen Sie, wie wichtig Ihnen die Regeln und Aufforderungen sind!
(3) Loben Sie Ihr Kind, wenn es Aufforderungen befolgt und Regeln einhält!
(4) Führen Sie negative Konsequenzen sofort durch!
(5) Negative Konsequenzen müssen durchführbar sein!
(6) Führen Sie negative Konsequenzen regelmäßig durch!

(7) Erarbeiten Sie für jede einzelne Regel und Aufforderung die natürliche negative Konsequenz.
(8) Führen Sie die negative Konsequenz möglichst ruhig durch!
(9) Durchführung der negativen Konsequenz, wenn das Problemverhalten bereits **beendet** ist:
- Benennen Sie zunächst die Regelverletzung.
- Geben Sie Ihrem Kind die Möglichkeit, sich zu der Regelverletzung zu äußern.
- Begründen Sie, wenn nötig, noch einmal die Regel.
- Führen Sie die negative Konsequenz durch.

Durchführung der negativen Konsequenz, wenn das Problemverhalten noch **andauert**:
- Wiederholen Sie die Aufforderung bzw. weisen Sie das Kind auf seine Regelverletzung hin. Kündigen Sie ihm die negative Konsequenz an und geben Sie Ihrem Kind die Möglichkeit, sich dazu zu äußern.
- Kommt Ihr Kind der Aufforderung nach, so loben Sie es dafür.
- Wenn das Kind der Aufforderung nicht nachkommt, beginnen Sie mit der negativen Konsequenz und achten Sie darauf, dass diese eingehalten wird.

(10) Führen Sie keine langen Diskussionen mit Ihrem Kind!
(11) Wählen Sie zwei Aufforderungen oder Familienregeln aus, bei denen Sie diese Regeln anwenden, und protokollieren Sie Ihre Erfahrungen in Ihrem Tagebuch.

Regel 1

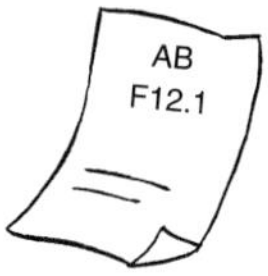

Erstellen Sie gemeinsam mit den Eltern anhand von Arbeitsblatt F12.1 *(Konsequenzen, wenn Ihr Kind Aufforderungen und Regeln befolgt und wenn es sie nicht befolgt)* eine Liste der Aufforderungen und Regeln, die vom Kind in den letzten Wochen häufig nicht beachtet wurden. Wenn Sie den Baustein F07 *(Etablierung von klaren Regeln und Grenzen)* durchgeführt haben, können Sie auf das Arbeitsblatt F07.1 zurückgreifen. Ansonsten können auch die Tagebücher der Bausteine F08, F09, F10 bzw. F11 herangezogen werden. Es kann auch hilfreich sein, den typischen Tagesablauf durchzusprechen und die dabei auftauchenden Probleme, in denen es um Regeln und Aufforderungen geht, zu sammeln. Achten Sie darauf, dass die Aufforderungen und Regeln möglichst konkret formuliert sind.

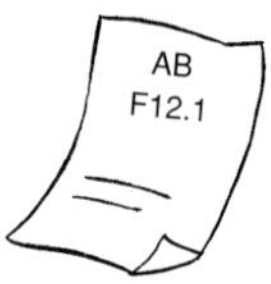

Regel 2

Gehen Sie gemeinsam mit den Eltern die im Arbeitsblatt F12.1 aufgelisteten Aufforderungen und Regeln noch einmal durch und überprüfen Sie gemeinsam mit ihnen, ob die Einhaltung der Aufforderungen und Regeln auch tatsächlich wichtig für die Eltern ist und ob die Regeln angemessen sind. Die Eltern sollten bei jeder einzelnen Aufforderung/Regel noch einmal für sich selbst begründen, warum diese Aufforderung/Regel wichtig ist (Frage: Was passiert, wenn diese Regel nicht eingehalten wird?). Wenn Sie den Baustein F07 *(Etablierung von klaren Regeln und Grenzen)* durchgeführt haben, erübrigt sich eine ausführliche Bearbeitung dieses Punktes.

Regel 3

Betonen Sie, wie wichtig es ist, dass das Kind belohnt wird, wenn es Aufforderungen und Regeln einhält. Wenn das Nichtbefolgen einer Aufforderung oder einer Regel negative Konsequenzen nach sich zieht, dann ist es nur fair, dass das Einhalten der Regel und Aufforderung auch belohnt wird! Erarbeiten Sie gemeinsam mit den Eltern für jede einzelne Regel und Aufforderung, welche positiven Konsequenzen erfolgen, wenn das Kind die Regel und Aufforderung befolgt, und lassen Sie die positiven Konsequenzen stichwortartig in die entsprechende Spalte von Arbeitsblatt F12.1 eintragen. Positive Konsequenzen sollten hauptsächlich durch Lob erfolgen, in Ausnahmefällen auch durch Vergünstigungen.

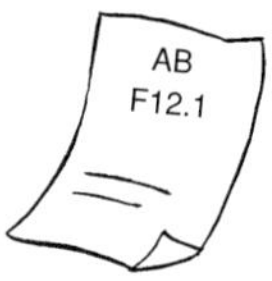

Regel 4

Negative Konsequenzen müssen sofort erfolgen. Je größer der zeitliche Abstand zwischen dem Problemverhalten und der negativen Konsequenz ist, umso weniger wirksam ist die Konsequenz. Wenn in der unmittelbaren Situation keine negative Konsequenz erfolgen kann, beispielsweise, weil die Eltern dringend das Haus verlassen müssen, dann sollten die Eltern ankündigen, dass eine negative Konsequenz erfolgen wird, sobald dies möglich ist (beispielsweise, wenn die Eltern wieder zu Hause sind).

Regel 5

Negative Konsequenzen müssen durchführbar sein. Die Eltern sollten nur jene negativen Konsequenzen aussprechen, die sie auch tatsächlich durchführen können.

Regel 6
Negative Konsequenzen müssen regelmäßig erfolgen. Entscheidend für eine Verminderung des problematischen Verhaltens ist nicht die Härte der negativen Konsequenz, sondern ihre Regelmäßigkeit.

Regel 7
Erarbeiten Sie mit den Eltern für jede einzelne Regel und Aufforderung natürliche negative Konsequenzen, die erfolgen, wenn die Regel oder Aufforderung nicht eingehalten wird. Besprechen Sie dabei, ob die Konsequenzen „natürlich" sind, d. h. sich aus dem Problemverhalten ableiten lassen, und ob sie die in den Regeln 4 bis 6 aufgeführten Merkmale aufweisen:

- Kann die Konsequenz **sofort** erfolgen?
- Ist sie bis zum Ende **durchführbar**?
- Kann sie **regelmäßig** erfolgen?

Lassen Sie die negativen Konsequenzen stichwortartig in die entsprechende Spalte von Arbeitsblatt F12.1 eintragen. Wenn die Eltern viele Regeln oder Aufforderungen aufgeschrieben haben, die häufig nicht beachtet werden, dann wählen Sie etwa drei Aufforderungen oder Regeln aus.

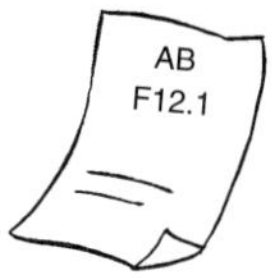

Es lassen sich verschiedene Formen von negativen Konsequenzen unterscheiden:

> **!** **Wiedergutmachung.** Hier wird der durch das Problemverhalten entstandene Schaden oder Zustand wiedergutgemacht: Der dem Bruder zerstörte Turm wird wieder aufgebaut, der verschüttete Tee wird aufgeputzt, das heruntergeworfene Spiel wieder aufgehoben, das der Schwester weggenommene Spiel wird wieder zurückgegeben.
>
> Wenn möglich, sollte die Wiedergutmachung als unmittelbare negative Konsequenz durchgeführt werden. Dabei ist es meist notwendig, dass die Eltern direkt dabei bleiben, bis die Wiedergutmachung beendet ist. Weigert sich das Kind, die Wiedergutmachung durchzuführen, dann sind weitere negative Konsequenzen nötig. In solchen Fällen ist es am besten, wenn der Handlungsspielraum eingeengt wird und die Eltern dafür sorgen, dass die Wiedergutmachung dennoch erfolgt: Das Kind, das sich weigert, das weggenommene Spiel zurückzugeben, wird zum Bruder geführt und dazu bewogen, ihm das Spiel auszuhändigen. Wenn nötig, wird ihm dabei die Hand geführt. Neben der Einengung des Handlungsspielraumes kann als weiterführende Konsequenz auch Ausschluss aus der Situation (das Kind bleibt für zehn Minuten in seinem Zimmer)

oder Entzug von Privilegien (Kinderfilm darf nicht gesehen werden) erfolgen (s. u.).

Ausschluss aus der Situation. Hier wird das Kind aus der Situation, in der sich das Problemverhalten entwickelt hat, kurzzeitig ausgeschlossen: Das Kind verlässt das Zimmer, in dem es sich mit dem Bruder streitet; das Kind verlässt den Essenstisch, an dem es provoziert, oder es wird aus dem gemeinsamen Spiel ausgeschlossen, wenn es sich nicht an die Spielregeln hält.

Der Ausschluss aus der Situation ist eine Form der Auszeit (s. Baustein F16). Er ist vor allem hilfreich, um fortgesetztes Problemverhalten zunächst zu unterbrechen. Ausschluss kann aber nur dann als negative Konsequenz eingesetzt werden, wenn das Verlassen der Situation auch als unangenehm erlebt wird. Die Dauer des Ausschlusses sollte nicht zu lang sein und von vornherein definiert werden. Dem Kind sollte zudem die Möglichkeit gegeben werden, den Ausschluss von sich aus zu beenden, wenn es der Meinung ist, dass es die Regel einhalten kann (z. B. weiterzuspielen, ohne die anderen zu provozieren).

Verstärkerentzug und der Entzug von Privilegien. Hier werden angenehme Situationen unterbrochen bzw. angekündigte Privilegien zurückgenommen: Nachtisch kann nicht gegeben werden, bevor der Teller leergegessen ist; der Kinderfilm kann nicht gesehen werden, weil der Bruder heftig geschlagen wurde; der Freund kann nicht besucht werden, bevor die Hausaufgaben beendet sind; die Spielmaterialien, die trotz Aufforderung zum Aufräumen auf dem Boden liegen, werden in einen Sack gesteckt und für eine Zeitlang im Keller verwahrt.

Entzug von Privilegien wird von Eltern häufig als Strafe angewendet, allerdings werden oft außergewöhnliche Privilegien benutzt, die noch dazu weit in der Zukunft liegen (mit den Eltern ins Kino gehen). Diese Form der Strafe ist meistens nicht sehr wirkungsvoll, weil der zeitliche Abstand zwischen Problemverhalten und Konsequenz zu groß ist. Meist ist es günstiger, alltägliche Privilegien kurzfristig zu entziehen.

Einengung des Handlungsspielraums. Hier ist vor allem bei jüngeren Kindern eine gute Möglichkeit, eine Regelbefolgung oder eine negative Konsequenz durchzusetzen. Häufig erfolgen negative Konsequenzen in verbaler Form durch lautes Schimpfen. Viele Kinder haben sich aber an die Lautstärke ihrer Eltern gewöhnt und reagieren nicht mehr darauf. Meist ist es hilfreicher, Regeln und Konsequenzen durch eigene Handlungen, ohne große Worte zu verlieren, Nachdruck zu verleihen: Das ▶

Kind wird an der Hand zu den Schuhen geführt, die es aufräumen soll; das Kind, das sich weigert aufzuräumen, wird an die Hand genommen und, wenn nötig, beim Aufräumen geführt.

Regel 8

Oberstes Gebot bei der Durchführung negativer Konsequenzen ist, dass die Eltern dabei möglichst ruhig vorgehen. Das ist sicher nicht immer leicht. Schreien der Eltern dient vor allem der Abfuhr des eigenen Ärgers, ist aber meist keine hilfreiche Erziehungsmaßnahme.

Regel 9

Besprechen Sie mit den Eltern die Durchführung der positiven und der negativen Konsequenzen anhand von Arbeitsblatt F12.2 *(Ausbruch aus dem Teufelskreis)*. Dabei müssen zwei Situationen unterschieden werden:

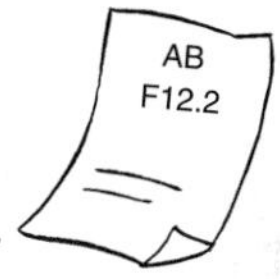

(1) Das Problemverhalten ist bereits beendet, beispielsweise der Bruder wurde aggressiv attackiert oder das Spiel ist vor Wut an die Wand geworfen worden. In diesem Fall
  - benennen die Eltern die Regelverletzung („Du darfst deinen Bruder nicht schlagen!"),
  - geben die Eltern dem Kind die Möglichkeit, sich dazu zu äußern („Der hat mir mein Spielzeug weggenommen!"),
  - begründen, wenn nötig, noch einmal kurz die Regel („Das ist trotzdem kein Grund zu schlagen!")
  - und führen die negative Konsequenz durch („Du entschuldigst dich bei ihm und bleibst jetzt zehn Minuten in deinem Zimmer.").

    Wenn bei dem Konflikt noch weiterer Klärungsbedarf besteht (z. B. hat der Bruder das Spielzeug weggenommen oder nicht?), dann sollten die Eltern dies in einem Gespräch klären, nachdem die negative Konsequenz durchgeführt worden ist. Meist ist ein solches Gespräch in einer ruhigeren Atmosphäre besser möglich. Unter Umständen müssen dann auch noch natürliche negative Konsequenzen für andere Beteiligte (z. B. den Bruder) durchgeführt werden. Wenn das Kind Geschwister hat, dann sollten die hier aufgestellten Regeln auch für diese gelten.

(2) Das Problemverhalten dauert an, beispielsweise weigert sich das Kind, sein Zimmer aufzuräumen. In diesem Fall sollten die Eltern folgendermaßen vorgehen:
  - Die Eltern wiederholen die Aufforderung bzw. weisen das Kind auf die Regelverletzung hin, kündigen dann die negative Konsequenz an

(„Räume jetzt das Zimmer auf, sonst kannst du den Kinderfilm nicht sehen!“) und geben dem Kind die Möglichkeit, sich dazu zu äußern.

- Beendet das Kind das Problemverhalten, dann wird es dafür gelobt („Schön, dass du aufgeräumt hast. Jetzt kannst du den Film sehen!“).
- Wenn das Problemverhalten weiter andauert, beginnen die Eltern mit der negativen Konsequenz („Du hast nicht aufgeräumt, jetzt kannst du gleich den Film nicht sehen!“) und achten darauf, dass die Konsequenz bis zum Ende durchgeführt wird (d. h. die Eltern achten darauf, dass das Kind später nicht heimlich den Fernseher anschaltet).

Regel 10

Bei der Durchführung der negativen Konsequenzen sollten die Kinder zwar die Möglichkeit haben, sich zu äußern und damit mögliche Fehleinschätzungen der Eltern zu korrigieren, doch sollten in dieser Situation keine langen Diskussionen geführt werden. Grundsätzliche Gespräche über Verhaltensregeln in der Familie sollten nicht in der akuten Situation, sondern in einer ruhigen Atmosphäre (z. B. nach dem Abendessen) durchgeführt werden.

Regel 11

Besprechen Sie mit den Eltern die Therapieaufgaben nach der Einübung der Intervention (s. u.).

Einüben der Intervention

Üben Sie gemeinsam mit den Eltern positive und negative Konsequenzen nach Aufforderungen entsprechend Regel 9 durchzuführen. Spielen Sie dabei alle Möglichkeiten durch. Wenn das Kind anwesend ist, können Sie nach der Erarbeitung der Therapieaufgaben Eltern und Kind bitten, die Situationen durchzuspielen.

Besprechung der Therapieaufgaben

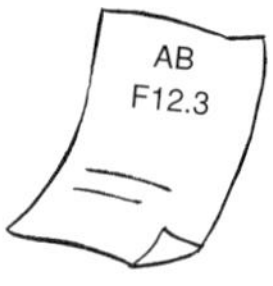

Wählen Sie gemeinsam mit den Eltern zwei Verhaltensregeln/Aufforderungen heraus, anhand derer die Eltern versuchen sollen, die Prinzipien des Elternleitfadens zu Hause umzusetzen. Sprechen Sie mit den Eltern das Arbeitsblatt F12.3 *(Bei uns ist es klar geregelt)* durch. Wenn das Kind in der Sitzung anwesend ist, können Sie das Blatt gemeinsam mit Eltern und Kind durchsprechen und die Regeln sowie die negativen Konsequenzen eintragen lassen. Wenn das Kind nicht anwesend ist, sollen die Eltern mit dem Kind in einer ruhigen Stunde die Regeln besprechen, dem Kind gegenüber begründen, warum die einzelnen Regeln wichtig sind und auch besprechen, was sie künftig tun werden, wenn das Kind die Regel nicht einhält bzw. der Aufforderung nicht nachkommt. Jeden Abend sollen die Eltern und das Kind gemeinsam besprechen, wie gut das Kind die Regeln an diesem Tag hat einhalten können. Wenn das Kind die Regeln einhalten konnte, sollte es von den Eltern dafür gelobt werden. Das Kind sollte im Arbeitsblatt F12.3 den entsprechenden Kreis mit grüner Farbe ausmalen. Wenn es Probleme mit dem Befolgen der Regeln/Anweisungen gab, dann sollten die Eltern mit dem Kind darüber ruhig sprechen und es ermuntern, sich am nächsten Tag noch ein bisschen mehr anzustrengen. Bei diesem abendlichen Rückmeldegespräch sollten keine anderen Themen (z. B. andere Verfehlungen des Kindes) angesprochen werden. Die Therapieaufgabe sollte mehrere Wochen lang durchgeführt werden.

8.12.2 Schwierige Therapiesituationen

Reaktionen der Eltern in der Therapiesitzung

Manche Eltern äußern grundsätzliche Bedenken, negative Konsequenzen einzusetzen, entweder weil sie befürchten, dass diese sich schädlich auf die Entwicklung ihres Kindes auswirken könnten oder weil sie vom Kind erwarten, dass es sein Verhalten durch Einsicht steuert und nicht, weil es negative Konsequenzen befürchtet. Manche Eltern leiten solche Überzeugungen aus eigenen Kindheitserfahrungen ab.

Geben Sie den Eltern Raum, diese Bedenken zu äußern. Fragen Sie die Eltern nach ihren eigenen Kindheitserfahrungen. Erarbeiten Sie auf dieser Basis, dass die Erfahrung, dass bestimmte Verhaltensweisen von anderen nicht toleriert werden und negative Konsequenzen nach sich ziehen, für das Kind eine ausgesprochen wichtige und notwendige Erfahrung darstellt. Auf dem Hintergrund dieser Erfahrungen wird es in der Lage sein, sich in Gemeinschaften zu integrieren. Negative Konsequenzen haben nichts mit der Ablehnung eines Kindes zu tun. Man kann dem Kind sehr wohl gleichzeitig vermitteln, dass man es als Person mag und schätzt, dass aber ein bestimmtes Verhalten nicht toleriert werden kann. Vor allem die Erfahrung des Kindes, dass das Problem erledigt ist, nachdem die negative Konsequenz durchgeführt wurde, wird ihm helfen, zwischen einer negativen Konsequenz auf ein Verhalten und der Ablehnung seiner Person zu unterscheiden.

Die Erwartung, dass Kinder ihr Verhalten durch Einsicht steuern könnten, geht davon aus, dass Kinder wie Erwachsene handeln. Sie missachtet also die kindliche Natur und überfordert das Kind. Außerdem entspricht diese Erwartung selbst bei Erwachsenen nicht der Realität, sonst gäbe es beispielsweise keine Raucher, weil alle wissen, dass Rauchen schädlich ist.

Häufig unterscheiden sich die Eltern in ihren Ansichten zur Anwendung negativer Konsequenzen erheblich. Sie werfen sich dann meist gegenseitig ein zu strenges oder aber ein zu nachgiebiges Erziehungsverhalten vor. In diesem Fall sollten Sie diesen Baustein mit beiden Elternteilen bearbeiten und zu Beginn diese Diskrepanzen thematisieren. Dabei sollten Sie sich jedoch nicht in die Rolle des Richters drängen lassen, der entscheiden kann, welche Grenzen man setzen muss. Es gibt eine relativ große Bandbreite, in der Grenzen vernünftigerweise gezogen werden können. Auf die Festlegung der Grenzen sollten sich beide Eltern einigen. Sie als Therapeut können lediglich feststellen, ob eine solche Festlegung innerhalb der psychologisch sinnvollen Bandbreite liegt, und dann aber die Aufmerksamkeit darauf lenken, dass die konsequente Einhaltung dieser Grenzen von entscheidender Bedeutung ist.

Manche Eltern verwechseln konsequentes Verhalten mit harten Konsequenzen. Machen Sie deutlich, dass die Härte der Konsequenz nicht entscheidend ist. Meist genügen relativ milde negative Konsequenzen. Entscheidend ist dagegen, dass die Konsequenzen immer erfolgen und dass sie unmittelbar erfolgen.

Probleme bei der Umsetzung der Interventionen in der Familie

Die Durchführung von regelmäßigen negativen Konsequenzen kann für die Eltern sehr anstrengend und zeitaufwändig sein. Durchführungsprobleme sind daher eher die Regel als die Ausnahme. Vielen Eltern fällt es schwer, konsequentes Verhalten durchzuhalten, weil es so aufwändig ist. Thematisieren Sie dieses Problem, wenn deutlich wird, dass die Eltern negative Konsequenzen bei Verletzung der Familienregeln nicht regelmäßig haben folgen lassen. Es ist dann die Entscheidung der Eltern, ob sie diesen Aufwand betreiben oder lieber das problematische Verhalten ihres Kindes in Kauf nehmen wollen. Zur Unterstützung können Sie auch mit den Eltern andere Familienregeln und/oder andere negative Konsequenzen aussuchen, bei denen die Umsetzung vermutlich einfacher ist.

Viele Kinder, die konsequentes Verhalten ihrer Eltern bislang nicht gewohnt waren, testen die Grenzen ganz genau aus, und manchmal ist dann nicht ganz klar, ob die Familienregel durch ein bestimmtes Verhalten bereits verletzt ist oder nicht. Raten Sie den Eltern, zumindest in den ersten Wochen, die Familienregeln eher etwas restriktiver auszulegen, weil sie dann meist klarer zu formulieren sind. Eine liberalere Auslegung führt dagegen meist zu Interpretationsproblemen.

Andere Kinder reagieren auf die negativen Konsequenzen, indem sie ihren Eltern deutlich machen, dass ihnen die Konsequenz gar nichts ausmacht.

Davon sollten sich die Eltern zunächst nicht beeindrucken lassen. Der Erfolg der Intervention wird nicht an der unmittelbaren Reaktion des Kindes, sondern an der mittelfristigen Veränderung seines Problemverhaltens bemessen. Wenn sich die Häufigkeit oder Intensität, mit der die Familienregel verletzt wird, nach einer Weile nicht deutlich vermindert hat, dann sollte die Intervention überprüft werden. Häufig ist auch die Ergänzung der Intervention durch eine Selbstmanagement-Technik (Baustein K17c) hilfreich.

Manche Kinder reagieren auf die Versuche ihrer Eltern, konsistent negative Konsequenzen auf die Verletzung von Familienregeln folgen zu lassen, mit heftigen Wutausbrüchen. Meist sind dies entweder sehr impulsive Kinder oder Kinder, die bislang eine enorme Macht in der Familie ausgeübt haben. In beiden Fällen ist es von besonderer Bedeutung, dass die Eltern sich von diesen Wutausbrüchen nicht beirren lassen. Häufig ist die Ergänzung der Intervention durch eine Selbstmanagement-Technik (Baustein K17c) hilfreich. In anderen Fällen sollten Sie mit den Eltern die Möglichkeit von *Auszeit* (Baustein F16) erörtern.

8.12.3 In der nächsten Sitzung: Auswertungsgespräch der Therapieaufgabe *Natürliche negative Konsequenzen*

Sprechen Sie mit den Eltern und dem Kind gemeinsam über die Erfahrungen, die sie mit der Intervention gemacht haben.

> **!** **Fragen für das Auswertungsgespräch**
> - Wie häufig konnten die Familien-Regeln eingehalten werden?
> - Welche Erfahrungen haben Eltern und Kind mit den Rückmeldegesprächen am Abend gemacht?
> - Haben die Eltern auch daran gedacht, das Kind zu loben, wenn es die Regeln befolgte?
> - Wie gut konnten die negativen Konsequenzen durchgeführt werden, welche Probleme gab es dabei?
> - Sind Änderungen an der Therapieaufgabe notwendig?

Besprechen Sie mit den Eltern eine Ausdehnung der Regeln auf andere Situationen, in denen das Kind Aufforderungen und Regeln nicht befolgt, wenn die Eltern in den ausgewählten Situationen die Regeln gut umsetzen konnten.

Themenblock 4: Spezielle operante Methoden (Bausteine F13/K13–F16/K16)

☞ 8.13 Bausteine F13 und K13: Aufbau von Token-Systemen

Indikation

Eine Indikation für diesen Baustein ist gegeben,

- wenn hinreichende Verhaltensänderungen des Kindes durch soziale Verstärkung bei angemessenem Verhalten sowie natürliche negative Konsequenzen bei auffälligem Verhalten (F08–F12) nicht erzielt werden konnten;
- wenn bestimmte Verhaltensauffälligkeiten so massiv ausgeprägt sind, dass Verhaltensänderungen durch pädagogisch-therapeutische Interventionen (F08–F12) allein von vornherein als unwahrscheinlich einzuschätzen sind;
- wenn es Eltern sehr schwer fällt, auf angemessene Verhaltensweisen konsistent positiv zu reagieren;
- wenn Verhaltensprobleme nicht zu häufig auftreten. Token-Systeme setzen voraus, dass das Kind für eine gewisse Zeit angemessenes Verhalten zeigen kann. Bei Verhaltensauffälligkeiten, die sehr häufig auftreten, beispielsweise bei permanenter motorischer Unruhe beim Mittagessen, kann eine Token-Vergabe nur dann wirksam sein, wenn extrem kurze Zeiteinheiten gewählt werden, was sich als unpraktikabel herausgestellt hat. In diesem Fall sollte ein Verstärker-Entzugs-System gewählt werden (s. Baustein F15: *Verstärker-Entzugs-Systeme*).

Familienzentrierte Intervention, Baustein F13

Wenn Lob allein nicht ausreicht: Der Punkte-Plan

Inhalt und Ziele

Der *Punkte-Plan* ist ein Token-System (Münzverstärkungsprogramm), mit dessen Hilfe oppositionelle und hyperkinetische Ver-

Kindzentrierte Intervention, Baustein K13

Punkte statt Ärger

Inhalt und Ziele

Wackelpeter erzählt, wie die Therapeutin gemeinsam mit ihm und den Eltern einen *Punkte-Plan* entwirft und welche Erfahrungen er und die

▶

haltensweisen in definierten Situationen vermindert werden können. Token-Systeme sind bei hyperkinetisch-oppositionellen Kindern deshalb besonders hilfreich, weil diese Kinder häufig soziale Verstärkungen ihrer Eltern nicht in ihrer vollen Wirkung registrieren. Im Rahmen des Punkte-Plans erhält das Kind immer dann einen Punkt, wenn es ihm gelingt, sich an spezifische Verhaltensregeln zu halten. Die Punkte werden später in Verstärker eingetauscht, wodurch das Kind zur Verhaltensänderung motiviert wird. Die Eltern werden durch den *Punkte-Plan* zu einem konsistenten Verhalten veranlasst und lernen, ihre Aufmerksamkeit auf das positive Verhalten des Kindes zu richten. Der *Punkte-Plan* bewirkt eine systematische Verstärkung, die für alle Beteiligten transparent ist. Er stellt ein sehr wirkungsvolles Token-System dar, mit dem spezifische Verhaltensschwierigkeiten geändert werden können.	Eltern damit zu Hause machen. Natürlich geht es dabei nicht ganz so reibungslos zu wie gedacht.
Teilnehmer In der Regel zumindest ein Elternteil und das Kind.	**Teilnehmer** In der Regel gemeinsam mit Kind und zumindest einem Elternteil.
Materialien Arbeitsblatt T03: *Problemliste: Verhaltensprobleme des Kindes (in der Familie)*	**Materialien** *Wackelpeter & Trotzkopf*, Kapitel K13: *Punkte statt Ärger*

Elternleitfaden F13:	*Wenn Lob allein nicht ausreicht: Der Punkte-Plan*
Arbeitsblatt F13.1:	*Mein Punkte-Plan – Wunschliste für Sonderbelohnungen*
Arbeitsblatt F13.2:	*Mein Punkte-Plan – Spielregeln*
Arbeitsblatt F13.3:	*Mein Punkte-Konto*
Arbeitsblatt F13.4:	*Meine Punkte-Schlange (für Vorschulkinder)*

Ablauf der Sitzung

(1) Gespräch über die Ereignisse seit der letzten Sitzung und Bearbeitung der Problemliste.

(2) Auswertungsgespräch über die Therapieaufgaben der letzten Sitzungen.

(3) Gespräch über die Ziele des *Punkte-Plans.*

(4) Erarbeitung des *Punkte-Plans* anhand des Elternleitfadens.
- ► Entwicklung des *Punkt-Plans*
- ► Regeln für die Durchführung des *Punkte-Plans*
- ► Variationen des *Punkte-Plans* bei jüngeren und älteren Kindern

(5) Besprechung der Therapieaufgaben.

Ablauf der Sitzung

(1) Lesen Sie zusammen mit dem Kind (und den Eltern) aus den Therapiegeschichten *Wackelpeter & Trotzkopf* das Kapitel K13: *Punkte statt Ärger.*

(2) Besprechen Sie mit dem Kind, was es gut, was es weniger gut an der Geschichte findet und ob es selbst einen solchen *Punkte-Plan* erarbeiten möchte.

Integration der kindzentrierten Intervention

Die kindzentrierte Intervention wird am besten nach dem Auswertungsgespräch über die Therapieaufgaben (Punkt 2 im Eltern-Kind-Programm) mit dem Kind durchgeführt.

►

Therapieaufgaben
Die Eltern sollen den erarbeiteten *Punkte-Plan* zu Hause durchführen. Sie sollten den Eltern die Möglichkeit einräumen, sich nach drei Tagen mit Ihnen telefonisch in Verbindung setzen, um die Erfahrungen der ersten Tage zu besprechen.

Anzahl der Sitzungen
Mindestens eine Sitzung, um den *Punkte-Plan* zu installieren und weitere ein bis zwei Sitzungen, um den Plan entsprechend der ersten Erfahrungen anzupassen (s. Baustein F14).

Interventionsdauer für die Therapieaufgabe
Diese Intervention sollte mindestens zwei Monate lang von den Eltern zu Hause erfolgreich durchgeführt werden. Von Zeit zu Zeit ist es sinnvoll, kleine Veränderungen oder Erweiterungen einzubauen. Dies und die Beendigung des *Punkte-Plans* wird im nächsten Therapiebaustein (F14) behandelt.

8.13.1 Vorbemerkung

Vorteile von Token-Systemen
Token-Systeme sind aus mehreren Gründen bei Kindern mit oppositionellen und hyperkinetischen Verhaltensauffälligkeiten besonders hilfreich:

- Token-Systeme erlauben den Eltern, das Verhalten des Kindes durch gezielte Verstärkung zu verändern, was effektiver als Lob und Aufmerksamkeit allein ist und dadurch zu größerem und schnellerem Erfolg führt.
- Dieses Vorgehen stellt ein sehr brauchbares und leicht umsetzbares Belohnungssystem dar. Klebepunkte oder Klebebilder sind überall preiswert zu erhalten, und die einzutauschenden Verstärker können selbst ausgesucht werden.
- Das Token-System behält seine Effektivität über viele Tage und Wochen sowie über verschiedene Situationen hinweg, weil eine fast grenzenlose Variation von Verstärkern möglich ist.
- Token-Systeme unterstützen ein organisiertes, systematisches und faires Vorgehen mit klaren Regeln für Kinder **und** Eltern. Es wird dadurch verhindert, dass Belohnungen stärker von der Stimmung der Eltern und weniger von dem Verhalten des Kindes abhängig sind.

- Die Aufmerksamkeit der Eltern auf das erwünschte Verhalten nimmt zu, weil die Punkte unmittelbar nach dem Verhalten vergeben werden müssen. Ohne Punkte-Vergabe kann es vorkommen, dass das erwünschte Verhalten von den Eltern übersehen wird, weil diese gerade mit anderen Dingen beschäftigt sind. Auch die Kinder achten darauf, dass sie die Punkte für ihr erwünschtes Verhalten bekommen, und richten damit auch ihre eigene Aufmerksamkeit auf ihr angemessenes Verhalten.
- Token-Systeme hinterlassen in der Anzahl der erhaltenen Punkte für das Kind und für die Eltern sichtbare überdauernde „Spuren". Das ist für die Eltern und das Kind wichtig, weil sie dadurch über Wochen und Monate hinweg die Häufigkeit angemessenen Verhaltens erkennen können. Es ist außerdem für den Therapeuten hilfreich, weil er damit Interventionseffekte auf einfache Weise kontrollieren kann.

Mögliche Sonderbelohnungen zum Eintausch von Tokens

Zum Eintausch der Tokens in Sonderbelohnungen stehen prinzipiell zwei Vorgehensweisen zur Verfügung:

> **!**
> (1) Die Sonderbelohnungen werden in der Familie von den Eltern durchgeführt.
> (2) Die Sonderbelohnungen werden vom Therapeuten in der Therapiestunde durchgeführt.

Prinzipiell sollten die Sonderbelohnungen von den Eltern in der Familie gegeben werden. In besonderen Fällen kann es jedoch zumindest anfangs sinnvoll sein, dass das Kind vom Therapeuten die Sonderbelohnung erhält:

- Wenn die Eltern-Kind-Beziehung besonders belastet ist und Belohnungen durch die Eltern vom Kind zunächst als wenig verstärkend erlebt werden.
- Wenn es den Eltern aufgrund eigener Probleme schwerfällt, den Eintausch der Tokens regelmäßig und zuverlässig vorzunehmen.

Als Sonderbelohnungen, die der Therapeut geben kann, bietet sich ein gemeinsames Spiel an (das Kind kann Spielminuten sammeln). Sie können auch Fußballbilder, sonstige Klebebilder oder kleine Sammelfiguren einsetzen oder die Eltern bitten, z. B. einen kleineren Legobausatz oder ein Puzzle zu kaufen (Preis 8 € bis 20 €), welches das Kind gemeinsam mit dem Therapeuten zusammenbauen kann. Das Kind erhält dann in jeder Therapiestunde entsprechend der verdienten Punkte eine bestimmte Anzahl von Teilen. Wenn das Flugzeug oder das Puzzle fertiggestellt ist, kann es vom Kind mit nach Hause genommen werden. Nach unserer Erfahrung tritt dabei die materielle Verstärkung im Vergleich zur sozialen Verstärkung (gemeinsam etwas zusammenbauen) deutlich in den Hintergrund. Das Spielzeug „wächst" von Stunde zu Stunde und ist damit ein guter Indikator für die Erfolge des Kindes. Diese Form der Eintauschverstärkung sollte jedoch im Laufe der Therapie ausgeblendet und auf die Eltern übertragen werden.

8.13.2 Ablauf der Sitzung

Gespräch über die Ereignisse seit der letzten Sitzung und Bearbeitung der Problemliste

Auswertungsgespräch über die Therapieaufgaben der letzten Sitzungen
Siehe bereits bearbeitete Therapiebausteine.

Gespräch über die Ziele des *Punkte-Plans*
Besprechen Sie mit den Eltern, dass Sie in dieser Therapiesitzung mit ihnen ein spezielles Belohnungsverfahren erarbeiten möchten, welches das Kind dazu anspornen soll, bestimmte Verhaltensregeln einzuhalten. Dafür kann es sich Punkte verdienen, die es in Belohnungen eintauschen darf. Dieses Vorgehen erleichtert es den Eltern, das angemessene Verhalten des Kindes konstant und in immer gleicher Weise zu verstärken. Viele Eltern praktizieren schon so etwas ähnliches wie einen *Punkte-Plan*, aber meist weniger systematisch. Bei diesem Therapiebaustein kann ein eventuell schon bestehendes Verstärkersystem spezifiziert und ausgebaut werden.

Übersicht

Regeln für die Entwicklung des *Punkte-Plans*
(1) Wählen Sie ein Problemverhalten aus, welches verändert werden soll!
(2) Beschreiben Sie dieses Problemverhalten und die Situation, in der das Verhalten auftritt, möglichst konkret!
(3) Beschreiben Sie, wie das unproblematische Verhalten in dieser Situation aussehen müsste!
(4) Wählen Sie die unmittelbare Belohnung aus!
(5) Bestimmen Sie die Verhaltensweisen, für die es eine unmittelbare Belohnung gibt!
(6) Legen Sie gemeinsam mit Ihrem Kind eine Liste von Sonderbelohnungen an!

(7) Bestimmen Sie die Anzahl der Punkte, die für die Sonderbelohnungen notwendig sind.

Regeln für die Durchführung des *Punkte-Plans*

(1) Befestigen Sie die Spielregeln des *Punkte-Planes* und das Punkte-Konto an einer gut sichtbaren Stelle in der Wohnung!
(2) Erinnern Sie Ihr Kind an den *Punkte-Plan*!
(3) Geben Sie die unmittelbare Belohnung sofort, nachdem sich Ihr Kind unproblematisch verhalten hat!
(4) Besprechen Sie abends mit Ihrem Kind, wie gut der *Punkte-Plan* funktioniert hat!
(5) Keine Punkte entziehen!
(6) Keine zu hohen Erwartungen!
(7) Halten Sie nach drei Tagen Rücksprache mit Ihrem Therapeuten!
(8) Tauschen Sie die Punkte in Sonderbelohnungen ein!
(9) Aller Anfang ist schwer!

Erarbeitung des *Punkte-Plans* anhand des Elternleitfadens

Der Elternleitfaden ist in zwei Abschnitte unterteilt. Im ersten Teil werden Regeln für die **Entwicklung** des *Punkte-Planes* erarbeitet, im zweiten Teil werden Regeln für die **Durchführung** des *Punkte-Planes* erläutert.

Entwicklung des *Punkte-Plans*

Regel 1

Wählen Sie zusammen mit den Eltern das Problemverhalten aus, das verändert werden soll. Häufig ist es günstig, wenn nicht das stärkste Problemverhalten zuerst ausgewählt wird. Allerdings sollte die Verhaltensänderung den Eltern schon wichtig sein. Sie sollten ein Verhaltensproblem auswählen, das sich mit einem Token-System eher leicht verändern lässt. Verhaltensprobleme lassen sich durch einen *Punkte-Plan* umso leichter verändern, je konkreter sie beschrieben werden können und je enger sie auf ganz bestimmte Situationen begrenzt sind.

Regel 2

Beschreiben Sie gemeinsam mit den Eltern das Problemverhalten und die Situation, in der das Verhalten auftritt. Dabei ist es wichtig, dass die Eltern das Verhalten möglichst konkret beschreiben, z. B.: „Peter stört seine Schwester bei den Hausaufgaben, indem er in ihr Zimmer geht.", oder „Peter steht morgens nicht direkt nach dem Wecken auf und beginnt nicht, sich anzuziehen." Problembeschreibungen wie „Peter stört" oder „Peter ist unfolgsam" müssen spezifiziert werden. Sind Verhaltensprobleme zu komplex, ist ihre Veränderung für das Kind sehr schwierig. In diesem Fall sollte das Problemverhalten in mehrere kleinere Einheiten zerlegt werden.

Haben die Eltern das problematische Verhalten genau beschrieben, sollten Sie zusammen mit ihnen überlegen, wie regelmäßig das Problemverhalten in der Situation auftritt (immer, in mehr als der Hälfte der Fälle, etwa in der Hälfte der Fälle, in weniger als in der Hälfte der Fälle oder fast nie). Dies ist für die spätere Punkte-Vergabe wichtig.

Regel 3

Versuchen Sie nun mit den Eltern zu beschreiben, wie das unproblematische Verhalten aussehen müsste, das belohnt werden soll. Beim Problemverhalten „Stört seine Schwester bei den Hausaufgaben" könnte das erwünschte Verhalten lauten: „Das Kind bleibt während der Hausaufgabenzeit außerhalb des Zimmers seiner Schwester und verhält sich entsprechend leise, damit die Schwester nicht gestört wird." Beim Problemverhalten „Das Kind steht morgens nicht direkt nach dem Wecken auf und fängt nicht an, sich anzuziehen.", würde das erwünschte Verhalten lauten: „Das Kind steht morgens spätestens fünf Minuten nach einmaligem Wecken auf, zieht sich allein an, wäscht sich und sitzt um 7.30 Uhr am Frühstückstisch." Das erwünschte Verhalten sollte, wenn möglich, positiv formuliert werden und nicht die Negation des Problemverhaltens darstellen. Denken Sie auch hier daran, dass komplexere Situationen, wie die Situation „Aufstehen", in mehrere Unterpunkte zu unterteilen sind. Eine möglichst genaue Definition des erwünschten Verhaltens ist notwendig, damit es später bei der Punkte-Vergabe zwischen Kind und Eltern keine Meinungsverschiedenheiten geben kann.

Regel 4

Wählen Sie zusammen mit den Eltern eine unmittelbare Belohnung aus, die das Kind für das erwünschte Verhalten in der Situation erhält. Hier haben sich einfache Klebepunkte oder Klebebildchen bewährt, die es in vielen Variationen in jedem Schreibwarengeschäft günstig zu kaufen gibt. Diese Klebepunkte sollten dann direkt nach dem erwünschten Verhalten auf das dafür vorgesehene Arbeitsblatt F13.3 *(Mein Punkte-Konto)* geklebt werden. Es können jedoch auch einfach nur Punkte oder Sterne aufgemalt werden.

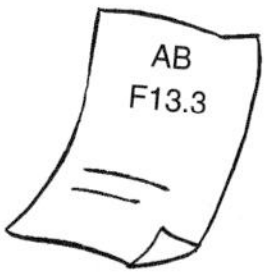

Regel 5

Bestimmen Sie nun zusammen die Verhaltensweisen, auf die eine unmittelbare Belohnung (Klebepunkt auf das Punkte-Konto) erfolgen soll. Dies ergibt sich aus der Beschreibung des erwünschten Verhaltens. Bei dem Beispiel „Schwester bei den Hausaufgaben stören" könnte das Kind einen Punkt erhalten, wenn es während der Hausaufgabenzeit nicht das Zimmer seiner Schwester betreten hat, und einen weiteren Punkt, wenn es sich in dieser Zeit entsprechend leise verhalten hat. Da die Zeit der Hausaufgaben jedoch sehr lang sein kann, kann es durchaus sinnvoll sein, alle zehn Minuten dem Kind einen Punkt dafür zu geben, dass es sich bis zu diesem Zeitpunkt ruhig und nicht störend verhalten hat. Bei der Situation am Morgen könnte das Kind z. B. maximal vier Punkte verdienen: Einen für das Aufstehen innerhalb von fünf Minuten, einen für das Waschen, einen weiteren für das selbständige Anziehen und einen letzten, wenn das Kind pünktlich am Frühstückstisch sitzt.

Achten Sie hier besonders darauf, dass komplexere Verhaltensweisen in mehrere kleine Einheiten unterteilt werden, die einzeln zu verstärken sind, da das Kind sonst nicht für jedes angemessene Verhalten belohnt wird. Wenn eine lange Verhaltenskette am Ende durch einen Punkt verstärkt werden soll, ist die Wahrscheinlichkeit sehr groß, dass sich das Kind zwischendurch einmal problematisch verhält und dadurch keinen Punkt erhält, obwohl es sich die meiste Zeit erwünscht verhalten hatte.

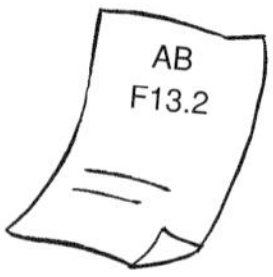

Tragen Sie zusammen mit dem Kind das erwünschte Verhalten als Regeln in das Arbeitsblatt F13.2 *(Mein Punkte-Plan – Spielregeln)* ein und bestimmen Sie die Anzahl der Punkte, die sich das Kind damit verdienen kann.

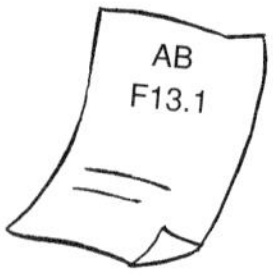

Regel 6

Legen Sie gemeinsam anhand des Arbeitsblattes F13.1 eine Wunschliste für Sonderbelohnungen an. Dabei sollten zunächst einmal alle Ideen, Wünsche und Einfälle der Kinder sowie der Eltern eingetragen werden. Sie können das Kind fragen, was es sich von seinen Eltern wünschen würde, was es gerne mit ihnen unternehmen würde und welche besonderen Belohnungen für das Kind reizvoll wären. Erst später wird dann mit dem Kind besprochen, welche Sonderbelohnungen es mit dem *Punkte-Plan* erhalten kann und wie viele Punkte das Kind für welche Belohnung eintauschen muss.

Sie sollten fünf bis zehn Belohnungen mit unterschiedlich hohem Belohnungswert zusammentragen. Ganz große Wünsche, wie ein Fahrrad oder ein Computer, gehören allerdings nicht hierher, da für diese Wünsche viel zu lange „gespart" werden müsste. Die Belohnungen sollten häufig gegeben werden können. Dabei ist nicht nur an materielle Verstärker, sondern auch an

Vergünstigungen und gemeinsame Aktivitäten zu denken. Wenn die Kinder oder die Eltern nicht genügend Ideen haben, sollten Sie einige Anregungen geben (s. Tab. 8.1). Es ist aber von Vorteil, wenn möglichst viele Ideen von den Kindern und den Eltern allein kommen.

Tabelle 8.1. Beispiele für Eintauschverstärker

	Aktivitätsverstärker	materielle Verstärker
klein	Zusammen ein Tischspiel machen, abends eine extra Geschichte vorgelesen bekommen, bei einem Freund etwas länger bleiben dürfen.	Einen besonderen Nachtisch, Klebebilder (z. B. Fußballbilder), Sticker, Tatoos, kleine Sammelobjekte.
mittel	Länger als sonst aufbleiben dürfen, einen besonderen Film im Fernsehen schauen, bei einem Freund übernachten dürfen, einen Freund bei sich übernachten lassen, mit den Eltern ein Eis essen gehen.	Matchbox-Autos, Playmobil-Figuren, Buntstifte, Malbuch.
groß	Gemeinsam ins Kino gehen, einen Ausflug zusammen machen, ins Schwimmbad (Wasserpark) gehen.	Hamburger essen, Fußball, Buch, Lego-Bausteine.

Auf der Belohnungsliste sollten Belohnungen mit unterschiedlichem Belohnungswert stehen. So kann das Kind dann aussuchen, ob es für weniger Punkte eine kleine Belohnung haben will oder ob es auf eine größere Belohnung „sparen" möchte. Auf keinen Fall dürfen notwendige Gegenstände in den Punkte-Plan aufgenommen werden, wie Kleidung, die das Kind braucht (z. B. neue Jacke, Turnschuhe für den Sportunterricht), Dinge für die Schule (z. B. Stifte oder Hefte) oder Gegenstände, die z. B. bereits als Geburtstagsgeschenk vorgesehen sind. Allerdings kann z. B. mittels eingetauschter Punkte statt eines „normalen" Heftes für die Schule eines mit einer besonderen Aufmachung gekauft werden, was etwas teurer als das normale ist.

Wenn die Liste für die Sonderbelohnungen angelegt wurde, sollten Sie diese mit den Eltern und dem Kind durchgehen und besprechen, welche Dinge sinnvollerweise nicht als Belohnung eingesetzt werden sollten, z. B. Anschaffungen, die zu teuer sind, oder notwendige Dinge, wie schon oben begründet. Am Ende soll die Liste nur noch aus Belohnungen bestehen, die für das Kind attraktiv sind und von den Eltern und dem Therapeuten als geeignet angesehen werden.

Regel 7

Überlegen Sie gemeinsam mit den Eltern, wie viele Punkte für jede einzelne Sonderbelohnung eingetauscht werden müssen. Die Anzahl der Punkte, die eingetauscht werden muss, hängt von der Zahl der Punkte ab, die das Kind am Tag verdienen kann. Überlegen Sie gemeinsam mit den Eltern und dem Kind, wie viele Punkte das Kind an einem durchschnittlichen Tag realistischerweise erhalten wird. Meist ist es günstig, von in etwa der Hälfte der maximalen Punktzahl auszugehen. Für eine kleine Verbesserung des Verhaltens an einem Tag müsste das Kind sich abends schon eine kleine Belohnung eintauschen können, wenn es will. Die Hürde für eine kleine Belohnung darf auf keinen Fall zu hoch sein, damit das Kind motiviert ist und nicht das Gefühl hat, die Belohnungen doch nicht erreichen zu können. Je jünger die Kinder sind, desto wichtiger ist es, dass sie frühzeitig eine Belohnung erhalten können. Sie sollten zunächst das Kind fragen, was es meint, wie viele Punkte für eine bestimmte Belohnung fair wären. Häufig sind Kinder aber auch zu streng zu sich selbst und setzen die Punktzahlen für die Belohnungen zu hoch an. Diese Einschätzung des Kindes sollten Sie dann mit den Eltern gegebenenfalls korrigieren.

Wenn die Kinder oder die Eltern den Vorschlag gemacht haben, Punkte in Geld einzutauschen, sollten Sie dies nicht unbedingt strikt ablehnen, wobei dieses Problem sehr kritisch zu diskutieren ist. Bei älteren Kindern kann es jedoch auch sinnvoll sein, mit dem *Punkte-Plan* das Taschengeld aufzubessern. Wenn Punkte in Geld eingetauscht werden können, sollte aber unbedingt pro Woche ein Limit gesetzt werden, so dass maximal ein bestimmter Geldbetrag erworben werden kann und die anderen Punkte in andere Belohnungen umzutauschen sind. Dieser maximale Geldbetrag sollte genauestens überdacht werden.

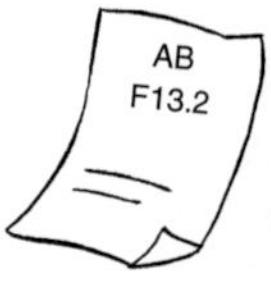

Tragen Sie gemeinsam die Sonderbelohnungen und die dafür notwendige Punktzahl in das Arbeitsblatt F13.2 *(Mein Punkte-Plan – Spielregeln)* ein.

Regeln für die Durchführung des *Punkte-Plans*

Regel 1

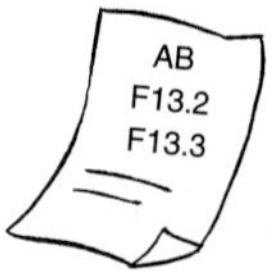

Zuerst sollte überlegt werden, an welcher Stelle in der Wohnung die Spielregeln des *Punkte-Plans* und das Punkte-Konto (Arbeitsblätter F13.2 und F13.3) befestigt werden können. Berücksichtigen Sie hier die Wünsche des Kindes, denn manche Kinder wollen nicht, dass der Plan für Besucher sichtbar ist. Als geeignete Orte haben sich die Küche (Küchentür, Kühlschranktür oder eine Pinnwand) oder das Kinderzimmer herausgestellt.

Regel 2

Die Eltern sollen ihr Kind vor Beginn der üblicherweise problematischen Situation an den *Punkte-Plan* erinnern, ihm Mut machen, auf die Regeln zu achten, und es ermuntern, möglichst viele Punkte zu „verdienen". Die Eltern sollten dem Kind noch einmal sagen, wie das erwünschte Verhalten in dieser Situation aussieht.

Regel 3

Besonders wichtig ist es, dass die Eltern das Kind unmittelbar nach dem erwünschten Verhalten loben und mit einem Klebepunkt belohnen. Die Eltern sollten sich mit ihrem Kind gemeinsam über den „verdienten" Punkt freuen und ihrem Kind zeigen, wie stolz sie sind, dass die Situation so unproblematisch verlaufen ist. Falls das Kind keinen Punkt erhalten hat, sollten die Eltern ihrem Kind die Gründe dafür kurz und möglichst in einem nicht strafenden Ton darlegen und ihm für das nächste Mal Mut machen. In diesem Fall ist an der entsprechenden Stelle im *Punkte-Plan* ein Kreuz oder ein Strich zu machen.

Regel 4

Die Eltern sollten abends noch einmal zusammen mit ihrem Kind besprechen, was beim *Punkte-Plan* gut gelaufen ist. Häufig ist es sinnvoll, in diese Besprechung auch den Vater miteinzubeziehen, wenn er bei der Punkte-Vergabe nicht anwesend war. Das Einbeziehen von Geschwistern kann unter Umständen nicht günstig sein, vor allem wenn eine ausgeprägte Geschwisterrivalität besteht. In solchen Fällen kann auch überlegt werden, ob ein ähnlicher *Punkte-Plan* für die Geschwister installiert werden sollte.

Regel 5

Weisen Sie die Eltern ganz eindringlich darauf hin, dass bereits verdiente Punkte nicht wieder entzogen werden dürfen, wenn sich das Kind in anderen Situationen problematisch verhält. Es darf nicht erwartet werden, dass mit dem *Punkte-Plan*, der sich auf ganz bestimmte Situationen bezieht, alle anderen Problemsituationen gelöst werden können. Der *Punkte-Plan* darf nicht zu einem generellen Bestrafungssystem missbraucht werden, da das Kind sich in einem solchen Falle für die schon verdienten Punkte umsonst angestrengt hätte und infolgedessen das Interesse am Punktesystem verlieren könnte.

Regel 6

Sprechen Sie die Erwartungen an, welche die Eltern und das Kind an den *Punkte-Plan* haben. Wichtig ist, dass alle Beteiligten eine Erfolgserwartung entwickeln, die allerdings nicht zu hoch gesteckt werden darf. Verhaltensänderungen lassen sich in der Regel nicht über Nacht erreichen. Die meisten Kinder werden in den ersten Tagen zwar Verbesserungen ihres Verhaltens zeigen, jedoch nicht die maximale Punktzahl erreichen können. Aber auch dies sollte schon als großer Fortschritt betrachtet werden. Wenn das Kind in den ersten drei Tagen keinen einzigen Punkt erreicht, wurde meist ein Fehler in der Planung oder in der Durchführung des *Punkte-Plans* gemacht. In diesem Falle sollten die Eltern sich telefonisch an Sie wenden.

Lassen Sie sich in diesem Fall von den Eltern die Situation genau beschreiben und überlegen Sie gemeinsam, ob das Kriterium für die Punkte-Vergabe zu hoch ist, ob die Sonderbelohnungen nicht attraktiv genug sind oder die Punktezahl für einzelne Sonderbelohnungen zu hoch angesetzt wurde. Solche Anfangsschwierigkeiten sind eher die Regel. Sie sollten den Eltern und dem Kind erklären, dass es sich hier um ein speziell auf diese Familie zugeschnittenes Programm handelt, das nun erst einmal erprobt und in den nächsten Therapiestunden wahrscheinlich noch besser angepasst werden muss.

Regel 7

Auch wenn der *Punkte-Plan* erfolgreich verläuft, sollten die Eltern die Möglichkeit haben, nach etwa drei Tagen mit Ihnen Rücksprache zu halten. Sie sollten dann miteinander kurz über die ersten Erfahrungen sprechen. Außerdem können Sie auch mit dem Kind sprechen und ihm Ihrerseits Mut machen, sich weiterhin anzustrengen und viele Punkte zu verdienen.

Regel 8

Nachdem das Kind sich Punkte verdient hat, kann es sich selbst überlegen, in welche Sonderbelohnungen es die Punkte eintauschen möchte. Es kann Punkte direkt in kleinere Belohnungen umtauschen oder auf größere „sparen". Wenn das Kind eine bestimmte Punktzahl gegen eine Belohnung eingetauscht hat, sind die Punkte auf dem *Punkte-Plan* durchzustreichen oder abzuhaken, um deutlich zu machen, dass diese eingetauscht wurden.

Regel 9

Wie bei allen Interventionen ist auch hier der Anfang meist schwerer als gedacht. Der *Punkte-Plan* erwartet nicht nur von dem Kind eine Veränderung seines Verhaltens, sondern auch von den Eltern. Die Eltern müssen dem Kind Mut machen und vor allem immer direkt nach dem erwünschten Verhalten die Punkte vergeben.

Variationen des *Punkte-Plans* bei jüngeren oder älteren Kindern

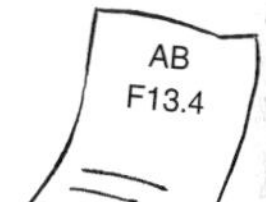

Bei Kindern zwischen vier und sechs Jahren ist es häufig sinnvoller, statt des Punkte-Kontos (Arbeitsblatt F13.3) die Punkte-Schlange (Arbeitsblatt F13.4) zu verwenden, weil es den Kindern meist Probleme bereitet, ihren Punktestand abzuzählen und die Kenntnis der Zahlen noch nicht sicher vorhanden ist. In die Punkte-Schlange werden die verdienten Punkte hintereinander eingeklebt. Durch eine Markierung kann das Kind erkennen, wie viele Punkte es noch bis zur Sonderbelohnung benötigt. In dieser Altersgruppe ist besonders darauf zu achten, dass nur kleine und mittlere Eintauschverstärker verwendet werden, die vom Kind relativ schnell erreicht werden können.

Bei Kindern, die zehn Jahre oder älter sind, empfiehlt es sich häufig, mit einem „Sparbuch" zu arbeiten. Als Sparbuch kann ein Vokabelheft verwendet werden, in das die verdienten Punkte eingetragen werden können. So ein Sparbuch sollte mehre Spalten haben: Datum, Verhalten (was wurde von dem Kind getan), verdiente Punkte, Belohnung (die eingetauscht wurde), für die Belohnung ausgegebene Punkte, Gesamtpunktestand, sowie eine Spalte für Unterschriften, in die bei jedem Eintrag das Kind und ein Elternteil unterschreibt. Damit wird dem Sparbuch eine größere Wichtigkeit verliehen, und den Kindern wird der Eintauschprozess verdeutlicht.

Variationen des *Punkte-Plans* für Anwendungen in der Schule

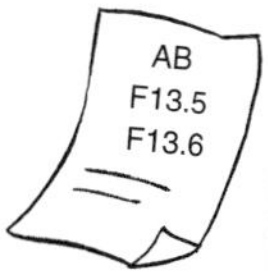

In der Schule kann ein *Punkte-Plan* auch mit der Tagesbeurteilung für die Schule kombiniert werden. Hierfür können die Arbeitsblätter F13.5 – *Tagesbeurteilung für die Schule 1* – und F13.6 – *Tagesbeurteilung für die Schule 2* –

verwendet werden. In den Tagesbeurteilungen wird ein genaues Zielverhalten des Kindes definiert, welches von der Lehrerin täglich beurteilt werden kann. Diese Beurteilung der Lehrerin kann mit einer Punkte-Vergabe verknüpft werden. Die Punkte können dann entsprechend des *Punkte-Plans* in Sonderbelohnungen umgetauscht werden. Genauere Hinweise finden Sie in Kapitel 9.4 (Interventionen in der Schule).

Besprechung der Therapieaufgaben

Bis zur nächsten Therapiestunde führen die Eltern den besprochenen *Punkte-Plan* zu Hause durch. Die Eltern sollten die Möglichkeit haben, Sie nach drei Tagen anrufen zu können. Betonen Sie noch einmal, dass der *Punkte-Plan* nicht die anderen bisher erarbeiteten Interventionen ersetzt. Erinnern Sie die Eltern daran, dass sie den *Punkte-Plan* zur nächsten Sitzung mitbringen.

8.13.3 Schwierige Therapiesituationen

Reaktionen der Eltern in der Therapiesitzung

Da bei dem *Punkte-Plan* mit Belohnungen gearbeitet wird, kommt häufig gleich zu Anfang der Einwand, dass andere Kinder für dasselbe Verhalten keine Belohnungen bekommen und dass dies eine Ungerechtigkeit darstellen würde bzw. als Erpressung oder Bestechung angesehen werden müsse. Kinder brauchen allerdings wegen ihrer unterschiedlichen Voraussetzungen auch unterschiedliche Hilfen. Ein Kind mit einem Sehfehler bekommt eine Brille, um genauso gut wie andere Kinder ohne Brille zu sehen. Kinder mit Verhaltensproblemen brauchen zwar keine Brille, aber einen *Punkte-Plan* als Hilfe zur Verhaltensänderung. Der *Punkte-Plan* ist zudem kein illegales, unerlaubtes oder unmoralisches Handeln wie es bei Erpressung der Fall ist, sondern die Kinder erhalten eine vorher abgesprochene faire Belohnung für ihre Anstrengungen.

Einige Eltern meinen, dass dieses Vorgehen zu zeitintensiv wäre. Hier stellt sich die Frage, wie motiviert die Eltern wirklich sind und wie viel sie bereit sind, in Verhaltensänderungen ihres Kindes zu investieren. Das Vorgehen an sich bedarf nicht viel Zeit, die Punkte-Vergabe ist wie ein etwas ausführlicheres Loben, nimmt aber in der Regel nicht einmal eine Minute in Anspruch. Die Sonderbelohnungen können dagegen schon zeitintensiv sein. Das sollte man bei der Aufstellung der Sonderbelohnungsliste bedenken. Allerdings erfordert es nicht immer Zeit von beiden Eltern, sondern meist nur von einem Elternteil.

Viele Eltern fragen zudem, ob auch für die Geschwister ein *Punkte-Plan* sinnvoll ist. Dies sollte immer im Einzelfall entschieden werden, je nachdem wie wahrscheinlich eine Konkurrenzsituation ist. Es gibt Argumente dafür und dagegen. Es ist aber häufig zu Anfang besser, den neuen *Punkte-Plan* erst einmal nur bei dem verhaltensproblematischen Kind anzuwenden, dafür jedoch den anderen Kindern in der Familie auf andere Weise entsprechende Aufmerksamkeit zukommen zu lassen. Dies sollte aber auf jeden Fall mitberücksichtigt werden, denn die anderen Kinder dürfen sich nicht zurückgesetzt fühlen. Vielen Kindern kann auch erklärt werden, dass ihre Schwester oder ihr Bruder besondere Probleme hat und dass es deshalb für sie/ihn besonders schwer ist, bestimmte Regeln und Aufgaben in der Familie einzuhalten und dass sie/er daher eine besondere Hilfestellung braucht.

Häufig wird gefragt, ob auch andere diesen *Punkte-Plan* mit dem Kind anwenden können, wie z. B. der Babysitter oder die Großeltern. Dies ist am Anfang nicht unbedingt sinnvoll, und wenn es irgendwie möglich ist, sollten die Eltern in der ersten Zeit in der problematischen Situation anwesend sein und den *Punkte-Plan* selbst durchführen. Wenn andere Personen für das Kind jedoch wichtige Bezugspersonen darstellen und häufig anwesend sind, können sie später in das Vorgehen mit einbezogen werden.

Manche Eltern fragen schon zu Beginn, wie sie mit dem *Punkte-Plan* wieder aufhören können, wenn sie ihn einmal begonnen haben. Häufig steht die Sorge dahinter, dass ihr Kind „sein Leben lang" eine Art Sonderbetreuung braucht. Besprechen Sie mit den Eltern, dass der *Punkte-Plan* nur über einige Monate durchgeführt werden soll, bis sich eine stabile Verhaltensänderung eingestellt hat, und das System danach systematisch ausgeblendet werden kann.

Probleme bei der Durchführung der Therapieaufgaben

Es kann vorkommen, dass sich ein *Punkte-Plan* als relativ ineffektiv herausstellt. Wenn nicht innerhalb von einer oder spätestens zwei Wochen deutliche Veränderungen im Verhalten des Kindes eintreten, muss der *Punkte-Plan* genau analysiert und verändert werden. In der Regel sind keine Verhaltensänderungen des Kindes mehr zu erwarten, wenn in den ersten beiden Wochen keine Veränderungen erkennbar waren.

Erfolgreiche Token-Systeme verändern zum einen das Verhalten der Eltern. Sie lenken ihre Aufmerksamkeit auf angemessene Verhaltenselemente und veranlassen sie, auf erwünschte Verhaltensweisen positiv mit sozialer und mit Tokenverstärkung zu reagieren. Zudem leiten Token-Systeme die Eltern zu konsistentem Erziehungsverhalten über längere Zeiträume hinweg an. Darüber hinaus wird das Kind durch die Eintauschverstärkung zur Verhaltensänderung motiviert. Die erzielten Verhaltensänderungen des Kindes wirken wiederum auf die Eltern verstärkend.

> ! Dauerhaft erfolgreiche Token-Systeme initiieren einen Prozess der Verhaltensänderung bei den Eltern und dem Kind, der sich dann aufgrund gegenseitiger sozialer Verstärkung nach Beendigung des Systems stabilisiert. Damit verändert sich letztendlich die Interaktionsqualität zwischen den Eltern und dem Kind (Döpfner, 1993c).

Aus dieser Analyse der Wirkungskomponenten von Token-Systemen lassen sich potentielle Ursachen für deren Fehlschlag und Maßnahmen zur Vermeidung von Misserfolgen ableiten.

Das Zielverhalten des Kindes ist nicht ausreichend definiert. Ein Token-System kann dann nicht erfolgreich sein, wenn das Zielverhalten des Kindes unklar definiert wurde und wenn nicht klar genug ist, welche Verhaltensweisen durch Token-Vergabe verstärkt werden sollen. Unter diesen Bedingungen können die Eltern nicht zu konsistenten Verhaltensänderungen veranlasst und eingefahrene Interaktionsstrukturen können nicht aufgelöst werden. Token-Systeme werden dann schnell als generelle Sanktionsinstrumente missbraucht.

Isolierte Probleme wie Einnässen, Essprobleme oder Schlafen im elterlichen Bett lassen sich unter anderem deshalb leichter durch Token-Systeme vermindern, weil durch das Symptom das zu verstärkende Zielverhalten klar definiert werden kann. Komplexere Verhaltensweisen, wie aggressives oder hyperaktives Verhalten, erfordern eine sehr genaue Verhaltensanalyse, mit deren Hilfe einzelne Verhaltensprobleme und die sie auslösenden Situationen isoliert werden können. Deshalb sollten zunächst nur solche Verhaltensweisen durch ein Token-System behandelt werden, die klar abzugrenzen und an bestimmten auslösenden Situationen festzumachen sind. Liegt eine solche unklare Definition des Zielverhaltens vor, dann sollten Sie zusammen mit den Eltern und dem Kind noch einmal genau spezifizieren, bei welchem Verhalten Punkte vergeben werden und bei welchem nicht.

Die Verhaltenskriterien für eine Punkte-Vergabe sind zu hoch angesetzt. Ein Token-System schlägt dann fehl, wenn ein Verhaltenskriterium für eine Token-Verstärkung zwar klar definiert, aber zu hoch angesetzt wurde, wodurch das Kind nur sehr geringe Chancen hat, eine Verstärkung zu erhalten. In diesem Fall wendet sich das Token-System gegen das Kind und wird zum Bestrafungsinstrument. Dies ist in der Regel daran zu erkennen, dass das Kind von Anfang an kaum einen Punkt verdient hat. Versuchen Sie das Verhaltenskriterium für die Punkte-Vergabe zu vermindern, indem Sie z. B. die Zeiteinheit, in der angemessenes Verhalten gezeigt werden soll, reduzieren. Eine andere Möglichkeit ist die Verminderung der Komplexität der Verhaltensregeln, indem die Regel in mehrere Teilschritte untergliedert wird, die jeweils einzeln verstärkt werden.

Durch das Token-System konnten keine Veränderungen der Eltern-Kind-Interaktion erreicht werden. Wenn auf der Mikroebene der alltäglichen Interaktion durch das Token-System keine Veränderung erzielt wird, dann stagnieren Token-Systeme nach anfänglichen Erfolgen. Das Token-System wird zwar konsequent durchgeführt, es beschränkt sich jedoch auf ein „mechanisches Punktekleben". Den Eltern gelingt es nicht, sich dem Kind bei der Token-Vergabe verbal und nonverbal so zuzuwenden, dass dies vom Kind als angenehm erlebt wird. Verschiedene Faktoren können eine solche Situation herbeiführen und die Veränderung des Interaktionsgeschehens verhindern:

- Die Eltern sind mit den erzielten Veränderungen nicht zufrieden und lassen dies das Kind spüren. Thematisieren Sie in diesem Fall die Erwartungen der Eltern an das Kind.
- Die Beziehung zwischen Eltern und Kind ist soweit gestört, dass die Eltern zu einer positiven sozialen Verstärkung nicht fähig sind oder dass die Zuwendung der Eltern vom Kind nicht angenommen werden kann. In diesem Fall sollten Sie erwägen, die Eltern-Kind-Beziehung durch das Einüben einer *Spaß- & Spiel-Zeit* in der Therapiestunde zu verbessern (s. Baustein F06).

Die Verstärkerwirkung ist zu gering. Token-Systeme scheitern dann, wenn die eingesetzten Verstärker nicht hinreichend attraktiv sind, um eine Verhaltensänderung zu bewirken. In einem solchen Fall ist entweder die Eintauschverstärkung nicht hinreichend attraktiv oder die für die Verstärkung notwendige Token-Zahl ist zu hoch angesetzt. Erweist sich der Verstärkerplan als nicht attraktiv, dann müssen neue Eintauschverstärker gesucht oder die für die Verstärkung notwendige Token-Menge muss überdacht werden.

Die Verstärkerbilanz ist ungünstig. Vor allem bei Kindern, die in der Familie eine nicht altersgemäße Machtposition eingenommen haben, kann der Verlust der Macht nicht durch noch so große Eintauschverstärker kompensiert werden. Viele dieser Kinder erkennen sehr früh, dass sie ihre Macht aufgeben müssen, wenn sie sich auf das Token-System einlassen, und unterlaufen es deshalb, indem sie kein Interesse daran zeigen. Dieser drohende

Machtverlust ist oft mit Kontrollverlust-Ängsten begleitet, weil die Kinder bislang nicht in der Lage waren, eine vertrauensvolle Beziehung mit kindgemäßer Abhängigkeit zu entwickeln.

Entscheidend ist, dass die Kinder die Erfahrung machen, dass sie sich in kindgemäße Abhängigkeiten begeben und sich dabei wohlfühlen können. Dies kann allerdings ein sehr langwieriger und mühsamer Prozess sein. Manchmal kann es in dieser Situation sinnvoll sein, das Token-System zu beenden, in anderen Fällen kann die längerfristige Beibehaltung des Token-Systems dazu beitragen, die familiären Beziehungsmuster in der gewünschten Weise zu verändern.

Die Eltern lösen die Tokens nicht ein. Das Kind erhält zwar seine Punkte, die Eltern lösen sie aber nicht ein, sondern vertrösten das Kind auf später. Natürlich kann es vorkommen, dass Sonderbelohnungen, wenn die Punktzahl dafür erreicht wurde, nicht direkt einlösbar sind, und das muss das Kind auch akzeptieren. Dennoch müssen dafür erstens wirklich nachvollziehbare Gründe vorliegen und dem Kind erklärt werden, und zweitens sollte mit dem Kind unbedingt ein Zeitpunkt vereinbart werden, an dem die Sonderbelohnung eingetauscht werden kann. Dieser Zeitpunkt sollte auf keinen Fall in zu großer Entfernung liegen. Das hängt natürlich auch von der Art der Sonderbelohnung ab. Eine Kleinigkeit zusammen spielen oder etwas vorgelesen bekommen sollte innerhalb kürzester Zeit nachgeholt werden, ein Ausflug ins Schwimmbad muss meist bis zum Wochenende aufgeschoben werden. Wird mit dem Eintauschen der Sonderbelohnung jedoch zu lange gewartet, fühlt sich das Kind zu Recht von seinen Eltern im Stich gelassen, da sie ihren Teil der Abmachung nicht eingehalten haben. Unter diesen Umständen wird das Kind auch nicht mehr einsehen, sich selbst weiter anzustrengen. Wenn dies der Fall ist, müssen die Eltern unbedingt dazu angehalten werden, ihren Teil der Regeln einzuhalten, da sie sonst nicht das Gleiche von ihrem Kind verlangen können.

„Extra"-Punkte. Es kann vorkommen, dass Eltern „Extra"-Punkte verteilen wollen, wenn sich das Kind besonders viel Mühe gegeben hat, um das Kind nochmal zu motivieren. Dies ist gut möglich, sollte aber eher eine Ausnahme anstatt eine Regel darstellen.

Manche Eltern tendieren dazu, die Sonderbelohnungen schon zu geben, bevor die notwendige Punktzahl erreicht wurde, besonders wenn nur noch wenige Punkte fehlen. Auf keinen Fall sollte eine Sonderbelohnung auf „Kredit" gegeben werden, wofür das Kind sich anschließend noch anstrengen muss. Nur schon verdiente Punkte können in Belohnungen eingetauscht werden, selbst wenn nur ein einziger Punkt fehlt. Dann muss das Kind noch einen Tag warten. Eine andere Möglichkeit ist, dass sich das Kind außerhalb des mit dem Therapeuten abgesprochenen *Punkte-Plans* einen „Extra"-Punkt verdient, indem es mit den Eltern bespricht, was es dafür tun könnte. Je nach Alter könnte das Kind eine Kleinigkeit, welche die Mutter vergessen hat, einkaufen gehen, allein den Tisch decken, in der Küche helfen oder Ähnliches. Ein solches Punkte-Verdienen sollte aber eine Ausnahme darstellen und nicht regelmäßig angewendet werden.

Manche Eltern möchten von Anfang an möglichst viele Verhaltensprobleme in einen *Punkte-Plan* einbeziehen. Sie sollten sich anfangs jedoch auf maximal zwei Verhaltensweisen beschränken. Erst wenn der dazu entwickelte *Punkte-Plan* erfolgreich ist, können weitere Verhaltensprobleme berücksichtigt werden.

8.13.4 In der nächsten Sitzung: Auswertungsgespräch zur Therapieaufgabe *Punkte-Plan*

Gehen Sie zusammen mit dem Kind und den Eltern den *Punkte-Plan* durch. Lassen Sie zunächst das Kind und danach die Eltern über die Erfahrungen mit dem *Punkte-Plan* berichten.

! Fragen für das Auswertungsgespräch

- Wie viele Punkte konnte das Kind pro Situation erreichen?
- Haben die Eltern das Kind auch unmittelbar nach dem erwünschten Verhalten verstärkt?
- Welche Sonderbelohnungen konnten schon eingetauscht werden?
- Wie stark variierte die erworbene Punktzahl?
- Welche Verhaltensweisen des Kindes veranlassten die Eltern, keinen Punkt zu vergeben?
- Gab es Meinungsverschiedenheiten bei der Punkte-Vergabe?

Bedenken Sie, dass in der Regel bei jedem *Punkte-Plan* gewisse Anpassungen nötig sind. Daher sollte in der Stunde nach Einführung des *Punkte-Plans* noch einmal kritisch überprüft werden, ob er für das Problemverhalten des Kindes optimal gestaltet wurde. Schauen Sie sich genau die bisher erzielten Erfolge an und überlegen Sie mit den Eltern gemeinsam, ob Änderungen vorgenommen, neue Verhaltensweisen mit aufgenommen oder neue Sonderbelohnungen hinzugefügt werden sollen (s. Baustein F14). Der *Punkte-Plan* kann nicht nur einmal, sondern mehrfach geändert werden. Die Veränderung sollte jedoch mit dem Kind abgesprochen werden und für das Kind immer verständlich und nachvollziehbar sein.

☞ 8.14 Baustein F14: Anpassung von Token-Systemen

Der Baustein besteht ausschließlich aus einer familienzentrierten Intervention (Baustein F14).

Indikation

Dieser Baustein wird nach dem Baustein F13 *(Aufbau von Token-Systemen)* eingesetzt, wenn eines der im Folgenden genannten Ziele erreicht werden soll.

Inhalt und Ziele

Der Therapiebaustein verfolgt drei Ziele:

(1) Ein schon laufender *Punkte-Plan* soll weiterhin für das Kind attraktiv gestaltet werden, beispielsweise durch die Aufnahme neuer Sonderbelohnungen.

(2) Weitere Verhaltensprobleme sollen in den *Punkte-Plan* aufgenommen werden.

(3) Der *Punkte-Plan* soll ausgeblendet werden, nachdem sich die erwünschten Verhaltensänderungen stabilisiert haben.

Teilnehmer

In der Regel mindestens ein Elternteil und das Kind.

Materialien

Arbeitsblatt T03:	*Problemliste: Verhaltensprobleme des Kindes (in der Familie)*
Elternleitfaden F14:	*Wie man Punkte-Pläne verändert und beendet*

Ablauf der Sitzung

(1) Gespräch über die Ereignisse seit der letzten Therapiesitzung und Bearbeitung der Problemliste.

(2) Auswertungsgespräch über die Therapieaufgaben der letzten Sitzungen.

(3) Gespräch über die Ziele des Bausteins.

(4) Erarbeitung der Intervention anhand des Elternleitfadens.

(5) Besprechung der Therapieaufgaben.

▶

Therapieaufgaben
Die Eltern führen die erarbeiteten Veränderungen am *Punkte-Plan* durch.

Anzahl der Sitzungen
Die Anzahl der Sitzungen hängt davon ab, wie häufig es sinnvoll ist, den *Punkte-Plan* zu verändern. Für jede Veränderung oder Erweiterung des *Punkte-Plans* wird zumindest ein Teil einer Sitzung benötigt werden. Eine weitere Sitzung ist notwendig, um mit den Eltern über die Beendigung des *Punkte-Plans* zu sprechen.

Interventionsdauer für die Therapieaufgaben
Die Änderungen werden über die Dauer des *Punkte-Plans* vorgenommen. Die Ausblendung des *Punkte-Plans* wird in der Regel langsam gestaltet, so dass sie sich über einige Wochen hinweg erstrecken kann.

8.14.1 Ablauf der Sitzung

Gespräch über die Ereignisse seit der letzten Therapiesitzung und Bearbeitung der Problemliste

Auswertungsgespräch über die Therapieaufgaben der letzten Sitzungen
Siehe bereits bearbeitete Therapiebausteine.

Gespräch über die Ziele des Therapiebausteins
Besprechen Sie mit den Eltern die Zielsetzung dieses Therapiebausteines entsprechend der spezifischen Indikation für seine Anwendung (Aufnahme neuer Sonderbelohnungen, Aufnahme anderer Verhaltensprobleme, Ausblenden des Punkte-Plans). Diese Veränderungen sollten auf jeden Fall mit dem Kind zusammen besprochen werden, so dass diese für das Kind nachvollziehbar sind.

Erarbeitung der Regeln zur Veränderung oder Ausblendung des *Punkte-Plans* anhand des Elternleitfadens
Es gibt mehrere Möglichkeiten, den *Punkte-Plan* zu verändern oder zu beenden. Gehen Sie diese Möglichkeiten zusammen mit den Eltern anhand des Elternleitfadens durch.

Übersicht

Regeln des Elternleitfadens F14

(1) Ergänzen Sie von Zeit zu Zeit die Sonderbelohnungen!
(2) Erweitern Sie den *Punkte-Plan* auf andere problematische Verhaltensweisen!
(3) Beenden Sie den *Punkte-Plan* nicht zu schnell!
(4) Nehmen Sie in den *Punkte-Plan* größere Sonderbelohnungen mit auf!
(5) Vermindern Sie die Punktzahl für unproblematisches Verhalten!
(6) Beendigung des *Punkte-Planes* durch „natürliches Vergessen"!
(7) Verzichten Sie einmal probeweise auf den *Punkte-Plan*!

Regel 1

Wenn sich die Attraktivität des *Punkte-Plans* mit der Zeit vermindert, noch bevor sich die Veränderung des problematischen Verhaltens stabilisiert hat, ist die Aufnahme weiterer Sonderbelohnungen nötig, um die Eintauschvariation für das Kind zu vergrößern und damit den *Punkte-Plan* wieder attraktiver zu gestalten. Außerdem können mit der Zeit auch größere Sonderbelohnungen gewählt werden, auf die das Kind entsprechend länger „sparen" muss. Dies ist auch ein guter Einstieg zur Beendigung des *Punkte-Planes*, da das Kind seltener Sonderbelohnungen für sein erwünschtes Verhalten erhält und damit die Bedürfnisbefriedigung immer weiter aufschieben lernt.

Regel 2

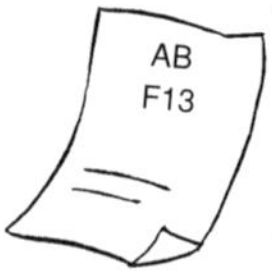

Ein erfolgreicher *Punkte-Plan* kann um weitere problematische Verhaltensweisen ergänzt werden. Verfahren Sie dabei entsprechend den Regeln von Baustein F13. Zusätzliche Verhaltensprobleme sollten jedoch erst dann in den *Punkte-Plan* einbezogen werden, wenn sich die Verhaltensprobleme vermindert haben, derentwegen der *Punkte-Plan* begonnen worden ist. Achten Sie darauf, dass Sie nicht zu viele Verhaltensproblemen auf einmal aufnehmen.

Regel 3

Vermitteln Sie den Eltern, dass der *Punkte-Plan* auf keinen Fall zu schnell oder zu plötzlich beendet werden sollte. Auch wenn sich Verhaltensänderungen manchmal leicht erreichen lassen, darf der *Punkte-Plan* nicht zu schnell beendet werden, da sich sonst die Veränderungen nicht stabilisieren können. Erinnern Sie die Eltern noch einmal daran, wie lange das problematische Verhalten vor dem *Punkte-Plan* schon vorhanden war und dass daher hinreichend Zeit benötigt wird, damit sich die Verhaltensänderung stabilisieren kann. Der *Punkte-Plan* sollte etwa zwei Monate unverändert mit Erfolg laufen, bevor versucht wird, ihn langsam zu beenden.

Regel 4

Eine Möglichkeit, den *Punkte-Plan* zu beenden, besteht darin, wie schon oben beschrieben, größere Sonderbelohnungen aufzunehmen, auf die das Kind längere Zeit „sparen" muss. Dadurch stehen das erwünschte Verhalten, das unmittelbare positive Feedback der Eltern sowie die Zufriedenheit aller Beteiligten im Vordergrund und nicht mehr die Sonderbelohnungen, was auch endgültiges Ziel der Intervention ist. Dafür ist es aber sehr wichtig, dass die Eltern daran denken, das erwünschte Verhalten auch entsprechend zu registrieren, das Kind dafür verbal und nonverbal zu loben und ihm deutlich zu machen, wie zufrieden sie mit ihm sind. Langfristig sollen der positive Umgang zwischen Eltern und Kind sowie gelegentliche Belohnungen und Vergünstigungen das erwünschte Verhalten stabilisieren.

Regel 5

Zur Beendigung des *Punkte-Plans* kann außerdem die Punktzahl für unproblematisches Verhalten vermindert werden. Damit wird dem Kind durch die Punktevergabe zwar weiterhin eine positive Rückmeldung über sein erwünschtes Verhalten gegeben, auf der anderen Seite wird die Bedeutung der Punkte jedoch langsam abgebaut. So kann beispielsweise eine komplexe Verhaltenskette, für die das Kind bisher vier Punkte erreichen konnte, nun als Ganzes mit einem Punkt verstärkt werden. Die Eltern sollten aber nicht vergessen, ihr Kind weiterhin auch zwischendurch zu loben und mit Aufmerksamkeit zu verstärken. Die für die Sonderbelohnungen notwendigen Punktzahlen müssen dann natürlich noch einmal überdacht werden.

Regel 6

Häufig wird ein *Punkte-Plan* auch beendet, indem er von selbst „einschläft". Das Punkte-System verliert oft allmählich an Attraktivität, und dadurch vergessen die Kinder, ihre Punkte einzutauschen, oder die Eltern denken nicht daran, die Punkte für das erwünschte Verhalten zu vergeben. Diese Entwicklung ist dann erwünscht und auch natürlich, wenn das problematische Verhalten nur noch sehr selten oder gar nicht mehr auftritt. Ist dies nicht der Fall, dann ist es wichtig, dass weiterhin die Punkte konsequent vergeben und eingetauscht werden.

Regel 7
Wenn der *Punkte-Plan* nicht auf die oben beschriebene Weise „einschläft", müssen gezielte Maßnahmen unternommen werden, um den Plan zu beenden. Dazu kann vereinbart werden, auf den Eintausch von Punkten in Sonderbelohnungen zu verzichten, wobei die Punkte-Vergabe zunächst aber fortgeführt wird, weil sie die unmittelbare positive Rückmeldung darstellt. Statt der Sonderbelohnung sollte dem Kind in Aussicht gestellt werden, dass es nach etwa einem Monat eine Belohnung erhält, wenn es weiterhin „so gut klappt". Später kann mit dem Kind vereinbart werden, auf den *Punkte-Plan* probeweise ganz zu verzichten. Besprechen Sie mit dem Kind, dass die Beendigung des *Punkte-Plans* einen großen Erfolg darstellt, den es durch seine Anstrengungen erreicht hat.

Besprechung der Therapieaufgaben
Besprechen Sie mit den Eltern und dem Kind, wie sie die erarbeiteten Veränderungen am *Punkte-Plan* durchführen können.

8.14.2 Schwierige Therapiesituationen

Siehe Baustein F13.

8.14.3 In der nächsten Sitzung: Auswertungsgespräch zur Therapieaufgabe *Punkte-Plan*

Siehe Baustein F13.

☞ 8.15 Bausteine F15 und K15: Verstärker-Entzugs-Systeme

Indikation

- Wenn hinreichende Verhaltensänderungen des Kindes durch Loben und Aufmerksamkeit-Schenken für angemessenes Verhalten, sowie natürliche negative Konsequenzen bei auffälligem Verhalten (F08–F12) nicht erzielt werden konnten.
- Wenn bestimmte Verhaltensauffälligkeiten so massiv ausgeprägt sind, dass Verhaltensänderungen durch pädagogisch-therapeutische Inter- ▶

ventionen (F08–F12) allein von vornherein als unwahrscheinlich einzuschätzen sind.

- Bei Verhaltensauffälligkeiten, die sehr häufig auftreten. Beim *Punkte-Plan* (Baustein F13) erhält das Kind einen Punkt, wenn es in einer bestimmten Situation kein auffälliges Verhalten zeigt und sich angemessen verhält. Dies hat jedoch den Nachteil, dass die positive Rückmeldung erst am Ende dieser Situation gegeben werden kann. Bei einigen Verhaltenssauffälligkeiten, die sehr häufig auftreten und bei denen ein unmittelbares Feedback wichtig ist, reicht daher der *Punkte-Plan* häufig nicht aus. In diesem Falle haben sich Verstärker-Entzugs-Systeme als sehr effektiv herausgestellt, beispielsweise bei ausgeprägter Unruhe während des Essens, bei häufigen Beschimpfungen oder Streitigkeiten zwischen Geschwistern.
- Da ein Punkte-Entzug zumindest eine minimale Frustration für das Kind darstellt, sollte dieser Baustein bei Kindern mit extrem geringer Frustrationstoleranz nur mit Vorsicht eingesetzt werden.

Familienzentrierte Intervention, Baustein F15 *Der Wettkampf um lachende Gesichter*	**Kindzentrierte Intervention, Baustein K15** *Mama, ich und die lachenden Gesichter*
Inhalt und Ziele Der *Wettkampf um lachende Gesichter* stellt ein Punkte-Entzugs-System (Response-Cost-Verfahren) dar, mit dem in spezifischen Situationen das Auftreten von unerwünschtem Verhalten verringert werden soll, indem Tokens unmittelbar entzogen werden, wenn ein definiertes Problemverhalten auftritt.	**Inhalt und Ziele** Wackelpeter erzählt, wie die Therapeutin mit ihm und seinen Eltern die Spielregeln für den *Wettkampf um lachende Gesichter* erarbeitet und welche Erfahrungen er, seine Schwester und die Eltern damit zu Hause machen. Wie üblich gibt es anfangs einige Schwierigkeiten, die es zu meistern gilt.
Teilnehmer In der Regel zumindest ein Elternteil und das Kind.	**Teilnehmer** In der Regel gemeinsam mit Kind und zumindest einem Elternteil.

Materialien

Arbeitsblatt T03:	*Problemliste: Verhaltensprobleme des Kindes (in der Familie)*
Elternleitfaden F15:	*Der Wettkampf um lachende Gesichter*
Arbeitsblatt F15.1:	*Wettkampf um lachende Gesichter – Wunschliste für Sonderbelohnungen*
Arbeitsblatt F15.2:	*Wettkampf um lachende Gesichter – Spielregeln*
Arbeitsblatt F15.3:	*Wettkampf um lachende Gesichter – Spielplan*

Ablauf der Sitzung

(1) Gespräch über die Ereignisse seit der letzten Sitzung und Bearbeitung der Problemliste.

(2) Auswertungsgespräch über die Therapieaufgaben der letzten Sitzungen.

(3) Gespräch über die Ziele des *Wettkampfes um lachende Gesichter*.

(4) Erarbeitung des *Wettkampfes um lachende Gesichter* anhand des Elternleitfadens.
- ▶ Festlegung der Spielregeln des *Wettkampfes um lachende Gesichter*
- ▶ Durchführung des *Wettkampfes um lachende Gesichter*

(5) Besprechung der Therapieaufgaben.

Materialien

Wackelpeter & Trotzkopf, Kapitel K15: *Mama, ich und die lachenden Gesichter*

Ablauf der Sitzung

(1) Lesen Sie zusammen mit dem Kind (und den Eltern) aus den Therapiegeschichten *Wackelpeter & Trotzkopf* das Kapitel 15: *Mama, ich und die lachenden Gesichter.*

(2) Besprechen Sie die Geschichte mit dem Kind, fragen Sie es nach seiner Meinung und danach, ob es auch einen solchen *Wettkampf um lachende Gesichter* machen möchte.

▶

Integration der kindzentrierten Intervention
Die kindzentrierte Intervention wird am besten nach dem Auswertungsgespräch über die Therapieaufgaben (Punkt 2 im Eltern-Kind-Programm) mit dem Kind durchgeführt.

Therapieaufgaben
Eltern und Kind sollen den erarbeiteten *Wettkampf um lachende Gesichter* zu Hause durchführen und sich eventuell nach drei Tagen mit Ihnen telefonisch in Verbindung setzen, um die Erfahrungen der ersten Tage zu besprechen.

Anzahl der Sitzungen
In der Regel wird mindestens eine Sitzung benötigt, um den *Wettkampf um lachende Gesichter* einzuführen und weitere ein bis zwei Sitzungen, um nötige Änderungen vorzunehmen.

Interventionsdauer für die Therapieaufgaben
Der *Wettkampf um lachende Gesichter* sollte zumindest einige Wochen erfolgreich durchgeführt werden (d. h. das Kind verliert nur noch selten lachende Gesichter). Meist ist es sinnvoll, zu diesem Zeitpunkt die Intervention in einen Punkte-Plan (Baustein F13) zu überführen, bevor er ganz beendet werden kann.

8.15.1 Ablauf der Sitzung

Gespräch über die Ereignisse seit der letzten Sitzung und Bearbeitung der Problemliste

Auswertungsgespräch über die Therapieaufgaben der letzten Sitzungen
Siehe bereits bearbeitete Therapiebausteine.

Gespräch über die Ziele des *Wettkampfes um lachende Gesichter*
Erklären Sie den Eltern, dass der *Wettkampf um lachende Gesichter* eine spielerische Möglichkeit ist, schwierige Situationen zu verändern, in denen häufig das unerwünschte Verhalten auftritt.

Viele Eltern haben schon verschiedene Formen der Bestrafung ausprobiert, um das Verhalten ihrer Kinder zu kontrollieren. In der Regel haben sie die Erfahrung gemacht, dass Bestrafungen keinen oder nur kurzfristigen Erfolg bringen. Dies ist aber meist nur dann der Fall, wenn ausschließlich Bestrafungen erfolgen, die zudem nicht konstant durchgeführt werden. Der *Wettkampf um lachende Gesichter* wirkt dagegen gerade durch den konstanten und damit für das Kind vorhersehbaren Entzug eines Punktes und durch die Möglichkeit, die übriggebliebenen Punkte in Belohnungen einzutauschen. Der *Wettkampf um lachende Gesichter* verbindet somit negative Konsequenzen für unangemessenes Verhalten mit positiven Konsequenzen für angemessene Verhaltensweisen. Die häufig ineffektiven Kommentare der Eltern auf Verhaltensschwierigkeiten („Wie oft habe ich dir gesagt, dass du das nicht machen sollst!", „Jetzt lass das endlich sein.") werden durch den konstanten und weniger ärgerbetonten Entzug von Punkten ersetzt. Die Form des Wettkampfes ermutigt viele Kinder, sich besonders anzustrengen, weil sie die Möglichkeit haben, dieses „Spiel" gegen ihre Eltern zu „gewinnen".

Erarbeitung der Intervention anhand des Elternleitfadens

Der Elternleitfaden ist in zwei Abschnitte unterteilt. Im ersten Teil werden die **Spielregeln** des *Wettkampfes um lachende Gesichter* erarbeitet, im zweiten Teil werden die Regeln für die **Durchführung** des *Wettkampfes um lachende Gesichter* erläutert (s. folgende Übersicht).

Übersicht

Regeln des Elternleitfadens F15

Festlegung der Spielregeln des *Wettkampfes um lachende Gesichter*

(1) Wählen Sie ein Problemverhalten aus, welches verändert werden soll!
(2) Beschreiben Sie dieses Problemverhalten und die Situation, in der das Verhalten auftritt, möglichst konkret!
(3) Wählen Sie den Beginn und das Ende der „Spielzeit"!
(4) Erklären Sie Ihrem Kind die Spielregeln des *Wettkampfes um lachende Gesichter*!
(5) Legen Sie gemeinsam mit Ihrem Kind eine Wunschliste für Sonderbelohnungen an!
(6) Bestimmen Sie die für die Sonderbelohnungen notwendigen lachenden Gesichter!

Durchführung des *Wettkampfes um lachende Gesichter*

(1) Befestigen Sie den Spielplan mit den lachenden Gesichtern an einer gut sichtbaren Stelle in der Wohnung!

►

(2) Erinnern Sie das Kind an den Wettkampf!
(3) Markieren Sie sich unmittelbar ein Gesicht, wenn Ihr Kind eines der im Spielplan beschriebenen Verhaltensprobleme zeigt!
(4) Besprechen Sie am Ende der Spielzeit mit Ihrem Kind das Ergebnis des *Wettkampfes um lachende Gesichter*!
(5) Halten Sie sich streng an die Spielregeln!
(6) Tauschen Sie die lachenden Gesichter in Sonderbelohnungen ein!
(7) Keine zu hohen Erwartungen!
(8) Halten Sie nach drei Tagen Rücksprache mit dem Therapeuten!
(9) Aller Anfang ist schwer!

Festlegung der Spielregeln des *Wettkampfes um lachende Gesichter*

Regel 1

Wählen Sie zusammen mit den Eltern das Problemverhalten aus, das verändert werden soll. Verhaltensprobleme lassen sich umso leichter verändern, je konkreter sie beschrieben werden können. Für den *Wettkampf um lachende Gesichter* eignen sich vor allem Verhaltensweisen, die zwar von kurzer Dauer und als einzelne Verhaltensweisen wenig belastend sind, aber sehr häufig auftreten und daher das Setzen negativer Konsequenzen erschweren (z. B. häufiges Benutzen von Schimpfwörtern, häufiges Aufstehen während des Essens, häufiges Stören anderer Familienmitglieder, häufiges lautes Schreien).

Regel 2

Konkretisieren Sie gemeinsam das Problemverhalten und die Situation, in der das Verhalten auftritt, und legen Sie damit fest, welches Problemverhalten zu einem Punkte-Entzug führt. Konzentrieren Sie sich auf ein, höchstens zwei problematische Verhaltensweisen. Tragen Sie dieses Verhalten auf das Arbeitsblatt F15.2 (*Wettkampf um lachende Gesichter – Spielregeln*) ein.

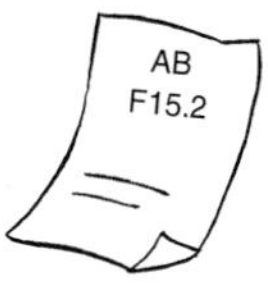

Regel 3

Überlegen Sie gemeinsam, wie häufig das Problemverhalten üblicherweise in der Situation auftritt. Auf dem Arbeitsblatt F15.3 (*Wettkampf um lachende Gesichter – Spielplan*) stehen in jeder Reihe zehn Gesichter zur Verfügung. Wählen Sie den Beginn und das Ende der „Spielzeit“ so, dass das Kind eine reelle Chance hat, mit einer Verhaltensänderung lachende Gesichter zu gewinnen. Die Zeitdauer des Wettkampfes muss deshalb so gewählt werden, dass das Problemverhalten während der „Spielzeit“ üblicherweise nicht

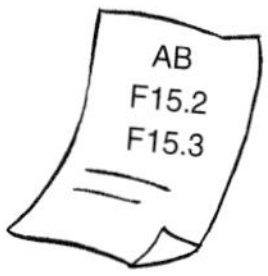

mehr als zehnmal auftritt. Tragen Sie den Beginn und das Ende des Wettkampfes in das Arbeitsblatt F15.2 (*Wettkampf um lachende Gesichter – Spielregeln*) ein.

Regel 4

Besprechen Sie mit dem Kind und den Eltern die Spielregeln dieses Wettkampfes. Machen Sie deutlich, dass die Gesichter zu Beginn der Spielzeit keinem gehören, sondern während des Wettkampfes erst verteilt werden. Damit soll der Grad der Frustration, die durch den Token-Entzug entstehen kann, begrenzt werden. Die Eltern markieren für sich immer dann ein Gesicht, wenn das Kind das definierte Problemverhalten zeigt. Alle Gesichter, die sich die Eltern während der Spielzeit nicht nehmen durften, gehören am Ende der Spielzeit dem Kind und werden vom Kind als lachende Gesichter in seiner Farbe angemalt.

Regel 5

Erarbeiten Sie mit dem Kind und den Eltern eine Liste der Sonderbelohnungen entsprechend Regel 6 in Baustein F13 *(Aufbau von Token-Systemen).* Das Kind und seine Eltern schreiben zunächst alles auf, was ihnen als mögliche Sonderbelohnung einfällt. Wichtig ist, dass nicht nur ganz große Wünsche, sondern vor allem kleinere aufgelistet werden. Zudem sollte sich die Liste nicht nur auf materielle Dinge beziehen, sondern auch Aktivitäten mit den Eltern oder besondere Vergünstigungen beinhalten. Die vereinbarten Sonderbelohnungen werden auf das Arbeitsblatt F15.2 *Wettkampf um lachende Gesichter – Spielplan* eingetragen.

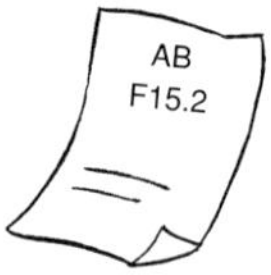

Regel 6

Legen Sie gemeinsam die Anzahl der Punkte fest, die für den Eintausch der lachenden Gesichter in Sonderbelohnungen nötig sind. Auch dieses Vorgehen ist im Baustein F13 (Regel 7) genau beschrieben. Mindestens vier verschiedene Sonderbelohnungen unterschiedlicher Wertigkeit sollten ausgewählt werden. Achten Sie darauf, dass die Anstrengung des Kindes für die erreichten Punkte zu der Größe der Sonderbelohnung im Verhältnis steht. Die kleinen Sonderbelohnungen sind wichtig, damit das Kind möglichst schon am ersten Tag Punkte eintauschen kann.

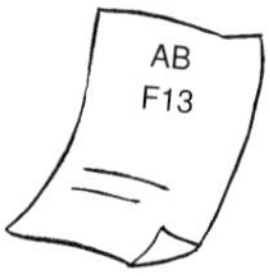

Durchführung des *Wettkampfes um lachende Gesichter*

Sprechen Sie mit den Eltern und dem Kind die Regeln für die Durchführung des *Wettkampfes um lachende Gesichter* genau durch.

Regel 1
Überlegen Sie, an welcher Stelle der „Spielplan" im Haus befestigt werden kann. Es sollte möglichst eine gut sichtbare Stelle sein. Oft eignet sich die Küche oder das Kinderzimmer (Tür oder Pinnwand). Weil manche Kinder jedoch wünschen, dass der Plan nicht von anderen gesehen wird, sollten Sie dies genau besprechen.

Regel 2
Wenn die Spielzeit beginnt, weisen die Eltern das Kind noch einmal auf den *Wettkampf um lachende Gesichter* hin und machen ihm Mut. Das Kind sollte motiviert in das „Spiel" gehen und versuchen, möglichst viele Gesichter zu gewinnen.

Regel 3
Während der Spielzeit ist es wichtig, dass sich die Eltern, unmittelbar nachdem eine Spielregel des *Wettkampfes um lachende Gesichter* verletzt wurde (problematisches Verhalten), eine der Spielmarken mit einem „traurigen" Gesicht (mit Mundwinkeln nach unten) kennzeichnen. Manchmal kann es auch passender sein, dass die Eltern den Mund nur als einen Strich zeichnen, wodurch auf der Spielmarke ein neutraler Gesichtsausdruck entsteht. Die Eltern machen das Kind darauf aufmerksam, dass nun ein Gesicht den Eltern gehört. Dies sollte nicht in einer tadelnden oder strafenden Weise geschehen, sondern in einem möglichst neutralen Ton. Danach ermutigen die Eltern ihr Kind „weiterzuspielen", indem sie auf die noch übriggebliebenen Spielmarken verweisen, die noch zu „gewinnen" sind.

Regel 4
Am Ende der Spielzeit besprechen die Eltern mit dem Kind das Ergebnis des Wettkampfes. Zuerst darf das Kind sich die übriggebliebenen Spielmarken als lachende Gesichter anmalen. Betonen Sie, dass jede Spielmarke, die das Kind erhält, einen Erfolg darstellt, damit weder das Kind noch die Eltern enttäuscht sind, wenn das Kind noch nicht so viele Spielmarken gewonnen hat. Die Eltern können auch mit dem Kind den „Sieger" des Spiels ermitteln, indem sie die Anzahl der eigenen Spielmarken mit denen des Kindes vergleichen. Dies ist jedoch nur dann sinnvoll, wenn das Kind gewonnen hat, es unentschieden steht oder wenn das Kind auch gut verlieren kann. Ist damit zu rechnen, dass das Kind über die „Niederlage" wütend wird, sollte kein Gewinner ermittelt werden.

Vermitteln Sie den Eltern, dass es bei dieser Intervention um eine Verhaltensänderung geht, die nicht von einem auf den anderen Tag gelingen kann. Das primäre Ziel ist, das Auftreten des Problemverhaltens zu verringern. Es ist nicht damit zu rechnen, dass schon beim ersten Wettkampf alle Spielmarken an das Kind gehen. Daher sollten die Eltern ihr Augenmerk bei der Besprechung des Wettkampfes unbedingt auf die positiven Aspekte legen. Selbst wenn beim ersten Mal noch keine merkbare Veränderung des Verhaltens stattgefunden hat, sollten die Eltern dem Kind für das nächste Mal Mut machen. Wenn das Problemverhalten seltener als üblich aufgetreten ist, sollten die Eltern dies noch einmal besonders hervorheben.

Nachdem sich das Kind seine Spielmarken angekreuzt hat, sollten die Eltern mit dem Kind überlegen, ob und welche Sonderbelohnungen es dafür schon bekommen könnte oder wie viele bzw. wie wenige Spielmarken ihm nur noch dafür fehlen. Das Kind kann entweder schon am selben Tag seine Belohnung eintauschen oder auf eine größere Belohnung „sparen".

Wenn der Vater nicht während der Spielzeit anwesend ist, kann eine kurze Rückmeldung abends in seiner Anwesenheit wiederholt werden. Damit kann das Kind dem Vater anhand des Spielplanes zeigen, was alles schon gut geklappt hat.

Regel 5

Alle beteiligten Personen müssen sich unbedingt an die Spielregeln halten! Die Eltern dürfen sich nur dann eine Spielmarke markieren, wenn das Problemverhalten innerhalb der festgelegten Spielzeit auftritt. Zeigt das Kind dieses unerwünschte Verhalten auch während anderer Situationen, dürfen sich die Eltern dafür auf keinen Fall eine Spielmarke nehmen. Dasselbe gilt, wenn das Kind ein anderes, nicht definiertes Problemverhalten während der Spielzeit zeigt. Nur das vorher besprochene und in den Spielregeln eingetragene Problemverhalten darf zu einem Punkte-Entzug führen. Dies ist wichtig, damit das Kind lernt, dass einmal festgesetzte Regeln eingehalten werden und es sich darauf auch bei seinen Eltern verlassen kann.

Eine Erweiterung der Spielregeln um andere problematische Verhaltensweisen sollte unbedingt mit Ihnen abgesprochen werden. Die Spielregeln dürfen verändert werden, jedoch nur in Absprache mit dem Kind und dem Therapeuten und auf keinen Fall während eines Wettkampfes. Die Einbeziehung von zu vielen Problemverhaltensweisen oder zu häufige Veränderungen der Spielregeln reduzieren die Wirksamkeit von solchen Interventionen und sollten deshalb vermieden werden.

Regel 6

Die Eltern tauschen die lachenden Gesichter in Sonderbelohnungen ein, wobei das Kind sich für die Art der Belohnung entscheiden darf. Betonen Sie, wie wichtig es ist, dass die Eltern die Sonderbelohnung auf jeden Fall geben, wenn das Kind die notwendige Zahl an lachenden Gesichtern erreicht hat.

Regel 7

Besprechen Sie mit den Eltern, dass sie anfangs keine zu hohen Erwartungen haben dürfen. Für die Kinder ist es kaum möglich, im ersten Anlauf die meisten oder gar alle Spielmarken zu bekommen. Allerdings ist es wichtig, dass die Kinder bereits am ersten Tage einige Spielmarken gewinnen. Die Eltern sollten auf Verhaltensänderungen achten. Wenn nach drei Tagen noch keine Verhaltensänderung stattgefunden hat, sollten die Eltern unbedingt mit Ihnen Rücksprache halten. In diesem Falle wurde in aller Regel ein Fehler bei der Umsetzung des Wettkampfes gemacht. Ist dieser Fehler nicht telefonisch zu klären, sollte der Wettkampf bis zur nächsten Therapiesitzung ausgesetzt werden.

Regel 8

Auch wenn keine größeren Probleme mit dem *Wettkampf um lachende Gesichter* entstanden sind, ist es oft hilfreich, wenn die Eltern nach drei Tagen mit Ihnen Rücksprache halten. So können Sie mit den Eltern deren bisherige Erfahrungen besprechen und eventuell kleine Änderungen des Plans vornehmen. Motivieren Sie die Eltern weiterzumachen, auch wenn noch keine deutlichen Veränderungen zu verzeichnen sind. Oft ist es auch wichtig, das Kind am Telefon zu sprechen, um ihm für die nächsten Tage Mut zu machen und es anzuspornen, sich weiterhin anzustrengen, möglichst viele Spielmarken zu gewinnen.

Regel 9

Fassen Sie noch einmal die wichtigsten Punkte zusammen und vermitteln Sie den Eltern, dass es anfangs schwierig sein kann, eingefahrene Gewohnheiten zu verändern: Die Eltern sollen vor Beginn der Spielzeit noch einmal die Regeln mit dem Kind durchgehen und ihm Mut machen. Während der Spielzeit ist jedesmal dann eine Spielmarke zu markieren, wenn eine der vorher festgelegten Problemverhaltensweisen auftritt. Nach Beendigung der Spielzeit darf sich das Kind die übriggebliebenen Spielmarken als lachende Gesichter anmalen.

Besprechung der Therapieaufgaben

Bis zur nächsten Therapiestunde führen die Eltern und das Kind den *Wettkampf um lachende Gesichter* zu Hause durch. Die Eltern sollten die Möglichkeit haben, Sie nach drei Tagen anrufen zu können. Betonen Sie noch einmal, dass der *Wettkampf um lachende Gesichter* nicht die anderen bisher erarbeiteten Interventionen ersetzt. Erinnern Sie die Eltern daran, dass sie den Spielplan (Arbeitsblatt F15.3) zur nächsten Sitzung mitbringen.

8.15.2 Schwierige Therapiesituationen

Reaktionen der Eltern in der Therapiesitzung

Einige Eltern haben hier dieselben Einwände wie beim Punkte-Plan. Sie bemängeln, dass sie das erwünschte Verhalten ihres Kindes „erkaufen". Dieses Thema haben wir ausführlich im Baustein F13 *(Aufbau von Token-Systemen)* diskutiert.

Probleme bei der Durchführung der Therapieaufgaben

Einige Kinder mit geringer Frustrationstoleranz reagieren auf den Punkte-Entzug mit Ärger und Wutanfällen. Sie können es nicht ertragen, dass ein Spielpunkt entzogen wurde.

Sprechen Sie mit dem Kind über die Ursachen seines Ärgers.

!

- Ärgert sich das Kind jedes Mal bei einem Punkte-Entzug?
- Fühlt es sich ungerecht behandelt?
- Kann das Kind es schlecht aushalten, wenn ein Punkt entzogen wird?
- Sind seine Erwartungen zu hoch?
- Haben die Eltern den Punkte-Entzug zu strafend gestaltet?

Wenn das Kind sich ungerecht behandelt fühlt, dann sollten Sie zunächst genau klären, welches Verhalten zum Punkte-Entzug geführt hat. Überprüfen Sie, ob sich die Eltern an die Spielregeln gehalten haben oder ob unterschiedliche Auslegungen aufgrund unklarer Regeldefinitionen aufgetreten sind. Falls nötig, führen Sie entsprechende Konkretisierungen für den Punkte-Entzug durch.

Wenn das Kind einen Punkte-Entzug schlecht aushalten kann, dann besprechen Sie mit dem Kind, dass kein Mensch immer alles gewinnen kann und dass Punkteverluste zu dem Spiel gehören. In einer solchen Situation sollte sich das Kind mehr auf die noch übrig bleibenden Punkte als auf die verlorenen konzentrieren. Die Eltern sollten das Kind loben, wenn es ihm gelingt, auf einen Punkte-Entzug gelassener zu reagieren. Lassen sich die Wutanfälle trotzdem nicht begrenzen, dann kann als Zusatzregel vereinbart werden, dass bei einem Wutanfall ein weiterer Punkt entzogen wird. Ist auch dies nicht erfolgreich, dann sollte statt des Punkte-Entzugs-Planes die Einführung eines *Punkte-Planes* (Baustein F13) bedacht werden.

Falls die Eltern den Punkte-Entzug zu strafend gestaltet haben, dann betonen Sie noch einmal, wie wichtig es ist, den Punkte-Entzug in einer möglichst neutralen Weise durchzuführen. Abwertende Bemerkungen wie „Geschieht dir ganz recht.“, oder „Ich wusste ja, dass du das nicht schaffst.“, sollten unbedingt vermieden werden. Es wäre sehr verständlich, wenn ein Kind auf solche Bemerkungen wütend reagiert. Sprechen Sie in diesem Fall mit den Eltern deren eigene Probleme an, ihren Ärger zu kontrollieren. Auch für die Eltern ist es hilfreich, sich auf die noch verbleibenden Punkte zu konzentrieren, das Kind darauf hinzuweisen und ihm Mut zu machen.

Weitere mögliche Probleme bei der Durchführung der Therapieaufgaben wurden im Baustein F13 behandelt.

8.15.3 In der nächsten Sitzung: Auswertungsgespräch zur Therapieaufgabe *Wettkampf um lachende Gesichter*

Besprechen Sie mit den Eltern und dem Kind in der nächsten Sitzung die Erfahrungen, welche die Familie mit dem *Wettkampf um lachende Gesichter* gemacht hat.

> **!** **Fragen für das Auswertungsgespräch**
>
> - Wie gut konnten sich die Eltern und das Kind an die Spielregeln halten?
> - Wie schwer fiel es dem Kind, einen Spielpunkt an die Eltern abzugeben?
> - Sind die Eltern und das Kind mit den erzielten Veränderungen zufrieden?
> - Welche Probleme sind während des Wettkampfes aufgetreten?
> - Wie haben sich die Eltern und das Kind dabei gefühlt?
> - Unterscheiden sich die Punktzahlen von Tag zu Tag erheblich? Wenn ja, können die Eltern oder das Kind dies erklären? War an den „schlechten“ Tagen irgendetwas anders?

Ein besonderes Augenmerk ist auch darauf zu richten, wenn die Punktzahl des Kindes im Verlaufe der Zeit immer geringer wird und somit das problematische Verhalten wieder vermehrt auftritt. Oft liegt der „Fehler“ bei den Sonderbelohnungen. Entweder wurden sie nicht eingetauscht oder sie sind für das Kind nicht hinreichend attraktiv (s. a. Baustein F13).

☞ 8.16 Bausteine F16 und K16: Auszeit

Indikation

Die *Auszeit* sollte in der Regel dann eingesetzt werden, wenn spezifische Verhaltensprobleme sich weder mit den pädagogisch-therapeutischen Interventionen (Bausteine F07 bis F12), noch mit Token- oder Token-Entzugs-Systemen (Bausteine F13 bis F15) verändern ließen. Die *Auszeit*-Technik wird bereits im Rahmen des Therapiebausteins F12 *(Natürliche negative Konsequenzen)* angesprochen. In diesem Baustein wird die Durchführung der *Auszeit* ausführlicher behandelt. Der Baustein F16 sollte vor allem dann eingesetzt werden, wenn im Baustein F12 deutlich wurde, dass die Durchführung der *Auszeit* indiziert ist und das problematische Verhalten bislang nicht hinreichend beeinflusst werden konnte. Die *Auszeit* ist auch bei Problemen anwendbar, bei denen das Kind die Kontrolle über sein Verhalten verliert, zum Beispiel bei massiven Wutausbrüchen.

Familienzentrierte Intervention, Baustein F01 *Auszeit*	**Kindzentrierte Intervention, Baustein K01** *Dicke Luft*
Inhalt und Ziele Mit der *Auszeit* wird eine Methode eingeführt, mit der die Eltern auf das problematische Verhalten ihres Kindes reagieren können. Die *Auszeit* wird bei umschriebenen problematischen Verhaltensweisen eingesetzt und konsequent und konstant durchgeführt. Das Kind wird für kurze Zeit isoliert, wenn es das	**Inhalt und Ziele** Wackelpeter beschreibt seine heftigen Auseinandersetzungen mit den Eltern, die schließlich in einem Wutausbruch von Wackelpeter enden. Obwohl er damit letztendlich unangenehme Pflichten vermeiden kann, fühlt er sich dennoch oft nicht wohl in seiner Haut. Er spürt, wie die Spannungen in

▶

vorher definierte Problemverhalten zeigt. Damit soll den Eltern eine effektive Bestrafungsmethode an die Hand gegeben werden, mit der sie die Einhaltung von notwendigen Verhaltensregeln durchsetzen können.	der Familie wachsen und er schließlich zum Sündenbock wird. Die Therapeutin erarbeitet mit Wackelpeter und seinen Eltern die *Auszeit*, die er zunächst ganz schrecklich findet. Mit der Zeit merkt er aber, dass sich letztlich alle wohler fühlen.
Teilnehmer Bei diesem Therapiebaustein ist es günstig, zunächst mit den Eltern allein die Anwendung der *Auszeit* zu erarbeiten und anschließend gemeinsam mit dem Kind über die Durchführung der *Auszeit* zu sprechen.	**Teilnehmer** In der Regel Therapeut mit Kind, ohne die Eltern. Die Eltern können danach hinzugezogen werden, und das Kind kann von der Geschichte erzählen.
Materialien Arbeitsblatt T03: *Problemliste: Verhaltensprobleme des Kindes (in der Familie)* Elternleitfaden F16: *Die Auszeit* Arbeitsblatt F16.1: *Das Auszeit-Tagebuch*	**Materialien** *Wackelpeter & Trotzkopf*, Kapitel K16: *Dicke Luft*
Ablauf der Sitzung (1) Gespräch über die Ereignisse seit der letzten Sitzung und Bearbeitung der Problemliste. (2) Auswertungsgespräch über die Therapieaufgaben der letzten Sitzungen. (3) Erarbeitung der Intervention anhand des Elternleitfadens. ► Vorbereitungen zur *Auszeit*. ► Durchführung der *Auszeit*.	**Ablauf der Sitzung** (1) Lesen Sie zusammen mit dem Kind aus den Therapiegeschichten *Wackelpeter & Trotzkopf* Kapitel K16: *Dicke Luft*. (2) Besprechen Sie mit dem Kind, ob es zu Hause auch schon vergleichbare Situationen erlebt hat und wie es die *Auszeit* findet.

►

- Was tun, wenn das Kind ohne Erlaubnis den Auszeitort verlässt?
- Was Kinder alles versuchen, um die *Auszeit* „legal" verlassen zu dürfen oder sie zu umgehen.
- Weitere Punkte, die bei der Durchführung der *Auszeit* unbedingt beachtet werden sollten.

(4) Besprechung der Therapieaufgaben.

Integration der kindzentrierten Intervention

(1) Integration der *Wackelpeter & Trotzkopf*-Geschichte
Die Geschichte wird am besten zunächst mit dem Kind allein bearbeitet, nachdem mit den Eltern die Regeln für die *Auszeit* erarbeitet wurden. Abschließend sprechen alle gemeinsam noch einmal über die geplante Intervention. Die kindzentrierte Intervention sollten Sie wie folgt durchführen.

(2) Kombination mit Selbstmanagement
Bei Kindern ab der zweiten Klasse kann nach der Bearbeitung von *Wackelpeter & Trotzkopf* die Methode des Selbstmanagements (Baustein K17c) auf das Beachten von Aufforderungen und Grenzsetzungen angewandt werden. Außerdem kann schnelles Beruhigen („die Wut in den Griff bekommen") in der *Auszeit* Ziel der Selbstmanagement-Methode sein.

Therapieaufgaben
Die Eltern führen die *Auszeit* bei Auftreten des definierten Problemverhaltens des Kindes durch und notieren ihre Erfahrungen im *Auszeit-Tagebuch* (Arbeitsblatt F16.1).

Anzahl der Sitzungen
Mindestens zwei Sitzungen. Die Regeln der *Auszeit* müssen mit den Eltern ganz genau besprochen werden. Die *Auszeit* sollte erst dann von den Eltern ►

angewendet werden, wenn Eltern und Therapeut sich sicher sind, dass die Eltern die *Auszeit* so durchführen können, wie es zusammen besprochen wurde.

Interventionsdauer
Eine kontinuierliche und an festen Regeln orientierte Durchführung der *Auszeit* wird i.A. mehrere Wochen lang notwendig sein. Danach kann die *Auszeit* in kritischen Situationen im Rahmen von negativen natürlichen Konsequenzen (s. Baustein F12) angewendet werden. Am Anfang sollte sich die *Auszeit* nur auf ein Problem beschränken, kann dann aber auf andere Verhaltensprobleme erweitert werden.

8.16.1 Vorinformation zur Auszeit

! **Auszeit** (time-out) lässt sich als eine Zeitspanne definieren, in der sich das Kind als Folge seines Problemverhaltens in einer weniger interessanten und verstärkenden Umgebung aufhalten muss.

Kennzeichnend für *Auszeit*-Verfahren ist also der Wechsel von einer anregenden, interessanten und angenehmen, kurz einer verstärkenden in eine „neutrale" Umgebung. Zwischen „time-in-" und „time-out-"Situationen muss also eine bedeutsame Diskrepanz bestehen. In Situationen, in denen an das Kind Anforderungen gestellt werden (z. B. Hausaufgaben), kann eine *Auszeit* vom Kind als positiv erlebt werden und sich daher verstärkend auf das Problemverhalten auswirken (vgl. Döpfner, 1993c). In Situationen, in denen das Kind emotional stark beteiligt, ärgerlich und wütend ist, bietet die *Auszeit* dem Kind immer auch die Möglichkeit, sich zu beruhigen.

Der Zeitpunkt, zu dem die *Auszeit* eingeführt wird, sollte genau geplant werden, da die Woche, in der die Eltern die *Auszeit* das erste Mal anwenden, eine der schwierigsten Wochen werden kann. In Familien, in denen das Kind ein hohes Ausmaß an Kontrolle über die Familie errungen hat, können mit der Einführung der *Auszeit* zwischen Eltern und Kind erhebliche Machtkämpfe auftreten, so dass die ersten *Auszeiten* bis zu einer Stunde dauern und mit heftigen Wein- und Schreiattacken verbunden sein können. Viele Eltern werden dann unsicher und wollen die *Auszeit* beenden, aber dies würde nur das unerwünschte Verhalten verstärken. Ist die *Auszeit* einmal begonnen, sollte sie unbedingt bis zum Ende durchgeführt werden. Für die Woche, in der die *Auszeit* geplant ist, sollten keine größeren familiären Aktivitäten anstehen, die ein Durchführen der *Auszeit* erschweren.

Die *Auszeit* sollte immer in gleicher Weise und möglichst ruhig durchgeführt werden und nicht von der Wut der Eltern abhängen. Damit wird das Verhalten der Eltern für das Kind auch berechenbar. So wird später häufig schon die Ankündigung der *Auszeit* dazu führen, dass das Kind sich erwünscht verhält.

Die *Auszeit* eignet sich nicht dazu, in diesem Programm frühzeitig eingesetzt zu werden. Die *Auszeit* sollte erst nach Therapiebausteinen zur Förderung positiver Eltern-Kind-Interaktionen, nach pädagogisch-therapeutischen Interventionen zur Verminderung von impulsiven und oppositionellen Verhaltensweisen und nach Token-Systemen sowie Verstärker-Entzugs-Systemen eingesetzt werden. Durch diese Methoden können häufig die erwünschten Verhaltensänderungen erreicht werden, wodurch *Auszeit*-Verfahren nicht mehr eingesetzt werden müssen. Außerdem kann die *Auszeit* als eine deutliche Form der Bestrafung die Eltern-Kind-Beziehung sehr belasten.

8.16.2 Ablauf der Sitzung

Gespräch über die Ereignisse seit der letzten Sitzung und Bearbeitung der Problemliste

Auswertungsgespräch über die Therapieaufgaben

Siehe bereits bearbeitete Therapiebausteine.

Erarbeitung der Intervention anhand des Elternleitfadens

Die Methode der *Auszeit* ist äußerst effektiv, muss aber sehr genau geplant werden. Gehen Sie daher mit den Eltern den Elternleitfaden Schritt für Schritt durch und achten Sie darauf, dass die Eltern die wesentlichen Punkte gut verstanden haben.

Der Elternleitfaden ist in fünf Abschnitte unterteilt. Im ersten Teil werden Regeln zur Vorbereitung der *Auszeit* erarbeitet. Im zweiten Teil werden die Regeln für die Durchführung des *Auszeit* erläutert. Im dritten Teil werden Interventionen besprochen, die durchgeführt werden, wenn das Kind ohne Erlaubnis den Auszeitort verlässt. Im vierten Teil wird angesprochen, was Kinder alles versuchen können, um die *Auszeit* „legal“ verlassen zu dürfen oder sie zu umgehen. Schließlich werden im fünften Teil weitere Aspekte thematisiert, die bei der Durchführung der *Auszeit* unbedingt beachtet werden sollten. In den ersten drei Teilen werden die wichtigsten Regeln zur *Auszeit* erarbeitet.

Übersicht

Regeln des Elternleitfadens F16

Vorbereitung der *Auszeit*

(1) Loben Sie Ihr Kind und zeigen Sie Ihre Freude, wenn es gut läuft.
(2) Wählen Sie das Problemverhalten aus, bei dem *Auszeit* eingesetzt werden soll!
(3) Wählen Sie den geeigneten Ort für die *Auszeit* aus.
(4) Bestimmen Sie die Dauer der *Auszeit.*
(5) Besprechen Sie mit Ihrem Kind das *Auszeit*-Verfahren.

Durchführung der *Auszeit*

(1) Geben Sie Ihrem Kind die erste Aufforderung stets mit einer festen, aber freundlichen Stimme!
(2) Nachdem Sie die Aufforderung erteilt haben, zählen Sie leise bis fünf!
(3) Kündigen Sie die *Auszeit* an!
(4) Zählen Sie danach noch einmal leise bis fünf!
(5) Führen Sie Ihr Kind zum Auszeitraum/Auszeitstuhl!
(6) Beginnen Sie mit der *Auszeit*!
(7) Streiten und diskutieren Sie nicht mit Ihrem Kind, solange es in der *Auszeit* ist!
(8) Warten Sie, bis die Mindestzeit vorüber ist und sich das Kind zumindest für eine Minute ruhig verhält!
(9) Beenden Sie die *Auszeit*!
(10) Zeigen Sie Ihrem Kind, dass Sie zufrieden sind, wenn es jetzt der Aufforderung nachkommt!
(11) Loben Sie Ihr Kind in der darauffolgenden Zeit für angemessenes Verhalten!
(12) Notieren Sie die durchgeführte *Auszeit* im *Auszeit-Tagebuch*!
(13) Vereinbaren Sie mit dem Therapeuten einen telefonischen Kontakt nach spätestens drei Tagen!

Was tun, wenn das Kind ohne Erlaubnis den Auszeitort verlässt?

(1) Überlegen Sie, welche Konsequenzen Sie einsetzen wollen.
(2) Legen Sie fest, wann der Auszeitraum oder Auszeitstuhl als verlassen gilt.
(3) Kündigen Sie die Konsequenzen an, wenn Ihr Kind zum ersten Mal den Auszeitraum oder Auszeitstuhl verlässt!
(4) Führen Sie die Konsequenzen durch, wenn Ihr Kind zum zweiten Mal den Auszeitraum oder Auszeitstuhl verlässt!

Vorbereitungen zur *Auszeit*

Regel 1

Machen Sie den Eltern noch einmal deutlich, wie wichtig es ist, ihr Kind zu **loben** und ihm ihre Freude zu zeigen, wenn das Kind sich angemessen verhält. Die *Auszeit* stellt eine deutliche Bestrafungsmethode dar. Wenn Bestrafungen überhand nehmen, kann die Beziehung zwischen Eltern und Kind Schaden nehmen. Daher ist es unbedingt notwendig, dass gerade in der Phase, in der die Auszeit eingeführt und angewendet wird, die positiven Anteile des Kindes besonders beachtet und verstärkt werden (z. B. indem gleichzeitig die *Spaß- & Spiel-Zeit* [Baustein F06] durchgeführt wird).

Regel 2

Überlegen Sie gemeinsam mit den Eltern, bei welchem Problemverhalten zunächst die *Auszeit* angewendet werden soll. Meist wird im Verlaufe der Therapie sehr deutlich, bei welchem Problemverhalten sich die Durchführung der *Auszeit* anbietet. Dennoch ist es sinnvoll, dieses Problemverhalten an dieser Stelle noch einmal genau zu definieren und die Situationen einzugrenzen, in denen es auftritt. Denken Sie bei der Problemdefinition daran, das Problem so einzugrenzen, dass das Kind in der ersten Woche nicht ständig in die *Auszeit* geschickt werden muss. Die Durchführung der *Auszeit* sollte nicht häufiger als zwei- bis dreimal pro Tag notwendig sein. Beim ersten Mal sollte ein Verhalten gewählt werden, das nicht in der Öffentlichkeit, sondern zu Hause auftritt, da die *Auszeit* in der Öffentlichkeit schwieriger durchzuführen ist und damit auf keinen Fall begonnen werden sollte (s. Baustein F19). Außerdem sollten Sie darauf achten, dass zunächst ein Verhalten gewählt wird, das nicht unmittelbar mit der Schlafenszeit in Verbindung steht, damit sich die *Auszeit* anfangs nicht regelmäßig in die Schlafenszeit ausdehnt. Beispiele für Verhaltensweisen, die sich für die Durchführung der *Auszeit* eignen, sind Provokationen während des Essens, Wutausbrüche, aggressives Verhalten sowie übermäßiges Fluchen.

Die *Auszeit* kann auch bei feststehenden Regeln in der Familie angewendet werden, die mit dem Kind auf ein Blatt geschrieben und dann am Kühlschrank befestigt werden können (s. Arbeitsblatt F12.3). Bei Missachtung dieser Regeln kann die *Auszeit* dann auch ohne Warnung angewendet werden (s. Durchführung der *Auszeit*).

Regel 3

Überlegen Sie zusammen mit den Eltern, welcher Auszeitort verwendet werden soll: Auszeitraum oder Auszeitstuhl!

Sinn der *Auszeit* ist, dass das Kind seine Tätigkeit unterbrechen und sich an einem weniger interessanten Ort aufhalten muss. Dafür kann ein Stuhl oder ein Zimmer verwendet werden. Der Ort, an dem sich das Kind aufhalten soll, darf nicht dunkel oder angsteinflößend sein. Außerdem dürfen keine Verletzungsgefahren für das Kind bestehen, was vor allem dann bedacht werden muss, wenn zu erwarten ist, dass das Kind mit Wutanfällen reagiert und sich dann kaum noch kontrollieren kann.

Als Auszeitraum können der Flur, das Badezimmer oder auch das Schlafzimmer der Eltern verwendet werden. Dies muss aber von Fall zu Fall entschieden werden, da in den meisten Zimmern Probleme auftreten können. So kann das Kind im Schlafzimmer der Eltern die Schränke ausräumen oder Gegenstände absichtlich zerstören. Im Badezimmer kann es das Wasser laufen lassen. Das eigene Kinderzimmer ist zumindest als erste Möglichkeit eher ungeeignet, da es hier durch die Spielmaterialien zu viele interessante Ablenkungen gibt. Das eigene Bett sollte auf jeden Fall vermieden werden, weil es das Kind sonst mit Strafen in Verbindung bringt und dadurch Einschlafprobleme entstehen können. Ein weiterer Nachteil des Auszeitraumes ist, dass die Eltern das Kind dort nicht beobachten können.

Aus diesen Gründen kann manchmal ein Auszeitstuhl sinnvoller sein. Der Stuhl sollte eine gerade Lehne haben und in einer Ecke stehen, jedoch so weit von der Wand entfernt, dass das Kind nicht mit den Füßen gegen diese treten kann. Außerdem sollte sich nichts Interessantes im Blickfeld des Kindes befinden, vor allem kein angeschaltetes Fernsehgerät. Spielzeug darf nicht erreichbar sein. Für den Stuhl kann eine Ecke in der Küche, im Flur oder im Wohnzimmer gewählt werden, wenn sich außer dem Elternteil niemand dort aufhält. Der Auszeitstuhl sollte so platziert werden, dass die Eltern das Kind während ihrer eigenen Beschäftigung beobachten können.

Ein Problem, das bei einer *Auszeit* auf dem Auszeitstuhl entstehen kann, ist, dass das Kind bei einem Wutanfall sich selbst nicht mehr steuern kann und den Auszeitstuhl verlässt. Auf dieses Problem wird noch genauer eingegangen werden. Kurz gesagt, sollten die Eltern in diesem Fall das Kind auf dem Auszeitstuhl festhalten, soweit sie dazu körperlich in der Lage sind, oder sie sollten die *Auszeit* in einem Auszeitraum durchführen. Daher eignet sich der Auszeitstuhl vor allem bei jüngeren Kindern ohne Tendenzen zu ausgeprägten Wutausbrüchen.

Wenn Vor- und Nachteile von Auszeitstuhl und Auszeitraum gegeneinander aufgewogen werden, so stellt nach unserer Erfahrung die *Auszeit* im Auszeitraum generell die günstigere Methode dar. Allerdings müssen Vor- und Nachteile beider Verfahren in jedem Einzelfall abgewogen werden.

Wenn die Mutter glaubt, die *Auszeit* bei ihrem Kind aufgrund der körperlichen Aggression oder Stärke des Kindes nicht durchführen zu können, sollte die *Auszeit* zunächst nur angewendet werden, wenn der Vater zu Hause ist und die Auszeit von beiden Eltern gemeinsam durchgeführt werden kann.

Regel 4

Erläutern Sie den Eltern die Mindestzeit, die das Kind in der *Auszeit* verbringen muss. Diese Mindestzeit ist zunächst von dem Alter des Kindes abhängig. Sie sollte pro Lebensjahr ein bis zwei Minuten betragen. Wenn das Kind also acht Jahre alt ist, kann die *Auszeit* zwischen acht und 16 Minuten dauern. Die genaue Minutenzahl sollte von dem Schweregrad des Problemverhaltens abhängig gemacht werden. Die Eltern sollten dem Kind sagen, wie lange diese Mindestzeit dauert.

Regel 5

Die Eltern sollten mit ihrem Kind das *Auszeit*-Verfahren durchsprechen, bevor sie es das erste Mal anwenden. In der Regel sollte dies im Rahmen einer Therapiesitzung erfolgen. Das Kind muss wissen, bei welchem Problemverhalten die *Auszeit* durchgeführt wird und wie lange es sich mindestens in der *Auszeit* aufhalten muss. Zudem sollte das Kind wissen, dass die *Auszeit* erst dann beendet wird, wenn es sich nach der Mindestzeit ruhig verhält.

Durchführung der *Auszeit*

Das Vorgehen der *Auszeit* kann sehr gut am Beispiel einer Ampel erklärt werden, da es in drei wesentliche Phasen (grün, gelb, rot) unterteilt ist (s. Abb. 8.11).

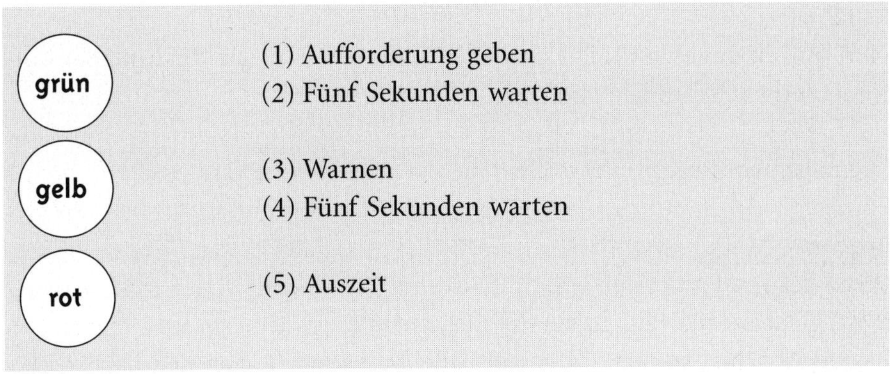

Abbildung 8.11. Die Auszeit-Ampel

Die ersten beiden Regeln beziehen sich auf die Phase **„grün“**, das heißt, noch ist alles in Ordnung, noch läuft alles „normal“.

Regel 1

Der erste Schritt beginnt damit, dass die Eltern dem Kind eine Aufforderung geben, wie es im Baustein F08 *(Entwicklung effektiver Aufforderungen)* beschrieben wurde. Sprechen Sie kurz die wichtigsten Punkte dieses Bausteins an.

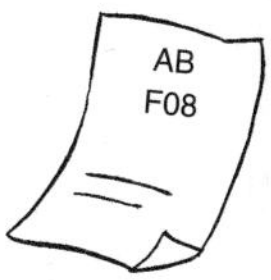

Regel 2

Nach der ersten Aufforderung sollten die Eltern etwa fünf Sekunden abwarten. Es soll auf keinen Fall laut bis fünf gezählt werden, damit das Kind nicht lernt, das Befolgen von Aufforderungen mit dem Zählen bis fünf zu verbinden. Die Eltern können jedoch in Gedanken bis fünf zählen. In dieser Zeit hat das Kind die Möglichkeit, der Aufforderung nachzukommen.

Die nächsten beiden Regeln entsprechen bei der Ampel der Phase **„gelb“**: Achtung, wenn das Kind nicht der Aufforderung nachkommt, wird die *Auszeit* durchgeführt!

Regel 3

Befolgt das Kind innerhalb dieser fünf Sekunden nicht die Aufforderung, dann wird eine Warnung ausgesprochen, indem die *Auszeit* angekündigt wird. Dafür sollte auf jeden Fall zu dem Kind Blickkontakt hergestellt werden und in einem strengen Tonfall gesagt werden: „Wenn du jetzt nicht tust, was ich dir sage, schicke ich dich in die *Auszeit*!“

Regel 4
Nun sind erneut etwa fünf Sekunden abzuwarten, in denen das Kind der Aufforderung nachkommen kann.

Die folgenden Regeln entsprechen bei der Ampel der Phase **„rot"**.

Regel 5
Wenn das Kind innerhalb von fünf Sekunden nach der zweiten Aufforderung diese nicht befolgt hat, fassen die Eltern das Kind am Arm und sagen: „Du hast nicht getan, was ich dir gesagt habe, nun setzt du dich hier her.", (beim Auszeitstuhl) bzw. „nun bleibst du in diesem Zimmer.", (beim Auszeitraum). Das Kind ist unmittelbar zu dem Stuhl oder in das Zimmer zu bringen, auch wenn das Kind zu diesem Zeitpunkt verspricht, der Aufforderung nachzukommen. Viele Kinder tun dies, wenn sie merken, dass die Eltern jetzt Ernst machen. Aber zu diesem Zeitpunkt ist es zu spät, und die *Auszeit* beginnt. In diesem Fall können die Eltern dem Kind sagen, dass die *Auszeit* nicht lange dauern wird, wenn es jetzt kein „Theater" macht und dass es dann der Aufforderung nachkommen kann. Das Kind muss auf jeden Fall zum Auszeitstuhl oder -raum gebracht werden, notfalls mit angemessener Kraftaufwendung.

Regel 6
Die Eltern sollen die Auszeit beginnen, indem sie sagen: „Du bleibst so lange hier, bis ich dir sage, dass die *Auszeit* vorbei ist. Du hast zehn Minuten (als Beispiel) hier zu bleiben." Das Kind sollte wissen, dass die Eltern nicht vor Ablauf der Mindestzeit wiederkommen und es erst dann die *Auszeit* verlassen darf, wenn es mindestens eine Minute lang ruhig ist. Dies sollten die Eltern dem Kind nur einmal deutlich sagen.

Regel 7
Wichtig ist, dass während der *Auszeit* nicht mit dem Kind gesprochen, diskutiert oder argumentiert wird. Wenn das Kind den Eltern etwas sagt oder sie etwas fragt, können die Eltern dem Kind einmal antworten, dass sie erst wieder mit dem Kind reden werden, wenn die *Auszeit* vorüber ist. Jedes weitere Sprechen des Kindes sollte ignoriert werden. Die Eltern sollten am besten wieder ihrer Tätigkeit nachkommen (z. B. Hausarbeit oder etwas lesen) und das Kind im Auge behalten.

Regel 8
Erklären Sie den Eltern die Bedingungen, die erfüllt sein müssen, damit die *Auszeit* beendet werden kann. Insgesamt müssen zwei Bedingungen erfüllt sein, bis die *Auszeit* beendet werden kann. Diese Bedingungen sollten mit dem Kind vorher besprochen worden sein, und es kann noch einmal kurz während der *Auszeit* darauf hingewiesen werden.

> **!** **Zwei Bedingungen der *Auszeit***
> - Das Kind verbringt eine Mindestzeit in der *Auszeit*. Diese Mindestzeit ist zunächst von dem Alter des Kindes abhängig. Sie sollte für jedes Lebensjahr ein bis zwei Minuten betragen, wie bereits erläutert wurde.
> - Das Kind muss ruhig sein, bevor es den Auszeitort verlassen darf. Wenn die Mindestzeit vorüber ist, muss das Kind mindestens die letzte Minute ruhig gewesen sein, bevor die *Auszeit* beendet wird. Die Eltern können dem Kind sagen, dass sie erst dann zu ihm kommen und die *Auszeit* beenden werden, wenn es sich ruhig verhält. Wenn das Kind das erste Mal in die *Auszeit* geschickt wurde, kann diese sehr lange dauern – bis zu einer halben Stunde oder auch in ganz gravierenden Fällen noch darüber hinaus. Aber gerade in diesen Fällen dürfen die Eltern nicht nachgeben und die *Auszeit* beenden, bevor das Kind sich nicht mindestens eine Minute lang ruhig verhalten hat. Wenn die erste *Auszeit* erfolgreich beendet wurde, dauert die nächste meist schon wesentlich kürzer.

Regel 9
Die Eltern ermuntern am Ende der *Auszeit* das Kind zu einem neuen Anfang. Falls das Kind darauf mit erneutem Toben, Schimpfen usw. reagiert, verlängert sich die *Auszeit*, bis das Kind eine Minute lang ruhig ist.
Das Kind muss nach der *Auszeit* das nachholen, was es vorher nicht getan hat. Wurde dem Kind eine Aufforderung gegeben (z. B. „Räume dein Zimmer auf!“), so hat es dieser Aufforderung jetzt zu folgen. Die Eltern gehen zu dem Kind und sagen: „Wenn du bereit bist, das zu tun, was ich dir gesagt habe, kannst du die *Auszeit* verlassen. Ansonsten bleibst du solange hier, bis du dazu bereit bist.“ Manche Kinder benötigen dann noch etwas Zeit, bis sie sich dazu durchringen können, der Aufforderung Folge zu leisten. Macht das Kind, nachdem es die *Auszeit* verlassen hat, dennoch nicht, was ihm aufgetragen wurde, wird es erneut in die *Auszeit* geschickt.

Regel 10

Wenn das Kind anschließend der Aufforderung nachkommt, sollten die Eltern ihrem Kind unbedingt zeigen, wie zufrieden sie damit sind. Dies können die Eltern verbal oder nonverbal zum Ausdruck bringen. Es sollte darauf geachtet werden, dass sowohl überschwängliches Lob als auch abwertende Kommentare wie „Na endlich!" vermieden werden.

Regel 11

Nach der Durchführung der *Auszeit* ist es besonders wichtig, dass die Eltern das Kind für das nächste angemessene Verhalten loben. Darauf sollten die Eltern besonders achten. Die positive Aufmerksamkeit und das Loben ist sehr wichtig, um das erwünschte Verhalten zu verstärken und um eine Balance zwischen negativem und positivem Feedback zu halten. Dadurch erfährt das Kind auch, dass die Eltern ausschließlich sein Verhalten missbilligen und nicht das Kind selbst als Person.

Regel 12

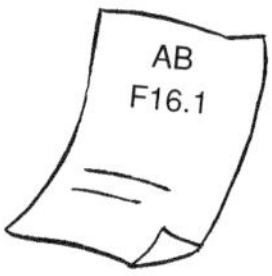

Anschließend notieren die Eltern die Durchführung der *Auszeit* im *Auszeit-Tagebuch* (Arbeitsblatt F16.1). Hier wird die auslösende Situation und das Verhalten des Kindes vor, während und nach der *Auszeit* sowie die Dauer der *Auszeit* aufgezeichnet.

Regel 13

Ermutigen Sie die Eltern, Sie sofort anzurufen, wenn es Schwierigkeiten mit der Durchführung der *Auszeit* gibt. Dann können eventuell notwendige Veränderungen vorgenommen oder Unklarheiten beseitigt werden. Auch wenn es keine größeren Schwierigkeiten gibt, ist es oft sinnvoll, nach ein paar Tagen telefonisch Rücksprache zu halten.

Was tun, wenn das Kind ohne Erlaubnis den Auszeitort verlässt?

Die meisten Kinder testen ihre Eltern aus, wenn diese das erste Mal die *Auszeit* anwenden, indem sie versuchen, den Auszeitort zu verlassen. Besprechen Sie dazu mit den Eltern folgende Regeln:

Regel 1

Wenn das Kind den Auszeitraum oder Auszeitstuhl verlässt, dann beginnt die *Auszeit* von Neuem. Wenn ein Neubeginn der Mindestzeit das Kind nicht davon abhält, den Auszeitort erneut zu verlassen, dann sollten zusätzliche

Konsequenzen erfolgen. Es gibt verschiedene Möglichkeiten, die Sie mit den Eltern diskutieren sollten:

- Nach dem erstmaligen Verlassen des Auszeitraumes kann die Tür abgeschlossen werden, wobei dann mit einem heftigen Wutausbruch des Kindes gerechnet werden muss. Daher ist vorher noch einmal zu überdenken, ob irgendwelche gefährlichen Gegenstände im Zimmer sind, mit denen sich das Kind bei einem Wutausbruch unabsichtlich verletzten kann. Wichtig ist, dass dem Kind mit der *Auszeit* keine Angst eingejagt werden soll. Das bedeutet, dass das Zimmer nicht dunkel sein darf und die Eltern dem Kind klar machen müssen, dass sie die Wohnung nicht verlassen und die Zimmertür dann wieder aufschließen werden, wenn sich das Kind beruhigt hat und bereit ist, im Auszeitraum zu bleiben.
- Beim Auszeitstuhl können die Eltern sich hinter oder neben den Stuhl setzen und ihre Arme um das Kind legen, um es so auf dem Stuhl zu halten. Da Kinder aber gerade in ihren Wutanfällen extreme Kräfte entwickeln, kann dies zu einem regelrechten „Ringkampf" ausarten. Wenn dies der Fall ist, sollten die Eltern vom Festhalten eher Abstand nehmen und andere Konsequenzen einsetzen oder statt des Auszeitstuhles einen Auszeitraum benutzen.
- Eine weitere Möglichkeit besteht darin, dem Kind zu sagen, dass man ihm bei erneutem Verlassen des Auszeitortes eine Vergünstigung oder eine Lieblingsbeschäftigung entzieht, z. B. dass es einen bestimmten Film nicht schauen, nicht nach draußen oder zum Freund gehen darf. Nachteil dieser Methode ist, dass die Konsequenz nicht unmittelbar erfolgt, sondern erst verspätet eintritt. Wenn der Entzug einer solchen Vergünstigung nicht wirkt, sollten auf keinen Fall weitere Vergünstigungen gestrichen werden. Die Eltern sollten es bei diesem einen Entzug belassen, die Vergünstigung aber später auch tatsächlich entziehen.
- Manche Eltern neigen in solchen Situationen zu einer körperlichen Bestrafung. Deshalb sollten Sie bei den Eltern nachfragen, wie sie zu dieser Reaktion stehen. Entweder distanzieren sich die Eltern sofort von dieser Methode oder sie haben in vergleichbaren Situationen ihr Kind auch körperlich bestraft. Wenn die Eltern zu körperlicher Bestrafung neigen, dann sollte unbedingt vermieden werden, dass das Schlagen ins Prügeln übergeht. Erklären Sie den Eltern, dass ein kurzer Klaps auf den Oberarm oder den Po genügt und dass heftiges Schlagen eher der Abfuhr der eigenen Wut dient und nicht als Erziehungsmaßnahme geeignet ist.

Regel 2
Legen Sie mit den Eltern fest, wann der Auszeitort als verlassen gilt. Das sollte sowohl mit den Eltern als auch mit dem Kind vorher geklärt werden, damit dies nicht zu einem Diskussionsthema während der *Auszeit* wird.

Der Auszeitraum gilt bereits dann als verlassen, wenn das Kind die Zimmertür öffnet. Wurde die Tür absichtlich aufgelassen, gilt die Schwelle der Tür als Grenze. Wenn die Eltern merken, dass das Kind versucht, sie zu provozieren, indem es mit den Füßen immer um Millimeter die Türschwelle überschreitet, sollten die Eltern lieber zu streng sein und den Auszeitort schon als verlassen ansehen, ohne sich dabei weiter auf Diskussionen einzulassen.

Bei dem Auszeitstuhl ist dies schwieriger. Das Kind darf in seiner Unruhe auf dem Stuhl hin- und herrutschen, es darf allerdings nicht aufstehen oder auf dem Stuhl herumturnen, denn auch hier kann es versuchen, die Grenzen auszutesten. Ein Verschieben oder ein Schaukeln des Stuhls gilt ebenfalls schon als ein Verlassen des Stuhls. Dies sollte dem Kind vorher genau erklärt werden.

Regel 3
Wenn das Kind den Auszeitort verlässt, sollten die Eltern das Kind zum Auszeitort zurückbringen, ihm sagen, dass die *Auszeit* jetzt von Neuem beginnt und ihm gegebenenfalls die zusätzlichen Konsequenzen ankündigen, wenn es noch einmal den Auszeitort verlässt. Die Eltern können dem Kind beispielsweise sagen: „Du hast das Zimmer verlassen. Jetzt musst du noch einmal zehn Minuten drinbleiben. Wenn du noch einmal das Zimmer verlässt, dann schließe ich die Tür zu!“

Regel 4
Wenn das Kind den Auszeitort ein zweites Mal ohne Erlaubnis verlässt, müssen die Eltern unbedingt die vorher angekündigte Konsequenz durchsetzen.

Was Kinder alles versuchen, um die *Auszeit* vorzeitig verlassen zu dürfen oder sie zu umgehen

- Viele Kinder schwören, der Aufforderung nachzukommen, sobald die Eltern das Kind zu dem Auszeitort bringen wollen, oder um die Erlaubnis zu bekommen, die *Auszeit* vorzeitig verlassen zu dürfen. Wenn die *Auszeit* aber einmal begonnen hat, muss sie auch konsequent durchgeführt werden, bis alle Bedingungen zur Beendigung der *Auszeit* erfüllt sind, ansonsten verliert sie ihre Wirksamkeit.

- Einige Kinder behaupten, sie müssten auf Toilette. Aber auch dies sollten die Eltern nicht erlauben. Die Kinder sind meist alt genug, eine kurze Zeit lang einzuhalten. Die Eltern können dem Kind auch noch einmal kurz sagen, dass die *Auszeit* schon in beispielsweise sechs Minuten vorüber ist, wenn es sich ruhig verhält und es dann auf Toilette gehen darf. Wenn die Eltern dem Kind erlauben, zur Toilette zu gehen, würden die Kinder diese Methode häufig nutzen, sie würden auf der Toilette trödeln oder herumspielen und das Zurückbringen in den Auszeitort wäre meist sehr schwer.

  Einige Kinder drohen ihren Eltern damit, in die Hose zu machen, wenn sie nicht auf Toilette dürfen, aber nur die wenigsten Kinder tun dies dann wirklich. In diesem Fall sollte das Kind mit nasser Hose in dem Auszeitort bleiben, und erst nach regelgerechter Beendigung der *Auszeit* sollte die Hose gewechselt werden. Das Kind sollte dann beim Säubern seinem Alter entsprechend mithelfen. Das heißt, es sollte sich allein ausziehen und auch anziehen und die schmutzige Wäsche selbst wegbringen. Dauert die *Auszeit* länger als eine halbe Stunde, können die Eltern das Kind auch selbst zur Toilette und anschließend direkt wieder zurückbringen.
- Einige Kinder drohen ihren Eltern, dass sie die Eltern nicht mehr lieb haben und nie mehr lieb haben werden. Einige Eltern bewerten dies als Ausdruck einer impulsiven, zeitlich begrenzten und emotional geladenen Stimmung, was auch zutreffend ist. Andere jedoch sind von solchen Äußerungen schwer getroffen und wollen das Kind aus der *Auszeit* nehmen oder zumindest mit ihm darüber sprechen. Daher ist es wichtig, diese mögliche Reaktion des Kindes vorher anzusprechen, mit den Eltern zu überlegen, wie sie sich dabei wohl fühlen werden und sie darin bestärken, nichts weiter in einer solchen Situation zu tun. Denn sobald die Eltern auf dieses Verhalten des Kindes eingehen, werden nur weitere Argumente folgen, und spätere *Auszeiten* werden damit nur unnötig erschwert.
- Einige Kinder behaupten, sie wären krank. Sie hätten plötzlich Halsweh, Kopf- oder Bauchschmerzen oder müssten erbrechen. Die Kinder werden meist alles durchprobieren. Dieses Verhalten sollte möglichst ignoriert werden, es sein denn, es besteht wirklich eine berechtigte Annahme, dass das Kind krank ist.
- Kinder geben auch häufiger an, müde oder hungrig zu sein. Aber selbst wenn es schon Zeit ist, zu Bett zu gehen, sollte die *Auszeit* erst regelgerecht beendet werden. In diesem Fall muss jedoch besonders darauf geachtet werden, dass die *Auszeit* vom Kind nicht als angenehm erlebt wird. In der Regel wirkt die *Auszeit* nicht verstärkend auf das Kind, weil Kinder länger aufbleiben wollen, um noch etwas zu spielen oder etwas anderes Interes-

santes zu tun, aber nicht um allein und ohne Aufmerksamkeit auf einem Stuhl oder in einem Zimmer zu sein.

Auch wenn das Kind Hunger hat und es gerade Essenszeit ist, darf das Kind nichts zu Essen bekommen. Die Eltern können das Kind noch einmal kurz darauf hinweisen, dass die *Auszeit* schnell vorüber ist, wenn es sich ruhig verhält. Ansonsten sollten keine Kommentare dazu gemacht werden. Ist die *Auszeit* vorüber, während die anderen Familienmitglieder noch essen, darf sich das Kind dazu setzen und auch noch etwas essen. Ist die Essenszeit allerdings vorbei, darf das Kind das Essen nicht nachholen, sondern hat es verpasst.

- Generell ist wichtig, dass alle während der *Auszeit* verpassten angenehmen Dinge auf keinen Fall nachgeholt werden dürfen. Ziel der *Auszeit* ist es ja gerade, dass das Kind bestimmte Dinge verpasst und isoliert ist, sonst wäre die *Auszeit* nicht so effektiv. Daher ist es gerade günstig, wenn das Kind etwas Interessantes oder Angenehmes durch die *Auszeit* verpasst.

Weitere Punkte, die bei der Durchführung der *Auszeit* unbedingt beachtet werden sollten

Die *Auszeit* sollte zunächst nur auf ein oder zwei problematische Verhaltensweisen angewendet werden, um das Kind davor zu bewahren, zu Beginn dieser Intervention zu oft in die *Auszeit* geschickt und damit übermäßig bestraft zu werden. Das festgelegte Problemverhalten muss jedoch immer zur *Auszeit* führen und darf nicht von der Stimmung der Eltern abhängig sein. Nur eine konsequente Anwendung der *Auszeit* kann erfolgreich sein. Auch wenn die erste Anwendung der *Auszeit* lange gedauert hat, dürfen die Eltern nicht davor zurückschrecken, sie erneut bei dem Problemverhalten ebenso konsequent anzuwenden. In der Regel wird bei weiteren Durchführungen die *Auszeit* immer kürzer.

Ein Vorteil von *Auszeit* ist, dass die Eltern zunächst emotional nicht so aufgebracht oder wütend sind, da seit der ersten Aufforderung lediglich 15 Sekunden vergangen sind, bis die *Auszeit* beginnt. Dadurch kann sich bei den Eltern nicht soviel Wut aufstauen, wie dies der Fall ist, nachdem sie ihre Aufforderungen immer und immer wieder wiederholt haben. Während der *Auszeit* können die Eltern jedoch emotional sehr aufgewühlt werden, wenn die *Auszeit* problematisch verläuft. Darauf sollten Sie die Eltern vorbereiten. Wichtig ist, dass die Eltern die *Auszeit* trotz eventueller Schwierigkeiten konsequent und möglichst ruhig durchhalten.

Besprechung der Therapieaufgaben

Die Eltern sollen die *Auszeit* in der kommenden Woche für das spezifische Problemverhalten anwenden, welches gemeinsam ausgewählt wurde. Der Abstand zur nächsten Therapiestunde darf auf keinen Fall länger als eine Woche sein, damit auftretende Probleme direkt besprochen werden können. Ergeben sich innerhalb der Woche so große Probleme, dass die Eltern nicht weiter wissen, sollen sie auf jeden Fall telefonisch mit Ihnen Kontakt aufnehmen. Wichtig ist, wie schon eingangs beschrieben, dass die anderen Maßnahmen des Eltern-Kind-Programmes, vor allem die Spielzeit und die Beachtung positiver Anteile des Kindes weiter fortgeführt werden, damit ein Ausgleich für die negativen Konsequenzen vorhanden ist. Die Eltern sollen die durchgeführten *Auszeiten* in das *Auszeit-Tagebuch* (F16.1) eintragen.

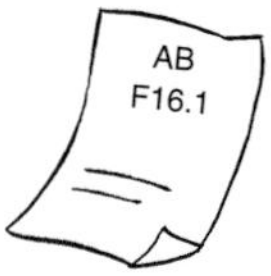

8.16.3 Schwierige Therapiesituationen

Reaktionen der Eltern in der Therapiesitzung

Einige Eltern bemerken, dass sie schon so etwas Ähnliches mit ihrem Kind von sich aus angewendet haben, und dass dies bisher nie geholfen hat. Insofern sind einige Eltern diesem Verfahren und seiner Wirkung gegenüber sehr kritisch eingestellt. Allerdings kann häufig festgestellt werden, dass die Eltern die *Auszeit* zu spät angewendet haben. Zudem benutzen viele Eltern die *Auszeit* nicht konsistent genug. Das heißt, die *Auszeit* hängt nicht vom Problemverhalten des Kindes ab, sondern davon, wie stark sich die Eltern über das Problemverhalten geärgert haben. Oft benutzen Eltern das Kinderzimmer als Auszeitraum und beobachten das Kind nicht, so dass das Kind in seinem Zimmer spielt und die *Auszeit* daher nicht hinreichend unangenehm ist, weil sich das Kind die Zeit interessant gestaltet.

Manche Eltern fragen, wie sie sich verhalten sollen, wenn Besuch da ist. Auch in diesem Fall sollte versucht werden, die *Auszeit* durchzuführen.

Manche Eltern sind sich nicht sicher, ob sie die *Auszeit* auch durchhalten und konsequent sowie konsistent anwenden können. Eine nur teilweise durchgeführte *Auszeit* ist nicht effektiv, wird das Problem nicht lösen und die Chance für weitere erfolgreich durchgeführte *Auszeiten* verringern. Wenn Sie das Gefühl haben, dass die Eltern die *Auszeit* nicht entsprechend den Regeln anwenden können, dann verwenden Sie mit den Eltern lieber eine weitere Therapiesitzung, um über die *Auszeit* zu sprechen. Sie können in diesem Fall zunächst die Durchführung der *Auszeit* bei einem weniger problematischen

Verhalten vorschlagen, damit die Eltern die Methode in einer Situation erproben können, die vermutlich leichter zu bewältigen ist.

Probleme bei der Durchführung der Therapieaufgaben

Viele Probleme, die bei der Durchführung der *Auszeit* auftreten können, wurden bereits angesprochen.

Wenn das Kind in der *Auszeit* mit extremer Wut reagiert und sich kaum beruhigen kann, dann liegt dies häufig daran, dass die *Auszeit* zu spät eingesetzt wird. Manche Eltern und Therapeuten sehen die *Auszeit* nur als eine Methode an, die dann eingesetzt wird, wenn die Eltern in der Situation schon alles ausprobiert haben. Damit überfordern sie jedoch diese Methode. Je früher im Eskalationsprozess die *Auszeit* eingesetzt wird, umso wirkungsvoller ist sie und umso weniger eskaliert das Verhalten des Kindes während der *Auszeit*. Die Eltern sollten daher unbedingt die Durchführungsregeln beachten, nach denen die *Auszeit* 15 Sekunden, nachdem das Kind die entsprechende Aufforderung nicht befolgt hat, beginnt. Auf diese Weise angewandt ist *Auszeit* ein ausgesprochen humanes Verfahren, weil sie hilft, für Eltern und Kind wesentlich stärker belastende Alternativen (extreme Eskalationen der Eltern-Kind-Konflikte) zu verhindern.

Wenn die Eltern bei der Durchführung der *Auszeit* mit starker Wut reagieren, dann liegt dies ebenfalls meist daran, dass die *Auszeit* zu spät eingesetzt wurde und die Konflikte zu weit eskaliert sind. Analysieren Sie in diesem Fall gemeinsam mit den Eltern, was sie so wütend werden lässt, und verändern Sie die entsprechenden Punkte bei der Durchführung der Auszeit. Besprechen Sie aber dann auch noch einmal mit den Eltern, wie wichtig es ist, so ruhig und gelassen wie möglich die *Auszeit* durchzuführen.

Manchmal schreit das Kind in der *Auszeit* so laut, dass die Eltern Sorge haben müssen, dass Nachbarn sich beschweren oder das Jugendamt einschalten. In diesem Fall halten die Kinder eine extreme Macht in ihren Händen: Sie wissen, dass sie nur laut genug schreien müssen, um alle Regeln und Grenzen in der Familie zu sprengen. Überlegen Sie mit den Eltern, auf welche Weise die Eltern die Nachbarn informieren und um Unterstützung und Geduld bitten können. Manchmal ist es sinnvoll, dass der Therapeut nach Rücksprache mit den Eltern sich selbst mit den Nachbarn in Verbindung setzt und diese über das Vorgehen informiert.

8.16.4 In der nächsten Sitzung: Auswertungsgespräch zur Therapieaufgabe *Auszeit*

Gehen Sie in der nächsten Sitzung die durchgeführten *Auszeiten* mit den Eltern anhand des *Auszeit-Tagebuches* (F16.1) durch.

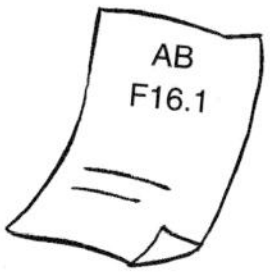

! Fragen für das Auswertungsgespräch

- Wie oft wurde die *Auszeit* durchgeführt?
- Waren die Situationen eindeutig, in denen die *Auszeit* angewendet wurde?
- Wurde die *Auszeit* jedes mal bei diesem Problemverhalten angewendet?
- Wie lange hat die *Auszeit* beim ersten Mal gedauert?
- Welche Schwierigkeiten sind aufgetreten?
- Wussten die Eltern, wie sie bei diesen Schwierigkeiten reagieren sollten?
- Waren alle Bedingungen erfüllt, als die *Auszeit* beendet wurde?
- Wie schwer ist den Eltern das Durchhalten dieser Intervention gefallen?
- Dauerten die nächsten *Auszeiten* kürzer als die erste oder genügte eventuell schon die Ankündigung der *Auszeit*?

Wenn die Zeitdauer der *Auszeit* immer kürzer und die Durchführung der *Auszeit* manchmal nach der Warnung nicht mehr nötig wird, ist dies ein sicheres Zeichen, dass die Intervention erfolgreich angewendet wurde. Nimmt die Dauer dagegen nicht ab, existiert in der Regel ein Fehler bei der Durchführung. Analysieren Sie dann mit den Eltern den genauen Ablauf der *Auszeit* und versuchen Sie, den Fehler zu beheben.

Themenblock 5: Interventionen bei spezifischen Verhaltensproblemen (Bausteine F17a/K17a–F19/K19)

8.17 Bausteine F17a und K17a: Spieltraining

Indikation

Das Spieltraining ist bei Kindern im Alter von etwa vier bis acht Jahren indiziert, bei denen eine ausgeprägte Ablenkbarkeit, Unruhe oder Impulsivität in Spiel- und Beschäftigungssituationen dazu führt, dass das Kind ►

kaum ein intensives und ausdauerndes Spielverhalten entwickelt. Das Spieltraining kann außerdem bei oppositionell auffälligen Vorschulkindern benutzt werden, wenn das oppositionelle Verhalten auch in Spieltrainigssituationen auftritt.

Eine Integration der Eltern in das Spieltraining ist nur dann indiziert, wenn die Eltern-Kind-Beziehung nicht zu sehr belastet ist und die Eltern in der Lage sind, die einzelnen Interventionen im Rahmen des Spieltrainings umzusetzen. Falls diese Voraussetzungen nicht gegeben sind, kann das Spieltraining auch vom Therapeuten mit dem Kind allein durchgeführt werden. Allerdings sollten dann Interventionen zur Unterstützung der Generalisierung des während des Trainings entwickelten Spielverhaltens durchgeführt werden. Bei ausgeprägt oppositonellen Kindern kann die gemeinsame Durchführung einer *Spiel- und Übungsstunde* (Eltern, Therapeut(in) und Kind) dazu genutzt werden, dass die Eltern Interventionen zur Verminderung oppositionellen Verhaltens erproben.

Familienzentrierte Intervention, Baustein K17a *Spieltraining*	**Kindzentrierte Intervention, Baustein F17a** *Helfen Sie Ihrem Kind, intensiv und ausdauernd zu spielen!*
Inhalt und Ziele Das Spieltraining dient dazu, vor allem bei jüngeren Kindern die Spiel-/ Beschäftigungsintensität und -ausdauer zu verbessern. Dazu führt der Therapeut unterschiedlich stark strukturierte und in unterschiedlichem Grade fremdbestimmte Spiele und Beschäftigungen mit dem Kind durch und wendet dabei verschiedene verhaltenstherapeutische Techniken an, mit denen eine Verbesserung der Spiel- und Beschäftigungsintensität und -ausdauer erzielt werden soll. Bei Vorschulkindern mit ausgeprägt oppositionellem Verhalten kann das	**Inhalt und Ziele** Nachdem das Spiel- und Beschäftigungsverhalten in der Therapiestunde durch das Spieltraining erfolgreich verändert werden konnte, werden die Eltern in das Spieltraining integriert und dazu angeleitet, das Spieltraining als *Spiel- und Übungsstunde* zu Hause fortzusetzen. Damit sollen die Effekte des Spieltrainings verstärkt und ihre Generalisierung auf das Spielverhalten des Kindes in der Familie unterstützt werden. Bei Vorschulkindern mit ausgeprägt oppositionellem Verhalten werden die Eltern in der *Spiel- und Übungsstunde*

Spieltraining auch dazu genutzt werden, Interventionen zur Verminderung von oppositionellem und aggressivem Verhalten durchzuführen.	dazu angeleitet, Interventionen zur Verminderung von oppositionellem Verhalten durchzuführen.
Teilnehmer Das Spieltraining führt der Therapeut zunächst mit dem Kind allein ohne Eltern durch.	**Teilnehmer** In der Regel zumindest ein Elternteil und das Kind. Der Elternteil wird in das Spieltraining integriert.
Materialien Spiel- und Beschäftigungsmaterialien (Rollenspielmaterial, Konstruktionsmaterial, Tisch- und Regelspiele, Mal- und Bastelmaterial).	**Materialien** Arbeitsblatt T03: *Problemliste: Verhaltensprobleme des Kindes (in der Familie)* Elternleitfaden F17a: *Helfen Sie Ihrem Kind, intensiv und ausdauernd zu spielen!* Arbeitsblatt F17a.1: *Tagebuch: Spiel- und Übungsstunde* Spiel- und Beschäftigungsmaterialien, wie bei kindzentrierter Intervention
Ablauf der Sitzungen Das Spieltraining wird vom Therapeuten über mindestens vier Sitzungen allein mit dem Kind durchgeführt. Vor der Durchführung des Spieltrainings wird jeweils mit dem Elternteil entsprechend dem üblichen Aufbau ein kurzes Gespräch geführt: (1) Gespräch über die Ereignisse seit der letzten Sitzung und Bearbeitung der Problemliste.	**Ablauf der Sitzungen** (1) Gespräch über Ereignisse seit der letzten Sitzung und Bearbeitung der Problemliste. (2) Auswertungsgespräch über die Therapieaufgaben der letzen Sitzungen. (3) Gespräch über die Ziele des Therapiebausteins. (4) Erarbeitung der Regeln für die *Spiel- und Übungsstunde* anhand des Elternleitfadens.

▶

(2) Auswertungsgespräch über die Therapieaufgaben der letzten Sitzungen.

Das Auswertungsgespräch ist dann notwendig, wenn vor Beginn des Spieltrainings andere Bausteine bearbeitet wurden und die Therapieaufgaben aus diesen Bausteinen weiter bestehen (z. B. kontinuierliche Fortführung einer *Spaß- & Spiel-Zeit* oder eines Token-Systems). Für das Spieltraining sollten mindestens 30 Minuten pro Sitzung eingeplant werden.

(3) Die Eltern werden kurz über den Inhalt und die Ziele des Spieltrainings informiert.

(5) Einübung der *Spiel- und Übungsstunde.*

(6) Besprechung der Therapieaufgaben.

Therapieaufgaben

Nachdem die Eltern die Funktion des Therapeuten im Spieltraining eingeübt haben, sollen sie das Spieltraining zu Hause mit dem Kind regelmäßig durchführen und die Ergebnisse im *Tagebuch: Spiel- und Übungsstunde* notieren.

Anzahl der Sitzungen

Der Therapeut führt das Spieltraining mit dem Kind solange durch, bis sich erste Behandlungserfolge in der Therapiestunde erkennen lassen und das Spielverhalten sich soweit entwickelt hat, dass die Eltern die Funktion des Kotherapeuten übernehmen können. In der Regel werden dafür zumindest vier Sitzungen benötigt. Falls sich nach zehn Sitzungen noch keine Behandlungserfolge zeigen, ist eine Weiterführung des Spieltrainings nicht indiziert.

Die Anleitung der Eltern zur Durchführung des Spieltrainings wird solange fortgeführt, bis die Eltern in der Lage sind, das Spieltraining selbständig weiterzuführen. In der Regel reichen hierzu zwei bis drei Sitzungen aus. Weitere gemeinsame Spieltrainingssitzungen sind immer ▶

dann indiziert, wenn sich Probleme bei der Durchführung des Spieltrainings durch die Eltern in der Familie einstellen oder wenn die Eltern eine neue Phase des Spieltrainings (s. u.) beginnen.

Interventionsdauer für die Therapieaufgabe

Die Eltern führen das Spieltraining in der Familie in der Regel mindestens acht Wochen regelmäßig mehrmals wöchentlich durch.

8.17.1 Ablauf der Sitzung

Siehe Erläuterungen in der Übersicht über die Therapiebausteine F17a–K17a.

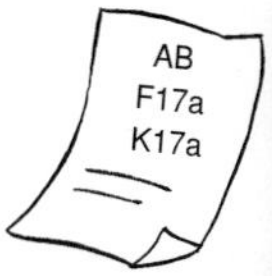

8.17.2 Kindzentrierte Intervention: Spieltraining

Das Spieltraining wird am besten in einem Spielzimmer durchgeführt, in dem eine Vielzahl von Spielmaterialien und -möglichkeiten zur Verfügung gestellt werden können. Meist ist es jedoch zu Beginn des Spieltrainings sinnvoll, zunächst die Anzahl der Spielmaterialien zu reduzieren (s. u.). In dem Zimmer sollte auch die Möglichkeit zu Videoaufzeichnungen vorhanden sein, die vor allem für die Anleitung der Eltern zur Durchführung des Spieltrainings genutzt werden kann. Das Spieltraining lässt sich, wie folgende Übersicht zeigt, in fünf Phasen unterteilen.

Übersicht

Phasen des Spieltrainings

Phase 1: Gestaltung einer positiven und tragfähigen Beziehung zum Kind
Eventuell Vorstrukturierung der Spielsituation. Die Interessen und Spieltendenzen des Kindes stehen im Mittelpunkt; weitgehend nondirektive Spielsituation.

Phase 2: Bestimmung der Ansatzpunkte der Intervention
Beobachtung des Verhaltens in wenig strukturierten und in weitgehend fremdbestimmten Spiel- und Beschäftigungssituationen.

Phase 3: Aufbau eines intensiven und ausdauernden Spiel- und Beschäftigungsverhaltens

(1) Vorstrukturierung der Spielsituation durch Auswahl von Spiel- und Beschäftigungsmaterialien
(2) Ziel- und Regelbesprechung und Erfragen von Handlungsplänen
(3) Formulierung von Verhaltensanweisungen
(4) Verbalisation von Spielhandlungen und spielbezogenen Äußerungen des Kindes
(5) Stimulierung alternativer Problemlöseprozesse
(6) Verbale oder aktionale Rückführung
(7) Soziale Verstärkung einzelner Spielhandlungen
(8) Tokenverstärkung

Phase 4: Stabilisierung des Spiel- und Beschäftigungsverhaltens durch Förderung der Selbststeuerung und Ausblendung der Fremdsteuerung

(1) Verstärkter Einsatz von Ziel- und Regelbesprechungen, Verhaltensaufgaben und Tokenverstärkung
(2) Verminderung von aktionaler und verbaler Rückführung, von Verbalisationen und sozialen Verstärkungen

Phase 5: Steigerungen der Anforderungen an das Spiel- und Beschäftigungsverhalten

(1) Ausdehnung der Spiel- und Beschäftigungsdauer
(2) Steigerung der Spiel- und Beschäftigungskomplexität
(3) Steigerung der Außenreize, z. B. durch Einbeziehung von Geschwistern, durch potentiell ablenkende Tätigkeiten des Therapeuten, durch geringere Vorstrukturierung

Phase 1

Die erste Phase des Spieltrainings dient dem Aufbau einer positiven und tragfähigen Beziehung zum Kind. Die Interessen und Spieltendenzen des Kindes stehen dabei im Mittelpunkt der Spielstunde. Eine Vorstrukturierung der Spielsituation durch die Auswahl von Spielmaterialien reduziert die Anzahl potentieller Störreize und erleichtert den Aufbau eines Kontaktes zum Kind. Das Kind sollte jedoch immer zwischen mehreren Spielformen (konstruktives Spiel, Tischspiel, Rollenspiel, Bewegungsspiel usw.) wählen können. Hauptziel dieser ersten Phase ist nicht der Aufbau von konzentriertem und intensivem Spiel, sondern die Schaffung einer positiven Spielatmosphäre, die es dem Kind erlaubt, einen engen Bezug zum Therapeuten herzustellen. Deshalb ist ein weitgehend nondirektives Verhalten des Therapeuten hilfreich, wie dies im Rahmen des Bausteins F06 *(Aufbau positiver Spielinteraktionen)* beschrieben wurde. Soweit nicht bereits im Verlauf der Eingangsdiagnostik in Spielstunden oder im Zusammenhang mit dem Baustein F06 *(Aufbau positiver Spielinteraktionen)* eine therapeutische Beziehung aufgebaut wurde, beginnt das Spieltraining mit dieser Phase. In der Regel werden dafür mindestens zwei Stunden benötigt.

Phase 2

In der zweiten, der diagnostischen Phase werden die therapeutischen Ansatzpunkte bestimmt. Durch eine Erweiterung der Spiel- und Beschäftigungsmöglichkeiten bei geringer Verhaltenssteuerung durch den Therapeuten lässt sich das Auftreten hyperkinetischer Symptome in Abhängigkeit von den Spielmaterialien und der Anzahl potentiell störender Außenreize beobachten. Stärker fremdbestimmte Spiel- und Beschäftigungssituationen besitzen neben wenig strukturierten Spielsituationen die höchste Auftretenswahrscheinlichkeit für hyperaktives, impulsives oder unaufmerksames Verhalten. Deshalb gibt der Therapeut bestimmte Spiel-, Beschäftigungs- und Übungssituationen vor – beispielsweise Legospiel, Tischspiel, Zeichnen – und beobachtet das Verhalten des Kindes: Aufmerksamkeitschwächen, Ablenkbarkeit, Impulsivität, motorische Unruhe und die Reaktion des Kindes auf das Setzen von Grenzen. In der Regel wird für diese Phase mindestens eine Sitzung benötigt. Manche Kinder zeigen in dieser Spielsituation kaum eine störende hyperkinetische Symptomatik. Offensichtlich genügt bei diesen Kindern die Anwesenheit des Therapeuten, damit sie ein intensives und ausdauerndes Spiel entwickeln. In diesem Fall sollten Sie die Eltern bereits in dieser Phase in das Spieltraining integrieren.

Phase 3

Die dritte Phase dient dem Aufbau eines konzentrierten und intensiven Spiel- und Beschäftigungsverhaltens. Dazu wählen Sie jene Spiel- und Beschäftigungssituationen aus, in denen Sie während der diagnostischen Phase Aufmerksamkeitsstörungen, Impulsivität oder motorische Unruhe beobachten konnten. In dieser Phase kommen verschiedene Methoden des Stimulusmanagements (Methoden 1–3), der direkten Beeinflussung der kognitiven Verarbeitung und der emotionalen und aktionalen Reaktionen in der Situation (Methoden 4–6) und des Kontingenzmanagements (Methoden 7–8) zur Anwendung.

Methoden in Phase 3

(1) **Vorstrukturierung der Spielsituation durch Auswahl von Spiel- und Beschäftigungsmaterialien.** Wählen Sie die Anzahl und die Art der angebotenen Spiel- und Beschäftigungsmaterialien so, dass Aufmerksamkeitsstörungen, Impulsivität oder motorische Unruhe mit großer Wahrscheinlichkeit auftreten, ohne jedoch das Kind völlig zu überfordern. Bei ausgeprägt aufmerksamkeitsschwachen und impulsiven Kindern dient eine gezielte Auswahl von Spielmaterialien der Verminderung der Außenreize. Die Spielmaterialien werden zusammen mit dem Kind unter Berücksichtigung seines Entwicklungsniveaus ausgewählt. Achten Sie dabei darauf, dass nicht immer die gleichen Spiele gewählt werden. Sie sollten sowohl Regelspiele (Tischspiele) als auch Konstruktions- und Rollenspielmaterial auswählen.

(2) **Ziel- und Regelbesprechung und Erfragen von Handlungsplänen.** Besprechen Sie vor allem bei kreativen und konstruktiven Spielen, aber auch bei Regelspielen vor Spielbeginn das Spielziel und das Spielthema bzw. die Spielregeln. Sie sollten mit dem Kind Handlungspläne erarbeiten, soweit der Sprachentwicklungsstand des Kindes dies zulässt. Erfragen Sie die einzelnen Handlungsschritte (beispielsweise beim Spielen in der Spielküche: „Was wirst du jetzt machen? Was soll ich machen? Wie geht das Spiel dann weiter?“). Zwischenziele sollten Sie während des Spieles ansprechen, wenn Sie erkennen, dass das Kind den Handlungsplan verliert oder einen neuen entwickelt („Du willst jetzt nicht mehr kochen, sondern einkaufen?“). Diese Interventionen sollen vor allem impulsives und ungesteuertes Handeln begrenzen und den Aufbau von Spielhandlungsplänen fördern. Besonders wichtig erscheint dies, wenn der Spielablauf nicht von vornherein durch Spielregeln bestimmt wird, im Wesentlichen also bei konstruktiven und kreativen Spielen. Dabei soll die Spielspontaneität nicht durch ein verplantes Spiel erdrückt werden, doch sollte häufiges sprunghaftes Wechseln des Spieles vermindert werden.

(3) **Formulierung von Verhaltensregeln.** Vor oder während des Spiels können Sie das Kind auffordern, auf ein umschriebenes Verhaltenselement zu achten, das für den Spielablauf von Bedeutung ist, um damit Aufmerksamkeitsstörungen, Impulsivität oder Hyperaktivität zu begrenzen, beispielsweise: „Versuche bitte, bis zum Ende des Spiels auf dem Stuhl sitzen zu bleiben.“, „Versuche jetzt immer auf das Spiel zu schauen und nicht auf …“, „Ich bin gespannt, ob du es schaffst, nichts anderes zu erzählen, bis das Dach vom Haus fertig ist.“ Wenn das Kind diese Verhaltensanwei-

sungen einhält, dann bekräftigen Sie es hierfür verbal. Sie können aber auch zusätzlich mit Tokens verstärken (s. Punkt 8).

(4) **Verbalisation von Spielhandlungen und spielbezogenen Äußerungen des Kindes.** Durch die Verbalisation der konstruktiven Spielhandlungen des Kindes und seiner begleitenden Äußerungen lenken Sie die Aufmerksamkeit des Kindes auf das Spiel und unterstützen damit den Aufbau von Spielhandlungsplänen. Nicht spielbezogene ablenkende Handlungen oder Äußerungen werden zunächst ignoriert.

(5) **Stimulierung alternativer Problemlöseprozesse.** Regen Sie das Kind zu alternativen Problemlöseprozessen an, wenn dem Kind Fehler unterlaufen oder Probleme von ihm nicht gelöst werden können. Die dazu notwendigen Hilfestellungen intensivieren Sie solange, bis die Fehlerkorrektur bzw. die Problemlösung erfolgreich abgeschlossen ist. Sie geben eine minimale Hilfestellung, wenn Sie die kritische Phase (z. B. den Fehler) des Spiel- oder Problemlöseprozesses ansprechen und das Kind dadurch zur Reflexion anregen („Ist das richtig?"). Bei Kindern mit hoher Impulsivität muss zuvor der Handlungsimpuls unterbrochen werden (s. Punkt 6). Sie können das Kind schließlich auffordern, alternative Lösungen zu entwickeln („Wie könntest du das noch machen?") und Konsequenzen einer Handlung zu antizipieren („Was passiert dann?"). Führt dieses Vorgehen nicht zum Erfolg, lassen sich intensivere Hilfestellungen durch gezielte Informationen oder durch modellhaftes Verhalten geben. Schließlich können Lösungen auch eingeübt werden.

(6) **Verbale oder aktionale Rückführung.** Wenn das Kind von der Spielhandlung abgelenkt wird, führen Sie es verbal zurück (z. B.: „Was kommt jetzt?"). Reagiert das Kind nicht auf verbale Rückführung, dann greifen Sie aktional ein, um nur einige Beispiele zu nennen: Sie nehmen das Kind an die Hand und führen es zum Spiel zurück, Sie drehen den Kopf des Kindes behutsam zum Spielgeschehen, Sie legen den Arm um das Kind, wenn es versucht aufzustehen.

(7) **Soziale Verstärkung einzelner Spielhandlungen.** Einzelne Handlungsschritte verstärken Sie verbal („hm", „schön", „das macht Spaß") oder aktional (drücken, streicheln). Schon kleine Schritte sollten Sie kurz belohnen. Ausführlichere verbale Verstärkungen sollten Sie in natürlichen Pausen einsetzen, weil Sie dann den Spielablauf nicht behindern.

(8) **Tokenverstärkung.** Sie können die Einhaltung von Verhaltensanweisungen (s. Punkt 3) durch Tokenvergabe- oder Tokenentzugspläne motivational unterstützen. Als besonders praktikabel und wirkungsvoll hat sich bei ausgeprägt hyperkinetischen Kindern der Token-Entzug, wie er im *Wettkampf*

um lachende Gesichter (Baustein F15) eingesetzt wird, erwiesen: Sie führen den *Wettkampf um lachende Gesichter* während der Spielstunde durch und spezifizieren zuvor die Bedingungen, die zum Tokenentzug (Sie markieren ein Gesicht für sich) führen – beispielsweise Wegschauen, Dazwischenreden, Aufstehen. Eintauschverstärkung ist häufig nicht nötig. Das Kind wird am Ende des Spiels für die behaltenen Tokens verbal verstärkt, oder es kann die erhaltenen Gesichter in freie Spielzeit eintauschen, in der es allein bestimmt, was und wie gespielt wird.

Diese Interventionen zielen zwar eindeutig auf das Einüben von intensivem und ausdauerndem Spiel, das Training sollte dabei jedoch idealerweise so durchgeführt werden, dass dem Kind der Trainingscharakter gar nicht bewusst wird. Das Kind sollte eher den Eindruck gewinnen, dass es sich um eine besondere Spielzeit handelt, bei der es sich an spezielle Spielregeln halten muss. Bei Kindern ab dem Einschulungsalter kann das Gewicht stärker auf fremdbestimmte Übungssituationen gelegt werden, um das Kind auf Schulsituationen vorzubereiten. Dazu eignen sich Wahrnehmungsspiele (Differix, Schau genau), Labyrinth-Aufgaben oder Materialien aus dem Frostig-Programm.

Sobald sich Verminderungen des hyperkinetischen Verhaltens in dieser Phase einstellen, sollten Sie den Zeitpunkt erwägen, zu dem Sie die Eltern in das Spieltraining integrieren. Je ausgeprägter die hyperkinetische Symptomatik des Kindes in der Spielsituation ist, je stärker die Eltern-Kind-Beziehung belastet ist und je schwerer es den Eltern voraussichtlich fällt, die Funktion des Therapeuten zu übernehmen, umso länger sollten Sie selbst das Spieltraining durchführen, um eine möglichst weitgehende Verbesserung des Spielverhaltens zu erzielen, bevor Sie die Eltern in das Spieltraining integrieren. Sie sollten jedoch nicht von vornherein erwarten, dass sich Veränderungen im Spielverhalten des Kindes in der Familie einstellen, solange Sie die Eltern noch nicht integriert haben. In Einzelfällen kann es jedoch sinnvoll sein, dass Sie das Spieltraining weitgehend ohne Einbeziehung der Eltern durchführen (ca. 20 bis 25 Sitzungen). Sie sollten dann jedoch dennoch versuchen, in der Familie Interventionen durchzuführen, die eine Generalisierung der Therapieerfolge auf die Familie erleichtern, beispielsweise durch Bearbeitung des Bausteines F10 *(Soziale Verstärkung bei nicht-störendem Verhalten)* oder durch die Anwendung eines Token-Systems für ausdauerndes Spiel in der Familie (Bausteine F13/F14).

Wenn Sie die Eltern in das Spieltraining integrieren, werden Sie die weiteren Phasen des Spieltrainings gemeinsam mit den Eltern durchführen, nachdem das Kind auch in der Familie ein intensiveres und ausdauernderes Spielverhalten entwickelt hat. Wenn Sie das Spieltraining ohne Einbeziehung der Eltern durchführen, dann beginnen Sie mit der folgenden Phase, nachdem sich das Spielverhalten in der Therapiesituation stabilisiert hat.

Phase 4

Diente die dritte Behandlungsphase dem Aufbau eines intensiven Spiel- und Beschäftigungsverhaltens vor allem durch Fremdsteuerung des Kindes, so zielt die vierte Phase auf die Verbesserung der Selbststeuerungsfähigkeit des Kindes bei schrittweiser Verminderung der Fremdsteuerung. Dadurch soll eine Stabilisierung der erreichten Verhaltensänderungen eingeleitet werden. Dies wird vor allem dadurch angestrebt, indem Sie bevorzugt jene Interventionen einsetzen, die der Aktivierung der Selbststeuerung des Kindes dienen: Ziel- und Regelbesprechungen, Verhaltensanweisungen und Tokenverstärkung. Parallel dazu nehmen Sie jene Interventionen zurück, die direkt in den Handlungsprozess eingreifen und damit in stärkerem Maße eine Fremdsteuerung des Kindes bewirken – aktionale und verbale Rückführung, handlungsbegleitende Verbalisationen und unmittelbare soziale Verstärkungen. Bei der Unterstützung alternativer Problemlöseprozesse sollten Sie ebenfalls die intensiveren Interventionen – Modelldarbietung oder direktes Einüben – zurücknehmen.

Phase 5

Schließlich sollten Sie in einer fünften Phase die Anforderungen an das Spiel- und Beschäftigungsverhalten steigern. Dazu können Sie die Spiel- und Beschäftigungsdauer ausdehnen oder die Spiel- und Beschäftigungskomplexität erhöhen oder die Anzahl potentiell störender Außenreize vermehren, Letzteres beispielsweise durch eine geringere Vorstrukturierung der Spielsituation oder durch Integration von Geschwistern in die Spielstunde.

Bei Kindern mit ausgeprägt oppositionellen Verhaltensweisen kann der Ansatz des Spieltrainings dazu genutzt werden, dass der Therapeut zunächst kooperatives, nicht oppositionelles Verhalten in der Spielsituation aufbaut. Dazu ist es hilfreich, die Spielsituation relativ direktiv zu gestalten und das Kind für das Befolgen von Anweisungen und Grenzsetzungen positiv zu verstärken. Sobald das Kind in dieser Situation sich weitgehend kooperativ verhält (was in der Regel relativ schnell gelingt), werden die Eltern integriert (s. u.).

8.17.3 Familienzentrierte Intervention: Integration der Eltern in das Spieltraining

Die Eltern werden in der Regel in das Spieltraining integriert, sobald sich im Rahmen der Phase 3 des Spieltrainings ein ausdauernderes und intensiveres Spielverhalten eingestellt hat. Das Spielverhalten sollte sich soweit verbessert haben, dass die Eltern in der Lage sind, die Funktion des Therapeuten zu übernehmen.

Eine Integration der Eltern in das Spieltraining ist allerdings nur dann indiziert, wenn die Eltern-Kind-Beziehung nicht zu sehr belastet ist und die Eltern in der Lage sind, die einzelnen Interventionen im Rahmen des Spieltrainings umzusetzen. Falls diese Voraussetzungen nicht gegeben sind, kann das Spieltraining auch vom Therapeuten mit dem Kind allein durchgeführt werden. Allerdings sollten dann Interventionen zur Unterstützung der Generalisierung des während des Trainings entwickelten Spielverhaltens durchgeführt werden. Bei ausgeprägt oppositionellen Kindern kann die gemeinsame Durchführung einer *Spiel- und Übungsstunde* (Eltern, Therapeut und Kind) dazu genutzt werden, dass die Eltern Interventionen zur Verminderung oppositionellen Verhaltens erproben.

Gespräch über die Ziele des Therapiebausteins

Besprechen Sie mit den Eltern den Stand des Spieltrainings (Was wird gespielt? Was hat sich verändert?) und erklären Sie, dass jetzt der Zeitpunkt ist, zu dem Sie mit ihnen das Spieltraining einüben wollen, damit die Eltern schließlich zu Hause selbständig Spiel- und Übungsstunden mit dem Kind durchführen können. Erklären Sie den Eltern, dass es bei den *Spiel- und Übungsstunden* darum geht, dem Kind zu helfen, intensiver und ausdauernder zu spielen. Nur wenn die Eltern mit ihrem Kind die *Spiel- und Übungsstunden* zu Hause durchführen, wird es auch zu Hause in der Lage sein, intensiver und ausdauernder zu spielen. Ein intensives und ausdauerndes Spiel ist eine wichtige Voraussetzung für die weitere Entwicklung des Kindes, das Kind lernt im Spiel viele soziale Fähigkeiten (z. B. im Rollenspiel), es erprobt neue Handlungsmöglichkeiten, es verbessert vielfältige Fertigkeiten und es erwirbt auch die Voraussetzungen für ein ausdauerndes und konzentriertes Arbeitsverhalten.

Erarbeitung der Regeln für die Spiel- und Übungsstunde anhand des Elternleitfadens

Die folgende Übersicht stellt die Regeln des Elternleitfadens dar. Dort werden die Interventionen des Spieltrainings in den einzelnen Phasen beschrieben. Gehen Sie zunächst mit den Eltern die einzelnen Regeln durch, geben Sie für die Regeln Beispiele aus dem Spieltraining mit dem Kind und modifizieren Sie die Regeln des Elternleitfadens entsprechend den individuellen Erfordernissen.

Übersicht

Regeln des Elternleitfadens F17a

(1) An der *Spiel- und Übungsstunde* dürfen keine anderen Kinder teilnehmen.
(2) Wählen Sie sich einen Zeitpunkt aus, an dem die *Spiel- und Übungsstunde* stattfindet.
(3) Besprechen Sie mit Ihrem Therapeuten, welche Spiele für die *Spiel- und Übungsstunde* geeignet sind.
(4) Legen Sie gemeinsam mit Ihrem Kind fest, was und wie gespielt wird.
(5) Stellen Sie eine Verhaltensregel auf.
(6) Helfen Sie Ihrem Kind, Probleme selbst zu lösen.
(7) Beschreiben Sie laut, was Ihr Kind macht.
(8) Loben Sie Ihr Kind, wenn etwas gut gelungen ist.
(9) Führen Sie einen *Punkte-Plan* oder einen *Wettkampf um lachende Gesichter* ein.
(10) Führen Sie Ihr Kind zum Spiel zurück, wenn es abgelenkt wird oder wenn es das Spiel unterbricht.
(11) Achten Sie darauf, dass die *Spiel- und Übungsstunde* Spaß macht.
(12) Notieren Sie nach dem Ende der *Spiel- und Übungsstunde* Ihre Eindrücke vom Spielablauf im Tagebuch.
(13) Vermindern Sie mit der Zeit Ihre Hilfestellungen.
(14) Steigern Sie mit der Zeit die Anforderungen.
(15) Regen Sie Ihr Kind zu intensivem und ausdauerndem Spiel auch außerhalb der *Spiel- und Übungsstunde* an.

Einübung der Spiel- und Übungsstunde

Die *Spiel- und Übungsstunde* wird üblicherweise von der Hauptbezugsperson des Kindes (meist der Mutter) in der Familie durchgeführt. Diesen Elternteil leiten Sie an, indem Sie gemeinsam das Spieltraining durchführen. Weisen Sie dem Elternteil zunächst die Rolle des Beobachters zu und sagen Sie dies auch dem Kind („Die Mutti schaut uns heute erst einmal zu, wie wir spielen.“). Wenn Sie Videoaufnahmen von dem Spieltraining angefertigt haben, dann gehen Sie mit den Eltern zunächst einzelne Spielsequenzen durch. Besprechen Sie nach der Video- bzw. der Live-Demonstration noch einmal, warum Sie die einzelnen Interventionen durchgeführt haben, und bitten Sie danach die Eltern, den aktiven Part zu übernehmen, während Sie die Eltern dabei unterstützen und sich schließlich zunehmend in die Beobachter-Rolle zurückziehen. Eltern, denen es schwer fällt, die besprochenen Regeln umzusetzen, sollten sich zunächst auf die Realisierung einzelner Regeln konzentrieren (z. B. nur Spielziele und Spielregeln sowie Verhaltensregeln entsprechend Regel 4 und 5 im Elternleitfaden mit dem Kind besprechen). Soweit möglich, sollten Sie diese Einübung auf Video aufzeichnen und anschließend mit den Eltern einzelne Sequenzen besprechen.

Für die Einübung der *Spiel- und Übungsstunde* mit den Eltern werden mindestens zwei Sitzungen benötigt. Häufig fällt es den Eltern jedoch schwer, einzelne Regeln umzusetzen, dann können zur Einübung wesentlich mehr Sitzungen notwendig werden. Zu Hause sollte die *Spiel- und Übungsstunde* jedoch erst dann durchgeführt werden, wenn diese Einübungsphase abgeschlossen ist und die Eltern auch das Gefühl haben, dass sie die *Spiel- und Übungsstunde* gut durchführen können. Ist dieses Ziel nach etwa zehn gemeinsamen Einübungssitzungen nicht erreicht, dann ist es in der Regel günstiger, dass Sie das Spieltraining zunächst ohne Einbeziehung der Eltern weiterführen.

Besprechung der Therapieaufgaben

Besprechen Sie die Durchführung der *Spiel- und Übungsstunde* in der Familie nach Abschluss der Einübungsphase. Legen Sie mit den Eltern den Zeitpunkt und die Häufigkeit der *Spiel- und Übungsstunde*, sowie die auszuwählenden Spiele (entsprechend den Regeln 2 und 3 des Elternleitfadens) fest und besprechen Sie mit den Eltern die Protokollierung der *Spiel- und Übungsstunde* im Tagebuch (Arbeitsblatt F17 a.1).

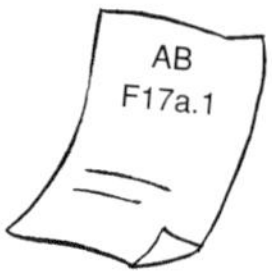

8.17.4 Schwierige Therapiesituationen

Probleme bei der Durchführung des Spieltrainings mit dem Kind

Bei extrem hyperkinetischen Kindern kann sich die Durchführung des Spieltrainings schwierig gestalten. Bei diesen Kindern ist diese Intervention aber gerade besonders wichtig. Bei der Bestimmung der Ansatzpunkte der Intervention (Phase 2) ist bei diesen Kindern besonders darauf zu achten, dass keine Überforderung auftritt. Die Spielsituationen, in denen die Interventionen durchgeführt werden, sollen so gestaltet sein, dass die hyperkinetische Symptomatik zwar auftritt, jedoch nicht so massiv ausgeprägt ist, dass sie nicht beherrschbar ist. Das heißt für ausgeprägt hyperkinetische Kinder,

(1) dass zunächst relativ **kurze Spielsituationen** (fünf Minuten) sehr verschiedenartiger Spiele gewählt werden;
(2) dass die Umgebung **möglichst reizarm** gestaltet wird (kein mit Spielmaterialien überquellendes Zimmer, sondern nur zwei oder drei Spiele zur Auswahl);
(3) dass Interventionen, die in besonderem Maße **lenkend eingreifen**, zunächst im Vordergrund stehen: vor allem aktionale Führung und Rückführung, Verhaltensanweisungen und Tokenverstärkung über Verstärkerrückgabe (*Wettkampf um lachende Gesichter*).

Bei diesen Kindern kann eine längere Durchführung des Spieltrainings durch den Therapeuten indiziert sein, bevor die Eltern integriert werden. Allerdings ist gerade bei diesen Kindern eine Unterstützung der Generalisierung durch die Durchführung der *Spiel- und Übungsstunde* in der Familie besonders wichtig. Wenn die Eltern im Umgang mit dem Kind eine hohe Kompetenz haben, dann können frühzeitig sehr kurze *Spiel- und Übungsstunden* von fünf bis zehn Minuten Dauer (möglichst häufig am Tag bzw. in der Woche) durchgeführt werden.

Das im Vergleich zur *Spaß- & Spiel-Zeit* relativ direktive Vorgehen bei dem *Spieltraining* erhöht die Wahrscheinlichkeit, dass Kinder mit oppositionellen Verhaltenstendenzen während des Spieltrainings gegenüber dem Therapeuten oppositionell oder aggressiv reagieren. Zur Verminderung dieser Auffälligkeiten sind während des Spieltrainings prinzipiell die gesamten Interventionen dieses Programmes durchführbar. Im Extremfall kann das Spieltraining für diesen Tag beendet werden *(Auszeit)*. Als direkter Verstärker für kooperatives, nicht-oppositionelles Verhalten kann Spielzeit reserviert werden, in der das Kind selbst bestimmt, wie und was gespielt wird. Diese Spielzeit kann es sich verdienen, wenn es in dem zuvor durchgeführten Training entsprechendes angemessenes Verhalten gezeigt hat.

Viele Kinder mit ausgeprägter hyperkinetischer Symptomatik zeigen zusätzlich Entwicklungsdefizite (in der Sprachentwicklung, in der motorischen Entwicklung oder in der Entwicklung der visuellen Wahrnehmungsfähigkeit). Zur Reduktion dieser Defizite sind möglicherweise gezielte Übungsbehandlungen indiziert: Allerdings setzen auch diese voraus, dass das Kind ein relativ intensives und ausdauerndes Spiel- und Beschäftigungsverhalten zeigt, damit es von dem Angebot der Übungsbehandlung tatsächlich profitieren kann. Deshalb sollte zunächst ein Spieltraining durchgeführt werden, bevor eine entsprechende Übungsbehandlung eingeleitet wird. Der Therapeut, der die Übungsbehandlung durchführt, ist gut beraten, entsprechende Interventionen des Spieltrainings in die Übungsbehandlung mit aufzunehmen. Außerdem können auch die Eltern angeleitet werden, entsprechende Spiele mit dem Kind durchzuführen, die auf die Verminderung von Entwicklungsdefiziten zielen.

Probleme bei der Einübung der *Spiel- und Übungsstunde*

Bei der Einübung der *Spiel- und Übungsstunde* gemeinsam mit den Eltern können die gleichen Probleme auftreten wie im Spieltraining, das der Therapeut allein mit dem Kind durchführt. Wenn sich das Kind bei der Einübung der *Spiel- und Übungsstunde* deutlich auffälliger verhält als bei dem Spieltraining, so kann das zunächst auf die neue Situation zurückgeführt werden, die das Kind möglicherweise stärker irritiert. Persistiert dieses Verhalten jedoch über die ersten beiden Sitzungen hinaus, dann kann davon ausgegangen werden, dass spezifische Interaktionsstörungen zwischen Eltern und Kind zur Aggravierung der Problematik beitragen, insbesondere dann, wenn die Eltern von vergleichbaren Verhaltensproblemen des Kindes in der Familie berichten. Manche Kinder reagieren in Anwesenheit der Eltern verstärkt hyperkinetisch, häufiger treten jedoch vermehrt oppositionelle Verhaltensweisen zutage. Damit wird zwar einerseits die Einübung der *Spiel- und Übungsstunde* erschwert, andererseits bietet dieses Verhalten des Kindes für Sie die Möglichkeit, sowohl die Eltern-Kind-Interaktionen genau zu beobachten, als auch entsprechende Interventionen mit den Eltern direkt einzuüben.

Anhand der entsprechenden Elternleitfäden können Sie in solchen *Spiel- und Übungsstunden* gemeinsam mit den Eltern entsprechende Vehaltensweisen einüben (s. folgende Übersicht):

!

- Wie man wirkungsvolle Aufforderungen gibt (Baustein F08),
- Positive Aufmerksamkeit bei kooperativem oder weniger störendem Verhalten (Baustein F09/F10),
- natürliche negative Konsequenzen, wenn Aufforderungen und Regeln nicht befolgt werden (Baustein F12),
- Token-Systeme (Bausteine F13/F14),
- Verstärkerrückgabe (Baustein F15),
- Auszeit (Baustein F16).

Manchen Eltern fällt die Einübung von Regeln besonders schwer. In diesen Fällen sind Videoaufnahmen besonders hilfreich. Lassen Sie sich viel Zeit, mit den Eltern einzelne Sequenzen zu besprechen, und achten Sie bei der Rückmeldung auf die Punkte der folgenden Übersicht:

!
- Fragen Sie die Eltern, wie gut ihrer Meinung nach die Umsetzung der Regeln gelungen ist.
- Melden Sie die gelungenen Verhaltenselemente zurück.
- Zeigen Sie die Situationen auf, in denen es den Eltern nicht gelungen ist, die Regeln umzusetzen.
- Überlegen Sie gemeinsam mit den Eltern, welche anderen Einflüsse die Umsetzung der Regeln beeinträchtigen. Hier können auch grundlegende Beziehungsprobleme oder generelle Überforderungssituationen deutlich werden (s. Kapitel 7.5). In diesen Fällen kann auch eine neue Konzipierung des Programmes notwendig sein.

Probleme bei der Durchführung der *Spiel- und Übungsstunde* in der Familie

Das häufigste Problem bei der Durchführung der *Spiel- und Übungsstunde* in der Familie stellt die Regelmäßigkeit dar, mit der die *Spiel- und Übungsstunde* durchgeführt wird. Wenn Sie erkennen, dass die *Spiel- und Übungsstunde* deutlich seltener als vereinbart und sehr unregelmäßig durchgeführt wird, dann sprechen Sie dieses Problem ohne einen vorwurfsvollen Ton an und überlegen gemeinsam mit den Eltern die Ursachen hierfür (s. Kapitel 7.6). Wenn nötig erstellen Sie gemeinsam mit den Eltern einen realistischeren Plan. Generell sollten *Spiel- und Übungsstunden* lieber kürzer und dafür häufiger durchgeführt werden.

Wenn die Eltern berichten, dass das Kind sich in der *Spiel- und Übungsstunde* zu Hause deutlich anders als in der mit dem Therapeuten gemeinsam durchgeführten *Spiel- und Übungsstunde* verhält, dann versuchen Sie gemeinsam mit den Eltern die Unterschiede zwischen beiden Situationen herauszuarbeiten und führen nochmals gemeinsame *Spiel- und Übungsstunden* durch.

8.17.5 In der nächsten Sitzung: Auswertungsgespräch zur Therapieaufgabe *Spiel- und Übungsstunde*

Besprechen Sie anhand des Tagebuches mit den Eltern und dem Kind die Erfahrungen mit der *Spiel- und Übungsstunde*.

Fragen für das Auswertungsgespräch

- Wie häufig wurde die *Spiel- und Übungsstunde* durchgeführt?
- Was wurde gespielt?
- Hatten die Eltern das Gefühl, dass sie sich an die „Regeln" halten konnten?
- Wie intensiv und ausdauernd war das Spielverhalten des Kindes?
- Wie hat die *Spiel- und Übungsstunde* dem Kind und den Eltern gefallen?
- Sind Schwierigkeiten aufgetreten?

Nehmen Sie sich genügend Zeit, um diese Fragen zu klären und lassen Sie sich von einzelnen *Spiel- und Übungsstunden* genau berichten. Wenn am Ende der Sitzung noch Zeit zur Verfügung steht, können Sie noch einmal mit den Eltern zusammen eine *Spiel- und Übungsstunde* durchführen, selbst wenn Sie das Gefühl haben, dass die Eltern die „Regeln" gut umgesetzt haben. Dies verdeutlicht den Eltern auch, wie wichtig Ihnen als Therapeut dieser Therapiebaustein ist.

Gehen Sie erst zu einem nächsten Therapiebaustein über, wenn Sie der Meinung sind, dass die Eltern zu Hause in der Lage sind, die *Spiel- und Übungsstunde* weiterhin selbständig durchzuführen. Bitten Sie die Eltern, das Tagebuch noch eine Zeit lang weiterzuführen. Überlegen Sie gemeinsam mit den Eltern, zu welchem Zeitpunkt und auf welche Weise sie die Hilfestellungen während der *Spiel- und Übungsstunde* reduzieren und die Anforderungen an das Kind steigern können (entsprechend den Regeln 13 und 14 im Elternleitfaden). Meist ist es sinnvoll, diese Veränderungen in einer gemeinsamen *Spiel- und Übungsstunde* einzuüben.

8.18 Bausteine F17b und K17b: *Selbstinstruktionstraining*

Indikation

Das *Selbstinstruktionstrainig* kann bei **Schulkindern** durchgeführt werden, bei denen selbst unter günstigen Bedingungen ein ausgeprägt impulsives, leicht ablenkbares, wenig konzentriertes oder wenig durchstrukturiertes Arbeitsverhalten zu beobachten ist.

Bei **Vorschulkindern** ist das *Selbstinstruktionstraining* auf keinen Fall geeignet. Auch sechs- bis siebenjährige Kinder mit ausgeprägter hyperkinetischer Symptomatik oder mit verminderter Intelligenz können durch das *Selbstinstruktionstraining* in ihrer Fähigkeit zur Metakognition überfordert sein. Bei diesen Kindern sollte eine Probe-Behandlung von wenigen Stunden durchgeführt werden. Falls das Training wegen der ausgeprägten hyperkinetischen Symptomatik nicht durchführbar ist und eine medikamentöse Intervention auch aus anderen Gründen indiziert ist, dann kann das Training unter medikamentöser Therapie durchgeführt werden (falls dann noch eine Indikation für ein zusätzliches *Selbstinstruktionstraining* vorliegt).

Ein *Selbstinstruktionstraining* kann indiziert sein,

- wenn während der Intelligenz- und Leistungsdiagnostik ein aufmerksamkeitsschwaches und impulsives Arbeitsverhalten zu beobachten ist, das die Leistung des Kindes deutlich beeinträchtigt,
- wenn Eltern und/oder Lehrerin ausgeprägte Aufmerksamkeitsprobleme bei den Hausaufgaben bzw. in der Schule beschreiben und diese durch andere Interventionen (z. B. positive Aufmerksamkeit, *Punkte-Plan*, *Wettkampf um lachende Gesichter*; Bausteine F09, F13, F15) nicht hinreichend vermindert werden konnten.

Eine genaue Prüfung der Indikation und der Ansatzpunkte eines *Selbstinstruktionstrainings* erfolgt in der ersten Phase des Trainingsprogrammes. Das Training ist nur dann indiziert, wenn das Kind auch unter optimalen Rahmenbedingungen, d. h. bei motivationalen Anreizen, zu keinem hinreichend reflexiven Arbeitsverhalten in der Lage ist. Da viele Kinder mit hyperkinetischer Symptomatik unter diesen Bedingungen durchaus reflexiv arbeiten können und diese Information für die Überprüfung der Indikation anderer Therapiebausteine notwendig ist, sollte eine genaue Klärung der Indikation für ein *Selbstinstruktionstraining* bereits im Rahmen der Eingangsdiagnostik (störungsspezifische Verhaltens- und Interaktionsdiagnostik; s. Kap. 6.5) erfolgen.

Eine **Integration der Eltern** in das *Selbstinstruktionstraining* (Baustein F17b) ist nur dann indiziert, wenn die Eltern-Kind-Beziehung nicht zu sehr belastet ist und die Eltern in der Lage sind, die einzelnen Interventionen im Rahmen des *Selbstinstruktionstrainings* umzusetzen. Falls diese Voraussetzungen nicht gegeben sind, kann das Training auch von Ihnen mit dem Kind allein durchgeführt werden. Allerdings sollten dann Interventionen zur Unterstützung der Generalisierung des Arbeitsverhaltens, das während der Behandlungsstunden aufgebaut wurde, besonders intensiv durchgeführt werden (Selbstmanagement-Methode).

Familienzentrierte Intervention, Baustein K17b *Selbstinstruktionstraining*	**Kindzentrierte Intervention, Baustein F17b** *Helfen Sie Ihrem Kind, Aufgaben Schritt für Schritt zu lösen*
Inhalt und Ziele Durch das *Selbstinstruktionstraining* soll das Kind zu einem planvollen und reflexiven Arbeitsstil bei der Bewältigung von Aufgaben angeleitet werden, die geistiges Durchhaltevermögen und systematisches Arbeiten erfordern. Auf diese Weise sollen Aufmerksamkeitsstörungen und impulsives Arbeitsverhalten vermindert werden. Bei Schulkindern mit ausgeprägter Ablenkbarkeit, Unruhe und Impulsivität in Test- und Hausaufgabensituationen sollten Sie dieses *Selbstinstruktionstraining* über mehrere Stunden hinweg mit dem Kind durchführen, bevor die Eltern in diesen Behandlungsbaustein integriert werden und die Rolle des Kotherapeuten übernehmen.	**Inhalt und Ziele** Nachdem ein planvolles und reflexives Arbeitsverhalten in der Therapiestunde durch das *Selbstinstruktionstraining* aufgebaut werden konnte, können die Eltern in die Behandlung integriert und dazu angeleitet werden, das *Selbstinstruktionstraining* zu Hause fortzusetzen. Damit sollen dessen Effekte verstärkt und die Generalisierung auf häusliche Situationen (vor allem Hausaufgabensituationen) unterstützt werden.
Teilnehmer Das *Selbstinstruktionstraining* wird zunächst mit dem Kind allein ohne Eltern durchgeführt.	**Teilnehmer** In der Regel zumindest ein Elternteil und das Kind. Der Elternteil wird in das *Selbstinstruktionstraining* integriert.

Materialien

Arbeitsblatt K17b.1:	*Signalkarten*
Arbeitsblatt K17b.2:	*Meine Arbeitsregeln* Konzentrations- und Denkspiele, Labyrinth-Aufgaben, Ausmalfiguren
Arbeitsblatt K17b.3:	*Problemkarten: Soziale Situationen*
Arbeitsblatt K17c.1:	*Mein Ziel*
Arbeitsblatt K17c.2:	*Mein Detektiv-Bogen*

Ablauf der Sitzungen

Sie sollten das *Selbstinstruktionstraining* über mindestens vier Sitzungen allein mit dem Kind durchführen. Vor der Durchführung des *Selbstinstruktionstrainings* wird jeweils mit dem Elternteil entsprechend dem üblichen Aufbau ein kurzes Gespräch geführt:

(1) Gespräch mit Eltern(teil) und Kind über die Ereignisse seit der letzten Sitzung und Bearbeitung der Problemliste.

(2) Auswertungsgespräch über die Therapieaufgaben der letzten Sitzungen.

Das Auswertungsgespräch ist dann notwendig, wenn vor Beginn des *Selbstinstruktionstrainings* andere Bausteine bearbeitet wurden und die Therapieaufgaben aus diesen

Materialien

Arbeitsblatt T03:	*Problemliste: Verhaltensprobleme des Kindes (in der Familie)*
Elternleitfaden F17b:	*Helfen Sie Ihrem Kind, Aufgaben Schritt für Schritt zu lösen!*

Ablauf der Sitzungen

(1) Gespräch über Ereignisse seit der letzten Sitzung und Bearbeitung der Problemliste.

(2) Auswertungsgespräch über die Therapieaufgaben der letzen Sitzungen.

(3) Gespräch über die Ziele des Therapiebausteins.

(4) Einübung des *Lauten Denkens.*

(5) Erarbeitung der Regeln für das *Laute Denken* anhand des Elternleitfadens.

(6) Besprechung der Therapieaufgaben.

►

Bausteinen weiter bestehen (z. B. kontinuierliche Fortführung einer *Spaß- & Spiel-Zeit* oder eines Token-Systems). Für das *Selbstinstruktionstraining* sollten mindestens 30 Minuten pro Sitzung eingeplant werden.

(3) Die Eltern werden kurz über den Inhalt und die Ziele der Selbstinstruktions-Sitzung informiert.

Therapieaufgaben

Nachdem die Eltern die Funktion des Therapeuten im *Selbstinstruktionstraining* eingeübt haben, führen sie das Selbstinstruktionstraining zu Hause mit dem Kind regelmäßig durch.

Anzahl der Sitzungen

Führen Sie das *Selbstinstruktionstraining* mit dem Kind solange durch, bis sich erste Behandlungserfolge in der Therapiestunde erkennen lassen und das Arbeitsverhalten sich soweit entwickelt hat, dass die Eltern die Funktion des Kotherapeuten übernehmen können. In der Regel werden dafür mindestens vier Sitzungen benötigt. Falls sich nach zehn Sitzungen noch keine Behandlungserfolge zeigen, ist eine Weiterführung des *Selbstinstruktionstrainings* nicht indiziert.

Die Anleitung der Eltern zur Durchführung des *Selbstinstruktionstrainings* wird solange durchgeführt, bis die Eltern in der Lage sind, das *Selbstinstruktionstraining* selbständig weiterzuführen. In der Regel reichen hierzu zwei bis drei Sitzungen aus. Weitere gemeinsame Selbstinstruktionstrainingssitzungen sind immer dann indiziert, wenn sich Probleme bei der Durchführung des *Selbstinstruktionstrainings* durch die Eltern in der Familie einstellen oder wenn die Eltern eine neue Phase des *Selbstinstruktionstrainings* (s. u.) beginnen.

Interventionsdauer für die Therapieaufgabe

Die Eltern führen das *Selbstinstruktionstraining* in der Familie in der Regel mindestens acht Wochen lang regelmäßig mehrmals wöchentlich durch.

8.18.1 Ablauf der Sitzung

Siehe Erläuterungen in der Übersicht über die Therapiebausteine F17b und K17b.

8.18.2 Kindzentrierte Intervention: *Selbstinstruktionstraining*

Sie sollten das *Selbstinstruktionstraining* in mindestens vier Sitzungen allein mit dem Kind durchführen. Es lässt sich, wie die nachfolgende Übersicht zeigt, in vier Phasen unterteilen.

Übersicht

Phasen des *Selbstinstruktionstrainings*

Phase 1: Überprüfung der Indikation des *Selbstinstruktionstrainings* und Bestimmung der Ansatzpunkte der Intervention (1 Sitzung)

Aufgaben aus verschiedenen Hauptfächern und spielerische Aufgaben werden durchgeführt, um die Indikation für das *Selbstinstruktionstraining* und die Ansatzpunkte der Intervention zu überprüfen. Die Motivation des Kindes wird durch attraktive Belohnungen für ausdauerndes und reflexives Arbeitsverhalten unterstützt.

Phase 2: Entwicklung von Problembewusstsein und Besprechung der Ziele des *Selbstinstruktionstrainings* mit dem Kind (ca. 30 Minuten)

Gespräch mit dem Kind über die Probleme bei der Durchführung der Hausaufgaben, bei der Bearbeitung von Aufgaben in der Schule und bei der Durchführung der Hausaufgaben in der Untersuchungssituation. Herausarbeitung der problematischen Elemente des Arbeitsverhaltens und Besprechung der Ziele des *Selbstinstruktionstrainings*.

Phase 3: Aufbau eines planvollen und reflexiven Arbeitsverhaltens (mindestens 3 Sitzungen)

(1) Einführung in die Technik des *Lauten Denkens*
(2) Einführung der Signalkarten

(3) Einübung der Selbstinstruktion
(4) Unterstützende Interventionen (Token-Systeme)
(5) Anwendung der Selbstinstruktion auf schulische Aufgaben

Phase 4: Generalisierung des Arbeitsverhaltens auf reale Situationen
(1) Übergang zu geflüsterter Selbstinstruktion
(2) Anwendung von Selbstmanagement-Techniken
(3) Kombination mit Interventionen im Unterricht
(4) Anleitung der Eltern und Kombination mit anderen Interventionen in der Familie

Phase 1: Überprüfung der Indikation des *Selbstinstruktionstrainings* und Bestimmung der Ansatzpunkte der Intervention

Falls die diagnostische Abklärung nicht bereits im Rahmen der Eingangsdiagnostik erfolgt ist (s. Kap. 6.5), führen Sie mit dem Kind Hausaufgaben in verschiedenen Hauptfächern durch (mindestens 30 Minuten lang), wobei Sie das Kind zu einem planvollen und reflexiven Arbeitsverhalten motivieren, indem Sie es darauf hinweisen, dass es versuchen soll,

- genau zu überlegen, was die Aufgabenstellung ist,
- aufzupassen, dass ihm keine Flüchtigkeitsfehler unterlaufen und
- das Ergebnis zu kontrollieren.

Stellen Sie dem Kind eine attraktive Belohnung in Aussicht (z. B. ein besonderes Spiel mit Ihnen), wenn es ihm gelingt, die Aufgaben auf diese Weise sorgfältig zu Ende zu bringen. Beobachten Sie das Kind in dieser Situation, ermuntern Sie es, weiter zu machen, aber greifen Sie nicht weiter ein. Wenn möglich, dann zeichnen Sie die Hausaufgabensituation auf Video auf, um die Aufzeichnung später in der Therapie einzusetzen.

Wenn es dem Kind gelingt, in dieser Situation planvoll und reflexiv die Hausaufgaben mit einer hinreichenden Qualität zügig zu Ende zu bringen, ist das *Selbstinstruktionstraining* nicht indiziert, weil das Kind offensichtlich über die entsprechenden Fertigkeiten verfügt. Zeigt es dagegen in dieser Situation aufmerksamkeitsschwaches, impulsives oder hyperkinetisches Verhalten, das die Arbeitsqualität deutlich beeinträchtigt, dann ist ein *Selbstinstruktionstraining* angezeigt. Wenn das Kind die Aufgaben fehlerhaft durchführt, dann prüfen Sie, ob diese Fehler durch Schulleistungsdefizite (z. B. mangelnde Rechtschreibkenntnisse) oder durch Aufmerksamkeitsdefizite bedingt sind. Falls die Fehler hauptsächlich durch Schulleistungsdefizite und weniger durch Aufmerksamkeitsdefizite oder impulsives Arbeitsverhalten bedingt sind, dann ist eine entsprechende Förderung der schulischen Fähigkeit und kein *Selbstinstruktionstraining* indiziert. Falls sowohl Aufmerksamkeitsdefizite oder impulsives Arbeitsverhalten als auch Schulleistungsdefizite feststellbar sind, dann sollte zunächst ein *Selbstinstruktionstraining* durchgeführt werden, bevor eine intensive Förderung der schulischen Fähigkeit erfolgt.

Achten Sie auf Variationen von Aufmerksamkeitsschwächen oder impulsivem Arbeitsverhalten in Abhängigkeit von der Art der Aufgaben. Falls Sie deutliche hyperkinetische Auffälligkeiten feststellen, dann führen Sie auch einige spielerische Aufgaben durch (z. B. Puzzle-Spiele, Labyrinth-Spiele, Rätsel) und prüfen Sie, ob die Auffälligkeiten auch bei diesen Spielen auftreten.

Phase 2: Entwicklung von Problembewusstsein und Besprechung der Ziele des *Selbstinstruktionstrainings* mit dem Kind

Erarbeiten Sie gemeinsam mit dem Kind die Fehlerarten, die ihm typischerweise bei der Durchführung der Hausaufgaben oder bei der Bearbeitung von Aufgaben in der Schule unterlaufen. Gehen Sie dabei die wichtigsten Schulfächer durch. Geben Sie dem Kind auch eine Rückmeldung zu den Fehlern, die Ihnen bei der Durchführung der Hausaufgaben in der Untersuchungssituation aufgefallen sind.

Die häufigsten **Fehlerarten** sind:

- Ich beginne Aufgaben zu schnell, ohne zu überlegen, was genau zu tun ist.
- Ich bleibe nicht bei der Aufgabe, sondern lasse mich schnell ablenken.
- Ich arbeite zu schnell und nicht genau genug.
- Ich kontrolliere meine Aufgaben nicht.

Arbeiten Sie gemeinsam mit dem Kind die typischen Arbeitsfehler und die **negativen Konsequenzen** heraus, die für das Kind daraus entstehen, z.B:

- Die Lehrer und die Eltern sind mit der Arbeit unzufrieden.
- Ich brauche sehr lange, bis ich mit den Aufgaben fertig werde.
- Ich muss viele Dinge zweimal machen.
- Ich bekomme schlechte Noten.

Besprechen Sie mit dem Kind die **Ziele** des Selbstinstruktionstrainings. Das Kind soll lernen,

- sich zunächst einmal zu stoppen, bevor es mit einer Aufgabe beginnt, und nicht überhastet mit der Aufgabe anzufangen;
- genau zu überlegen, was die Aufgabe ist;
- sich dann einen Plan zu machen, wie die Aufgabe am besten zu lösen ist;
- den Plan Schritt für Schritt durchzuführen und sich dabei nicht ablenken zu lassen;

- die Lösung zu überprüfen und sich selbst auch zu loben, wenn es alles gut gemacht hat, bzw. sich zu ermuntern, das nächste Mal besser aufzupassen, wenn es einen Fehler entdeckt.

Das folgende Beispiel zeigt einen Dialog mit einem Kind über seine typischen Fehler und die negativen Konsequenzen, die sich daraus ergeben.

Fallbeispiel

Beispiel für die Entwicklung von Problembewusstsein und Besprechung der Ziele des *Selbstinstruktionstrainings*

Therapeut:	„Wir haben ja schon einmal über deine Probleme gesprochen, die du hast, wenn du Schularbeiten machen musst. Lass uns heute mal genau überlegen, was dir dabei schwer fällt."
Kind:	…
Therapeut:	„Richtig, das ist mir auch schon bei dir aufgefallen! Als wir gemeinsam Hausaufgaben gemacht haben, habe ich gemerkt, dass du gar nicht abwarten kannst, bis man dir etwas erklärt hat. Manchmal fängst du schon hastig mit der Lösung an und weißt dann oft nicht mehr, was du genau machen musst. Hast du das auch schon gemerkt?"
Kind:	…
Therapeut:	„Und dann habe ich noch gemerkt, dass du große Probleme hast, bei einer Sache zu bleiben. Als wir hier zusammen Hausaufgaben gemacht haben, musstest du mir zwischendurch immer wieder etwas erzählen. Lass uns mal überlegen, was das für Nachteile mit sich bringt!"
Kind:	…
Therapeut:	„Ja, das stimmt. Wenn du während der Hausaufgaben anderes machst, dann wirst du mit den Aufgaben gar nicht fertig. dir unterlaufen viele Flüchtigkeitsfehler, und oft musst du Sachen noch einmal neu machen. Und du hast immer wieder Ärger mit deinen Eltern und deiner Lehrerin!"
Kind:	…
Therapeut:	„Ich möchte mit dir in den nächsten Wochen eine Technik einüben, die dir hilft, Schularbeiten Schritt für Schritt zu machen, ohne dass dir so viele Flüchtigkeitsfehler unterlaufen. Wir üben das jetzt einmal mit *Lautem Denken*. Dabei sollst du das laut aussprechen, was du gerade denkst und machst. Das ist wie bei einem Sportreporter, der ein Fußballspiel kommentiert."

Phase 3: Aufbau eines planvollen und reflexiven Arbeitsverhaltens

Die dritte Interventionsphase verläuft in fünf aufeinander aufbauenden Schritten.

(1) Einführung in die Technik des *Lauten Denkens* (ca. 30 Minuten)

Führen Sie die Technik des *Lauten Denkens* an einem einfachen Beispiel vor. Sie malen eine Figur aus und denken zunächst laut darüber nach, welche Farbe Sie für die einzelnen Teile verwenden wollen und was Sie tun können, damit Sie nicht über die Linien fahren. Sprechen Sie handlungsbegleitende Instruktionen, während Sie die Figur ausmalen. Die Einführung in die Technik des *Lauten Denkens* kann erfolgen, wie im nachfolgenden Kasten beschrieben ist.

Fallbeispiel

Beispiel für die Technik des *Lauten Denkens*

Für diese Aufgaben benötigen Sie eine einfache Figur zum Ausmalen.

Therapeut: „Ich möchte dir jetzt die Technik des *Lauten Denkens* zeigen. Ich will diese Figur hier ausmalen, ohne dabei über den Rand hinauszumalen. Ich fange einmal mit dem Pullover an. In welcher Farbe soll ich den denn ausmalen? Ich nehme rot dazu! So, jetzt male ich langsam am Rande des Pullovers entlang und bin ganz vorsichtig, dass ich nicht über den Rand hinaus male. Jetzt bin ich einmal rum und male den Pullover ganz aus. Jetzt kann ich etwas schneller malen …"

Fordern Sie danach das Kind auf, ebenfalls eine Figur auszumalen und dabei laut zu denken. Das Kind soll zunächst laut denkend einen Plan erstellen, wie es die ihm gegebene Aufgabe strategisch geplant (z. B. nicht über den Rand der Figur zu malen) lösen kann. Während des Ausmalens soll es handlungsbegleitend zu sich selbst sprechen, indem es verbalisiert, was es gerade macht und worauf es gerade achten muss. Erinnern Sie das Kind immer wieder, laut zu denken, und lassen Sie es noch andere Figuren ausmalen. In der Regel benötigen Sie für diesen Schritt 20 bis 30 Minuten.

(2) Einführung der Signalkarten (30 Minuten)

Erklären Sie dem Kind, dass Sie Signalkarten haben, die ihm helfen sollen, eine Aufgabe Schritt für Schritt zu lösen und dadurch Flüchtigkeitsfehler zu vermeiden. Besprechen Sie mit ihm die einzelnen Signalkarten (Arbeitsblatt K17b.1) und deren Bedeutung für die Aufgabenlösung. Dieser Schritt dauert in der Regel etwa zehn Minuten.

Die Signalkarten lauten:

- *STOPP, was soll ich tun?*
  Das Kind soll erste Handlungsimpulse stoppen und mit eigenen Worten die Aufgabe formulieren.
- *Wie ist mein Plan?*
  Das Kind soll sich Lösungsmöglichkeiten und einzelne Lösungsschritte ausdenken, diese gegeneinander abwägen und sich dann für eine Lösung entscheiden.
- *Sorgfältig, Schritt für Schritt zum Ziel!*
  Das Kind soll handlungsbegleitend zu sich sprechen, dabei entsprechend seinem Plan langsam schrittweise vorgehen.
- *STOPP, überprüfen!*
  Das Kind soll unmittelbar nach Beendigung der Aufgabe kurz prüfen, ob die Aufgabe richtig gelöst wurde und ob es sich an die Signalkarten gehalten hat. Wenn es Fehler oder Qualitätsmängel feststellt, soll es diese beseitigen.
- *Prima!*
  Das Kind belohnt sich selbst dafür, dass es sich an seinen Plan gehalten und damit die Aufgabe erfolgreich bewältigt hat.

(3) Einübung der Selbstinstruktion

Üben Sie die Technik der Selbstinstruktion anhand mehrerer spielerischer Aufgaben ein. Machen Sie zunächst dem Kind die Selbstinstruktion vor und lassen Sie diese dann an der gleichen Aufgabenart durch das Kind wiederholen. Wählen Sie dabei Aufgaben, die das Kind beherrscht. Erklären Sie ihm, dass Sie zunächst an einfachen Aufgaben üben wollen, bevor Sie das laute Denken an schwierigeren Aufgaben anwenden.

Als Übungsbeispiele eignen sich das Ausmalen der Selbstinstruktionskarten, Puzzlespiele oder das Durchfahren eines Labyrinths. Für diesen Schritt sollten Sie etwa zweimal 20–30 Minuten veranschlagen. Ein beständiger Rollenwechsel zwischen Ihnen und dem Kind bei der spielerischen Einübung der Technik ist ratsam.

Fallbeispiel

Beispiel für die Einübung der Selbstinstruktion

Für diese Aufgaben können Sie z. B. ein einfaches Labyrinth benutzen. Legen Sie die fünf Signalkarten in der richtigen Reihenfolge auf einen Stapel.

►

Therapeut: „Ich möchte dir jetzt zeigen, wie du mit diesen Signalkarten eine Aufgabe lösen kannst.
Ich nehme also die erste Karte: **STOPP, was soll ich tun?** Meine Aufgabe ist, den Weg durch dieses Labyrinth zu finden.
Jetzt kommt die zweite Karte: **Wie ist mein Plan?** Ich fange hier oben an und fahre vorsichtig bis zur ersten Kreuzung und schaue dann, in welche Richtung der Weg weitergeht, um nicht in einer Sackgasse zu landen.
Auf der dritten Karte steht: **Sorgfältig, Schritt für Schritt zum Ziel!** Ich fange also an, fahre bis zur ersten Kreuzung und schaue, wohin die Wege führen. Der hier führt in die Sackgasse und der hier endet dort hinten, dann nehme ich den dritten hier und weiter geht's Schritt für Schritt …
Jetzt bin ich am Ziel. Aber: **STOPP, überprüfen!** Ich fahre die Linie noch einmal nach und schaue, ob ich auch wirklich keine Wand durchfahren habe.
Ja, es ist alles richtig. Letzte Karte: **Prima!** Jetzt bin ich wirklich fertig mit der Aufgabe und ich habe mich an meinen Plan gehalten."

Beim Einüben sollten Sie darauf achten, dass das Kind sich wirklich an die einzelnen Selbstinstruktionsschritte hält. Im Verlauf der weiteren Übungen, in denen die Selbstinstruktion auch auf andere Aufgaben übertragen wird, sollten Sie die einzelnen Schritte je nach Aufgabenstellung flexibler handhaben. Ein zu starres Festhalten an diesen Schritten kann eine flexible Problemlösung hemmen und macht den Kindern auch weniger Spaß.

(4) Unterstützende Interventionen (Token-Systeme)

Den meisten Kindern fällt es zunächst schwer, sich an die einzelnen durch die Signalkarten vorgegebenen Schritte zu halten. Bei vielen Kindern ist daher eine motivationale und spielerische Unterstützung hilfreich. Am besten hat sich dabei der *Wettkampf um lachende Gesichter* (Baustein F15) bewährt. Erklären Sie dem Kind, dass Sie sich immer dann ein Gesicht markieren (mit einem neutralen Gesichtsausdruck), wenn es vergisst, sich an die Schritte des *Lauten Denkens* zu halten. Sie können auch noch eine weitere zusätzliche Verhaltensregel aufstellen, die notwendig ist, damit das Kind ein angemessenes Arbeitsverhalten entwickeln kann (z. B. nicht vom Sitz aufstehen oder nichts anderes reden). Üben Sie dann das *Laute Denken* anhand der Karten ein und führen Sie dabei den *Wettkampf um lachende Gesichter* durch. Führen Sie diese Intervention solange durch, bis sich der Gebrauch der Signalkarten an verschiedenen spielerischen Aufgaben weitgehend automatisiert hat.

(5) Anwendung der Selbstinstruktion auf schulische Aufgaben

Nachdem die Selbstinstruktionsschritte an verschiedenen spielerischen Aufgaben weitgehend automatisiert sind, werden schulische Aufgaben herangezogen. Erklären Sie dem Kind, dass Sie jetzt die Methode auf Schulaufgaben übertragen wollen, damit ihm zukünftig weniger Flüchtigkeitsfehler unterlaufen. Besprechen Sie mit ihm, dass Sie die Methode zunächst an einfacheren Aufgaben einüben wollen, damit das Kind die einzelnen Schritte lernt.

Die Selbstinstruktionsschritte eignen sich besonders gut bei Textaufgaben. Bei anderen Rechenaufgaben ist der zweite Schritt (Wie ist mein Plan?) manchmal überflüssig. Die Kontrolle kann in direktem Nachrechnen bestehen oder auch im Überschlagen, ob das Ergebnis ungefähr stimmen kann. Wenn Rechenfehler auftreten, dann machen Sie das Kind nicht unmittelbar auf den Fehler aufmerksam, sondern geben ihm die Rückmeldung, nachdem es die Aufgabe zu Ende gerechnet und kontrolliert hat, dass ihm doch noch ein Fehler unterlaufen ist, ohne es genau auf die Stelle aufmerksam zu machen, an welcher der Fehler aufgetreten ist.

Fallbeispiel

Beispiele für die Anwendung der *Selbstinstruktion* auf Rechenaufgaben

Aufgabe 1:
15 + 7 = ?

STOPP, was soll ich tun?
„Ich soll 15 und 7 addieren."

Wie ist mein Plan?
„Ich rechne: 15 und wie viel ist 20? Und dann den Rest zu 20 dazu."

Sorgfältig, Schritt für Schritt zum Ziel!
„15 + 5 ist 20, bleiben noch 2 übrig. 20 plus 2 sind 22."

STOPP, überprüfen!
„15 + 5 ist 20, bleiben noch 2 übrig. 20 plus 2 sind 22, stimmt!"

Prima!

Aufgabe 2:
Thomas kauft 2 kg Äpfel. Ein Kilogramm kostet 4,20 €. Er bezahlt mit einem 10 €-Schein.
Wie viel Geld bekommt er zurück?

STOPP, was soll ich tun?
„Ich soll ausrechnen, wie viel Geld Thomas zurückbekommt."

Wie ist mein Plan?
„Ich rechne zuerst, wie viel 2 kg Äpfel kosten. Danach ziehe ich den Preis von 10,– € ab."

Sorgfältig, Schritt für Schritt zum Ziel!
„2 mal 4,20 € sind 8,40 €. 10 € minus 8,40 € sind 1,60 €. Thomas bekommt noch 1,60 €."

STOPP, überprüfen!
„2 × 4,20 = 8,40; 10–8,40 = 1,60 €, stimmt."

Prima!

Bei **Diktaten** oder beim **Abschreiben** kann die *Selbstinstruktion* wie folgt eingesetzt werden:

Die zweite Selbstinstruktionskarte (Wie ist mein Plan?) sollte vor allem dazu dienen, dass sich das Kind seiner typischen Fehler (z. B. Rechtschreibfehler, nicht auf der Linie schreiben) bewusst wird und auf die Vermeidung dieser Fehler besonders achtet („Jetzt muss ich aufpassen, beim Abschreiben keine Buchstaben auszulassen.").

Unterlaufen dem Kind Rechtschreib- oder Abschreibfehler, dann machen Sie das Kind nicht direkt auf den Fehler aufmerksam, sondern weisen Sie es, nachdem es selbst kontrolliert hat, darauf hin, in welcher Zeile (wenn zu schwer: in welchem Wort) sich ein Fehler befindet.

Fallbeispiel

Beispiele für die Anwendung der *Selbstinstruktion* bei Diktaten oder beim Abschreiben

STOPP, was soll ich tun?
„Ich soll den Text von … bis … abschreiben."

Wie ist mein Plan?
„Ich lese zuerst den ganzen Text durch."
„Dann fange ich an und lese immer etwa drei Worte."
„Die schreibe ich dann in mein Heft und lese sie dabei noch einmal laut vor."
„Ich achte besonders auf die Groß- und Kleinschreibung."
„Bei schwierigen Worten vergleiche ich direkt."

Sorgfältig, Schritt für Schritt zum Ziel!
(Laut während des Schreibens lesen.)
„Jetzt aufpassen!"

STOPP, überprüfen!
(Noch einmal langsam Wort für Wort lesen und bei schwierigen Worten noch einmal vergleichen.)

Prima!

Phase 4: Generalisierung des Arbeitsverhaltens auf reale Situationen
Zur Generalisierung des in den Therapiestunden aufgebauten Arbeitsverhaltens auf reale Situationen in der Schule und in der Familie stehen insgesamt vier Techniken zur Verfügung:

(1) Übergang zu geflüsterter *Selbstinstruktion*
Erklären Sie dem Kind, dass es von nun an nicht mehr laut, sondern nur noch „in Flüstersprache" denken soll, um die Methode auch in der Schule und in der Familie anzuwenden, ohne dass andere das merken oder es andere stört und ablenkt. Führen Sie entsprechende Aufgaben mit geflüstertem Denken durch. Meist wird dieser Schritt von dem Kind schnell bewältigt.

(2) Anwendung von Selbstmanagement-Techniken in der Familie

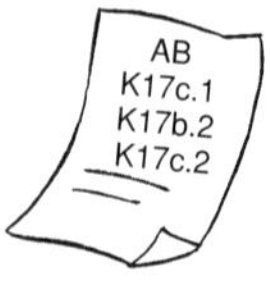

Wenden Sie die in Baustein K17c beschriebenen Selbstmanagement-Methoden an, indem Sie zunächst Vor- und Nachteile der typischen Arbeitsfehler anhand des Arbeitsblattes *Mein Ziel* (K17c.1) mit dem Kind erarbeiten. Nehmen Sie dann das Arbeitsblatt K17b.2 (*Meine Arbeitsregeln*) zur Hand und überlegen Sie mit dem Kind, mit welchen Regeln (maximal zwei) das Problem gelöst werden kann. Tragen Sie diese Regel(n) in das Arbeitsblatt *Mein Ziel* (K17c.1) ein. Erarbeiten Sie dann mit dem Kind den *Detektiv-Bogen* (Arbeitsblatt K17c.2), wie in Kapitel 8.19 beschrieben.

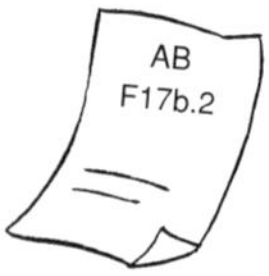

(3) Kombination mit Interventionen im Unterricht
Informieren Sie die Lehrerin über das *Selbstinstruktionstraining*. Besprechen Sie, welche der im Arbeitsblatt F17b.2 aufgelisteten Arbeitstechni-

ken vom Kind nicht beherrscht werden und welche davon das Arbeitsverhalten oder die Qualität am meisten beeinträchtigen. Erarbeiten Sie danach gemeinsam mit dem Kind eine entsprechende Selbstmanagement-Intervention und sprechen Sie mit der Lehrerin ab, welche Hilfestellungen sie dem Kind bei der Durchführung des Selbstmanagements geben kann. Vor allem eine regelmäßige Besprechung der Selbstbeobachtungen des Kindes und eine entsprechende Rückmeldung der Lehrerin ist sehr hilfreich.

Darüberhinaus können andere Interventionen im Unterricht, beispielsweise Token-Systeme oder Verstärker-Entzugs-Systeme mit Selbstmanagement in der Schule kombiniert werden. Weitere Hinweise können Kapitel 9 entnommen werden.

(4) Anleitung der Eltern und Kombination mit anderen Interventionen in der Familie

Die Anleitung der Eltern zur Durchführung des *Selbstinstruktionstrainings* und die Kombination mit anderen Interventionen in der Familie wird im folgenden Absatz 8.18.3 dargestellt.

Voraussetzung für eine Übertragung der erworbenen Methoden auf reale Situationen außerhalb der Übungsstunde ist der Übergang zu geflüsterter und schließlich nur noch gedachter Selbstinstruktion, weil die *Selbstinstruktion* dann unauffällig eingesetzt werden kann. Wenn die Eltern als Kotherapeuten eingesetzt werden sollen, wird dieser Schritt jedoch erst nach der Anleitung der Eltern durchgeführt.

Die Anwendung von Selbstmanagement-Techniken sollte prinzipiell eingeübt werden, vor allem aber, wenn eine Übertragung der Selbstinstruktionsmethode auf Unterrichtssituationen beabsichtigt ist.

Prinzipiell sollte darüberhinaus eine Kombination mit anderen Interventionen im Unterricht oder in der Familie (z. B. *Punkte-Plan*) angestrebt werden, weil eine spontane Generalisierung auf reale Situationen sich sehr selten einstellt.

8.18.3 Familienzentrierte Intervention: Integration der Eltern in das *Selbstinstruktionstraining*

Die Eltern werden in der Regel in das *Selbstinstruktionstraining* integriert, sobald beim Kind die Anwendung der Methode in der Therapie weitgehend automatisiert ist. Das kann bei einer besonders günstigen Entwicklung nach vier Sitzungen der Fall sein, meist dauert es jedoch länger.

Eine Integration der Eltern in das *Selbstinstruktionstraining* ist allerdings nur dann indiziert, wenn die Eltern-Kind-Beziehung nicht zu sehr belastet ist und die Eltern in der Lage sind, die einzelnen Interventionen im Rahmen des *Selbstinstruktionstrainings* umzusetzen. Falls diese Voraussetzungen nicht gegeben sind, kann das *Selbstinstruktionstraining* auch vom Therapeuten mit dem Kind allein durchgeführt werden. Allerdings sollten dann andere Interventionen zur Unterstützung der Generalisierung (Selbstmanagement-Techniken, Kombination mit anderen Interventionen) besonders intensiv durchgeführt werden.

Gespräch über die Ziele des Therapiebausteins

Besprechen Sie mit den Eltern den Stand des *Selbstinstruktionstrainings* und erklären Sie, dass jetzt der Zeitpunkt ist, zu dem Sie mit den Eltern diese Methode einüben wollen, damit die Eltern zu Hause ihr Kind bei der Anwendung des *Lauten Denkens* auf alltägliche Situationen unterstützen können, vor allem auf die Hausaufgaben. Damit soll das Kind zu einem planvollen und konzentrierten Arbeiten bei den Hausaufgaben angeleitet und Flüchtigkeitsfehler sollen vermindert werden.

Einübung des *Lauten Denkens*

Erklären Sie zunächst kurz die Methode des *Lauten Denkens* sowie die einzelnen Signalkarten und demonstrieren Sie den Eltern gemeinsam mit dem Kind die Methode an einem spielerischen Beispiel und an einer Schulaufgabe. Setzen Sie bei der Demonstration auch den *Wettkampf um lachende Gesichter* und die Selbstmanagement-Technik ein, wenn Sie diese Methoden bislang mit dem *Selbstinstruktionstraining* kombiniert haben.

Besprechen Sie dann mit den Eltern, dass deren Hilfe notwendig ist, um diese Methode auf die Situationen zu übertragen, in denen es besonders wichtig ist, sie anzuwenden, d. h. in der Schule und bei den Hausaufgaben. Meist ist es wichtig zu betonen, dass das *Selbstinstruktionstraining* kein Mittel zur Behebung von schulischen Defiziten darstellt, sondern ein planvolles und strukturiertes Arbeiten ermöglicht. Damit können jedoch Voraussetzungen dafür geschaffen werden, dass sich Defizite durch ein schulisches Training vermindern lassen. Die Aufgabe der Eltern besteht darin, das Kind dabei zu unterstützen, das *Laute Denken* bei den Hausaufgaben anzuwenden.

Üben Sie nun die Methode mit den Eltern ein. Die Eltern sollten nur eingreifen, wenn das Kind Fehler bei der Selbstinstruktion macht (z. B. Karten vergisst). Sie sollten außerdem das Kind loben, wenn es eine Aufgabe mit der Methode des *Lauten Denkens* gelöst hat. Wenn inhaltliche Fehler (z. B. Rechen-, Rechtschreibfehler) auftreten, dann sollten die Eltern das Kind erst darauf aufmerksam machen, wenn es selbst die Aufgaben kontrolliert und dabei die Fehler nicht gefunden hat.

Wenn Sie bislang einen *Wettkampf um lachende Gesichter* (Baustein F15) in der Therapiestunde eingesetzt haben, dann sollten Sie die Anwendung dieser Intervention ebenfalls einüben. Üblicherweise haben Sie zu diesem Zeitpunkt mit dem Kind auch eine Selbstmanagement-Technik entwickelt. Üben Sie diese Methode dann ebenfalls ein.

Erarbeitung der Regeln für das *Laute Denken* anhand des Elternleitfadens

Gehen Sie nun kurz die Regeln des Elternleitfadens durch.

Übersicht

Regeln des Elternleitfadens F17b

(1) Helfen Sie Ihrem Kind, das *Laute Denken* regelmäßig anzuwenden.
(2) Üben Sie mit Ihrem Kind das *Laute Denken* zuerst an spielerischem Material ein.
(3) Belohnen Sie Ihr Kind für seine Anstrengung.
(4) Achten Sie darauf, dass Ihr Kind seinen *Detektiv-Bogen* ausfüllt.
(5) Lassen Sie Ihr Kind das *Laute Denken* bei seinen Hausaufgaben anwenden.
(6) Leiten Sie Ihr Kind dazu an, vom *Lauten Denken* zum geflüsterten und leisen Denken überzugehen.
(7) Verzichten Sie schrittweise auf die Signalkarten.

Regel 1

Betonen Sie nochmals, dass es nicht Aufgabe der Eltern ist, dem Kind die Methode des *Lauten Denkens* beizubringen. Die beherrscht es bereits. Die Aufgabe der Eltern besteht lediglich darin, das Kind dabei zu unterstützen, diese Methode auch anzuwenden.

Regel 2

Zuhause sollten die Eltern sich von dem Kind die Methode des *Lauten Denkens* zunächst noch einmal an spielerischem Material drei- bis viermal vormachen lassen. Besprechen Sie mit den Eltern, welche Materialien sie dabei verwenden können.

Regel 3

Die Anwendung des *Lauten Denkens* stellt für das Kind eine zusätzliche Anstrengung dar. Überlegen Sie mit den Eltern, wie sie ihr Kind belohnen können. Grundsätzlich sollte das Kind nach jeder Aufgabe, bei der es das Laute Denken richtig angewandt hat, gelobt werden, auch wenn die Aufgabe selbst falsch gelöst wurde. Wenn kein *Wettkampf um lachende Gesichter* (Baustein F15) eingesetzt wird, dann sollten Sie einen *Punkte-Plan* entwerfen, mit dem das Kind zusätzlich für korrektes Anwenden des *Lauten Denkens* verstärkt wird. Später kann auch eine Verstärkung für richtige Aufgabenlösungen erfolgen.

Regel 4

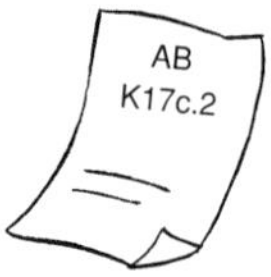

In der Regel haben Sie mit dem Kind die Anwendung der Selbstmanagement-Technik bereits erarbeitet und diese Methode mit den Eltern eingeübt. Die Eltern sollten nach Beendigung jeder Selbstinstruktionssitzung zu Hause darauf achten, dass das Kind seinen *Detektiv-Bogen* (Arbeitsblatt K17c.2) ausfüllt. Wenn sie mit den Selbstbeurteilungen des Kindes auf dem Detektiv-Bogen nicht einverstanden sind, dann können die Eltern das dem Kind kurz zurückmelden und dies in der nächsten Sitzung mit Ihnen ansprechen.

Regel 5

Das Kind soll das *Laute Denken* regelmäßig bei seinen Hausaufgaben anwenden. Meist ist es nicht sinnvoll, das *Laute Denken* bei allen Aufgaben durchzuführen. Die Eltern sollten die Methode bei jenen Aufgaben einsetzen, bei denen das Kind die meisten Aufmerksamkeitsprobleme hat und am häufigsten Flüchtigkeitsfehler macht. Die Methode eignet sich besonders gut bei Rechenaufgaben, kann aber auch bei anderen Aufgaben, wie Abschreiben, Fragen beantworten usw. durchgeführt werden.

Meist ist es sinnvoll, am Anfang noch alle Signalkarten zu verwenden. Bei manchen Aufgaben sind allerdings einige Signalkarten weniger wichtig. Sie können in diesem Fall auch schon relativ frühzeitig einzelne weniger wichtige Signalkarten aussortieren.

Solange das Kind das *Laute Denken* praktiziert, sollten die Eltern bei ihrem Kind bleiben und darauf achten, dass das Kind in dieser Weise die Aufgabe löst.

Regel 6

Wenn die einzelnen Schritte mithilfe der Signalkarten vom Kind gut beherrscht werden (in der Regel nach einigen Wochen), soll das Kind die Anweisungen zunächst noch in Flüstersprache zu sich sagen, und schließlich werden die einzelnen Schritte nur noch gedacht. Die Signalkarten werden noch weiter benutzt. Diesen Schritt zum leisen Denken können Sie gemeinsam mit den Eltern und dem Kind in der Therapiestunde durchführen, wenn die Selbstinstruktion weitgehend automatisiert ist.

Regel 7
Schließlich kann das Kind mit der Zeit einzelne Signalkarten weglassen und nur noch die beibehalten, die für das Kind besonders wichtig sind. Meist sind das die erste Karte (STOPP, was soll ich tun?) und die vierte Karte (STOPP, überprüfen!).

Besprechung der Therapieaufgabe
Besprechen Sie mit den Eltern und dem Kind, in welcher Häufigkeit und bei welchen Aufgaben sie das *Laute Denken* (einschließlich des Belohnungssystems und des *Detektiv-Bogens*) bis zur nächsten Sitzung anwenden. Bitten Sie das Kind, zur nächsten Sitzung zusätzlich zum Detektiv-Bogen einige Aufgaben mitzubringen, die mit dieser Methode bearbeitet wurden.

8.18.4 Schwierige Therapiesituationen

Probleme bei der Durchführung des *Selbstinstruktionstrainings* mit dem Kind
Kinder mit sehr stark ausgeprägter hyperkinetischer Symptomatik haben oft große Probleme, sich an die einzelnen Schritte des *Selbstinstruktionstraining* zu halten. Aufgrund der extremen Unruhe und der extremen Ablenkbarkeit ist ein konzentriertes und ausdauerndes Arbeiten kaum möglich. In diesem Fall sollten Sie zunächst mit sehr kurzen Übungseinheiten beginnen, sich stärker auf spielerisches und motivierendes Material konzentrieren und mithilfe eines *Wettkampfs um lachende Gesichter* zunächst einmal die Voraussetzungen für die Anwendung des *Selbstinstruktionstrainings* aufbauen (z. B. durch Token-Entzug, wenn das Kind aufsteht oder dazwischenredet).

Lässt sich nach wenigen Sitzungen auch dadurch keine deutliche Verminderung des hyperkinetischen Verhaltens während der Sitzung erzielen und zeigt das Kind diese ausgeprägte hyperkinetische Symptomatik auch in der Schule und in der Familie, dann ist möglicherweise eine medikamentöse Therapie indiziert (vgl. Kap. 10). Wenn die Pharmakotherapie erfolgreich ist, dann sollte noch einmal überprüft werden, ob eine Indikation für ein zusätzliches *Selbstinstruktionstraining* besteht, indem die in diesem Baustein als Phase 1 beschriebene Überprüfung nochmals zu einer Tageszeit durchgeführt wird, in der die Stimulanzien wirksam sind. Bei manchen Kindern kann dann unter diesen Bedingungen ein *Selbstinstruktionstraining* erfolgreich durchgeführt werden. Bei anderen Kindern ist es nicht mehr notwendig, weil sie unter der medikamentösen Wirkung bereits reflexiv und strukturiert arbeiten können.

Manchmal kann es auch hilfreich sein, anhand des Trainings mit aufmerksamkeitsgestörten Kindern nach Lauth und Schlottke (2002) ein noch stärker ausdifferenziertes *Selbstinstruktionstraining* durchzuführen.

Manche Kinder haben die Tendenz, die zusätzliche Anstrengung zu vermeiden, die mit dem Erlernen der Selbstinstruktionstechnik verbunden ist, zumal das schulische Material für sie von vornherein aversiv besetzt ist. In diesem Fall sollten Sie ausführlich von Verstärker-Techniken Gebrauch machen (*Punkte-Plan*, Baustein F13, oder *Wettkampf um lachende Gesichter*, Baustein F15). Das Kind kann dann die Erfahrung machen, dass die aversiven Schulaufgaben auch wieder Spaß machen können.

Manchen Kindern fällt es selbst nach längerer Übungszeit noch schwer, gleichzeitig eine Aufgabe zu bewältigen und die eigene Arbeitsstrategie zu verbalisieren (Metakognition). Möglicherweise stellt bei diesen Kindern das *Selbstinstruktionstraining* eine Überforderung dar und Sie müssen sich auf das Aufstellen von wichtigen Arbeitsregeln („Ich konzentriere mich ganz auf die Aufgabe und mache nichts anderes.“) in Verbindung mit einem *Wettkampf um lachende Gesichter* begrenzen.

Probleme bei der Anleitung der Eltern und der Durchführung der Therapieaufgabe

Manche Eltern haben die Erwartung, dass mit dem Training auch schulische Leistungsdefizite abgebaut werden, und sind dann unzufrieden, wenn das Kind trotz ihrer Hilfe beim *Selbstinstruktionstraining* weiterhin viele Fehler macht. Deshalb sollte dieser Punkt von vornherein bei Eltern von Kindern mit Schulleistungsdefiziten geklärt werden. Durch ein *Selbstinstruktionstraining* lassen sich Flüchtigkeitsfehler vermindern, jedoch keine Fehler, die auf Leistungsdefiziten basieren. Allerdings kann durch das *Selbstinstruktionstraining* eine wichtige Voraussetzung dafür geschaffen werden, dass durch eine Übungsbehandlung schulische Defizite erfolgreich vermindert werden können. Wenn das Kind eine Nachhilfe bekommt, ist es oft hilfreich, den Nachhilfe-Lehrer in das *Selbstinstruktionstraining* zu integrieren.

8.18.5 Anwendung der Selbstinstruktionstechnik auf soziale Situationen

Einführung und Thematisierung von Problemen in sozialen Situationen
In diesem Abschnitt geht es um Problemlösen im Bereich zwischenmenschlichen Verhaltens. Das Kind soll lernen, sich verschiedene Handlungsweisen in sozialen Situation zu überlegen und dabei die erlernten Selbstinstruktionsschritte erfolgreich anzuwenden. Der Zweck dieser Sitzung besteht darin, das Kind zu ermutigen, sich auch solchen Situationen oder Problemen gewachsen zu fühlen, die ihm zunächst verworren erscheinen und bei denen es bisher meist impulsiv und daher häufig ungünstig gehandelt hat. Weiterhin soll dem Kind geholfen werden, die Konsequenzen seines Verhaltens, gerade was zwischenmenschliche Beziehungen betrifft, zu überdenken und so reflektierter vorzugehen.

Um sich dem Thema anzunähern, sollte ein Erlebnis einer sozialen Konfliktsituation aus dem Alltag des Kindes angesprochen werden, um dann das Kind dazu zu ermutigen, über seine sozialen Probleme zu sprechen.

Beispiel

Heranführen des Kindes an die Anwendung der *Selbstinstruktion* in sozialen Konfliktsituationen
Hierzu sollte der Therapeut hilfreiche Fragen stellen, z. B.:
Kennst du das auch von dir,
... dass du mal jemanden gehauen hast, weil du in dem Moment so wütend warst?
... dass du mal etwas gesagt hast, was dir später leid getan hat?
... dass du manchmal dumme Sachen machst, weil du vorher nicht richtig nachgedacht hast?

Anhand von mehreren selbst erlebten Beispielen kann der Therapeut mit dem Kind ins Gespräch kommen und es ermutigen, über eigene Erfahrungen zu berichten. Dadurch ist es möglich, das weitere Vorgehen zu erklären und nun die Selbstinstruktionsschritte auf hypothetische oder real erlebte soziale Konfliktsituationen anzuwenden.

Fallbeispiel

Anwendung der *Selbstinstruktion* auf soziale Konfliktsituationen

Therapeut: Du erinnerst dich sicher noch an unsere fünf Karten, mit denen wir in den letzten Stunden geübt haben. Sie haben uns geholfen, dass wir bei Aufgaben nicht einfach loslegen, sondern vorher nachdenken und einen Plan machen. Bei den Situationen, über die wir eben geredet haben, hätte uns ein guter Plan vielleicht auch geholfen.
Schau mal, z. B. die Situation mit deinem Freund Beni, von der du mir erzählt hast: Du warst stinksauer, weil er dir am Telefon mitteilte, dass er dich doch nicht wie verabredet am Nachmittag besuchen wird. Da hast du ihn angeschrien und den Hörer aufgeknallt. Weißt du noch, wie Beni reagiert hat, als ihr euch das nächste Mal wieder gesehen habt?

Kind: …

Therapeut: Ja, er war sauer auf dich und er hat nicht mit dir gesprochen. Was meinst du, wie hättest du am Telefon noch reagieren können, damit das nicht passiert wäre?

Kind: …

Therapeut: Genau. Du hättest dir z. B. erst einmal alles anhören können, was Beni erzählt. Dann hättest du erfahren, dass Beni gar nichts dazu kann, da ihn seine Mutter nämlich nicht zu dir fahren konnte, weil das Auto in der Reparatur war. Du wärst, wenn du deine erste Wut gestoppt und ihm trotzdem noch weiter zugehört hättest, vielleicht auch enttäuscht gewesen, aber du hättest ihn nicht gleich so angeschrien. In den nächsten Stunden werden wir üben, wie man in solchen Situationen lernen kann, sich erst einmal zu stoppen und zu überlegen, bevor man etwas Unüberlegtes sagt oder tut …

Materialien

Arbeitsblatt K17b.3: *Problem-Karten*
Evtl. Spielmarken o. Ä.

Auf Arbeitsblatt K17b.3 finden sich verschiedene Karten mit sozialen Situationen unterschiedlicher Schwierigkeit. Ziel ist es, für jede Situation verschiedene Handlungsmöglichkeiten zu finden, deren Nutzen im Anschluss diskutiert wird. Kind und Therapeut ziehen im Wechsel eine Karte und schlagen Lösungsmöglichkeiten vor. Dadurch fungiert der Therapeut auch als Modell adäquaten sozialen Verhaltens. Um dieMotivation des Kindes zu steigern, kann auch mit Spielmarken (1 Marke/Punkt pro gelöstes Problem) gearbeitet werden.

Der folgende Dialog stellt eine mögliche Vorgehensweise bei der Einführung des Spiels dar.

Fallbeispiel

Therapeut: Heute machen wir zusammen ein Spiel, in dem es darum geht, wie man sich in bestimmten Situationen so verhalten kann, dass es zu weniger Schwierigkeiten mit anderen kommt. Erinnerst du dich noch daran, wie wütend du darüber warst, dass dein Freund Beni nicht zu dir kommen konnte? Weil du so wütend warst, hattest du am Telefon zu Beni gesagt, dass du nie wieder mit ihm spielen willst. Hinterher hattest du dich sehr über dich geärgert. Wir haben besprochen, dass du es nicht geschafft hattest, deine erste Wut zu stoppen und weiter zuzuhören, was er sagen will. Wie hättest du dich anders verhalten können?

Kind: …

Therapeut: Ja, genau. Mir fällt auch noch eine Möglichkeit ein: Du hättest Beni sagen können, dass du enttäuscht bist, dass du aber weißt, dass er auch nichts dafür kann. Erinnerst du dich noch an unsere Signalkarten?

Kind: …

Therapeut: Wie waren die fünf Schritte?

Kind: …

(Falls nötig, mit dem Kind die Schritte nochmals durchgehen)

Therapeut: Diese Schritte sollen uns bei dem Spiel, das wir heute machen, auch weiterhelfen.

(Zeigt dem Kind die Karten)

Schau mal, auf jeder dieser Karten steht ein Problem. Wir sind jetzt so eine Art „Problemlösezentrale". Wir ziehen immer abwechselnd eine Karte und müssen dann versuchen, eine Lösung zu finden. Ich fange mit der ersten Karte an.

STOPP, was soll ich tun?
Das zu lösende Problem steht hier auf der Karte (*liest vor*): „Du spielst mit einem Freund ein Spiel und merkst plötzlich, dass er schummelt." Da bin ich natürlich sauer, aber **STOPP, was soll ich tun?** Ich will eine Lösung finden, bei der es keinen großen Streit gibt.
Wie ist mein Plan?
Mmh, hier brauche ich einen guten Plan. Ich könnte einfach so tun, als würde ich nichts merken. Aber dann wird der Freund immer weiter schummeln und ich werde wütend. Oder ich könnte zu einem Erwachsenen gehen und sagen, er soll meinem Freund das Schummeln verbieten. Aber das würde meinem Freund nicht gefallen, er ist ja schließlich mein Freund und das sagen gehen wirkt wie petzen. Am besten ist, ich rede mit ihm. Dabei muss ich aufpassen, dass ich ruhig bleibe und nichts Gemeines sage. Wenn ich zum Beispiel sage: „Du schummelst ja, du Idiot.", dann kriegen wir sicher Streit. Am besten ist wahrscheinlich, ich sage einfach: „Ich finde Schummeln blöd. Es macht keinen Spaß, mit jemand zu spielen, der sich nicht an die Regeln hält." oder so …
Sorgfältig, Schritt für Schritt!
Bei der dritten Frage müssen wir uns noch einmal genau überlegen, ob die Lösung, die wir gefunden haben, auch wirklich gut ist. Wie fühlt sich mein Freund, wenn ich zu ihm sage „Ich finde Schummeln blöd"? Und was wird er dann tun? Kann schon sein, dass er dennoch wütend wird, weil ich ihn beim Schummeln erwischt habe. Vielleicht streitet er es ab. Ich denke, ich muss es ganz ruhig sagen, das ist wichtig.
STOPP, überprüfen!
Was meinst du, habe ich das Problem gut gelöst oder hast du noch eine bessere Idee?
Kind: …

(Nutzen der Lösung wird diskutiert).

Therapeut: Ja, wenn ich vorher nicht nachgedacht hätte, hätte ich meinen Freund vielleicht nur angeschrien und beschimpft und wir hätten Streit bekommen. Prima! Unsere Karten helfen uns also auch hier, erst nachzudenken, bevor wir etwas sagen oder machen, was uns hinterher leid tut und nur Ärger bringt. So, jetzt bist du an der Reihe …

Es müssen nicht notwendigerweise alle Situationen besprochen werden, möglich ist auch, bestimmte, zum Kind „passende" Karten im Vorfeld der Sitzung auszuwählen. Dabei können auch neue Karten geschrieben werden, die individuell auf die Problemlage des Kindes abgestimmt sind.

Sie sollten darauf achten, dass das Kind ebenfalls nach den bekannten fünf Schritten vorgeht.

Bei Frage 2 (Generieren und Durchdenken verschiedener Lösungen) sollte das Kind aufgefordert werden, sich verschiedene Handlungsmöglichkeiten auszudenken und deren Vor- und Nachteile gegeneinander abzuwägen. Dies gilt auch, wenn ein Kind gleich am Anfang die „beste" Lösung beschreibt. Tatsächlich kann es sein, dass das, was einem zunächst als ungeeignete Lösung erscheint, nach längerem Nachdenken zu einer „guten" Lösung wird.

Bei der Beantwortung der dritten Frage (Fokussierung) können Sie dem Kind durch gezielte Fragen (z. B. welche Gefühle die Antwort beim anderen auslöst, wie sich das Kind danach wohl fühlen würde etc.) helfen, die Konsequenzen der gefundenen Lösung nochmals zu durchdenken. Dabei ist auch wichtig, dass das Kind übt, sich vorzustellen, wie sich andere Leute fühlen. Die Fähigkeit zu Empathie und Rollenübernahme stellt eine wichtige Voraussetzung adäquaten sozialen Verhaltens dar.

8.18.6 In der nächsten Sitzung: Auswertungsgespräch zur Therapieaufgabe *Lautes Denken*

Besprechen Sie anhand des Detektiv-Bogens und der mitgebrachten Aufgaben (die mithilfe des *Lauten Denkens* gelöst wurden) mit den Eltern und dem Kind deren Erfahrungen mit der Durchführung des *Lauten Denkens*. Wenn Probleme aufgetreten sind, dann sollte die Methode in der Therapiestunde nochmals eingeübt werden.

8.19 Baustein K17c: Selbstmanagement

Indikation

Selbstmanagement kann bei Schulkindern ab der zweiten Klasse durchgeführt werden. Die Methode wird häufig mit anderen Interventionen in der Familie oder in der Schule kombiniert, beispielsweise mit pädago- ▶

gisch-therapeutischen Interventionen in der Familie (F08 bis F12), bei Token-Systemen (F13/K13), mit Verstärker-Entzugs-Systemen (F15/K15) oder mit Selbstinstruktionstraining (F17b/K17b). Selbstmanagement kann aber auch unabhängig von anderen Interventionen durchgeführt werden.

Der Baustein besteht ausschließlich aus einer kindzentrierten Intervention (Baustein K17c).

Inhalt und Ziele

Mithilfe von Selbstmanagement-Methoden soll das Kind dazu angeleitet werden,

- eigene Verhaltensziele zu formulieren,
- sich selbst zu beobachten, in welchem Ausmaß es die eigenen Verhaltensziele erreicht hat, und
- sich selbst zu verstärken, wenn ihm das gelungen ist.

Teilnehmer

Der Therapeut erarbeitet die Selbstmanagement-Technik mit dem Kind allein. Die Eltern werden danach von dem Therapeuten und dem Kind darüber informiert, und Details der Durchführung werden mit den Eltern abgestimmt.

Materialien

Arbeitsblatt K17c.1: *Mein Ziel*
Arbeitsblatt K17c.2: *Mein Detektiv-Bogen*

Ablauf der Sitzungen

(1) Gespräch mit Eltern(teil) und Kind über die Ereignisse seit der letzten Sitzung und Bearbeitung der Problemliste.
(2) Auswertungsgespräch mit Eltern(teil) und Kind über die Therapieaufgaben der letzten Sitzungen.
(3) Erarbeitung der Selbstmanagement-Methode mit dem Kind.
(4) Information der Eltern über die erarbeitete Methode und Integration in andere Interventionen in der Familie.
(5) Besprechung der Therapieaufgaben.

Therapieaufgaben
Das Kind führt entsprechend seinem *Detektiv-Bogen* (Arbeitsblatt K17c.2) die Selbstmanagement-Intervention durch.

Anzahl der Sitzungen
In der Regel genügt eine Sitzung für die Entwicklung der Intervention. Häufig müssen in den folgenden Sitzungen Korrekturen an der Intervention vorgenommen werden.

Interventionsdauer für die Therapieaufgabe
Die Intervention wird vom Kind so lange durchgeführt, bis die formulierten Verhaltensziele weitgehend erreicht sind. Das dauert in der Regel mindestens vier Wochen, häufig aber auch deutlich länger.

8.19.1 Ablauf der Sitzung

Siehe Erläuterungen in der Übersicht über den Therapiebaustein K17c.

8.19.2 Erarbeitung der Selbstmanagement-Methode mit dem Kind

Die Anwendung der Selbstmanagement-Methode setzt voraus, dass das Kind motiviert ist, ein bestimmtes Problemverhalten zu verändern. Diese Motivation kann zum einen aus der Erkenntnis entstehen, dass ein Problemverhalten viele Nachteile für das Kind zur Folge hat (Leidensdruck), und zum anderen aus der Erwartung, dass bei einer Verhaltensänderung (neben der Verminderung negativer Konsequenzen) eine positive Verstärkung erfolgt.

! Die Erarbeitung der Selbstmanagement-Methode erfolgt in zwei Schritten:

(1) Im ersten Schritt erarbeitet der Therapeut mit dem Kind die **Verhaltensziele** anhand des Arbeitsblattes K17c.1 *(Meine Ziele).*
(2) Im zweiten Schritt wird anhand des *Detektiv-Bogens* (Arbeitsblatt K17c.2) die Methode der **Selbstbeobachtung**, der **Selbstbewertung** und der **Selbstverstärkung** mit dem Kind erarbeitet.

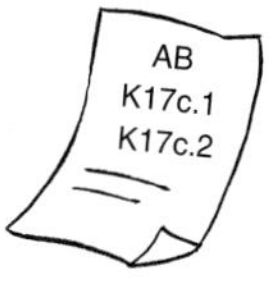

Zur Anwendung der Selbstmanagement-Methode eignen sich Verhaltensauffälligkeiten des Kindes in der Familie, in der Schule und in der Gleichaltrigengruppe. Besonders geeignet sind Verhaltensweisen, die gut definierbar und gut beobachtbar sind, z. B.:

- Aufstehen vom Stuhl während der Hausarbeiten, während des Essens oder während des Unterrichtes;
- sich weigern, mit den Hausaufgaben zu beginnen;
- Streiten mit der Schwester (sie anschreien, Schimpfwörter sagen, schlagen);
- im Unterricht dazwischenrufen oder mit dem Nachbar schwätzen;
- sich im Unterricht nicht melden;
- morgens beim Anziehen trödeln und nicht bis zu einer bestimmten Zeit fertig sein;
- mit dem Nachbarsjungen streiten (beschimpfen, schlagen, anschreien).

Der Selbstbeobachtung weniger gut zugängliche Verhaltensweisen betreffen die Ablenkbarkeit während des Unterrichtes oder während der Hausaufgaben und häufig auch die feinmotorische Unruhe (z. B. ständiges Wippen mit den Beinen). Diese Verhaltensauffälligkeiten sollten nach Möglichkeit bei der ersten Anwendung von Selbstmanagement nicht das Veränderungsziel darstellen. Sie können aber nach einer erfolgreichen Anwendung der Selbstmanagement-Methode bearbeitet werden. Dann ist es meist hilfreich, die Selbstbeobachtung nicht auf die Verhaltensauffälligkeit bzw. das angemessene Zielverhalten („Ich passe im Unterricht auf."), sondern auf die klar definierbaren und gut beobachtbaren Reaktionen der Bezugspersonen (der Lehrerin, der Mutter) zu lenken („Die Lehrerin hat mich nicht ermahnt, mit der Arbeit weiterzumachen.").

Bei der ersten Anwendung dieser Methode sollte sich die Selbstbeobachtung nach Möglichkeit nicht auf den ganzen Tag, sondern nur auf einen bestimmten begrenzten Zeitraum erstrecken, weil damit die Durchführung erleichtert wird. Außerdem ist es günstig, zunächst ein Verhalten zu wählen, das auch von Bezugspersonen (der Mutter, der Lehrerin) relativ gut beobachtbar ist, weil manche Kinder zu Dissimulationen neigen und eine gewisse Außenkontrolle deshalb hilfreich ist. Verhaltensprobleme, die vor allem in Gleichaltrigengruppen auftreten, sind aus diesem Grund für den Einstieg in die Methode des Selbstmanagements eher weniger geeignet.

Erarbeitung der Verhaltensziele

Erklären Sie dem Kind, dass Sie ihm in dieser Sitzung eine Möglichkeit zeigen wollen, mit der es selbst aus eigener Kraft einige der Probleme verändern kann, die es als belastend erlebt. Sie können zum Einstieg an die Wackel-

Mein Problem

Ich streite mich zuviel mit anderen Kindern!

Vorteile	Nachteile
– ich werde meine Wut los	– ich habe weniger Freunde
– manchmal erreiche ich mit Streit das, was ich wollte	– alle sagen: „Du bist ein Schläger!"
	– Ich habe Ärger mit Lehrern und meinen Eltern
	– keiner will mit mir spielen!

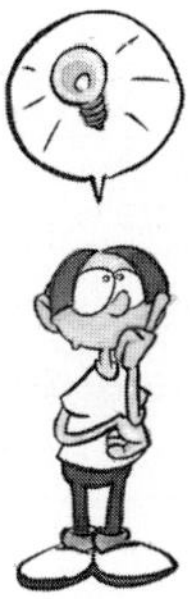

Ich möchte gerne das Problem in den Griff bekommen und bin bereit, mein eigener Detektiv zu sein!

⊗ ja ○ nein

Mein Ziel

Ich will mich mit anderen Kindern besser vertragen und nicht so schnell hauen!

Unterschrift

Thomas

Abbildung 8.12. *Mein Ziel* (Arbeitsblatt K17c.1), Beispiel Thomas

Ich, *Thomas* bin mein eigener Detektiv.

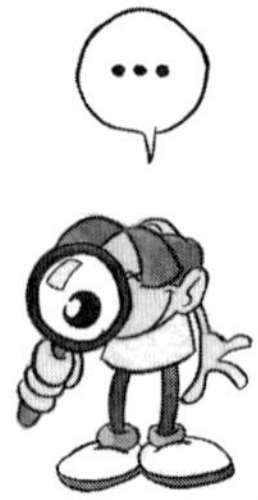

Mein Ziel

Ich will *mich mit anderen besser vertragen und nicht so schnell hauen!*

Wie gut ist mir das gelungen?

☺ Super!
Beweis: *Ich habe mich mit anderen vertragen* ⊛

☺ Gut
Beweis: *Ich habe ein bisschen gestritten* ⊕

☹ Nicht gut
Beweis: *Ich habe im Streit gehauen* ⊖

Zeit	Montag	Dienstag	Mittwoch	Donnerstag	Freitag	Samstag	Sonntag
1. Pause	☺	😐	☺	😐	☺	○	○
2. Pause	😐	😐	☺	😐	😐	○	○
Schulweg nach Hause	☺	☺	😐	☺	😐	○	○
nachmittags	☹	😐	😐	☺	☺	○	○
		○	○	○	○	○	○
		○	○	○	○	○	○
		○	○	○	○	○	○

Zur Unterstützung:
- ○ Ich rufe die Therapeutin/den Therapeuten an
- ⊗ Ich bespreche den Bogen jeden Tag mit *meiner Lehrerin*
- ⊗ Anderes: *abends mit Mama*

Abbildung 8.13. *Mein Detektiv-Bogen* (Arbeitsblatt K17c.2), Beispiel Thomas peter-Geschichte *Wackelpeters Wunschliste* (K04) anknüpfen, in der Wackelpeter seine Probleme beschreibt.

Wählen Sie dann den Problembereich aus, den Sie bearbeiten wollen, und erarbeiten Sie die Verhaltensziele anhand des Arbeitsblattes *Mein Ziel* (K17c.1), indem Sie zunächst gemeinsam mit dem Kind das Problemverhalten definieren, danach die Vor- und Nachteile des Problemverhaltens auflisten und das Kind schließlich bitten, sich zu entscheiden, ob es das Problem in den Griff bekommen möchte und auch bereit ist, sich dafür anzustrengen. Definieren Sie anschließend mit dem Kind das Zielverhalten. Bleiben Sie bei der Definition des Problemverhaltens und des Zielverhaltens möglichst konkret. Abbildung 8.12 zeigt beispielhaft ein ausgefülltes Arbeitsblatt *Mein Ziel* (K17c.1).

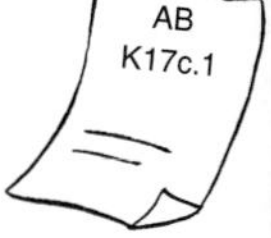

Erarbeitung des *Detektiv-Bogens*

Der *Detektiv-Bogen* stellt eine Weiterentwicklung des von Petermann und Petermann (2005) entworfenen Bogens dar. Nehmen Sie den *Detektiv-Bogen* (Arbeitsblatt K17c.2) zur Hand und erklären Sie dem Kind, dass es von nun an sich jeden Tag genau beobachten soll, d. h. dass es sein eigener Detektiv sein soll und damit überprüfen kann, wie nahe es seinem Ziel gekommen ist. Das Kind schreibt dann das Zielverhalten in den Bogen (s. Abb. 8.13).

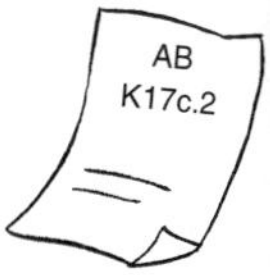

Danach definieren Sie gemeinsam mit dem Kind die Zeiteinheit, in der das Problemverhalten beobachtet werden soll, und wie häufig pro Tag diese Beobachtungszeit auftritt. Im Extremfall kann die Beobachtungszeit den ganzen Tag über andauern. Dies ist allerdings nur dann sinnvoll, wenn das Problemverhalten (z. B. Streiten mit der Schwester) relativ selten auftritt (ein bis zweimal pro Tag), und dies sollte, wie bereits erwähnt, nach Möglichkeit nicht bei der ersten Anwendung der Selbstmanagement-Methode als Ziel ausgewählt werden. Häufig werden eine oder mehrere kürzere Zeiteinheiten formuliert (z. B. Aufstehen beim Frühstück, beim Mittagessen, beim Abendessen, bei den Hausaufgaben). Bei Anwendung in der Schule ist es oft sinnvoll, jede Schulstunde als eine Beobachtungseinheit zu definieren. Tragen Sie die Beobachtungseinheit(en) in die entsprechende Spalte (Zeit) des Beobachtungsbogens ein.

! Die tägliche Beurteilung des Grades der Annäherung an das Zielverhalten erfolgt anhand einer dreistufigen Skala, die gemeinsam mit dem Kind spezifiziert wird:

- Die Stufe „**super**“ mit dem stark lachenden Gesicht (oder zwei Plus-Zeichen) bedeutet, dass das Zielverhalten in dieser Beobachtungsein- ▶

heit voll erreicht wurde. Hinter **„Beweis“** wird, wie Abbildung 8.13 zeigt, an dieser Stelle deshalb das Verhaltensziel spezifiziert („Ich habe mich mit anderen vertragen.“).

- Die Stufe **„ganz gut“** mit einem leicht lachenden Gesicht (oder einem Plus-Zeichen) zeigt an, dass das Verhaltensziel teilweise erreicht wurde, d. h., dass das Problemverhalten weniger stark als üblich aufgetreten ist (z. B.: „Ich habe mich ein bisschen gestritten.“).
- Die Stufe **„nicht gut“** mit einem traurigen Gesicht (oder einem Minus-Zeichen) bedeutet, dass das Verhaltensziel auch nicht teilweise erreicht wurde und das Problemverhalten in der üblichen Intensität oder noch stärker aufgetreten ist (z. B. „Ich habe im Streit gehauen.“).

Nachdem Sie die einzelnen Stufen mit dem Kind spezifiziert haben, lassen Sie das Kind die drei Gesichter probeweise malen. Wenn das Kind aufgrund feinmotorischer Defizite die Gesichter nicht differenziert genug malen kann, dann verwenden Sie die Plus- und Minus-Zeichen als Markierungen. Manche Kinder entscheiden sich auch von vorne herein für diese abstrakten Zeichen.

Besprechen Sie mit dem Kind, wann es welche Kreise im Beobachtungsbogen in welcher Weise ausmalen soll. Betonen Sie, wie wichtig es ist, dass das Kind den jeweiligen Kreis unmittelbar nach der entsprechenden Beobachtungszeit ausmalen muss. Überlegen Sie gemeinsam mit dem Kind, wo der *Detektiv-Bogen* am besten liegen oder hängen soll. Bei Anwendung des *Detektiv-Bogens* im Unterricht oder an anderen öffentlichen Plätzen kann es unpraktisch oder auch für das Kind unangenehm sein, wenn es den *Detektiv-Bogen* mitnimmt. Überlegen Sie in diesem Fall, welches Zeichensystem in der Situation anwendbar ist (z. B. etwas auf die Hand malen). Besprechen Sie mit dem Kind, dass es diese Zeichen direkt auf den *Detektiv-Bogen* übertragen soll, wenn es zu Hause ist. Wenn Sie den Bogen in der Schule einsetzen, dann sollten Sie gemeinsam mit der Lehrerin überlegen, ob es hilfreich ist, dass das Kind den Bogen in die Schule mitnimmt oder nicht.

Da das Selbstmanagement den Kindern ein besonders hohes Maß an Selbststeuerung und Selbstkontrolle abverlangt, ist in der Regel zumindest in der Anfangsphase eine Zusatzbelohnung hilfreich. Spezifizieren Sie gemeinsam mit dem Kind nach Absprache mit den Eltern bzw. der Lehrerin, welche Belohnung das Kind bei welcher Punktezahl erhalten kann, wobei die Beurteilung „super“ mit zwei Punkten, die Beurteilung „ganz gut“ mit einem Punkt und die Beurteilung „nicht gut“ mit null Punkten bewertet wird.

Überlegen Sie, ob die Verstärkung in der Schule (z. B. weniger Hausaufgaben), in der Familie (Eis essen gehen) oder in der Therapiestunde (Sonderspielzeit) durchgeführt werden soll.

Überlegen Sie dann noch gemeinsam mit den Eltern, welche zusätzlichen Hilfestellungen notwendig und möglich sind. Zumindest für die ersten zwei Wochen sollten Sie mit dem Kind vereinbaren, dass es Sie in der Regel alle drei Tage anruft, um mit Ihnen den Stand der Dinge zu besprechen. Sie können auch zusätzlich vereinbaren, dass das Kind jeden Tag mit seinen Eltern das Ergebnis des Detektivbogens durchspricht, wobei die Eltern das Kind für seine Anstrengung loben und es bei weniger gutem Ergebnis ermuntern sollen, sich noch mehr anzustrengen. Tadel sollte unterbleiben. Soweit die Eltern das Verhalten im Beobachtungszeitraum ebenfalls beobachten konnten, können sie dem Kind eine Rückmeldung über ihre eigenen Beobachtungen geben und diese getrennt notieren, falls sie von den Beobachtungen des Kindes deutlich abweichen. Die Eltern sollten aber das Kind nicht zwingen, seine Aufzeichnungen zu korrigieren, sondern die Diskrepanzen zwischen ihrer Beobachtung und den Aufzeichnungen des Kindes in der nächsten Therapiestunde thematisieren. Analoge Vereinbarungen können mit der Lehrerin getroffen werden. Tragen Sie die vereinbarten Hilfestellungen auf dem *Detektiv-Bogen* ein.

Kombination mit der Tagesbeurteilung für die Schule

AB F13.5 F13.6

Der *Detektiv-Bogen* kann auch gut mit der *Tagesbeurteilung für die Schule* (Arbeitsblätter F13.5 und F13.6) kombiniert werden. Dann beurteilt der Schüler sein Zielverhalten wie beschrieben auf dem *Detektiv-Bogen*, die Lehrerin beurteilt das Verhalten des Schülers auf der Tagesbeurteilung. In diesem Fall ist es selbstverständlich sinnvoll, wenn Schüler und Lehrerin das gleiche Zielverhalten beurteilen. In das Arbeitsblatt F13.6 kann ein selbst definiertes Zielverhalten eingetragen werden. Damit dient die Beurteilung der Lehrerin als Kontrolle und Rückmeldung über die eigene Beurteilung des Schülers. Eine gute Lehrer-Schüler-Beziehung ist wichtig, da sonst der Rückmeldebogen als „Bestrafungsinstrument" eingesetzt werden kann. Die Durchführung muss mit dem Kind gut abgesprochen und vorbereitet werden, da gewisse Unterschiede in der Beurteilung eher die Regel als die Ausnahme sein werden. Dies muss dem Kind bewusst sein, damit es die abweichenden Beurteilungen nicht als Misserfolg wertet oder sich von der Lehrerin ungerecht behandelt und beurteilt fühlt. Die unterschiedlichen Sichtweisen sollten in der Therapiestunde diskutiert werden. Entsprechend ist in dieser Zeit auch ein enger Austausch mit der Lehrerin notwendig. Günstig ist es, wenn die

Lehrerin vor allem zu Beginn nicht zu streng beurteilt und den Schüler lobt, wenn er sein Verhalten „richtig“ eingeschätzt hat; auch oder gerade wenn es an diesem Tag nicht so gut gelaufen ist. In diesem Fall steht die Einsicht in das eigene Fehlverhalten und damit die eigene Kritikfähigkeit im Vordergrund. Das Eingestehen und Zugeben des eigenen Fehlverhaltens ist eine wichtige Voraussetzung, sein Verhalten ändern zu wollen.

Besprechung der Therapieaufgabe
Das Kind führt bis zur nächsten Therapiesitzung das Selbstmanagement durch. Erinnern Sie das Kind noch einmal, wann es zwischenzeitlich telefonisch Kontakt zu Ihnen aufnehmen kann.

8.19.3 Information der Eltern über die erarbeitete Methode und Integration in andere Interventionen in der Familie

Die Hauptbestandteile der Selbstmanagement-Methode erarbeitet der Therapeut gemeinsam mit dem Kind ohne Einbeziehung der Eltern oder der Lehrerin. Bei Anwendung der Methode im Unterricht sollte eine Vorabklärung mit der Lehrerin erfolgt sein, um abschätzen zu können, wie stark die Lehrerin in die Durchführung der Selbstmanagement-Methode integriert werden kann.

Die Eltern sollten bei der Festlegung der Eintauschverstärkung und der zusätzlichen Hilfestellungen hinzugezogen werden. Informieren Sie zuvor mit dem Kind die Eltern über das bereits vereinbarte Vorgehen beim Selbstmanagement.

Diese kindzentrierte Intervention kann unabhängig von anderen Therapiebausteinen durchgeführt werden, sie eignet sich jedoch besonders in der Kombination mit familienzentrierten Interventionen, weil die hauptsächlich von den Eltern getragenen Maßnahmen durch die Anstrengungen des Kindes unterstützt werden können. Dies gilt vor allem

- bei der Anwendung sozialer Verstärkung für die Beachtung von Aufforderungen (F09),
- bei der Anwendung sozialer Verstärkung für nicht störendes Verhalten (F10),
- bei der Anwendung natürlicher negativer Konsequenzen (F12),
- beim Einsatz von Auszeit (F16),
- bei der Bewältigung von Verhaltensproblemen in der Öffentlichkeit (F19).

Die Selbstmanagement-Methode stellt auch eine wichtige Ergänzung zum Selbstinstruktionstraining (K17b und F17b) dar, weil sie die Generalisierung des im Selbstinstruktionstraining eingeübten Arbeitsverhaltens auf natürliche Situationen unterstützt. Die Anwendung des Selbstmanagements im Rahmen des Selbstinstruktionstrainings wurde in Kapitel 8.18 erläutert.

8.19.4 Schwierige Therapiesituationen

Reaktionen des Kindes in der Therapiesitzung

Es kann vorkommen, dass ein Kind ein Verhalten, das Sie und die Bezugspersonen als problematisch einschätzen, selbst nicht als problematisch beurteilt, entweder weil es das Problemverhalten abstreitet oder weil es andere dafür verantwortlich macht. Deshalb kann es sich dann auf dem Arbeitsblatt *Mein Ziel* nicht dazu entscheiden, etwas zu tun, um das Problem in den Griff zu bekommen. In diesem Fall sollten Sie die Selbstmanagement-Methode zurückstellen und sich noch mehr Zeit lassen, zu dem Kind eine vertrauensvolle Beziehung aufzubauen und seine Sichtweise näher kennenlernen. Häufig stellt diese Diskrepanz in der Beurteilung des Problemverhaltens einen aktiven Schutz des Kindes dar: Es möchte sich selbst und anderen gegenüber nicht zugeben, dass es Probleme hat. Mit zunehmendem Vertrauen zum Therapeuten kann dann dieses Thema meistens besser angesprochen werden. Gelegentlich haben Kinder eine eingeschränkte Selbstwahrnehmungsfähigkeit oder eine egozentrische Perspektive und können die negativen Konsequenzen, die sich aus dem Problemverhalten ergeben, nicht erkennen bzw. erwarten, dass sich ausschließlich die Bezugspersonen ändern sollten. In diesem Fall sollten Sie mit dem Kind intensiv an seiner Fähigkeit zur Perspektivübernahme und an einer gemeinsamen Problemdefinition arbeiten, bevor Selbstmanagement eingesetzt werden kann. Ohne eigene Motivation und Fähigkeit zur Selbstkritik kann das Selbstmanagement nicht angewendet werden.

Probleme bei der Durchführung der Therapieaufgabe

Die Durchführung der Selbstmanagement-Methode verlangt dem Kind ein hohes Maß an Selbststeuerung ab. Erwarten Sie deshalb zunächst nicht zuviel vom Kind. Häufig weisen die ersten Rückmeldungen auf Widerstandsphänomene und Misserfolge hin: Der *Detektiv-Bogen* wird verlegt oder vergessen, oder die Eintragungen erfolgen erst kurz vor der Therapiesitzung. Deshalb sind die engmaschigen Kontrollen und Rückmeldemöglichkeiten (durch telefonische Kontakte) in der Anfangsphase besonders wichtig.

! Falls das **Selbstmanagement** nicht entsprechend der Vereinbarungen durchgeführt wurde, dann besprechen Sie mit dem Kind in aller Ruhe und ohne Vorwurfshaltung die Ursachen dafür:

- Ist dem Kind das Ziel wirklich wichtig, wie im Arbeitsblatt *Mein Ziel* angegeben? Gehen Sie noch einmal die Vor- und Nachteile des Problemverhaltens mit dem Kind durch und ergänzen Sie das Blatt, wenn notwendig. Lassen Sie das Kind noch einmal aktiv die Entscheidung fällen, ob es wirklich bereit ist, den *Detektiv-Bogen* zu bearbeiten, um das Ziel zu erreichen oder nicht.
- Welche Hindernisse stellten sich bei der Durchführung des Selbstmanagements ein? Welche Erinnerungshilfen kann sich das Kind selbst entwickeln? Können die Eltern stärker einbezogen werden?

Wenn das Selbstmanagement entsprechend der Vereinbarung durchgeführt wurde, aber nicht erfolgreich war, dann sollten Sie folgende Punkte bedenken:

- Ist das Zielverhalten zu hoch angesetzt worden, so dass es für das Kind nicht erreichbar war?
- Sind die Beobachtungsintervalle zu lang gewesen und müssen sie verkürzt werden (z. B. von einem Tag auf einen halben Tag)?
- Sind die Eintauschverstärker unattraktiv, oder ist die notwendige Punktzahl zu hoch angesetzt?

Wenn die Selbstbeobachtungen des Kindes deutlich häufiger eine Zielerreichung signalisieren, als dies nach Rückmeldung der Bezugsperson (Eltern, Lehrer) der Fall war, dann sollten Sie dies mit dem Kind und der Bezugsperson gemeinsam besprechen und Ursachen für diese Diskrepanzen aufklären. Gelegentlich können diese Diskrepanzen durch eingeschränkte Selbstbeobachtungsfähigkeiten des Kindes verursacht werden, manchmal auch durch Fehlwahrnehmungen der Bezugsperson, am häufigsten jedoch durch aktive Dissimulationstendenzen des Kindes. Diese treten vor allem auf, wenn eine Eintauschverstärkung für die erreichten Ziele vereinbart worden ist.

Im letztgenannten Fall sollte die Besprechung der Diskrepanzen nicht zu einem Tribunal für das Kind ausarten. Signalisieren Sie vielmehr Verständnis für das Kind und seinen Versuch, Probleme durch Wegschauen oder Wegwünschen zu lösen. Geben Sie dem Kind ausreichend Möglichkeit, sich dazu zu äußern, auch ohne Anwesenheit der Bezugsperson, und erarbeiten Sie gemeinsam mit der Bezugsperson und dem Kind, wie künftig mit solchen

Diskrepanzen umgegangen werden soll. Korrigieren Sie nach Einverständnis des Kindes auch den Punktestand für die Eintauschverstärkung entsprechend nach unten. Sie können für den weiteren Ablauf auch Zusatzpunkte für eine gute Übereinstimmung zwischen Fremd- und Selbsturteil vereinbaren. Leichtere Dissimulationstendenzen sollten generell erwartet und eher toleriert werden.

8.19.5 In der nächsten Sitzung: Auswertungsgespräch zur Therapieaufgabe *Selbstmanagement*

Vor dem Auswertungsgespräch in der folgenden Therapiesitzung sollten Sie mindestens einmal mit dem Kind telefoniert und den Zwischenstand mit ihm besprochen haben. Notwendige Korrekturen am Vorgehen sollten schon dann erfolgen. Das Selbstmanagement kann nur dann erfolgreich sein, wenn Anfangserfolge bereits in den ersten Tagen für das Kind sichtbar sind. Im anderen Fall wird die Methode zur Selbstbestrafung und das Kind wird zur Weiterführung nicht motiviert werden können.

In der nächsten Therapiesitzung besprechen Sie mit dem Kind unter Einbeziehung der Bezugsperson (Eltern, Lehrer) folgende Aspekte:

! Fragen für das Auswertungsgespräch

- Wie häufig hat das Kind sein Ziel vollständig oder teilweise erreicht?
- Wie viel Anstrengung hat es das Kind gekostet, das Ziel zu erreichen?
- Gab es Probleme bei der Durchführung der Selbstbeobachtung und der Selbstbewertung?
- Gibt es Diskrepanzen zwischen der Selbstbewertung des Kindes und den Beobachtungen der Bezugsperson (soweit das Verhalten von einer Bezugsperson beobachtet werden konnte)?

Loben Sie das Kind für seine bisherigen Erfolge, ermuntern Sie es zu weiteren Anstrengungen und besprechen Sie mit ihm notwendige Modifikationen.

☞ 8.20 Bausteine F18 und K18: Bewältigung von Verhaltensproblemen bei den Hausaufgaben

Indikation

Dieser Therapiebaustein sollte angewendet werden, wenn die Durchführung der Hausaufgaben eine deutliche Belastung für Kind und Eltern darstellt. Hinweise auf Probleme bei der Durchführung der Hausaufgaben ergeben sich vor allem aus dem *Fragebogen über Verhaltensprobleme bei den Hausaufgaben (FVH)*. Weitere Informationen können dem *Elterninterview zur Eltern-Kind-Interaktion bei Kindern mit externalen Verhaltensstörungen* und dem *Elternfragebogen über Problemsituationen in der Familie (EF-PF)* entnommen werden.

Wenn die Eltern über Verhaltensprobleme bei der Durchführung der Hausaufgaben berichten, dann sollten Sie als Therapeut zunächst gemeinsam mit dem Kind Hausaufgaben durchführen und dabei auf günstige Rahmenbedingungen achten. Vor allem ist es wichtig, dass das Kind nicht abgelenkt wird, dass Sie angemessene Verhaltensweisen kontinuierlich positiv verstärken und dass Sie für eine erfolgreiche Aufgabenbewältigung in einer gegebenen Zeit eine besondere Belohnung in Aussicht stellen. Sie vereinbaren also mit dem Kind eine Zeit, in dem es seine Aufgaben macht (entsprechend der Regeln in diesem Leitfaden F18), sowie eine Belohnung, die unmittelbar danach erfolgt, wenn das Kind in der vereinbarten Zeit und mit angemessener Qualität die Aufgaben beendet.

Durch diese Verhaltensbeobachtung soll überprüft werden, inwiefern das Kind in der Lage ist, seine Hausaufgaben unter günstigen Rahmenbedingungen zügig und konzentriert zu erledigen, und in welchem Ausmaß die von den Eltern geschilderten Verhaltensprobleme sich auch in dieser Situation einstellen. Damit wird abgeklärt, ob eine Veränderung der Rahmenbedingungen – wie sie im vorliegenden Baustein angestrebt wird – zur Lösung der Verhaltensprobleme während der Hausaufgaben ausreichen kann. Dies ist der Fall, wenn sich die Verhaltensprobleme bei den Hausaufgaben unter optimalen Rahmenbedingungen nicht einstellen. Sind auch unter diesen günstigen Bedingungen impulsives Arbeitsverhalten, Aufmerksamkeitsstörungen oder ausgeprägte motorische Unruhe zu beobachten, dann ist ein *Selbstinstruktionstraining* (s. Baustein F17b) indiziert, in dem das Kind lernt, seine Handlungsimpulse zu hemmen und planvoll Aufgaben zu bewältigen. ▶

Familienzentrierte Intervention, Baustein F18 *Wie Sie Probleme bei den Hausaufgaben lösen können*	**Kindzentrierte Intervention, Baustein K18** *Setz' dem Hausaufgabenkrieg ein Ende!*
Inhalt und Ziele Mit dem Kind und seinen Eltern werden Regeln für die Durchführung der Hausaufgaben erarbeitet und eingeübt, welche die spezifischen Probleme in dieser Zeit vermindern. Dazu wird die Hausaufgabensituation neu organisiert und strukturiert. Das Kind wird an ein weitgehend eigenständiges Erledigen seiner Hausaufgaben herangeführt und durch ein Token-System dazu motiviert. Dieser Baustein stellt somit teilweise eine Anwendung des *Punkte-Planes* (Baustein F13) dar.	**Inhalt und Ziele** Peter erzählt von seinem täglichen Hausaufgabenkrieg mit seiner Mutter. Er beschreibt, wie die Therapeutin gemeinsam mit ihm und seiner Mutter einen Hausaufgabenplan entwickelt und wie dadurch der Hausaufgabenkrieg beendet wird.
Teilnehmer Bei diesem Therapiebaustein sollten das Kind und die Person teilnehmen, die in der Regel mit dem Kind die Hausaufgaben erledigt.	**Teilnehmer** In der Regel gemeinsam mit Kind und zumindest einem Elternteil.
Materialien Arbeitsblatt T03: *Problemliste: Verhaltensprobleme des Kindes (in der Familie)* Elternleitfaden F18: *Wie Sie Probleme bei den Hausaufgaben lösen können* Arbeitsblatt F18.1: *Mein Hausaufgabenplan – Wunschliste für Sonderbelohnungen* Arbeitsblatt F18.2: *Mein Hausaufgabenplan – Spielregeln*	**Materialien** *Wackelpeter & Trotzkopf*, Kapitel K18: *Setz' dem Hausaufgabenkrieg ein Ende*

Arbeitsblatt F18.3: Hausaufgaben des Kindes	*Mein Hausaufgabenplan*	
Ablauf der Sitzung (1) Gespräch über Ereignisse seit der letzten Sitzung und Bearbeitung der Problemliste. (2) Auswertungsgespräch über die Therapieaufgaben der letzten Sitzungen. (3) Gespräch über die Ziele des Therapiebausteins. (4) Erarbeitung des *Hausaufgabenplans* anhand des Elternleitfadens. (5) Einübung des *Hausaufgabenplans*. (6) Besprechung der Therapieaufgaben.		**Ablauf der Sitzung** (1) Lesen Sie zusammen mit dem Kind (und den Eltern) aus den Therapiegeschichten *Wackelpeter & Trotzkopf* das Kapitel K18: *Setz' dem Hausaufgabenkrieg ein Ende.* (2) Besprechen Sie mit dem Kind, welche Erfahrungen es selbst mit seinen Hausaufgaben gemacht hat und ob es sich vorstellen kann, dass ein *Hausaufgabenplan* auch bei ihm hilfreich ist.

Integration der kindzentrierten Intervention

Das Kindprogramm wird am besten nach dem Auswertungsgespräch über die Therapieaufgaben (Punkt 2 im Elternprogramm) mit dem Kind durchgeführt.

Therapieaufgaben

Eltern und Kind sollen den erarbeiteten *Hausaufgabenplan* zu Hause durchführen.

Anzahl der Sitzungen

In den meisten Fällen werden zwei Sitzungen benötigt.

Interventionsdauer für die Therapieaufgaben

Wie beim *Punkte-Plan* (Baustein F13) sollte auch diese Intervention mehrere Wochen bis einige Monate durchgeführt werden. Die Beendigung des *Hausaufgabenplans* kann entsprechend der Beendigung des *Punkte-Plans* (Baustein F14) gestaltet werden.

8.20.1 Ablauf der Sitzung

Gespräch über die Ereignisse seit der letzten Sitzung und Bearbeitung der Problemliste

Auswertungsgespräch über die Therapieaufgaben der letzten Sitzungen
Siehe bereits bearbeitete Therapiebausteine.

Gespräch über die Ziele des Therapiebausteins
Sehr häufig stellt die Durchführung der Hausaufgaben ein großes Problem von Familien mit Kindern dar, die expansive Verhaltensauffälligkeiten haben. Die Hausaufgaben werden von den meisten Kindern als eine lästige Pflicht erlebt. Kinder mit Aufmerksamkeitsschwächen und impulsivem Verhalten sowie Kinder mit schulischen Leistungsdefiziten erleben Hausaufgaben als besonders aversiv. Die Kinder müssen sich konzentrieren, was für sie besonders anstrengend ist; sie müssen sich mit Inhalten beschäftigen, die sie meist noch nicht richtig beherrschen; sie werden durch die häufigen Fehler bei den Hausaufgaben frustriert, und ihnen steht weniger freie Spielzeit zur Verfügung.

Aus diesen Gründen ist es verständlich, dass die meisten Kinder keine Lust haben, Hausaufgaben zu machen, und versuchen, diese Situation möglichst lange aufzuschieben oder sie ganz zu vermeiden. Die positiven Konsequenzen einer angemessenen Durchführung der Hausaufgaben treten, wenn überhaupt, erst sehr verzögert ein. Schulzeugnisse bzw. Noten haben bestenfalls eine marginal verstärkende Wirkung, weil sie erst mit extremer Verzögerung erfolgen. Viele Kinder haben zudem die Erfahrung gemacht, dass selbst vermehrte Anstrengungen keine deutliche Verbesserung der schulischen Leistungsfähigkeit bewirken, und haben damit eine Hilflosigkeits-Einstellung gegenüber schulischen Leistungsanforderungen entwickelt.

Die Hausaufgabensituation ist in vielen Familien mit expansiv verhaltensauffälligen Kindern zu einem ständigen Kampf geworden, der dazu führt, dass die Hausaufgaben häufig bis in den Abend hinein dauern und dass sie zu extremen Spannungen zwischen Eltern und Kind führen. Zudem werden die Hausaufgaben meist trotzdem nicht vollständig erledigt.

Ziel des *Hausaufgabenplans* ist es, den Kindern eine unmittelbare Rückmeldung zu geben und diese positiv und nicht negativ zu gestalten. Die positiven Konsequenzen müssen den negativen (verkürzte Spielzeit, Frustration, Anstrengung) gegenüberstehen und sie sogar aufwiegen.

Zunächst sollten Sie mit den Eltern und dem Kind erarbeiten, wie die Hausaufgabensituation aus der Sicht des Kindes aussieht: Sie stellt in der

Regel für das Kind (aber auch für die Mutter) eine lästige Pflicht dar, die getan werden muss, keinen Spaß macht und nur negative Konsequenzen hat (wie oben beschrieben wurde). Wenn die Sichtweise des Kindes berücksichtigt wird, fühlt sich das Kind verstanden und ernst genommen. Dazu ist das Kapitel K18 aus *Wackelpeter & Trotzkopf* besonders hilfreich.

Häufig ist es sinnvoll, Ihre eigenen Erfahrungen mit Hausaufgaben dem Kind zu vermitteln und auch die Eltern von ihren eigenen Schul- und Hausaufgabenerfahrungen berichten zu lassen. Viele Kinder sind sehr erstaunt darüber, dass auch Sie als Therapeut und die eigenen Eltern manchmal keinen Spaß an den Hausaufgaben hatten und viel lieber gespielt hätten.

Erklären Sie den Eltern und dem Kind, dass Sie nun versuchen werden, zusammen bestimmte Regeln zu erarbeiten, die dem Kind und den Eltern die Durchführung der Hausaufgaben erleichtern können. Gehen Sie außerdem darauf ein, dass sich das Kind für die Anstrengungen der Hausaufgaben bestimmte Belohnungen verdienen kann. Dadurch wird die Durchführung der Hausaufgaben meist auch wieder mehr Spaß machen.

Erarbeitung des Hausaufgabenplans anhand des Elternleitfadens

Übersicht

Übersicht über die Regeln des Elternleitfadens F18

(1) Alle Hausaufgaben werden von Ihrem Kind während der Schulzeit in einem Aufgabenheft notiert!
(2) Die Hausaufgaben werden immer am gleichen Arbeitsplatz gemacht!
(3) Vermindern Sie die Ablenkungsmöglichkeiten bei den Hausaufgaben!
(4) Die Hausaufgaben werden immer an der gleichen Stelle im Tagesablauf gemacht!
(5) Vereinbaren Sie zusammen mit Ihrem Kind pro Hausaufgabe die maximale Zeit, in der die Aufgaben erledigt werden!
(6) Erstellen Sie gemeinsam mit Ihrem Kind einen *Punkte-Plan* für die Hausaufgabenzeit!

Zunächst erarbeiten Sie mit dem Kind und den Eltern die **Rahmenbedingungen**, unter denen die Hausaufgaben durchgeführt werden:

Regel 1

Um die Hausaufgaben zu Hause durchführen zu können, muss das Kind zunächst einmal wissen, was es an Hausaufgaben aufhat. Dies stellt bei vielen Kindern mit expansiven Verhaltensauffälligkeiten oft schon ein großes Problem dar. Fragen Sie nach, ob das Kind ein Hausaufgabenheft hat und ob das Eintragen der Hausaufgaben zuverlässig von dem Kind erledigt wird. Es ist sinnvoll, ein Hausaufgabenheft anzulegen, wenn das Kind häufiger vergisst, welche Hausaufgaben es aufhat und es bisher noch kein Hausaufgabenheft hat. Es kann auch überlegt werden, ob das vollständige Eintragen der Hausaufgaben in das Hausaufgabenheft mit in den *Punkte-Plan* integriert wird. In diesem Fall könnte sich das Kind dadurch einen Extra-Punkt verdienen. Häufig ist es jedoch auch dann nötig zu überprüfen, ob die Hausaufgaben vollständig sind. Dafür kann mit der Klassenlehrerin vereinbart werden, dass das Hausaufgabenheft abgezeichnet wird. Dazu sollte das Kind zum Ende jedes Schultages zur Lehrerin gehen und seine Eintragungen abzeichnen lassen. Wenn das Kind trotz dieser Regel seine Hausaufgaben nicht weiß, sollte es selbst und nicht die Mutter einen Mitschüler anrufen und sich vergewissern.

Regel 2

Die Hausaufgaben sollten immer am gleichen Arbeitsplatz gemacht werden. Dies kann im Idealfall der Schreibtisch im Kinderzimmer sein, der für keine anderen Tätigkeiten benutzt werden sollte. Damit wird dem Kind verdeutlicht, dass die Hausaufgabenzeit beginnt, sobald es an diesem Schreibtisch sitzt.

Regel 3

Der Arbeitsplatz selbst sollte so gestaltet sein, dass er möglichst wenige Ablenkungen bietet. Lassen Sie sich von dem Kind erläutern, wo sein Schreibtisch steht, wie groß er ist und was sich sonst noch alles auf dem Schreibtisch befindet. Steht der Tisch vor dem Fenster, durch welches das Kind spielende Kinder beobachten kann? Stapeln sich auf dem Tisch Sammelbilder oder Legoburgen? Was steht direkt links oder rechts vom Schreibtisch. Besprechen Sie mit dem Kind und den Eltern, wie vorhandene Ablenkungen reduziert werden können. Geräusche können zusätzliche störende Reize darstellen. Daher sollte während der Hausaufgabenzeit das Fenster geschlossen sein, wenn es draußen laut sein sollte. In diesem Falle sollte ein Lüften vor und nach den Hausaufgaben ausreichen. Viele Kinder wollen unbedingt während der Hausaufgaben eine Kassette oder Radio hören. Radio- und Kassettengeräte sowie Fernseher und CD-Spieler sollten jedoch auf jeden Fall ausgeschaltet werden. Wird in einem anderen Zimmer Musik gehört oder Fernsehen geschaut, sollte es nicht im Kinderzimmer zu hören sein.

Fragen Sie die Eltern außerdem nach den Geschwistern, wenn das Kind welche hat. Was tun die Geschwister gewöhnlich in der Zeit, in der das Kind Hausaufgaben macht? Werden die Hausaufgaben häufig durch die Geschwister unterbrochen? Wenn dies der Fall ist, sollten Sie zusammen überlegen, was die Geschwister in der Zwischenzeit machen könnten, damit das Kind bei seinen Hausaufgaben nicht unnötig gestört wird.

Regel 4

Die Hausaufgaben sollen immer an der gleichen Stelle im Tagesablauf gemacht werden. Erfragen Sie, wann bisher die Hausaufgaben gemacht wurden. Legen Sie gemeinsam einen Zeitpunkt fest, an dem das Kind mit den Hausaufgaben beginnen soll, dies sollte jedoch spätestens eine halbe Stunde nach dem Mittagessen und nicht erst gegen Abend sein, da das Kind dann zu müde und besonders unkonzentriert ist. Achten Sie außerdem darauf, dass das Kind nach der Schule erst einmal eine Phase hat, in der es ausspannen und machen kann, was es gerne möchte.

Die folgenden Regeln betreffen die **Durchführung** der Hausaufgaben:

Regel 5

Vor Beginn der Hausaufgaben verschaffen sich die Eltern und das Kind einen Überblick über die anstehenden Hausaufgaben und überlegen, wie lange das Kind für die einzelnen Aufgaben brauchen würde, wenn es im normalen Tempo und ohne große Unterbrechungen und Ablenkung arbeitet. Dazu sollten die Hausaufgaben in die einzelnen Fächer unterteilt werden. Bedenken Sie, dass Kinder häufig dazu neigen, sich zu unterschätzen oder auch sich zu überschätzen. Daher ist es wichtig, dass die Eltern mit dem Kind zusammen die Zeit festlegen.

Wenn die Erledigung der einzelnen Fächer sehr lange dauert, ist es oft ratsam, sie in Unteraufgaben zu unterteilen. Ziel ist es, dass das Kind jede Aufgabe in der festgesetzten Zeit ohne Unterbrechungen erledigt. Aus diesem Grunde sollten die Zeitabschnitte bei Grundschulkindern anfangs nicht länger als 20 Minuten sein, damit das Kind eine größere Chance hat, die Aufgabe mit Erfolg zu bearbeiten. Damit das Kind sich nach der vorgegebenen Zeit richten kann, sollten ihm eine Uhr oder ein Wecker zur Verfügung stehen. Ein Wecker ist vor allem für die Kinder sinnvoll, die noch nicht sicher die Uhr lesen können. Die Eltern sollten dennoch die Zeit an einer eigenen Uhr kontrollieren, da das Kind den Wecker sonst verstellen könnte und dies zu weiteren Auseinandersetzungen führt.

Regel 6
Erklären Sie anschließend das spezielle Punkte-System für den *Hausaufgabenplan*. Zuerst sollten die einzelnen Fächer und die dafür vorgegebene Zeit in den *Hausaufgabenplan* eingetragen werden (Arbeitsblatt F18.3). Wenn das Kind die erste Aufgabe erledigt hat, sollten die Eltern sie zusammen mit dem Kind durchgehen. Dabei sollte zuerst die tatsächlich benötigte Zeit in den Plan eingetragen werden. Dann schätzt das Kind für sich ein, wie gut es diese Aufgabe erledigt hat. Die Einschätzung erfolgt entsprechend der Schulnoten auf einer Skala von eins bis sechs. Anschließend kontrollieren die Eltern die Aufgabe und bewerten ihrerseits die Qualität mit einer Note. Wird die Aufgabe in der vereinbarten Zeit beendet und von den Eltern mindestens als ausreichend (4) eingestuft, dann erhält das Kind einen Punkt. Sie können auch bei höherer Qualitätsbewertung entsprechend mehr Punkte vereinbaren, so dass das Kind maximal vier Punkte (bei „sehr guter" Qualität) erreichen kann. Achten Sie darauf, dass die Eltern die Qualität der Aufgaben nicht zu streng bewerten, und legen Sie mit Kind und den Eltern zusammen anhand der Hausaufgabenhefte des Kindes fest, wann eine Aufgabe noch als ausreichend bewertet werden kann. Manchmal kann es auch sinnvoll sein, dass das Kind ausschließlich für die Qualität der Arbeit Punkte bekommt und Zusatzpunkte erhält, wenn die Aufgaben in der vorgegebenen Zeit erledigt wurden. Schließlich werden die erreichten Punkte in den *Hausaufgabenplan* eingetragen. Danach kann das Kind mit der zweiten Aufgabe weitermachen, bei der dann entsprechend vorgegangen wird.

Bei älteren Kindern kann es sinnvoll sein, ihnen bei der Durchführung des Hausaufgabenplans eine größere Selbständigkeit einzuräumen. Dies kann die Definition der zur Verfügung stehenden Zeit, die Kontrolle der tatsächlich benötigten Zeit und die Eintragungen in den *Hausaufgabenplan* betreffen.

Wenn bei der Durchführung der Hausaufgaben zusätzlich bestimmte Verhaltensprobleme regelmäßig auftreten, sollten Sie überlegen, ob diese durch Zusatzregeln im *Hausaufgabenplan* vermindert werden können. So gibt es Kinder, die den Beginn der Hausaufgaben hinauszögern, während der Hausaufgaben schimpfen und nörgeln, Wutausbrüche bekommen oder sich weigern, nach dem Kontrollieren die notwendigen Korrekturen durchzuführen. Wenn das entsprechende Problemverhalten nicht auftritt, hat das Kind die Möglichkeit, einen Zusatzpunkt zu verdienen. Eine dieser Zusatzregeln ist auch das schon unter Regel 1 besprochene vollständige Eintragen der Hausaufgaben in das Hausaufgabenheft.

Solche Zusatzregeln müssen nicht unbedingt schon zu Anfang in den *Hausaufgabenplan* integriert werden. Häufig ist es auch sinnvoll, erst einmal den

Hausaufgabenplan zu installieren und dann in Abhängigkeit vom Verlauf Zusatzregeln zu formulieren. Wenn allerdings zu erwarten ist, dass ein Problem auf jeden Fall auftritt, sollte es, wenn möglich, von Anfang an mitberücksichtigt werden.

Bevor die Hausaufgaben zu Hause mittels des *Hausaufgabenplanes* durchgeführt werden, vereinbaren Sie noch mit dem Kind und den Eltern die Sonderbelohnungen, die es sich mit den Hausaufgaben verdienen kann. Dieses Vorgehen wurde schon im Leitfaden F13, *Der Punkte-Plan,* beschrieben und kann dort nachgelesen werden. Auch die allgemeinen Regeln, die Veränderung und Beendigung des *Hausaufgabenplans* richten sich nach den Leitfäden F13 und F14.

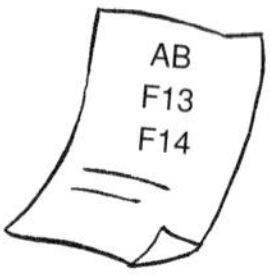

Einübung des *Hausaufgabenplans*

Eine Einübung des *Hausaufgabenplans* ist in der Regel erforderlich,

- wenn sehr stark ausgeprägte Probleme bei der Durchführung der Hausaufgaben auftreten,
- wenn die Eltern in der Regel bei der Durchführung der Hausaufgaben unmittelbar dabei sind und
- wenn die Eltern in starkem Maß zu einem kritisierenden Verhalten neigen.

Bei der Einübung des *Hausaufgabenplans* werden vor allem auch typische Interaktionsstörungen auf der Mikroebene thematisiert, die durch das Verstärkerprogramm allein häufig nicht hinreichend verändert werden können.

Bitten Sie die Eltern und das Kind, die Hausaufgaben entsprechend der erarbeiteten Regeln durchzuführen. Nach Möglichkeit sollte dies auf Video aufgezeichnet werden, um Verfälschungen der Situation durch die Anwesenheit des Therapeuten im Raum zu verringern und um die Aufnahmen später gemeinsam mit den Eltern analysieren zu können.

Durch den Vergleich der Verhaltensweisen des Kindes bei der Durchführung der Hausaufgaben in Anwesenheit des Therapeuten mit der Hausaufgabendurchführung in Anwesenheit des Elternteils kann festgestellt werden, in welchem Ausmaß die Verhaltensprobleme durch die Anwesenheit und/oder das Verhalten der Eltern aufrechterhalten werden. Die Beobachtung der Eltern-Kind-Interaktion konzentriert sich auf folgende Interaktionsstörungen:

- Angemessenes Arbeitsverhalten wird zu selten beachtet. Das Kind wird beispielsweise nicht gelobt, wenn es zügig die Hausaufgaben beginnt.
- Die korrekte Leistung wird zu selten positiv verstärkt. Die Mutter greift beispielsweise ein, wenn ein Rechtschreibfehler auftritt, aber sie lobt ihr Kind nicht dafür, dass es eine Zeile fehlerfrei geschrieben hat.

- Unangemessenes Arbeitsverhalten wird bestraft („Nun trödele doch nicht so herum!"), anstatt durch eine ruhige, sachliche Aufforderung begrenzt zu werden („Mach weiter!").
- Auf Fehler wird nicht sachlich und ermutigend, sondern übergeneralisierend und ärgerlich aufmerksam gemacht („Da ist ja schon wieder alles falsch!").
- Inhaltliche Hilfestellungen leiten das Kind nicht zur weitgehend selbständigen Lösung von Problemen an. Die Lösung wird dem Kind entweder direkt angeboten, oder die Hilfestellung wird mit ungeduldigen oder entmutigenden Äußerungen gekoppelt („Kapiere das doch endlich mal!").

> **!** Die gemeinsamen **Analyse der Hausaufgaben-Situation** erfolgt in fünf Schritten:
> (1) Wie haben sich Elternteil und Kind in der Situation gefühlt, was ist ihnen dabei durch den Kopf gegangen?
> (2) Wie typisch war die Situation für die alltägliche Hausaufgabensituation in der Familie?
> (3) Was fällt dem Elternteil/dem Kind an dem Verhalten des Elternteils/des Kindes auf?
> (4) Welche Interaktionsprobleme sind aufgetreten?
> (5) Rückmeldung des Therapeuten zu diesen Punkten.

Je älter das Kind ist, umso wichtiger ist seine Einbeziehung in diesen Prozess der gemeinsamen Analyse. Wenn ausgeprägte Interaktionsprobleme auftreten, kann der Therapeut das Verhalten auch als Modell demonstrieren, indem er mit dem Kind die Hausaufgaben durchführt und der Elternteil ihn beobachtet. Dies wird solange wiederholt, bis Eltern und Kind die Hausaufgabensituation bewältigen. Dann erhalten sie die Aufgabe, die Intervention entsprechend dem *Hausaufgabenplan* zuhause durchzuführen. Die Mehrzahl der Eltern benötigt nur eine relativ kurze Übungszeit, in einigen Fällen ist jedoch eine Einübung über mehrere Sitzungen hinweg notwendig.

Wenn im Rahmen der Einübung der Hausaufgabensituation deutlich wird, dass das Kind doch erhebliche Impulsivität, Aufmerksamkeitsprobleme oder motorische Unruhe zeigt, dann sollte ein *Selbstinstruktionstraining* (Baustein F17b) durchgeführt werden.

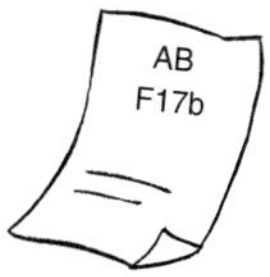

Besprechung der Therapieaufgaben

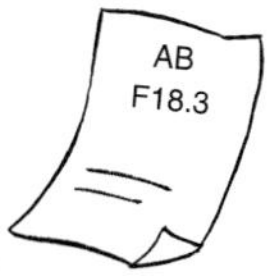

Bis zur nächsten Sitzung sollen Eltern und Kind den *Hausaufgabenplan* durchführen und die Ergebnisse in das Arbeitsblatt F18.3 (*Hausaufgabenplan*) eintragen. Falls Sie den *Hausaufgabenplan* gemeinsam mit Eltern und

Kind eingeübt haben, dann lassen Sie sie nur dann mit dem *Hausaufgabenplan* arbeiten, wenn die Einübung erfolgreich verlaufen ist.

8.20.2 Schwierige Therapiesituationen

Reaktionen der Eltern in der Therapiesitzung

Nach unseren Erfahrungen ist dieser Therapiebaustein eine sehr effektive Intervention und so aufgebaut, dass die meisten Kinder, aber auch die meisten Eltern damit gut zurechtkommen. Die Reaktionen der Eltern beziehen sich auf die gleichen Punkte, die bereits unter F13 (Der *Punkte-Plan*) behandelt wurden.

Probleme bei der Durchführung der Therapieaufgaben

Die Probleme bei der Durchführung des *Hausaufgabenplans* entsprechen den Problemen, die auch bei der Durchführung des *Punkte-Plans* (Baustein F13) auftreten. Wenn der *Hausaufgabenplan* sich als nicht erfolgreich erweist, sollten Sie darüber hinaus mit den Eltern und dem Kind die Durchführung während der nächsten Therapiesitzung einüben und auf Eltern-Kind-Interaktionsprobleme achten.

8.20.3 In der nächsten Sitzung: Auswertungsgespräch zur Therapieaufgabe *Hausaufgabenplan*

Besprechen Sie in der nächsten Sitzung mit dem Kind und den Eltern, wie sie zu Hause mit dem *Hausaufgabenplan* zurechtgekommen sind. Lassen Sie sich dazu den *Hausaufgabenplan* zeigen. Beachten Sie dabei folgende Punkte:

Fragen für das Auswertungsgespräch

- Wie viele Punkte konnte das Kind durchschnittlich erreichen?
- Ist das Kind mit seiner Leistung zufrieden?
- Sind die Eltern mit dem bisherigen Ablauf der Hausaufgaben zufrieden?
- Gab es Streit oder Unstimmigkeiten wegen der Regeln?
- Stimmen die Bewertungen von Mutter und Kind hinsichtlich der Qualität der Hausaufgaben überein? Wenn große Differenzen festzu-

stellen sind, gab es meist auch Schwierigkeiten oder Streit. Diskutieren Sie diesen Punkt gemeinsam anhand der Hausaufgaben. Manche Eltern haben sehr hohe Erwartungen hinsichtlich der Qualität der Hausaufgaben (vor allem des Schriftbildes). Ziehen Sie im Zweifelsfall das Urteil der Lehrerin hinzu.

- Wurde die vorgegebene Zeit realistisch eingeschätzt? Wenn das Kind die vorgegebene Zeit meist nicht einhalten konnte, explorieren Sie den Grund dafür. Lag es daran, dass das Kind seine Aufgaben so häufig unterbrochen hat bzw. sich hat ablenken lassen, oder stellte sich im Nachhinein heraus, dass die Zeit zu knapp bemessen war? Sind sich Kind und Mutter über die vorgegebene Zeit bzw. den Grund für die Nichteinhaltung der Zeit einig oder nicht? Wenn es Schwierigkeiten bei der Einschätzung der vorgegebenen Zeit gab, lassen Sie sich in der nächsten Sitzung die Hausaufgaben mitbringen, um festzustellen, warum es hier Differenzen gab.

8.21 Bausteine F19 und K19: Bewältigung von Verhaltensproblemen in der Öffentlichkeit

Indikation

Auffälliges Verhalten in Geschäften, im Kaufhaus, im Restaurant, in der Kirche, im Bus oder in der Straßenbahn, bei einer Autofahrt oder in anderen öffentlichen Situationen.

Familienzentrierte Intervention, Baustein F19	Kindzentrierte Intervention, Baustein K19
Problematisches Verhalten in der Öffentlichkeit	*Chaos im Kaufhaus*
Inhalt und Ziele Unter Anwendung der bislang eingesetzten Methoden werden mit den Eltern Strategien erarbeitet, die ihnen helfen, extrem störendes und verweigerndes Verhalten ihres	**Inhalt und Ziele** Wackelpeter erzählt von chaotischen Situationen, die durch sein impulsives Verhalten in der Öffentlichkeit – im Kaufhaus, im Restaurant, usw. – entstanden sind. Dann beschreibt er,

Kindes in der Öffentlichkeit zu vermindern.	wie die Eltern mit ihm bestimmte Vereinbarungen getroffen haben, mit denen solche Situationen in der Öffentlichkeit möglichst vermieden werden sollen.
Teilnehmer In der Regel zumindest ein Elternteil und das Kind. Die Teilnahme des Kindes ist aber nicht unbedingt erforderlich.	**Teilnehmer** In der Regel gemeinsam mit Kind und zumindest einem Elternteil.
Materialien Arbeitsblatt T03: *Problemliste: Verhaltensprobleme des Kindes (in der Familie)* Elternleitfaden F19: *Problematisches Verhalten in der Öffentlichkeit* Arbeitsblatt F19.1: *Verhaltensprobleme meines Kindes in der Öffentlichkeit* Arbeitsblatt F19.2: *Tagebuch: Verhalten meines Kindes in der Öffentlichkeit*	**Materialien** *Wackelpeter & Trotzkopf*, Kapitel K19: *Chaos im Kaufhaus*
Ablauf der Sitzung (1) Gespräch über die Ereignisse seit der letzten Sitzung und Bearbeitung der Problemliste. (2) Auswertungsgespräch über die Therapieaufgaben der letzten Sitzungen. (3) Gespräch über die Ziele des Therapiebausteins. (4) Erarbeitung der Intervention anhand des Elternleitfadens.	**Ablauf der Sitzung** (1) Lesen Sie zusammen mit dem Kind (und den Eltern) aus den Therapiegeschichten *Wackelpeter & Trotzkopf* das Kapitel K19: *Chaos im Kaufhaus.* (2) Besprechen Sie mit dem Kind, welche Erfahrungen es selbst im Kaufhaus, im Supermarkt, im Restaurant oder in der Straßenbahn gemacht hat und

►

▶ Regeln für die Entwicklung eines Plans ▶ Regeln für die Durchführung des Plans (5) Besprechung der Therapieaufgaben	was es von der Vereinbarung hält, welche die Eltern mit Wackelpeter getroffen haben.

Integration der kindzentrierten Intervention
Das Kindprogramm wird am besten nach dem Auswertungsgespräch über die Therapieaufgaben (Punkt 2 im Elternprogramm) mit dem Kind durchgeführt.

Therapieaufgaben
Die Eltern gehen mit dem Kind gezielt in ausgewählte kritische öffentliche Situationen, führen den erarbeiteten Plan durch und protokollieren das Ergebnis in einem Tagebuch.

Anzahl der Sitzungen
In den meisten Fällen eine Sitzung.

Interventionsdauer für die Therapieaufgabe
In der Regel wird die Intervention mehrere Wochen bis Monate durchgeführt.

8.21.1 Ablauf der Sitzungen

Gespräch über die Ereignisse seit der letzten Sitzung und Bearbeitung der Problemliste

Auswertungsgespräch über die Therapieaufgaben der letzten Sitzungen

Siehe bereits bearbeitete Therapiebausteine.

Gespräch über die Ziele des Therapiebausteins

Problematisches Verhalten des Kindes in der Öffentlichkeit stellt vor allem bei Eltern von jüngeren Kindern häufig ein erhebliches Problem dar. Durch motorische Unruhe, Impulsivität und oppositionelles Verhalten des Kindes, das sich bis zu Wutausbrüchen steigern kann, werden öffentliche Situationen für Eltern und Kind häufig unerträglich.

Lassen Sie Eltern und Kind (wenn es alt genug ist) über problematische öffentliche Situationen berichten und achten Sie darauf, dass die unterschiedlichen Perspektiven bei Eltern und Kind deutlich werden. Überprüfen Sie, ob einige öffentliche Situationen von den Eltern aufgrund der Verhaltensprobleme des Kindes gemieden werden. Erklären Sie Eltern und Kind, dass in dieser Sitzung ein Plan für ausgewählte öffentliche Situationen entwickelt werden soll, nach dem die Eltern künftig in solchen Situationen mit dem Kind umgehen sollen.

Übersicht

Übersicht über die Regeln des Elternleitfadens F19

Erstellen Sie einen Plan, wie Sie mit Ihrem Kind in öffentlichen Situationen umgehen wollen

(1) Stellen Sie eine Problemliste auf.
(2) Bilden Sie eine Rangreihe der schwierigen Situationen.
(3) Wählen Sie ein bis zwei schwierige Situationen aus.
(4) Bestimmen Sie die Verhaltensregeln, die Ihr Kind in den Situationen beachten muss.
(5) Wählen Sie eine Belohnung aus.
(6) Überlegen Sie, welche Konsequenz erfolgt, wenn Ihr Kind gegen die Regeln verstößt.
(7) Besprechen Sie mit Ihrem Kind Ihren Plan.

Führen Sie Ihren Plan durch

(1) Suchen Sie gemeinsam mit Ihrem Kind die ausgewählte öffentliche Situation in nächster Zeit möglichst häufig auf.
(2) Erinnern Sie Ihr Kind an den Plan unmittelbar bevor Sie den öffentlichen Platz betreten.
(3) Führen Sie positive und negative Konsequenzen sofort durch.
(4) Protokollieren Sie die durchgeführten Maßnahmen.

Erarbeitung der Intervention anhand des Elternleitfadens

Die Regeln des Elternleitfadens sind zwei Stufen zugeordnet:

(1) **Erstellen** Sie einen Plan, wie Sie mit Ihrem Kind in öffentlichen Situationen umgehen wollen.
(2) **Führen** Sie Ihren Plan durch.

Regeln für die Entwicklung des Plans

Regel 1

Stellen Sie gemeinsam mit den Eltern anhand des Arbeitsblattes *Verhaltensprobleme meines Kindes in der Öffentlichkeit* (Arbeitsblatt F19.1) die problematischen öffentlichen Situationen (Situationen außerhalb der Wohnung) zusammen. Helfen Sie den Eltern, das problematische Verhalten in diesen Situationen möglichst konkret auf der Verhaltensebene zu beschreiben. Weniger konkrete und allgemeinere Probleme lassen sich häufig in mehrere einzelne konkrete Probleme aufteilen.

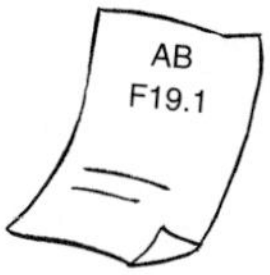

Regel 2

Helfen Sie den Eltern, die einzelnen Situationen nach ihrem Schwierigkeitsgrad in eine Rangreihe zu bringen. Dem größten Problem wird eine „1" zugeordnet, dem nächst kleineren eine „2" usw.

Regel 3

Wählen Sie gemeinsam mit den Eltern ein bis zwei schwierige öffentliche Situationen aus, die zuerst bearbeitet werden sollen. Berücksichtigen Sie bei der Auswahl folgende Gesichtspunkte:

- Die Eltern sollten die Situationen relativ leicht aufsuchen können (z. B. Supermarkt oder Straßenbahn), da sie in nächster Zeit möglichst häufig in diese Situationen gehen sollen.
- Wenn die Eltern bislang bei der Umsetzung der Therapieaufgaben sehr kompetent waren, können Sie die am meisten problematischen Situationen aussuchen, ansonsten sollten Sie Situationen mit mittlerem Schwierigkeitsgrad auswählen, um zunächst einen Interventionserfolg relativ schnell zu erzielen.

Regel 4

Bestimmen Sie gemeinsam mit den Eltern die Verhaltensregeln, die das Kind in den ausgewählten problematischen Situationen zu beachten hat. Helfen Sie den Eltern auch hier, die Regeln möglichst konkret auf der Verhaltensebene zu beschreiben. Die Regeln sollen so formuliert sein, dass sie in dieser Form dem Kind direkt mitgeteilt werden können. Es dürfen höchstens drei Regeln formuliert werden. Wenn auch damit das Problemverhalten noch nicht hinreichend abgemildert ist, dann ermuntern Sie die Eltern, zunächst nur auf die Einhaltung dieser drei Regeln zu achten, bevor neue Regeln hinzukommen.

Ein Beispiel:

- Bevor du bei deinem Onkel einen Gegenstand im Wohnzimmer oder in der Küche anfasst, frage ihn oder uns, ob du das darfst.
- Du stehst im Restaurant nicht auf, bevor wir es dir erlauben.
- Du bleibst im Supermarkt direkt in meiner Nähe, so dass du mich immer sehen kannst.

Lassen Sie die Eltern die Verhaltensregeln in das Arbeitsblatt eintragen.

Regel 5

Bestimmen Sie gemeinsam mit den Eltern und dem Kind die positive Verstärkung für das Einhalten der Regeln. Am besten hat sich dabei ein *Punkte-Plan* (Baustein F13 und F14) oder auch der *Wettkampf um lachende Gesichter* (Baustein F15) bewährt. Wenn das Kind sich in der Situation sehr häufig problematisch verhält (z. B. fasst ständig alles Mögliche an oder redet ständig dazwischen), dann ist ein *Wettkampf um lachende Gesichter* meist besser geeignet als ein *Punkte-Plan*. Bei Anwendung eines *Punkte-Planes* müssen Sie die Häufigkeit ermitteln, mit der das Problemverhalten pro Situation auftritt, und eine Verstärkung in entsprechend kurzen Abständen vereinbaren. Sie können in den *Punkte-Plan* auch mehrere Verhaltensregeln mit aufnehmen, beispielsweise erhält das Kind bei dem Besuch des Supermarktes

- einen Punkt, wenn es gemeinsam mit der Mutter den Supermarkt betritt und nicht schon vorher aus dem Auto stürzt und vorrennt;
- einen weiteren Punkt, wenn es die ganze Zeit über in der Sichtweite der Mutter bleibt;
- noch einen Punkt, wenn es keine Ware anfasst, ohne dass die Mutter ihm ausdrücklich die Erlaubnis gegeben hat.

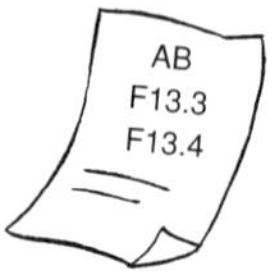

Wenn Sie einen *Punkte-Plan* oder einen *Wettkampf um lachende Gesichter* anwenden, dann gehen Sie mit den Eltern den entsprechenden Elternleitfaden durch und entwickeln gemeinsam anhand der Regeln die Intervention. Die Eltern müssen das Punkte-Konto (Arbeitsblatt F13.3) oder die Punkte-Schlange (Arbeitsblatt F13.4) bzw. den *Wettkampf um lachende Gesichter* mit in die Situation nehmen und Punkte direkt eintragen bzw. Gesichter direkt markieren. Das ist in manchen Situationen (z. B. im Restaurant) weitgehend unproblematisch, in anderen Situationen allerdings umständlich. In diesem Fall können die Eltern die gewonnenen Punkte auf die Hand des Kindes malen oder entsprechende Zeichen für lachende Gesichter aufmalen und direkt durchstreichen, wenn eine Regel verletzt wird. Bei Kindern mit geringer Frustrationstoleranz kann es sinnvoller sein, wenn die Eltern sich Zeichen für lachende Gesichter auf ihrer eigenen Hand markieren und entsprechend durchstreichen. Damit können Auseinandersetzungen mit dem Kind um das Durchstreichen auf seiner Hand (z. B. das Kind will die Hand nicht hergeben) vermieden werden. Zuhause werden diese Markierungen dann auf die entsprechenden Arbeitsblätter übertragen.

In Ausnahmefällen oder zu Beginn der Intervention können auch unmittelbare Verstärker statt eines *Punkte-Planes* oder eines *Wettkampfes um lachende Gesichter* eingesetzt werden. Legen Sie in diesem Fall mit den El-tern die Verstärker fest. Wichtig ist, dass die Verstärkungen unmittelbar in der Situation erfolgen. Wenn die Eltern dem Kind als Verstärkung eine Kleinigkeit kaufen wollen, dann besprechen Sie mit den Eltern die Vor- und Nachteile dieses Vorgehens entsprechend den Hinweisen im Elternleitfaden.

Lassen Sie die Eltern die ausgewählte Belohnung in die entsprechende Spalte des Arbeitsblattes eintragen. Neben den besprochenen Formen der Belohnung sollten die Eltern ihrem Kind unbedingt auch durch ihre Zuwendung immer wieder zeigen, dass sie sich über sein Verhalten freuen, wenn es die Regeln befolgt.

Regel 6

Legen Sie gemeinsam mit den Eltern fest, welche negative Konsequenz bei einem Regelverstoß erfolgt, und lassen Sie die Eltern die ausgewählte negative Konsequenz in die entsprechende Spalte des Arbeitsblattes eintragen.

Als negative Konsequenzen können *natürliche negative Konsequenzen* (siehe Baustein F12), Punkte-Entzug bei dem *Wettkampf um lachende Gesichter* (Baustein F15) oder die Methode der *Auszeit* (Baustein F16) eingesetzt werden. Bei Verwendung des *Wettkampfes um lachende Gesichter* sollte keine zusätzliche negative Konsequenz eingeführt werden, weil durch das Markieren eines Gesichtes bereits eine negative Konsequenz erfolgt.

Natürliche negative Konsequenzen können bei milderen Problemen recht erfolgreich eingesetzt werden. Beispiele hierfür sind im Elternleitfaden F12 aufgeführt. Die *Auszeit* sollte bei ausgeprägten Problemen erfolgen. Führen Sie die *Auszeit* in der Öffentlichkeit nur ein, wenn die Eltern bereits zu Hause erfolgreich die *Auszeit* durchgeführt haben. Ist das noch nicht der Fall gewesen, dann sollte die *Auszeit* erst bei einem anderen Problem zu Hause erprobt werden, bevor diese Methode in der Öffentlichkeit eingesetzt wird. Im Elternleitfaden sind Beispiele für die Durchführung der *Auszeit* in der Öffentlichkeit aufgeführt. Beachten Sie unbedingt die Regeln für die Durchführung der *Auszeit* aus dem Baustein F16.

Regel 7

Gehen Sie mit den Eltern die einzelnen Punkte durch, die sie beachten sollen, wenn sie mit dem Kind den Plan besprechen. Wenn das Kind bei der Sitzung anwesend ist, dann sollten die Eltern dem Kind den Plan noch einmal zusammenfassend erläutern.

In dem ruhigen und sachlichen Gespräch sollten die Eltern erstens die Verhaltensregeln benennen und kurz begründen. Zweitens sollten die positiven Konsequenzen aufgezeigt werden, die erfolgen, wenn das Kind die Regeln einhält, und auch die negativen Konsequenzen bei Verletzung der Regeln sollen benannt werden. Je älter das Kind ist, umso wichtiger ist es, dass es spätestens jetzt aktiv eingebunden wird, indem es zu Kommentaren und Veränderungsvorschlägen aufgefordert wird.

Regeln für die Durchführung des Plans

Regel 1

Überlegen Sie gemeinsam mit den Eltern, wie häufig sie in der nächsten Woche zusammen mit dem Kind die problematische öffentliche Situation aufsuchen können. Betonen Sie, dass dies überwiegend zu Übungszwecken geschehen sollte und nicht, um etwas Notwendiges zu erledigen. Die Eltern sollten also beispielsweise mit dem Kind in den Supermarkt gehen, obwohl sie eigentlich nichts einkaufen müssen. In einer solchen Übungssituation fällt es leichter, den Plan durchzuführen, weil die Eltern nicht unter einem äußeren Zwang stehen (z. B. schnell einkaufen zu müssen).

Regel 2

Besprechen Sie mit den Eltern, dass sie ihr Kind, unmittelbar bevor sie den öffentlichen Platz betreten, an den Plan erinnern. Dies sollte auch dann erfolgen, wenn dem Kind der Plan schon gut bekannt ist. Die Eltern sollten dabei folgende vier Punkte kurz ansprechen:

(1) Das Kind auffordern, die vereinbarten Verhaltensregeln noch einmal zu benennen („Was haben wir ausgemacht?“).
(2) Die Regeln bestätigen oder gegebenenfalls korrigieren.
(3) Die positiven Konsequenzen für die Beachtung der Regeln benennen.
(4) Die negativen Konsequenzen bei Regelverstoß benennen.

Falls das Kind sich weigert, die Regeln zu wiederholen, sollten die Eltern sofort eine negative Konsequenz ankündigen und auch durchführen, wenn das Kind sich immer noch weigert. Überlegen Sie mit den Eltern, welche negative Konsequenz sie in diesem Falle durchführen können.

Regel 3
Betonen Sie, wie wichtig es ist, dass die positiven und negativen Konsequenzen sofort erfolgen. Spätestens eine Minute, nachdem die Eltern die öffentliche Situation betreten haben, sollten sie das Kind erstmals für die Regelbefolgung loben. Besprechen Sie mit den Eltern die Punktevergabe, wenn ein *Punkte-Plan* eingesetzt wird. Ebenso wichtig, wie die unmittelbare Belohnung ist es, dass die negative Konsequenz sofort erfolgt, wenn das Kind eine Regel verletzt. Rasches Handeln verhindert laute Auseinandersetzungen oder Wutausbrüche. Besprechen Sie mit den Eltern mögliche Situationen, in denen die unmittelbare Durchführung der Konsequenzen erschwert ist (z. B. in einer Warteschlange vor der Kasse).

Regel 4
Gehen Sie mit den Eltern das *Tagebuch: Verhalten meines Kindes in der Öffentlichkeit* (Arbeitsblatt F19.2) durch und besprechen Sie mit ihnen, wie sie die durchgeführten Maßnahmen protokollieren können.

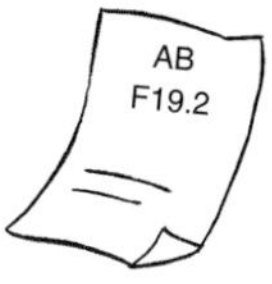

Besprechung der Therapieaufgaben
Bis zur nächsten Sitzung gehen die Eltern mit dem Kind gezielt in die ausgewählten kritischen öffentlichen Situationen, führen den erarbeiteten Plan durch und protokollieren das Ergebnis im *Tagebuch: Verhalten in der Öffentlichkeit* (Arbeitsblatt F19.2).

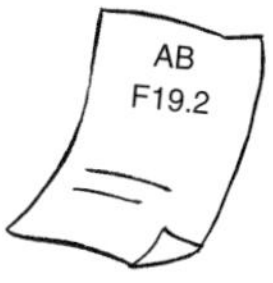

8.21.2 Schwierige Therapiesituationen

Reaktionen der Eltern in der Therapiesitzung
Da die Eltern in der Regel die einzelnen Interventionsbestandteile (positive Zuwendung, *natürliche negative Konsequenzen, Punkte-Plan, Wettkampf um lachende Gesichter, Auszeit*) bereits kennen, treten in diesem Zusammenhang meist keine besonderen Fragen mehr auf. Falls die Eltern eine Intervention noch nicht kennen, kann es zu den Problemen kommen, die in dem entsprechenden Therapiebaustein behandelt wurden.

Bezogen auf die Anwendung der Interventionen in der Öffentlichkeit drehen sich die meisten Fragen der Eltern um den Umgang mit dem öffentlichen Aufsehen, das durch das Problemverhalten des Kindes oder die Intervention verursacht werden kann. Gehen Sie ausführlich auf diese Fragen ein, weil eine Klärung dieser Bedenken entscheidend dafür verantwortlich ist, ob die geplante Intervention erfolgreich durchgeführt wird oder nicht.

Ermuntern Sie die Eltern, auf jeden Fall Freunde oder Verwandte in die Maßnahmen einzuweihen, wenn sie auffälliges Verhalten bei Besuchen vermindern wollen. Nahe Verwandte (z. B. Großeltern) können auch in die Sitzung miteinbezogen werden.

Bei extrem auffälligem Verhalten des Kindes (z. B. Wutausbrüchen) sollten Sie den Eltern empfehlen, möglichst schnell mit dem Kind die öffentliche Situation zu verlassen und dann die negative Konsequenz (z. B. *Auszeit* im Auto) durchzuführen.

Wenn die Eltern Sorge vor den Kommentaren anderer Menschen haben („Was für ein unerzogenes Kind!"; „Wie gehen Sie denn mit Ihrem Kind um?"), dann spielen Sie kompetente Reaktionen gemeinsam mit den Eltern im Rollenspiel durch (z. B. die Eltern blicken dem anderen ins Gesicht und sagen mit fester Stimme: „Ich weiß genau, was ich tue!"). Manche Eltern können dennoch weiter unsicher sein und beispielsweise Sorge haben, ihnen könnte Kindesmisshandlung unterstellt werden, weil das Kind so sehr schreit. In diesem Fall können Sie die Eltern fragen, ob für sie eine Bescheinigung von Ihnen hilfreich ist, auf der steht, dass es sich um eine therapeutische Maßnahme handelt.

Probleme bei der Durchführung der Therapieaufgaben

Die Probleme bei der Durchführung der Therapieaufgaben entsprechen den Durchführungsproblemen der entsprechenden Therapiebausteine der dabei eingesetzten Interventionen.

Bezogen auf die Anwendung der Interventionen in der Öffentlichkeit besteht das Hauptproblem in der nicht konsequenten oder nur verzögerten Durchführung der positiven wie der negativen Konsequenzen auf die Einhaltung bzw. die Verletzung der Regeln. Sprechen Sie deshalb mit den Eltern genau deren Aufzeichnungen im Tagebuch durch und fragen Sie nach den Durchführungsproblemen.

8.21.3 In der nächsten Sitzung: Auswertungsgespräch zur Therapieaufgabe *Bewältigung von Verhaltensproblemen in der Öffentlichkeit*

Besprechen Sie in der nächsten Sitzung mit dem Kind und den Eltern, wie sie mit der Durchführung des Planes in der Öffentlichkeit zurechtgekommen sind. Lassen Sie sich dazu das Tagebuch und entsprechende Pläne (bei Vereinbarung eines *Punkte-Plans* und eines *Wettkampfes um lachende Gesichter*) zeigen.

Beachten Sie die in den entsprechenden Therapiebausteinen formulierten Punkte für das Auswertungsgespräch. Überlegen Sie mit den Eltern notwendige Modifikationen oder mögliche Erweiterungen (z. B. zusätzliche Regeln oder Anwendung auf andere Situationen). Die Eltern sollten noch einige Wochen lang die kritischen öffentlichen Situationen häufiger als üblich mit ihrem Kind aufsuchen und auch das Tagebuch in dieser Zeit weiterführen.

Themenblock 6: Stabilisierung der Effekte (Baustein F20)

8.22 Baustein F20: Selbständige Bewältigung von zukünftigen Verhaltensproblemen

Indikation

Der Therapiebaustein wird zum Ende der Intensivtherapie grundsätzlich mit allen Familien durchgeführt.

Baustein F20

Wenn neue Probleme auftauchen

Inhalt und Ziele

Mit den Eltern wird besprochen, auf welche Weise sie die im Rahmen des Eltern-Programmes erarbeiteten Möglichkeiten einsetzen können, wenn neue Probleme auftauchen.

Teilnehmer

Nach Möglichkeit beide Elternteile und das Kind. Die Teilnahme des Kindes ist aber nicht unbedingt erforderlich.

Materialien

Arbeitsblatt T03:	*Problemliste: Verhaltensprobleme des Kindes (in der Familie)*
Elternleitfaden F20:	*Wenn neue Probleme auftauchen*
Arbeitsblatt F20.1:	*Analyse von neuen Verhaltensproblemen*

Ablauf der Sitzung:

(1) Gespräch über die Ereignisse seit der letzten Sitzung und Bearbeitung der Problemliste.
(2) Auswertungsgespräch über die Therapieaufgaben der letzten Sitzungen.
(3) Gespräch über die Ziele des Therapiebausteins.
(4) Erarbeitung der Intervention anhand des Elternleitfadens.

Therapieaufgaben
Keine

Anzahl der Sitzungen
In der Regel wird eine Sitzung benötigt.

8.22.1 Ablauf der Sitzung

Gespräch über die Ereignisse seit der letzten Sitzung und Bearbeitung der Problemliste

Auswertungsgespräch über die Therapieaufgaben der letzten Sitzungen
Siehe bereits bearbeitete Therapiebausteine.

Gespräch über die Ziele des Therapiebausteins
Besprechen Sie mit den Eltern und dem Kind, dass Sie in diesem letzten Termin der Intensivphase mit ihnen gemeinsam bewerten wollen, wie erfolgreich diese Behandlung war, welche Maßnahmen als hilfreich und welche als weniger hilfreich erlebt wurden, welche Probleme noch vorhanden sind und was die Eltern und das Kind machen können, wenn wieder einmal ausgeprägtere Probleme auftauchen. Achten Sie darauf, dass alle Beteiligten zu Wort kommen. Arbeiten Sie gemeinsam mit den Eltern und dem Kind die positiven Veränderungen während der Therapie heraus. Achten Sie darauf, dass diese Erfolge auf die Fähigkeiten und die Anstrengungen von Eltern und Kind attribuiert werden. Sparen Sie nicht mit Lob!

Erarbeitung der Intervention anhand des Elternleitfadens

Übersicht

Übersicht über die Regeln des Elternleitfadens F20

(1) Halten Sie Kontakt zum Kindergarten oder zur Schule.
(2) Halten Sie Kontakt zu Ihrem Therapeuten.
(3) Beschreiben Sie genau das Problemverhalten und die Situation, in der das Verhalten auftritt, sowie die Häufigkeit, mit der das Problemverhalten auftritt.
(4) Beschreiben Sie, welche Konsequenzen das Problemverhalten für Ihr Kind hat.
(5) Beschreiben Sie das angemessene Verhalten, das Sie von Ihrem Kind erwarten.
(6) Beobachten Sie das Verhalten in der kommenden Woche und versuchen Sie, die Ursachen festzustellen.
(7) Falls Sie in „alte Gewohnheiten“ zurückgefallen sind, dann versuchen Sie, diese wieder abzulegen.
(8) Führen Sie, wenn nötig, einen *Punkte-Plan* oder einen *Wettkampf um lachende Gesichter* durch.
(9) Falls diese Maßnahmen nicht hilfreich sind, dann setzen Sie sich mit Ihrer Therapeutin oder Ihrem Therapeuten in Verbindung.

Regel 1

Besprechen Sie mit den Eltern, in welchem Umfang sie Kontakt zum Kindergarten bzw. zur Schule halten und sich über das Verhalten des Kindes erkundigen sollten. Auf Absprachen, dass die Erzieherin oder die Lehrerin sich meldet, wenn Probleme auftreten, sollte man sich nicht unbedingt verlassen. Je mehr das Kind im Kindergarten oder in der Schule durch problematisches Verhalten aufgefallen war, umso wichtiger ist die Fortführung der Kontakte.

Regel 2

Legen Sie mit den Eltern fest, in welchen Abständen Sie Nachsorge-Kontakte durchführen wollen. Sie sollten mindestens nach drei, sechs, zwölf und nach 24 Monaten einen Kontakt fest vereinbaren, selbst wenn dies zum gegenwärtigen Zeitpunkt gar nicht nötig erscheint. Bei vielen Familien werden zunächst häufigere Nachsorge-Kontakte (beispielsweise alle vier Wochen) notwendig sein.

Regeln 3–5

Diskutieren Sie mit den Eltern die Möglichkeit, dass neue Probleme auftauchen oder alte Schwierigkeiten wieder aufbrechen. Versuchen Sie, mögliche kritische Lebensabschnitte in der Zukunft zu identifizieren (z. B. Schulwechsel, geplanter Hausbau). Besprechen Sie anhand der Regeln 3–5 die Bearbeitung von Arbeitsblatt F20.1: *Analyse von neuen Verhaltensproblemen*. Nehmen Sie als Beispiele Problemverhaltensweisen, die bei diesem Kind mit größerer Wahrscheinlichkeit auftreten können.

Regel 6

Gehen Sie mit den Eltern die Liste der häufigsten Fehler durch und überlegen Sie mit ihnen gemeinsam, welche Fehler ihnen am wahrscheinlichsten unterlaufen.

Regel 7

Weisen Sie noch einmal auf die wichtigsten Punkte in den entsprechenden Leitfäden hin.

Regel 8

Besprechen Sie auf der Basis der Erfahrungen der Eltern mit dem *Punkte-Plan* oder dem *Wettkampf um lachende Gesichter* einen entsprechenden Einsatz dieser Methoden. Falls Sie diese Methoden nicht angewandt haben, dann überspringen Sie diesen Punkt.

Regel 9

Besprechen Sie mit den Eltern, in welchen kritischen Situationen sie sich auch außerhalb der geplanten Nachsorge-Sitzungen bei Ihnen melden können.

Themenblock 7: Ergänzende kindzentrierte Interventionen (Bausteine K21 und K22)

☞ 8.23 Baustein K21: Die Sache mit den Pillen

Indikation

Dieser Therapiebaustein besteht aus einer Therapiegeschichte aus *Wackelpeter & Trotzkopf*. Der Baustein kann bei Schulkindern begleitend zu einer medikamentösen Therapie durchgeführt werden. ▸

Baustein K21:
Die Sache mit den Pillen

Inhalt und Ziele
Wackelpeter beschreibt, wie er und seine Eltern beim Arzt über die medikamentöse Behandlung der hyperkinetischen Symptome aufgeklärt werden. Die wichtigsten Nebenwirkungen der Stimulanzientherapie werden angesprochen und die Zuschreibung der Effekte auf die Ergebnisse der eigenen Anstrengung bei medikamentöser Unterstützung wird am Modell von Wackelpeter aufgezeigt.

Teilnehmer
In der Regel gemeinsam mit Kind und zumindest einem Elternteil.

Materialien
Wackelpeter & Trotzkopf, Kapitel K21: Die Sache mit den Pillen

Ablauf der Sitzung
(1) Lesen Sie zusammen mit dem Kind (und den Eltern) aus den Therapiegeschichten *Wackelpeter & Trotzkopf* das Kapitel K21.
(2) Besprechen Sie mit dem Kind, was es gut und was es weniger gut an der Geschichte findet. Falls es bereits mit medikamentöser Therapie vertraut ist, erfragen Sie seine Erfahrungen beim Arzt und mit dem Medikament.
(3) Geben Sie dem Kind die Möglichkeit, weitere Fragen zu stellen, und erfragen Sie seine Einstellung zur medikamentösen Therapie.

☞ 8.24 Baustein K22: Schule kann auch Spaß machen

Indikation

Diese Therapiebausteine aus *Wackelpeter & Trotzkopf* kann bei Schulkindern begleitend zu einer Intervention in der Schule eingesetzt werden.

Baustein K22

Schule kann auch Spaß machen

Inhalt und Ziele

Wackelpeter beschreibt, wie seine Therapeutin gemeinsam mit seiner Klassenlehrerin Interventionen im Unterricht einführt. Dazu zählen Veränderungen der Sitzordnung, Vereinbaren von Hinweiszeichen, vorübergehende Reduktion des Hausaufgabenumfangs, Hausaufgabenheft und *Wettkampf um lachende Gesichter*.

Teilnehmer

In der Regel mit dem Kind allein.

Materialien

Wackelpeter & Trotzkopf, Kapitel K22: *Schule kann auch Spaß machen!*

Ablauf der Sitzung

(1) Lesen Sie zusammen mit dem Kind (und den Eltern) aus den Therapiegeschichten *Wackelpeter & Trotzkopf* das Kapitel K22.

(2) Besprechen Sie mit dem Kind, was es gut und was es weniger gut an der Geschichte findet, wie seine Erfahrungen in der Schule sind und was ihm in der Schule helfen könnte.

9 Interventionen im Kindergarten und in der Schule

Neben Interventionen in der Familie sind Interventionen im Kindergarten und in der Schule in der Regel immer dann erforderlich, wenn beim Kind ausgeprägte hyperkinetische und/oder oppositionelle Auffälligkeiten auch im Kindergarten bzw. in der Schule beobachtbar sind. Interventionen in der Familie und eine Therapie des Kindes genügen in der Regel nicht, um auch die Auffälligkeiten im Kindergarten/in der Schule zu vermindern. Bei Kindern mit hyperkinetischen Störungen kann sogar der Schwerpunkt der Therapie auf Interventionen im Kindergarten/in der Schule liegen. Bei Kindern mit oppositionellen und aggressiven Verhaltensauffälligkeiten ist dies vom Schweregrad der Problematik im Kindergarten/in der Schule abhängig.

Interventionen im Kindergarten und in der Schule werden in der Regel parallel zu familienzentrierten Interventionen durchgeführt und über weite Strecken analog zu den familienzentrierten Interventionen geplant. Beachten Sie daher die in Kapitel 8 gegebenen Hinweise für die Durchführung der einzelnen Therapiebausteine. Die Arbeitsblätter aus den familienzentrierten Interventionen können ebenfalls benutzt werden. Manchmal sind Erzieherinnen oder Lehrerinnen auch an den Elternleitfäden interessiert.

Für die Interventionen im Kindergarten/in der Schule werden in diesem Kapitel die Therapiebausteine des Eltern-Kind-Programmes zusammengefasst und in spezifischen Aspekten ergänzt. Allgemeine Aspekte der Kontaktaufnahme, des Beziehungsaufbaus und der Diagnostik sowie der Problemdefinition, der Entwicklung eines Störungskonzeptes und der Behandlungsplanung werden in den Kapiteln 9.1 und 9.2 behandelt. Sie betreffen die Interventionen sowohl im Kindergarten als auch in der Schule. In den darauf folgenden Unterkapiteln werden besondere Aspekte bei Interventionen im Kindergarten (Kap. 9.3) und bei Interventionen in der Schule (Kap. 9.4) dargestellt (s. Abb. 9.1).

Kontaktaufnahme, Beziehungsaufbau und Diagnostik (Kap. 9.1)

↓

Problemdefinition, Entwicklung eines Störungskonzeptes und Behandlungsplanung (Kap. 9.2)

↓

Interventionen

im Kindergarten (Kap. 9.3)

- Organisatorische Aspekte im Kindergarten (Kap. 9.3.1)
- Förderung positiver Erzieher-Kind-Beziehungen und pädagogisch-therapeutische Interventionen (Kap. 9.3.2)
- Spezielle operante Methoden (Kap. 9.3.3)
- Weiterführung des Spieltrainings im Kindergarten (Kap. 9.3.4)

in der Schule (Kap. 9.4)

- Unterrichtsorganisation (Kap. 9.4.1)
- Förderung positiver Lehrer-Kind-Beziehungen und pädagogisch-therapeutische Interventionen (Kap. 9.4.2)
- Spezielle operante Methoden (Kap. 9.4.3)
- Unterstützung bei der Anwendung des Selbstinstruktionstrainings (Kap. 9.4.4)

Abbildung 9.1. Interventionen im Kindergarten und in der Schule

9.1 Kontaktaufnahme, Beziehungsaufbau und Diagnostik

Die Kontaktaufnahme zur Erzieherin/Lehrerin erfolgt auf der Grundlage des Einverständnisses der Eltern. Häufig sind die Beziehungen zwischen Erzieherin/Lehrerin und den Eltern angespannt. Oft vermuten Eltern, dass die Erzieherin/Lehrerin ihr Kind ablehne und darin der Kern der Probleme liege. Erzieherinnen/Lehrerinnen machen dagegen häufig familiäre Bedingungen für die Problematik des Kindes verantwortlich. Wenn eine solche angespannte Situation vorliegt, ist es meist am besten, möglichst frühzeitig zu einem gemeinsamen Gespräch zwischen Eltern, Erzieherin/Lehrerin und Therapeut zu finden, in dem eine Vertrauensbasis geschaffen und die Grundlage für ein gemeinsames Störungsmodell und Behandlungskonzept gelegt werden kann.

Die erste Kontaktaufnahme mit der Erzieherin/der Lehrerin erfolgt bereits in der diagnostischen Phase (s. Kap. 6). Eine ausschließliche Beurteilung der Verhaltensauffälligkeiten des Kindes durch Erzieher- oder Lehrerfragebogen ist nicht ausreichend. Für die diagnostische Abklärung der hyperkinetischen und/oder der oppositionellen Symptomatik anhand der Diagnose-Checklisten ist zumindest ein telefonischer Kontakt notwendig. Wenn möglich, sollte ein persönlicher Kontakt angestrebt werden, am besten indem Sie einen Besuch im Kindergarten oder in der Schule abstatten. Wenn dies im Rahmen der diagnostischen Abklärung noch nicht möglich ist, sollte der Besuch zu Beginn der Interventionen im Kindergarten/in der Schule nachgeholt werden.

Besuch im Kindergarten/in der Schule. Der Besuch im Kindergarten bzw. in der Schule bietet nicht nur die Möglichkeit zu einem persönlichen Kennenlernen. Durch eine Hospitation im Unterricht bzw. in der Kindergartengruppe können Sie das Verhalten des Kindes direkt beobachten und einen unmittelbaren Eindruck von der Situation im Kindergarten bzw. in der Klasse gewinnen. Am wichtigsten ist jedoch, dass durch Ihren Besuch der Erzieherin/Lehrerin deutlich wird, dass Sie die Problematik ernst nehmen und um eine intensive Zusammenarbeit bemüht sind. Damit verbessern Sie die Kooperationsbereitschaft der Erzieherin/Lehrerin i. A. erheblich. Da die Ressourcen für individuelle Maßnahmen im Kindergarten bzw. in der Schule meist sehr begrenzt sind, stellt eine möglichst hohe Kooperationsbereitschaft der Erzieherin/Lehrerin die wichtigste Voraussetzung für erfolgreiche Interventionen im Kindergarten/in der Schule dar.

Bevor Sie eine Hospitation durchführen, sollten Sie dies dem Kind ankündigen und es dazu befragen. Einige Kinder wollen nicht, dass die Spiel-/Klassenkameraden wissen, dass es in Therapie ist. Dieser Wunsch sollte respektiert werden. Andere Kinder wiederum freuen sich auf einen Besuch des Therapeuten, erleben dies eher als Aufwertung der eigenen Person und sind stolz darauf. Aber auch in diesem Fall kann es sinnvoll sein, wenn Sie während der Hospitation nicht als Therapeut des Kindes, sondern als Besucher vorgestellt werden. Natürlich verhält sich das Kind während der Hospitation meist wesentlich unauffälliger als sonst, vor allem dann, wenn Sie schon eine gute Beziehung zu ihm aufgebaut haben. Dann wird es versuchen, sich besonders angemessen zu verhalten, besonders gut im Unterricht aufzupassen und mitzuarbeiten. Dies ist jedoch nicht wesentlich. Die Hospitation dient vielmehr dazu, dass Sie einen generellen Eindruck von der Kindergarten-/Unterrichtssituation und der Gruppen-/Klassenstruktur bekommen. Achten Sie daher bei einem Kindergarten-/Schulbesuch auf die im folgenden aufgeführten Punkte. Fragen Sie die Erzieherin/Lehrerin zum Ende der Hospitation, wie typisch das Verhalten des Kindes in dieser Situation war.

! Aspekte, die bei einem Besuch der Kindergartengruppe/ des Unterrichtes beachtet werden sollten

Bei Besuch der Kindergartengruppe

- Wie viele Kinder sind in der Gruppe?
- Wie stark ist der Gruppenraum in einzelne Spielzonen gegliedert?
- Wirkt die Gruppe eher ruhig oder eher unruhig?
- Sind noch andere verhaltensauffällige Kinder in der Gruppe?
- Wirkt das Kind in die Gruppe integriert?
- Hat das Kind besondere Spielvorlieben?
- Wie reagiert die Erzieherin auf das Kind, auf positive Verhaltensansätze des Kindes und auf seine Verhaltensprobleme?

Bei Besuch des Unterrichtes

- Wie ist die Sitzordnung in der Klasse? Reihentische oder Gruppentische?
- Wo sitzt das Kind in der Klasse? Neben welchem Schüler oder allein?
- Findet mehr Frontalunterricht oder mehr Gruppenarbeit statt?
- Wirkt das Kind in die Klasse integriert?
- Welche besonderen Regeln existieren in der Klasse?
- Wirkt die Klasse insgesamt eher ruhig oder unruhig?
- Sind noch andere verhaltensauffällige Kinder in der Klasse? Wo sitzen diese?
- Wie reagiert die Lehrerin auf das Kind, auf positive Verhaltensansätze des Kindes und auf seine Verhaltensprobleme?

9.2 Problemdefinition, Entwicklung eines Störungskonzeptes und Behandlungsplanung

Beachten Sie auch die in den Kapiteln 8.1 bis 8.4 gegebenen Hinweise zur Problemdefinition, zur Entwicklung eines Störungskonzeptes und zur Behandlungsplanung.

Problemdefinition. Besprechen Sie mit der Erzieherin/Lehrerin die Ergebnisse der Diagnostik, soweit sie für die Arbeit im Kindergarten/in der Schule relevant sind und soweit dies mit den Eltern abgesprochen ist. Definieren Sie unter Verwendung der Informationen aus den Erzieher- bzw. Lehrerfragebogen gemeinsam mit der Erzieherin/Lehrerin die Verhaltensprobleme des Kindes im Kindergarten/in der Schule. Beachten Sie dabei, dass die Probleme möglichst konkret und gut beobachtbar definiert werden. Tragen Sie die erarbeiteten Probleme in die individuelle Problemliste (Arbeitsblatt T03) ein.

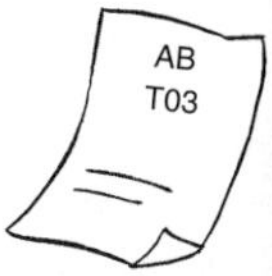

Entwicklung eines gemeinsamen Störungskonzeptes. Zur Entwicklung eines gemeinsamen Störungskonzeptes explorieren Sie zunächst die Vorstellungen der Erzieherin/Lehrerin über die Ursachen der Auffälligkeiten bei diesem Kind (z. B. familiäre Bedingungen, schulische Überforderung, Fernsehkonsum, organische Ursachen). Überprüfen Sie anhand des Teufelskreises (Arbeitsblatt F03.2), inwiefern die dort dargestellten Interaktionsfallen aus primär negativen Interaktionen auch für die Erzieher-/Lehrer-Kind-Interaktion zutreffen. Bei sehr unruhigen und störenden Kindern zeichnet sich die Erzieher-/Lehrer-Kind-Interaktion häufig durch einen besonders hohen Anteil an negativen Interaktionen aus, weil die Erzieherin/Lehrerin ihre Aufmerksamkeit (verständlicherweise) immer dann vom Kind abwendet und sich anderen Kindern in der Gruppe zuwendet bzw. den Unterricht fortführen will, wenn das Kind sich unauffällig verhält. Die Besprechung dieser Erzieher-/Lehrer-Kind-Interaktion ist deshalb sehr wichtig, weil sie die Aufmerksamkeit der Erzieherin/Lehrerin auf ihren eigenen Beitrag zur Stabilisierung des Problemverhaltens lenkt und eine wichtige Grundlage für konkrete Interventionen im Kindergarten/in der Schule darstellt. Falls das Kind eine hyperkinetische Störung hat, dann sollten Sie das Arbeitsblatt F03.3 mit den Informationen zu hyperkinetischen Störungen besprechen. Entwickeln Sie gemeinsam mit der Erzieherin/Lehrerin ein Störungskonzept, das die Basis für die Interventionen im Kindergarten/in der Schule darstellt. Achten Sie darauf, dass die Erzieherin/Lehrerin erkennt, dass auch direkte Interventionen im Kindergarten/in der Schule zur Verminderung der Problematik notwendig sind. Dabei sollten Sie darauf achten, dass die Erzieherin/Lehrerin nicht den Eindruck gewinnt, Sie würden sie als inkompetent einschätzen. Betonen Sie, dass in diese Interaktionsfallen nahezu alle Pädagogen tappen, dass es manchmal sogar unvermeidlich ist und dass über die üblichen pädagogischen Maßnahmen hinaus besondere Interventionen im Kindergarten/in der Schule notwendig sind.

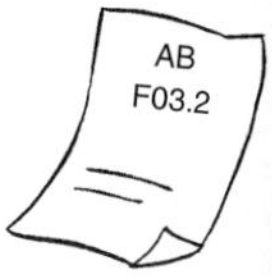

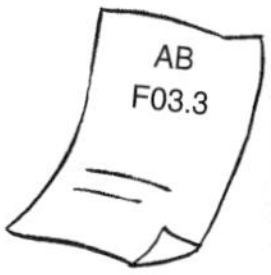

Behandlungsziele. Bezogen auf den Kindergarten/die Schule umfassen die Behandlungsziele die Verminderung aller in der *Problemliste – Verhaltensprobleme des Kindes im Kindergarten/in der Schule* (Arbeitsblatt T03) definierten individuellen Verhaltensauffälligkeiten. Zunächst sollten Sie sich auf ein bis maximal zwei Probleme konzentrieren.

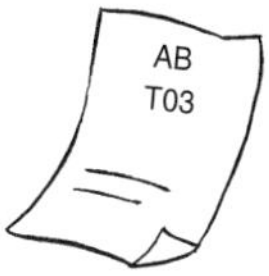

Interventionen. Die Interventionen im Kindergarten/in der Schule sind in vier Gruppen zusammengefasst (s. Kap. 9.3 und 9.4):

(1) Organisatorische Aspekte,
(2) Förderung positiver Erzieher-/Lehrer-Kind-Beziehungen und pädagogisch-therapeutische Interventionen,
(3) spezielle operante Methoden,
(4) Unterstützung des Spieltrainings bzw. Selbstinstruktionstrainings.

In der Regel sollten Interventionen mit Ausnahme des vierten Punktes in der vorgegebenen Reihenfolge durchgeführt werden. Zunächst werden organisatorische Aspekte besprochen, die einen Einfluss auf die Verhaltensauffälligkeiten des Kindes haben können. Danach werden pädagogisch-therapeutische Interventionen erarbeitet, und schließlich können spezielle operante Methoden eingesetzt werden, wenn sich pädagogisch-therapeutische Interventionen als nicht hinreichend wirkungsvoll erwiesen haben oder wenn von vornherein aufgrund der Stärke der Problematik zu erwarten ist, dass spezielle operante Methoden notwendig sind, um das Problemverhalten zu vermindern. Die speziellen operanten Methoden sind nach unserer Erfahrung die wirkungsvollsten Interventionen. Schließlich können mit der Erzieherin Möglichkeiten zur Weiterführung des Spieltrainings bzw. mit der Lehrerin Möglichkeiten zur Unterstützung des Selbstinstruktionstrainings erarbeitet werden. Diese Interventionen können in verschiedenen Phasen des Behandlungsprogrammes durchgeführt werden.

Behandlungsplanung. Bei der Behandlungsplanung müssen Sie die im Kindergarten/in der Schule vorhandenen Ressourcen, aber auch die fehlenden unbedingt beachten. Häufig werden Sie auf sehr begrenzte Möglichkeiten für individuelle Interventionen im Kindergarten/in der Schule stoßen. Deshalb ist es bei der Behandlungsplanung sehr wichtig, gemeinsam mit der Erzieherin/Lehrerin zu besprechen, welche der Interventionen wünschenswert und welche auch tatsächlich umsetzbar sind. Dabei sollten Sie folgende Aspekte beachten:

> **!** **Leitfragen für die Behandlungsplanung**
>
> - Wie belastet ist die Beziehung zwischen Erzieherin/ Lehrerin und dem Kind?
> - Wie gut kann die Erzieherin/Lehrerin motiviert werden, selbst etwas zur Behandlung des Kindes beizutragen?
> - Wie gut können spezifische Interventionen in dieser Kindergartengruppe/in dieser Klasse überhaupt durchgeführt werden, unabhängig von der Motivation der Erzieherin/Lehrerin (z. B. aufgrund der Grup- ►

pen-/Klassengröße oder von Belastungen der Gruppe/Klasse durch andere Problemkinder)?
- Wie viel Zeit und Ruhe hat die Erzieherin/Lehrerin für die Durchführung der Intervention?

Die Durchführung einer spezifischen Intervention in der Schule ist nur dann erfolgversprechend, wenn bestimmte Grundbedingungen erfüllt sind, wie zum Beispiel die Bereitschaft der Erzieherin/Lehrerin zur Mitarbeit sowie bei Schulkindern auch die des Kindes und eine zumindest ansatzweise positive Beziehung zwischen Erzieherin/Lehrerin und Kind.

Eine Betreuung in einer Sondereinrichtung (Sonderkindergarten, heilpädagogischer Kindergarten) bzw. eine Beschulung in einer Sonder-/Förderschule für Erziehungshilfe sollten erst dann in Erwägung gezogen werden, wenn keine Ressourcen im Kindergarten/in der Schule zur Verfügung stehen oder wenn durch die hier vorgeschlagenen Maßnahmen keine hinreichende Symptomminderung erzielt werden kann. Bei hyperkinetisch auffälligen Schulkindern sollte vor der Beschulung in einer Sonderschule für Erziehungshilfe unbedingt ein medikamentöser Behandlungsversuch durchgeführt werden, soweit keine medizinischen Kontraindikationen vorliegen (s. Kap. 10.1).

9.3 Interventionen im Kindergarten

9.3.1 Organisatorische Aspekte im Kindergarten

Gruppenzusammensetzung. Wenn das Kind in einer Gruppe ist, die sich insgesamt durch eine hohe Unruhe auszeichnet oder in der sich ein hoher Anteil expansiv auffälliger Kinder befindet, dann überlegen Sie mit der Erzieherin, ob das Kind in einer Parallelgruppe besser betreut werden kann.

Gruppenraum. Bei motorisch unruhigen Kindern ist es besonders wichtig, dass der Gruppenraum in einzelne voneinander durch Möbel deutlich abgegrenzte Spielbereiche gegliedert ist. Dies verhindert, dass das Kind zu sehr im Gruppenraum herumtobt.

Tagesstruktur. Außerdem ist bei unruhigen und impulsiven Kindern eine abwechslungsreiche Gestaltung des Tagesablaufes mit verschiedenen Spiel- und Beschäftigungsangeboten hilfreich. Meist fällt es den Kindern leichter, in Spielbereichen mit begrenztem Spielangebot zu spielen als in Spielbereichen mit vielfältigem Spielmaterial. Insgesamt ist eine höhere Strukturierung des Tagesablaufes hilfreicher als größere Freiräume.

Ein eher häufiger Wechsel zwischen dem Spiel im Gruppenraum und Aufenthalt im Freien ist meist sinnvoll. Allerdings kann nicht erwartet werden, dass das Kind wesentlich ruhiger ist, wenn es sich erst einmal im Freien „richtig ausgetobt" hat. Sehr intensive Bewegungsmöglichkeiten führen eher zu einer Zunahme der Unruhe.

9.3.2 Förderung positiver Erzieher-Kind-Beziehungen und pädagogisch-therapeutische Interventionen

Förderung positiver Erzieher-Kind-Beziehungen

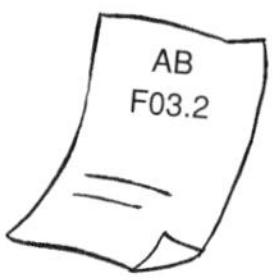

Interventionen zur Förderung einer positiven Erzieher-Kind-Beziehung sind dann indiziert, wenn die Beziehung deutlich belastet ist und wenn negative Interaktionen überwiegen. Dies lässt sich meist gut während der Besprechung des Teufelskreises (Arbeitsblatt F03.2) erkennen. Davon ausgehend können Sie die Notwendigkeit zur Förderung positiver Erzieher-Kind-Interaktionen gut begründen.

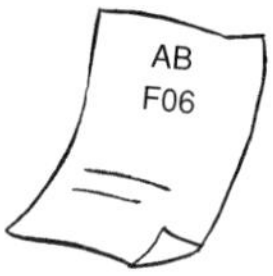

Besprechen Sie mit der Erzieherin Möglichkeiten zur gezielten Schaffung positiver Interaktionssituationen. Stellen Sie auch das Konzept der *Spaß- & Spiel-Zeit* (Baustein F06) vor und diskutieren Sie mit der Erzieherin Möglichkeiten, dieses Konzept in Einzelspielstunden mit dem Kind oder auf spezielle Kindergartensituationen zumindest teilweise zu übertragen. Wenn die Erzieherin hierzu Möglichkeiten sieht, dann sollten Sie die *Spaß- & Spiel-Zeit* mit der Erzieherin einüben.

Planen Sie möglichst konkret die Durchführung dieser Interventionen und vereinbaren Sie einen Termin, an dem Sie (z. B. telefonisch) über die Erfahrungen mit diesen Interventionen sprechen können. Bedenken Sie, dass Sie damit von der Erzieherin die Veränderung von fest eingefahrenen Gewohnheiten erwarten und dass solche Verhaltensänderungen auch für Pädagogen nicht einfach zu bewerkstelligen sind.

> **Möglichkeiten zur Förderung positiver Erzieher-Kind-Interaktionen**
>
> (1) Überlegen Sie, in welchen Situationen Sie mit dem Kind allein oder nur mit wenigen anderen Kindern im Gruppenraum oder in einem gesonderten Raum spielen können. Überlegen Sie, in welchem Umfang Sie die Regeln der *Spaß- & Spiel-Zeit* hierfür anwenden können.

(2) Welche positiven Eigenschaften und Verhaltensweisen zeigt das Kind in der Gruppe, die Sie dem Kind gegenüber direkt kurz ansprechen können? Sie können beispielsweise folgende Aspekte ansprechen:
  - das Kind ist fröhlich und gut gelaunt;
  - das Kind spielt intensiv;
  - das Kind hat viele Ideen.

(3) Können Sie regelmäßig dem Kind (wenn es fünf Jahre oder älter ist) positive Verhaltensansätze in ansonsten kritischen Situationen rückmelden? Dafür genügen kurze Zeiten von ein bis zwei Minuten, am besten am Ende des Vormittages (und bei Ganztageskindern ein zweites Mal zum Ende des Kindergartens). In diesen kurzen Rückmeldezeiten sollten Sie höchstens einen Satz über das problematische Verhalten sagen und die restliche Zeit der Rückmeldung positiver Ansätze widmen, z. B:
  - das Kind hat einen Konflikt nicht durch Schlagen gelöst;
  - das Kind hat andere mitspielen lassen;
  - das Kind ist länger als üblich bei einer Sache geblieben.

Pädagogisch-therapeutische Interventionen. Die pädagogisch-therapeutischen Interventionen dienen dazu, das pädagogische Verhalten der Erzieherin dauerhaft zu verändern. Sie stellen niederschwellige Interventionen dar, weil sie überwiegend relativ geringfügige Verhaltensänderungen anstoßen. Andererseits sollen damit oft langjährige Gewohnheiten der Erzieherin modifiziert werden, was für die Erzieherin einen erheblichen Aufwand bedeutet. Da sich die Erziehungssituationen im Kindergarten und in der Familie sehr stark ähneln, können Sie die entsprechenden Bausteine des Eltern-Kind-Programmes (F07–F12) weitgehend übertragen und auch die Elternleitfäden verwenden.

Wie in der Schule stößt man auch im Kindergarten auf Bedenken, dass durch die Interventionen das Kind aus der Gruppe zu sehr herausgehoben wird und dass andere Kinder eifersüchtig reagieren könnten. Noch stärker als bei den pädagogisch-therapeutischen Interventionen treten diese Bedenken bei der Anwendung spezieller operanter Methoden auf (s. Kap. 9.3.3). Eifersuchtsreaktionen sind im Kindergarten tatsächlich eher zu erwarten als bei Schulkindern. Dennoch sollten Sie die Erzieherin ermutigen, entsprechende Interventionen durchzuführen und für die anderen Kinder der Gruppe Kompensationsmöglichkeiten zu erwägen. Im Rahmen von Token-Systemen können durch spezielle Eintauschverstärker entsprechende Kompensationen geschaffen werden (s. Kap. 9.3.4). Wenn einzelne Kinder die Erzieherin auf den speziellen Umgang ansprechen, dann kann die Erzieherin ihnen auch erklären, dass das Kind dies jetzt besonders braucht. In der Gruppe sollte dies jedoch eher nicht thematisiert werden.

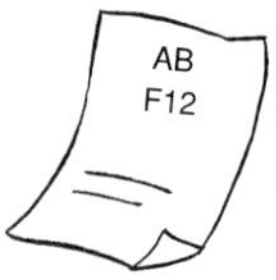

Besprechen Sie auch unbedingt mit der Erzieherin, welche negativen Konsequenzen sie entsprechend dem Baustein F12 bei den einzelnen Verhaltensauffälligkeiten einsetzen kann. Das kurzzeitige Verlassen des Gruppenraumes (ca. 5–10 Minuten) ist häufig eine sehr wirkungsvolle negative Konsequenz, wenn das Kind durch diese *Auszeit* nicht unangenehme Konsequenzen in der Gruppe vermeidet. Besprechen Sie mit der Erzieherin die Methode der *Auszeit* entsprechend Baustein F16, nachdem Sie mit den Eltern entsprechend Rücksprache gehalten haben. Eine minimale *Auszeit* stellt bereits der kurzfristige Ausschluss aus einer Spielsituation oder einem Spielbereich dar. Der Auszeitstuhl hat sich in Kindergartengruppen eher nicht bewährt. Die Durchführung der *Auszeit* stößt allerdings dort an Grenzen, wo die Aufsichtspflicht der Erzieherin verletzt wird. Ermuntern Sie die Erzieherin, häufig und frühzeitig von der *Auszeit* Gebrauch zu machen und die *Auszeit* kurz zu halten.

9.3.3 Spezielle operante Methoden

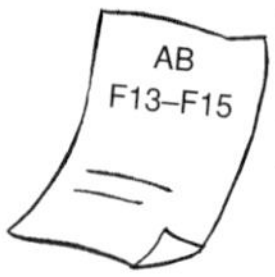

Unter den speziellen operanten Methoden haben sich Token-Systeme und Verstärker-Entzugs-Systeme auch im Kindergarten als ausgesprochen wirkungsvolle Interventionen bewährt. Im Wesentlichen werden diese Interventionen nach den in den entsprechenden Bausteinen des Eltern-Kind-Programms (F13 bis F15) aufgestellten Regeln durchgeführt. Bei beiden Interventionen ist wichtig, dass die Verhaltensprobleme sehr konkret beschrieben werden können und möglichst leicht beobachtbar sind. Die Anwendung der Auszeit wurde bereits in Kapitel 9.3.2 besprochen.

Ein Token-System (*Punkte-Plan*) sollte dann durchgeführt werden, wenn das Kind trotz der Verhaltensprobleme für eine gewisse Zeit angemessenes Verhalten zeigen kann. Ein Verstärker-System, bei dem im Stundenrhythmus eine Punkte-Vergabe notwendig ist, weil das Kind ansonsten kaum eine Chance hat, einen Punkt zu erhalten, überfordert meist einen Regelkindergarten. In Sondereinrichtungen kann dies möglicherweise eher durchgeführt werden. Bei häufig auftretenden Verhaltensauffälligkeiten sollte daher besser ein Verstärker-Entzugs-System (*Wettkampf um lachende Gesichter*) angewendet werden.

Häufig haben die Erzieherinnen die bereits bei der Darstellung der pädagogisch-therapeutischen Interventionen diskutierte Sorge, dass durch diese Interventionen das Kind gegenüber anderen Kindern bevorzugt wird. Wenn als Eintauschverstärkung jedoch Vergünstigungen für die ganze Gruppe gewählt werden (z. B. für die Gruppe Pudding kochen), dann treten eifersüchtige Reaktionen bei den anderen Kindern üblicherweise nicht auf. Wenn dies nicht möglich ist, kann die Vergabe der Eintauschverstärkungen auch an den Therapeuten gekoppelt werden (s. Kap. 9.4.3).

Anwendung des *Punkte-Plans* im Kindergarten

Der *Punkte-Plan* wird entsprechend den Empfehlungen der Bausteine F13 und F14 aufgebaut und im Verlauf der Intervention angepasst. Verwenden Sie die Arbeitsblätter dieser Bausteine auch für die Intervention im Kindergarten. Da Kindergartenkinder in der Regel noch keinen hinreichend sicheren Zahlenbegriff entwickelt haben, sollte statt des Punkte-Kontos die Punkte-Schlange (Arbeitsblatt F13.4) verwendet werden.

Wenn das Problemverhalten in der Regel mehrmals pro Tag auftritt, dann sollte die Intervention in einer Erprobungsphase zunächst auf eine bestimmte Phase des Kindergartentages (beispielsweise während des Essens oder zwischen Ankunft und Frühstück) beschränkt werden. Dies erleichtert der Erzieherin und dem Kind die Gewöhnung an das Vorgehen. Wenn der Punkte-Plan dann gut angelaufen ist, kann er auf andere Phasen ausgedehnt werden, wenn dies notwendig ist.

Beispiel

Verhaltensweisen, bei denen ein Punkte-Plan im Kindergarten gut eingesetzt werden kann

- sich für eine bestimmte Zeit mit einem Spiel beschäftigen;
- während des Essens am Tisch sitzen bleiben;
- sich mit anderen Kindern vertragen;
- Spiele wieder wegräumen;
- anderen Kindern nichts wegnehmen (wenn Problemverhalten nicht zu häufig pro Tag auftritt).

Bei einigen der aufgezählten Verhaltensauffälligkeiten sollte nur dann ein *Punkte-Plan* durchgeführt werden, wenn sie nicht zu häufig an einem Tag auftreten, andernfalls ist eher ein Wettkampf um lachende Gesichter indiziert.

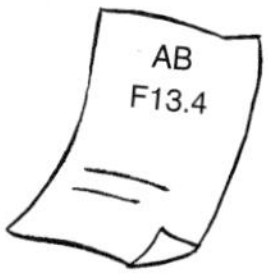

Die Punkte-Schlange (Arbeitsblatt F13.4) sollte an einer für das Kind gut sichtbaren Stelle befestigt werden. Die Punkte-Verstärkung muss unbedingt unmittelbar in der Situation erfolgen, in der das angemessene Verhalten auftritt. Der Eintausch der Punkte in Sonderbelohnungen sollte, wenn möglich, im Kindergarten erfolgen. Bei Kindern dieses Alters sind mehrere kleine Eintauschverstärker besonders wichtig, die bereits bei geringen Punktzahlen innerhalb kurzer Zeit (ein bis zwei Tage) eingetauscht werden können. Denken Sie vor allem an Aktivitätsverstärker (z. B. ein Extra-Spiel mit der Erzieherin spielen, eine Extra-Geschichte vorgelesen bekommen) und an Verstärker für die gesamte Gruppe (z. B. für alle Pudding kochen, alle machen einen Ausflug usw.).

Anwendung des *Wettkampfes um lachende Gesichter* im Kindergarten

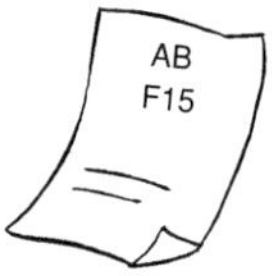

Gehen Sie bei der Anwendung des *Wettkampfes um lachende Gesichter* im Kindergarten analog zu Baustein F15 des Eltern-Kind-Programmes vor. Diese Intervention sollte vor allem bei Problemen angewendet werden, die sehr häufig auftreten. Bei Kindern mit geringer Frustrationstoleranz können durch den Verstärker-Entzug Wutausbrüche ausgelöst werden. Das ist jedoch meist nur ein Problem in der Anfangsphase der Intervention. Insgesamt ist diese Intervention häufig ausgesprochen erfolgreich und sollte auch dann erprobt werden, wenn durch einen *Punkte-Plan* keine Veränderung erzielt werden konnte. Das Kind sollte unbedingt das Arbeitsblatt zu jeder Therapiestunde mitbringen.

9.3.4 Weiterführung des Spieltrainings im Kindergarten

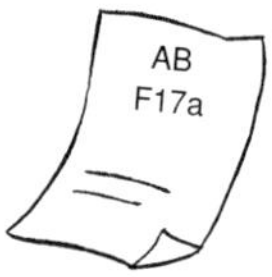

Wenn Sie mit dem Kind ein Spieltraining (Baustein K17a) durchgeführt haben, dann sollten Sie die Erzieherin mit den Prinzipien des Spieltrainings anhand des Elternleitfadens (F17a) vertraut machen und ihr den Stand des Trainings mit dem Kind mitteilen. Danach sollten Sie mit ihr gemeinsam die Möglichkeiten diskutieren, dieses Spieltraining auch im Kindergarten durchzuführen oder zumindest einige der Prinzipien für einzelne Spielsituationen zu übernehmen. Üben Sie danach mit der Erzieherin das Spieltraining ein.

9.4 Interventionen in der Schule

Vor Beginn der Interventionen in der Schule können Sie mit dem Kind das Kapitel 22 aus den Therapiegeschichten *Wackelpeter & Trotzkopf (Schule kann auch Spaß machen)* durchlesen, um es auf die Interventionen vorzubereiten.

In diesem Kapitel erzählt Wackelpeter von seinen Vereinbarungen mit der Therapeutin und der Lehrerin.

9.4.1 Unterrichtsorganisation

Sitzplatz. Überlegen Sie zusammen mit der Lehrerin, ob das Kind in der Klasse an einem günstigen Platz sitzt. Beachten Sie dabei jedoch die generellen Möglichkeiten und die Wünsche der Lehrerin selbst. Im Allgemeinen ist es für Kinder mit expansiven Verhaltensauffälligkeiten günstiger, relativ weit vorne in der Klasse zu sitzen, so dass die Ablenkungsmöglichkeiten gering sind und die Lehrerin relativ schnell direkt beim Kind sein kann. Da sich manche Kinder jedoch auch besonders gerne umdrehen, sollte der Platz vorne nicht mittig, sondern eher seitlich sein, jedoch nicht am Fenster. Das Kind sollte außerdem nach Möglichkeit in der unmittelbaren Nähe von anderen Kindern sitzen, die als gute Modelle wirken können, und nicht in der Nähe von anderen unruhigen oder oppositionellen Kindern. Nur wenn es nicht anders möglich ist, sollte das Kind vorübergehend an einem Einzeltisch sitzen. Auch Wackelpeter erzählt in seiner Geschichte, dass er einen anderen Sitzplatz vorne bei der Lehrerin bekommt, damit sie ihm besser helfen kann.

Kontrolle durch die Lehrerin. Vor allem in den Eingangsklassen der Grundschule kann es für das Kind hilfreich sein, wenn die Lehrerin vor Unterrichtsbeginn mit dem Kind die Materialien überprüft, die das Kind benötigt, und nach Unterrichtsende kontrolliert, ob das Kind die Hausaufgaben richtig notiert hat, und dies dann abzeichnet. Davon erzählt auch Wackelpeter in seiner Geschichte. Natürlich ist dieser Aufwand nicht immer und nicht in jeder Klasse möglich.

9.4.2 Förderung positiver Lehrer-Kind-Beziehungen und pädagogisch-therapeutische Interventionen

Förderung positiver Lehrer-Kind-Beziehungen

Interventionen zur Förderung positiver Lehrer-Kind-Beziehungen sind dann indiziert, wenn die Beziehung deutlich belastet ist und wenn negative Interaktionen überwiegen. Dies ist meist im Verlauf der Besprechung des Teufelskreises (Arbeitsblatt F03.2) erkennbar. Damit lässt sich dann auch die Notwendigkeit zur Förderung positiver Lehrer-Kind-Interaktionen gut begründen.

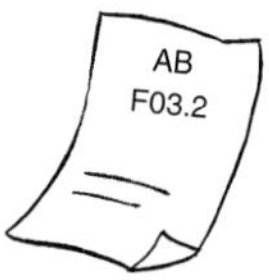

Eine *Spaß- & Spiel-Zeit* wird in der Schule in der Regel nicht durchführbar sein. Sie können aber gemeinsam mit der Lehrerin Möglichkeiten zur gezielten Schaffung positiver Interaktionssituationen überlegen. Vor allem die regelmäßigen Rückmeldezeiten (s. Kasten) sind ausgesprochen hilfreich und können im Rahmen der pädagogisch-therapeutischen Interventionen für gezielte Rückmeldungen genutzt werden. Planen Sie möglichst konkret die Durchführung dieser Interventionen und vereinbaren Sie einen Termin, an dem Sie (z. B. telefonisch) über die Erfahrungen mit diesen Interventionen sprechen können. Bei der Einrichtung regelmäßiger Rückmeldezeiten legen Sie nach Möglichkeit gemeinsam die Häufigkeit fest und überlegen Sie auch, ob das Kind daran denken und von sich aus zur Lehrerin kommen soll oder nicht. Bedenken Sie, dass Sie damit von der Lehrerin die Veränderung von fest eingefahrenen Gewohnheiten erwarten und dass solche Verhaltensänderungen auch für Pädagogen nicht einfach zu bewerkstelligen sind.

!

Möglichkeiten zur Förderung positiver Lehrer-Kind-Interaktionen

(1) Überlegen Sie, in welchen Situationen Sie mit dem Kind für kurze oder längere Zeit gelegentlich allein sprechen können, z. B.:

- ▶ gelegentlich während der Pausenaufsicht
- ▶ gelegentlich zu einem gesondert vereinbarten Termin.

Sprechen Sie dann mit dem Kind über seine Vorlieben und Interessen, seine Freitzeitaktivitäten, über seine besonderen Stärken, sagen Sie dem Kind, was Ihnen gut an ihm gefällt.

(2) Welche positiven Eigenschaften und Verhaltensweisen zeigt das Kind während des Unterrichtes, die Sie entweder vor der Klasse oder dem Kind gegenüber direkt kurz ansprechen können? Sie können beispielsweise folgende Aspekte ansprechen:

- ▶ das Kind ist fröhlich und gut gelaunt;
- ▶ das Kind beteiligt sich aktiv am Unterricht;
- ▶ das Kind hat viele Ideen.

(3) Können Sie regelmäßig mit dem Kind Zeiten vereinbaren, in denen Sie ihm seine positiven Verhaltensansätze in ansonsten kritischen Situationen rückmelden? Dafür genügen kurze Zeiten von ein bis zwei Minuten, am besten am Ende des Unterrichtes. In diesen kurzen Rückmeldezeiten sollten Sie höchstens einen Satz über das problematische Verhalten sagen und die restliche Zeit für die Rück- ▶

meldung positiver Ansätze widmen, z. B:

- das Kind hat sich angestrengt, sitzen zu bleiben;
- das Kind hat weniger in die Klasse gerufen;
- das Kind hat sich aktiv am Unterricht beteiligt;
- das Kind hat sich nicht mit anderen gestritten

Pädagogisch-therapeutische Interventionen. Mit den pädagogisch-therapeutischen Interventionen soll das pädagogische Verhalten der Lehrerin dem Kind gegenüber in problematischen Situationen dauerhaft verändert werden. Mit diesen Interventionen werden überwiegend geringfügige Veränderungen eingeleitet. Da jedoch damit meist langjährige Gewohnheiten der Lehrerin modifiziert werden sollen, sind die Interventionen mit einem erheblichen Aufwand verknüpft. Häufig ist es günstig, die pädagogisch-therapeutischen Interventionen mit Selbstmanagement-Verfahren zu kombinieren (Baustein K17c).

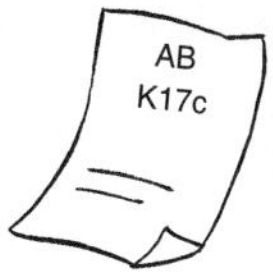

Gehen Sie bei der Besprechung der pädagogisch-therapeutischen Interventionen am besten von einer der Problemverhaltensweisen aus, die Sie in der Problemliste gemeinsam mit der Lehrerin als zentrales Problem definiert haben. Gehen Sie dann mit der Lehrerin die folgenden Schritte durch:

- Welche Möglichkeiten gibt es, Aufforderungen und Grenzen noch wirkungsvoller zu formulieren?
- Zeigt das Kind durchweg das Problemverhalten, oder lassen sich gelegentlich positive Verhaltensansätze identifizieren?
- Wie kann man diese positiven Verhaltensansätze gezielt durch Lob und Zuwendung positiv verstärken?
- Welche negativen Konsequenzen können erfolgen, wenn das Kind das Problemverhalten zeigt?
- Wie können die pädagogisch-therapeutischen Interventionen in eine Selbstmanagement-Intervention integriert werden?

Aufforderungen und Grenzen wirkungsvoll formulieren. Besprechen Sie mit der Lehrerin, dass die ungünstigste Erfahrung, die expansive Kinder machen können, die Erfahrung ist, dass Aufforderungen und Grenzen der Lehrerin nicht bedeutsam sind und überhört werden können. Bei Kindern mit Aufmerksamkeitsschwächen und impulsivem Verhalten entsteht das zusätzliche Problem, dass diese Kinder häufig Aufforderungen gar nicht voll wahrnehmen oder sehr schnell wieder vergessen. Der erste Schritt besteht deshalb darin, gemeinsam noch einmal zu überprüfen, ob Aufforderungen und Grenzen wirkungsvoll für dieses Kind gestellt werden.

Diskutieren Sie mit der Lehrerin die nachfolgend aufgeführten Aspekte wirkungsvoller Aufforderungen im Unterricht.

(1) Stellen Sie bei diesem Kind nur Aufforderungen, wenn Sie diese in der Situation auch durchsetzen können.
(2) Geben Sie immer nur eine Aufforderung.
(3) Achten Sie darauf, dass das Kind aufmerksam ist, wenn Sie ihm die Aufforderung geben.
(4) Bitten Sie das Kind, wenn möglich, Ihre Aufforderung zu wiederholen.
(5) Bleiben Sie nach Möglichkeit in der Nähe des Kindes, um sicher zu gehen, dass das Kind der Aufforderung nachkommt.
(6) Konzentrieren Sie sich zunächst auf wenige Aufforderungen.

Der erste Punkt ist sicher der schwierigste, aber gleichzeitig auch der wichtigste. Machen Sie noch einmal deutlich, welche negativen Wirkungen Aufforderungen haben, die halbherzig gestellt werden. Um die Wahrscheinlichkeit zu erhöhen, dass eine Aufforderung erfüllt wird, ist es wichtig, immer nur **eine** Aufforderung zu geben (Punkt 2) und mit der nächsten Aufforderung abzuwarten, bis die erste erfüllt ist.

Die Lehrerin sollte darauf achten, dass das Kind sie beim Stellen einer Aufforderung auch anschaut und aufmerksam ist (Punkt 3). Schaut das Kind sie nicht an, kann sie dies durch kurzes Nennen seines Namens erreichen. Dieses Vorgehen sollte auch mit dem Kind zusammen besprochen werden, damit es das Nennen seines Namen als Hilfe und Unterstützung der Lehrerin erlebt und nicht nur als Ermahnung. Diskutieren Sie mit der Lehrerin, in welchen Situationen es möglich und nötig ist, das Kind die Aufforderung wiederholen zu lassen (Punkt 4). Dies sollte jedoch keine Methode sein, um das Kind bloßzustellen. Deshalb ist es wichtig, auch diesen Aspekt mit dem Kind zu besprechen.

Besonders bei kritischen Aufforderungen sollte die Lehrerin versuchen, in unmittelbarer Nähe des Kindes zu bleiben, um sicher zu gehen, dass das Kind der Aufforderung nachkommt (Punkt 5). Dies kann die Lehrerin im Einzelfall natürlich in Konflikt mit ihren anderen Aufgaben bringen. Um die neuen Aspekte umzusetzen, sollte die Lehrerin sich zunächst nur auf bestimmte Aufforderungen konzentrieren, am besten auf jene, die notwendig sind, um die in der Problemliste aufgeführten Verhaltensprobleme zu vermindern.

Identifikation der positiven Verhaltensansätze. Kein Kind zeigt durchweg das Problemverhalten, immer lassen sich positive Verhaltensansätze identifizieren. Arbeiten Sie mit der Lehrerin diese positiven Verhaltensansätze bezogen auf die in der Problemliste identifizierten Verhaltensprobleme heraus.

Positive Verstärkung der positiven Verhaltensansätze durch Lob und Zuwendung. Erarbeiten Sie mit der Lehrerin, auf welche Weise sie positive Verhaltensansätze durch ein kurzes Lob, eine kurze Zuwendung verstärken kann. Kommt das Kind einer Aufforderung nach, kann die Lehrerin es kurz beim Vorbeigehen am Tisch des Kindes dafür loben oder ihm durch ein vereinbartes Zeichen (zuzwinkern, Daumen nach oben) deutlich machen, dass sie das Verhalten bemerkt hat.

Wenn das Problemverhalten darin besteht, dass das Kind andere oft stört, dann sollte die Lehrerin dem Kind (zu Beginn der Stunde oder zu Beginn einer kritischen Phase, beispielsweise einer Stillarbeitszeit) gezielt die Aufforderung geben, darauf zu achten, dass es die anderen nicht stört. Sie sollte zunächst in kurzen Abständen zu dem Kind hingehen und es kurz dafür loben, dass es bislang andere nicht gestört hat. Wie bei Baustein F10 *(Soziale Verstärkung bei nicht-störendem Verhalten)* können die Abstände, in denen das Kind gelobt wird, in der Regel schnell vergrößert werden. Diese Intervention ist sehr gut mit einer Selbstmanagement-Intervention (Baustein F17c) zu kombinieren, indem das Kind selbst darauf achtet, dass es andere während des Unterrichtes nicht anspricht und dies auf seinem *Detektiv-Bogen* aufzeichnet.

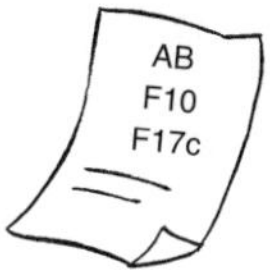

Manche Lehrerinnen haben bei der Anwendung der positiven Verstärkung grundsätzliche Bedenken. Sie machen sich Sorgen, dass das Kind aus der Klassengemeinschaft zu sehr herausgehoben wird und dass andere Kinder dies als ungerecht empfinden und ebenfalls Zuwendung für das gleiche Verhalten einfordern. Noch stärker als bei den pädagogisch-therapeutischen Interventionen treten diese Bedenken bei der Anwendung spezieller operanter Methoden auf (s. Kap. 9.4.3). In unserer bisherigen Arbeit ist dieses Problem jedoch noch nie als eine ernsthafte Schwierigkeit aufgetaucht, wenn die Lehrerin mit der Klasse bespricht, dass sie spezielle Methoden anwenden wird, um dem Kind bei seinen Problemen zu helfen. In der Regel ist das Kind durch sein Verhalten allen Klassenkameraden als Problemkind bekannt. Die Thematisierung dieser Probleme in der Klasse stellt also keine zusätzliche Stigmatisierung dar. Diese ist schon längst erfolgt. Die Lehrerin hat aber damit die Möglichkeit, den anderen Schülern erklären zu können, dass die speziellen Methoden eine besondere Hilfestellung für das Kind darstellen und dass die positive Verstärkung für die besondere Anstrengung erfolgt, die das Kind unternehmen muss, um sein Verhalten zu ändern. Es wird also die **besondere Anstrengung** des Kindes belohnt. Nach unseren Erfahrungen ist es also sinnvoll und oft sehr hilfreich, die Klasse zu informieren. Dies sollte aber auf jeden Fall mit dem Lehrer und dem Kind zusammen überlegt und von Fall zu Fall entschieden werden.

Negative Konsequenzen, wenn das Kind das Problemverhalten zeigt. Die mildeste Form der negativen Konsequenz stellt eine kurze neutrale Rückmeldung dar. Die Lehrerin vereinbart mit dem Kind ein bestimmtes „Zeichen“, das dem Kind signalisiert, dass ein definiertes Problemverhalten aufgetreten ist. Besonders bei Kindern mit hyperkinetischen Auffälligkeiten ist eine solche Rückmeldung deshalb wichtig, weil die Selbstwahrnehmungsfähigkeit häufig eingeschränkt ist. Solch ein „Zeichen“ hat auch Wackelpeter mit seiner Lehrerin vereinbart. Wenn das Kind ein Selbstmanagement-Verfahren durchführt, dann stellt die Selbstbewertung, dass das Ziel nicht erreicht ist, eine weitere milde negative Konsequenz dar.

Das kurzzeitige Verlassen des Klassenraumes (ca. zehn Minuten) ist häufig eine sehr wirkungsvolle negative Konsequenz, wenn das Kind die Zeit nicht als Freizeit nutzt oder diese *Auszeit* nicht dazu dient, unangenehme Ereignisse im Unterricht zu vermeiden. Vor allem, wenn durch das Problemverhalten der Unterricht massiv gestört wird oder wenn das Kind beispielsweise durch kasperndes Verhalten die Aufmerksamkeit der Klassenkameraden auf sich ziehen kann, ist eine solche *Auszeit* dringend indiziert. Die Durchführung der *Auszeit* stößt allerdings dann an Grenzen, wenn die Aufsichtspflicht der Lehrerin verletzt wird. Eine gute Möglichkeit ist es, das Kind für diese Zeit ins Sekretariat oder in eine Nachbarklasse zu bringen, wo es die Aufgabe bekommt, einen Text abzuschreiben. Ermuntern Sie die Lehrerin, häufig und frühzeitig von der *Auszeit* Gebrauch zu machen und die *Auszeit* kurz zu halten. Orientieren Sie sich an den Regeln für die *Auszeit* in Baustein F16. Meist wird die *Auszeit* in Schulen, wenn überhaupt, viel zu spät und dann für eine viel zu lange Zeit (einen ganzen Schultag) durchgeführt.

Weitere negative Konsequenzen können in Verbindung mit Verstärker-Entzugs-Systemen durchgeführt werden (s. Kap. 9.4.3). Bevor negative Konsequenzen fest vereinbart werden, sollte auf jeden Fall die Zustimmung der Eltern eingeholt werden.

Kombination von pädagogisch-therapeutischen Interventionen mit Selbstmanagement. Die pädagogisch-therapeutischen Interventionen eignen sich bei Kindern ab der zweiten Klasse besonders gut für die Kombination mit Selbstmanagement-Verfahren (Baustein K17c). Sie erarbeiten am besten gemeinsam mit der Lehrerin und dem Kind anhand von Arbeitsblatt K17c.1 das Problemverhalten (z. B.: Ich rufe im Unterricht ständig dazwischen), dessen Vor- und Nachteile und das entsprechende Verhaltensziel (ich melde

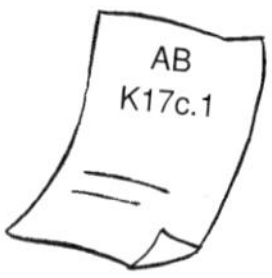

mich und warte, bis ich drankomme). Das Kind beurteilt sich dann am Ende jeder Unterrichtsstunde selbst anhand des *Detektiv-Bogens* (Arbeitsblatt K17c.2) und spricht mit der Lehrerin diese Selbstbeurteilung noch einmal durch. Dies gibt der Lehrerin Gelegenheit zur positiven Rückmeldung, falls das Zielverhalten weitgehend erreicht ist, bzw. zur Ermunterung des Kindes, sich beim nächsten Mal mehr anzustrengen, falls das Zielverhalten nicht erreicht wurde. Die Lehrerin kann auch noch selbst eine Bewertung auf dem *Detektiv-Bogen* markieren, nachdem das Kind sich selbst beurteilt hat.

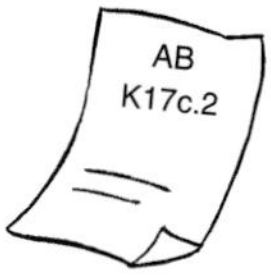

Tagesbeurteilung für die Schule

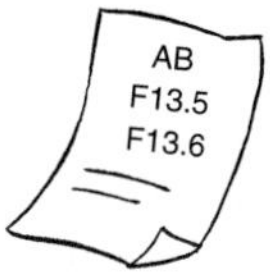

Eine gute Möglichkeit der effektiven Verhaltensrückmeldung stellt die *Tagesbeurteilung für die Schule* (Arbeitsblätter F13.5 und F13.6) dar. Kinder mit ADHS haben häufig eine eingeschränkte Selbstwahrnehmung ihres eigenen Verhaltens. Durch die *Tagesbeurteilung* kann die Lehrerin dem Kind täglich eine effektive Rückmeldung über bestimmte Verhaltensweisen geben. Die *Tagesbeurteilung für die Schule* gibt es in zwei verschiedenen Versionen:

(1) In der *Tagesbeurteilung für die Schule 1* (F13.5) sind fünf „typische" Verhaltensziele aufgelistet. ([1] Ich passe im Unterricht auf und mache mit. [2] Ich mache die Aufgaben in der Klasse vollständig zu Ende. [3] Ich bleibe die ganze Zeit über bei meinen Aufgaben. Ich rede nicht dazwischen und stehe auch nicht mittendrin auf. [4] Ich vertrage mich mit den anderen Kindern und streite mich nicht mit ihnen. [5] Ich beachte die Regeln und Aufforderungen der Lehrerin/des Lehrers und werde nicht wütend.)

(2) In der *Tagesbeurteilung für die Schule 2* (F13.6) können bis zu fünf Verhaltensziele selbst definiert werden.

Die Lehrerin hat dann jeden Tag die Möglichkeit, eine dreistufige Rückmeldung darüber zu geben, ob das „Ziel" erreicht wurde (nicht erreicht, überwiegend erreicht, voll erreicht). Auf dem *Tagesbeurteilungsbogen* können die Tage einer Woche (Montag bis Samstag) beurteilt werden.

Vorteile. Die *Tagesbeurteilung* hat viele Vorteile und kann auf unterschiedliche Weise eingesetzt werden. Ein Vorteil ist, dass der Fokus der Lehrerin (aber auch des Kindes und dessen Eltern) auf das Ziel- und nicht das Problemverhalten gelenkt wird. Die Ziele sind klar formuliert und geben dem Kind damit eindeutig zu verstehen, was genau von ihm erwartet wird. Wird das Zielverhalten individuell für das Kind formuliert, achten Sie entsprechend auf klar formulierte und eindeutige Verhaltensweisen. Versuchen Sie in diesem Falle darauf zu achten, dass das Zielverhalten für das Kind nicht zu schwer und unerreichbar ist, um Frustrationen zu vermeiden. Die direkte

Rückmeldung, am besten zunächst durch ein „Zeichen“ und später durch die Beurteilung auf dem Arbeitsblatt F13.5 bzw. F13.6, schult die Selbstwahrnehmung des Kindes. Als wichtige Vorraussetzung sollte jedoch auf eine gute Lehrer-Schüler-Beziehung geachtet werden. Andernfalls kann die Rückmeldungen eventuell mehr als „Beweis“ für das Fehlverhalten des Schülers genommen werden anstatt als Ermutigung, es immer wieder zu versuchen und sein Bestes zu geben. Den Eltern und Ihnen als Therapeuten kann die *Tagesbeurteilung* dazu dienen, über das Verhalten in der Schule „auf dem Laufenden zu bleiben“ und einen genauen Überblick über das momentane Verhalten zu bekommen. Soll die *Tagesbeurteilung* längere Zeit benutzt werden, können Sie mit der Lehrerin auch absprechen, dass sie immer am Ende der Woche einen „typischen“ Tag beurteilt. So kann vermieden werden, dass sich Probleme mit der Zeit wieder häufen, ohne dass Sie als Therapeut oder die Eltern das mitbekommen.

Die *Tagesbeurteilung* kann auch gut mit dem *Selbstmanagement* kombiniert werden. In diesem Falle würde der Schüler seine Beurteilung auf seinem Arbeitsblatt und die Lehrerin auf der *Tagesbeurteilung* vermerken. Anschließend kann die Lehrerin mit dem Schüler die Beurteilungen vergleichen und Wahrnehmungsunterschiede besprechen. Natürlich muss in diesem Fall das zu beurteilende Zielverhalten weitestgehend übereinstimmen.

Des Weiteren kann die Tagesbeurteilung mit einem *Punkte-Plan* verbunden werden. In diesem Falle könnte pro Zielverhalten ein (Ziel überwiegend erreicht) oder zwei (Ziel voll erreicht) Punkte vergeben werden. Die Punkte können entsprechend des *Punkte-Plans* in bestimmte Sonderbelohnung eingetauscht werden.

9.4.3 Spezielle operante Methoden

Unter den speziellen operanten Methoden haben sich Token-Systeme und Verstärker-Entzugs-Systeme als ausgesprochen wirkungsvolle Interventionen bewährt. Die Anwendung von *Auszeit* wurde bereits in Kapitel 9.4.2 besprochen. Im Wesentlichen werden diese Interventionen nach den in den entsprechenden Bausteinen des Eltern-Kind-Programms (F13 bis F15) aufgestellten Regeln durchgeführt. Bei beiden Interventionen ist wichtig, dass die Verhaltensprobleme sehr konkret beschrieben werden können und möglichst leicht beobachtbar sind.

Ein Token-System (*Punkte-Plan*) sollte dann durchgeführt werden, wenn das Kind trotz der Verhaltensprobleme für eine gewisse Zeit angemessenes

Verhalten zeigen kann. Bei mehrmals pro Unterrichtsstunde auftretenden Problemen (z. B. permanente motorische Unruhe auf dem Sitz, Umherlaufen im Klassenzimmer, häufiges Unterbrechen der Arbeit, wiederholtes Dazwischenrufen) sollte eher ein Verstärker-Entzugs-System (*Wettkampf um lachende Gesichter*) angewendet werden.

Häufig haben die Lehrer die bereits bei der Darstellung der pädagogisch-therapeutischen Interventionen diskutierte Sorge, dass durch diese Interventionen das Kind gegenüber seinen Klassenkameraden bevorzugt wird. Nach unseren Erfahrungen stellt auch ein *Punkte-Plan* oder ein *Wettkampf um lachende Gesichter* für die Klassenkameraden kein Problem dar, wenn die Maßnahme den Schülern erklärt wird (s. Kap. 9.4.2). Die Schüler fühlen sich nicht benachteiligt, sondern erleben die Intervention meist als Hilfe für den entsprechenden Schüler und erkennen auch schnell, dass es für sie selbst von Vorteil ist, da der entsprechende Schüler durch diese Intervention die anderen weniger stört. Oft interessieren sich die anderen Kinder dafür, wie viele Punkte der Schüler nach einer Stunde erhalten hat, und versuchen auch, dem Schüler dabei zu helfen, möglichst viele Punkte zu bekommen und ihn zu motivieren. Wenn als Eintauschverstärkung auch noch Vergünstigungen für die ganze Klasse gewählt werden (z. B. weniger Hausaufgaben für alle), dann werden die Klassenkameraden noch mehr unterstützend und nicht eifersüchtig reagieren.

Ein Kind sagte einmal: „Das ist das erste Mal in meiner Klasse, dass die anderen Kinder mich beachtet haben, weil ich etwas gut gemacht habe. Sonst bin ich immer nur beachtet worden, wenn ich den Klassenclown gespielt habe. Mein Nachbar versucht mir außerdem dabei zu helfen, meine Aufgaben gut zu machen." Oft bekommt der Schüler durch solche Interventionen eine neue, positive Rolle im Klassenverband.

Anwendung des *Punkte-Plans* im Unterricht

Der *Punkte-Plan* wird entsprechend den Empfehlungen von Baustein F13 und F14 aufgebaut und im Verlauf der Intervention angepasst. Verwenden Sie die Arbeitsblätter dieser Bausteine auch für die Intervention in der Schule.

Wenn das Problemverhalten in der Regel mehrmals pro Tag auftritt, dann sollte die Intervention in einer Erprobungsphase zunächst auf eine bestimmte Unterrichtsstunde pro Schultag beschränkt werden. Dies erleichtert der Lehrerin und dem Kind die Gewöhnung an das Vorgehen. Wenn der *Punkte-Plan* dann gut angelaufen ist, sollte er auf andere Schulstunden ausgedehnt werden. Häufig ist die Intervention jedoch nur in den Schulstunden sinnvoll, in denen Frontalunterricht stattfindet.

Der *Punkte-Plan* sollte in der Schule jedoch nicht zu kompliziert aufgebaut werden. Nach unserer Erfahrung ist zudem ratsam, im Unterschied zum Eltern-Kind-Programm, nicht zu differenziert zu arbeiten. Das Problemverhalten sollte nicht in zu kleine Einzelverhaltensweisen zerlegt werden.

Beispiel

Verhaltensweisen, bei denen ein *Punkte-Plan* im Unterricht gut eingesetzt werden kann

- Eine angefangene Arbeit zu Ende machen;
- der Aufforderung des Lehrers nachkommen;
- einen aktiven Beitrag zum Unterricht leisten;
- auf dem Platz sitzen bleiben (wenn das Aufstehen nicht mehr als ein- bis zweimal pro Unterrichtsstunde erfolgt);
- sich mit anderen vertragen;
- melden und nicht in den Unterricht dazwischenrufen (wenn Problemverhalten nicht zu häufig im Unterricht auftritt).

Bei diesen Verhaltensweisen kann das Kind pro Unterrichtsstunde ein bis zwei Punkte bekommen, je nachdem wie gut es ihm gelungen ist, das angemessene Verhalten zu zeigen. Bei einigen der aufgezählten Verhaltensauffälligkeiten sollte nur dann ein *Punkte-Plan* durchgeführt werden, wenn sie nicht zu häufig in einer Schulstunde auftreten, andernfalls ist eher ein *Wettkampf um lachende Gesichter* indiziert.

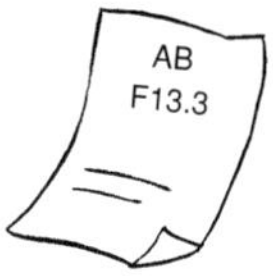

Das *Punkte-Konto* (Arbeitsblatt F13.3) liegt während des Unterrichtes entweder am Arbeitstisch des Kindes oder am Schreibtisch der Lehrerin. Im erstgenannten Fall wird ein Punkt unmittelbar nach dem angemessenen Verhalten eingetragen, ansonsten macht sich die Lehrerin eine Notiz, und die erreichten Punkte werden am Ende der Unterrichtsstunde in Anwesenheit des Kindes in das *Punkte-Konto* eingetragen. Meist wird die zweite Variante mit Punkte-Verstärkung am Ende einer Unterrichtsstunde gewählt, weil die Punkte-Verstärkung während des Unterrichtes (z. B. wenn das Kind 20 Minuten auf seinem Platz sitzen geblieben ist) von Lehrern häufig als zu aufwändig empfunden wird. Wenn während des Unterrichtes ein Verhalten auftritt, das durch einen Punkt verstärkt werden soll, kann die Lehrerin dem Kind ein zuvor vereinbartes Zeichen geben und für sich die Punkte-Vergabe notieren, die dann am Ende der Stunde durchgeführt wird. Die fehlende unmittelbare positive Rückmeldung ist die Hauptursache für Misserfolge beim Einsatz von *Punkte-Plänen* in der Schule. Die Verhaltensänderung wird wesentlich durch die unmittelbare Rückmeldung und nicht primär durch die

Notierung von Punkten bewirkt. An dem Tag, an dem das Kind zu Ihnen zur Therapie kommt, sollte es das Punkte-Konto aus der Schule mit nach Hause nehmen und zu Ihnen in die Therapie mitbringen.

Für den Eintausch der Punkte in Sonderbelohnungen gibt es drei verschiedene Möglichkeiten:

(1) **Eintausch durch die Lehrerin.** Manchmal ist es möglich, das Kind direkt in der Klasse zu belohnen. So gibt es zum Beispiel bestimmte Aufgaben in den Klassen, die bei manchen Kindern sehr beliebt sind, wie Kakao holen, für den Klassenfußball in der Pause verantwortlich sein oder auch die Tafel zu putzen. Wenn das Kind solche Aufgaben gern macht, können sie als Sonderbelohnungen eingesetzt werden. In den Eingangsklassen verwenden Lehrer häufig auch Stempel mit Tierfiguren oder anderen Motiven als Belohnung für eine gute Leistung. Diese Stempel können auch für angemessenes Verhalten Verwendung finden. Eine Verminderung der Hausaufgaben ist ebenfalls eine Möglichkeit der Sonderbelohnung, die Kinder oft sehr attraktiv finden. Diese Form sollte jedoch nur dann gewählt werden, wenn das Kind keine allzu großen schulischen Defizite aufweist.

Der Eintausch der Sonderbelohnung in der Schule ist sicher die günstigste Alternative, weil dann das Token-System in der Schule unabhängig von anderen durchgeführt werden kann. Häufig stellt sich die Belohnung durch die Lehrerin jedoch als schwierig heraus. Viele Lehrer lehnen es ab, die Belohnung an sich zu koppeln, weil sie die Sorge haben, dass sie das Kind anderen gegenüber bevorzugen.

(2) **Eintausch durch die Eltern.** Die Punkte können auch von den Eltern in Sonderbelohnungen eingetauscht werden. Verfahren Sie dann so, wie in Baustein F13 des Eltern-Kind-Programmes beschrieben.

(3) **Eintausch durch den Therapeuten.** Nach unseren Erfahrungen hat es sich auch als sehr hilfreich herausgestellt, die Belohnungen bei Interventionen, die in der Schule durchgeführt werden, an den Therapeuten zu koppeln. Damit ist der *Punkte-Plan* ein Vertrag zwischen Ihnen, dem Kind und der Lehrerin.

Dieses Vorgehen ist vor allem dann sinnvoll, wenn die Eltern-Kind-Beziehung, die schulische Situation oder die Lehrer-Eltern-Beziehung angespannt sind oder wenn Eltern oder Lehrerin bei der Vergabe der Sonderbelohnungen nicht hinreichend zuverlässig sind. Außerdem sollte diese Variante auch dann gewählt werden, wenn in der Familie bereits ein *Punkte-Plan* mit Sonderbelohnung durchgeführt wird oder wenn Sie eine solche Intervention in der Familie noch planen. Wie bereits in Kapitel 8.13 dargestellt, eignen sich als Sonderbelohnungen durch den Therapeuten kleinere Verstärker, wie Fußballbilder, sonstige Klebebilder oder kleine Sammelfiguren, gemeinsame Spielzeiten mit dem Kind (pro Punkt eine bestimmte Anzahl von Spielminuten), aber auch kleinere Legobausätze, die dem Kind dann Legostein für Legostein ausgehändigt werden können. Diese Eintauschverstärkung hat sich als besonders attraktiv herausgestellt.

Anwendung des *Wettkampfes um lachende Gesichter im Unterricht*

Gehen Sie bei der Anwendung des *Wettkampfes um lachende Gesichter* im Unterricht analog zu Baustein F15 des Eltern-Kind-Programmes vor. In Kapitel K22 von *Wackelpeter & Trotzkopf* wird die Anwendung eines *Wettkampfes um lachende Gesichter* beschrieben. Diese Intervention sollte vor allem bei Problemen angewendet werden, die sehr häufig auftreten. Beispiele für Verhaltensprobleme, bei denen der *Wettkampf um lachende Gesichter* gut eingesetzt werden kann, sind:

- Ausgeprägte motorische Unruhe am Platz, die andere stört;
- häufiges Umherlaufen in der Klasse;
- Unterbrechen des Arbeitens durch Unaufmerksamkeit und Ablenkbarkeit;
- häufige Beschimpfungen anderer Kinder;
- häufiges Dazwischenrufen in den Unterricht.

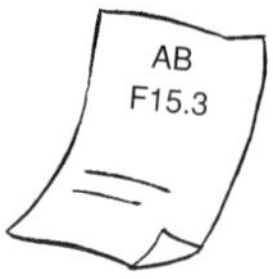

Auch hierbei sollte zunächst mit einer einzelnen Unterrichtsstunde pro Tag begonnen und später dann erweitert werden. Zu Beginn der Schulstunde stehen in der Regel zehn Gesichter zu Verfügung, um die „gespielt" wird. Die Anzahl der Gesichter kann jedoch auch variieren. Das Arbeitsblatt mit den lachenden Gesichtern (Arbeitsblatt F15.3) liegt meist auf dem Schreibtisch der Lehrerin. Wenn das problematische Verhalten auftritt, kennzeichnet die Lehrerin unmittelbar ein Gesicht mit einem traurigen Mund in ihrer Farbe und gibt dem Kind ein zuvor vereinbartes Zeichen, indem sie beispielsweise kurz seinen Namen nennt. Das Kind muss unbedingt eine direkte Rückmeldung erhalten, wenn es ein lachendes Gesicht verloren hat. Am Ende der Stunde darf das Kind dann nach vorne kommen und sich die restlichen Gesichter als lachende Gesichter in „seiner" Farbe anmalen. Dieses Vorgehen hat sich als gut praktikabel erwiesen. Bei dem aufwändigeren, aber möglicherweise effektiveren Vorgehen liegt das Blatt mit den lachenden Gesichtern am Arbeitsplatz des Kindes. Die Lehrerin geht zum Tisch des Kindes und markiert sich ein Gesicht, wenn das definierte Problemverhalten auftritt. Die Eintauschverstärkung (Sonderbelohnung) kann entsprechend dem Vorgehen beim *Punkte-Plan* erfolgen. Das Kind sollte in jedem Fall das Arbeitsblatt aus der Schule zu jeder Therapiestunde mitbringen.

9.4.4 Unterstützung bei der Anwendung des *Selbstinstruktionstrainings*

Wenn Sie mit dem Kind ein *Selbstinstruktionstraining* (Baustein K17b) durchgeführt haben, dann sollten Sie auf jeden Fall Maßnahmen einleiten, die eine Generalisierung des im *Selbstinstruktionstraining* eingeübten Arbeitsstiles unterstützen (vgl. Kap. 8.18). In der Regel wird eine Generalisierung auf schulische Arbeitssituationen besonders indiziert sein. Sie sollten deshalb die Lehrerin mit den Prinzipien des *Selbstinstruktionstrainings* vertraut machen und ihr den Stand des Trainings mit dem Kind mitteilen. Danach sollten Sie mit ihr gemeinsam die Möglichkeiten diskutieren, diese Arbeitsstrategie auf die schulische Situation zu übertragen.

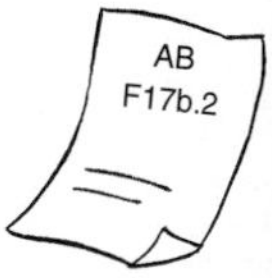

Sie erarbeiten mit der Lehrerin, welche der im Arbeitsblatt K17b.2 *(Meine Arbeitsregeln)* aufgelisteten typischen Arbeitsfehler dem Kind im Unterricht unterlaufen (z. B. liest sich Aufgaben nicht genau durch). Die entsprechenden Arbeitsregeln werden dann mit dem Kind als Ziel einer Selbstmanagement-Intervention erarbeitet (entsprechend Baustein K17c). Wenn es sich um eine Regel handelt, die durch eine Signalkarte aus dem *Selbstinstruktionstraining* symbolisiert wird, können Sie die Signalkarte dem Kind in die Schule mitgeben. Diese sollte dann immer gut sichtbar auf seinem Arbeitsplatz liegen.

Besprechen Sie mit der Lehrerin, in welcher Form sie dieses Selbstmanagement des Kindes unterstützen kann – beispielsweise, indem sie regelmäßig den *Detektiv-Bogen* mit dem Kind durchspricht, nachdem es sich selbst bewertet hat, es dafür lobt oder auch durch einen Punkte-Plan verstärkt und dem Kind ihre Rückmeldung hinsichtlich seiner Selbstbeurteilung gibt (Übereinstimmung zwischen Selbstbeurteilung des Kindes und Fremdbeurteilung der Lehrerin). Die Lehrerin kann auch zusätzlich ihre eigene Bewertung auf dem *Detektiv-Bogen* markieren.

10 Ergänzende therapeutische Interventionen

Auf die Indikation von Interventionen, die das Therapieprogramm **THOP** ergänzen, wurde bereits in Kapitel 5 hingewiesen. In den beiden folgenden Abschnitten sollen zwei ergänzende Interventionen behandelt werden, die am häufigsten indiziert sind

(1) Pharmakotherapie zur Verminderung hyperkinetischer Symptome

(2) Problemlöse-, Ärgerkontroll- und soziales Kompetenztraining bei aggressiven Verhaltensauffälligkeiten

10.1 Pharmakotherapie bei hyperkinetischen Störungen

Eine ausführliche Darstellung der empirischen Ergebnisse und der Durchführung der medikamentösen Therapie hyperkinetischer Störungen kann dem Leitfaden zu Aufmerksamkeitsdefizit-/Hyperaktivitätsstörung entnommen werden (Döpfner et al., 2007). In der Pharmakotherapie haben sich vor allem zwei Wirkstoffgruppen als wirkungsvoll erwiesen: Psychostimulanzien und Atomoxetin.

Die Wirksamkeit der Stimulanzientherapie ist von allen Therapieformen am besten belegt (s. Kap. 4.1.1). Die Ergebnisse dieser Studien können wie folgt zusammengefasst werden (vgl. Döpfner et al., 2007):

- Zwischen 70 % und 90 % der Kinder, die älter als vier Jahre sind, sprechen auf die Behandlung positiv an (Responder). Bei Kindern unter fünf Jahren liegt die Responder-Rate darunter (ca. 50 %). Der Anteil der Kinder, deren Verhalten sich im Unterricht normalisiert, liegt bei 50 % bis 70 %. Die Haupteffekte beziehen sich auf eine Verbesserung der Konzentrationsfähigkeit und die Verminderung des hyperkinetischen, störenden, unangemessenen und impulsiven Verhaltens. Die Kinder verhalten sich Erwachsenen gegenüber weniger oppositionell, und die Beziehungen zu Gleichaltrigen können sich verbessern, hauptsächlich aufgrund der Verminderung der aggressiven Verhaltensauffälligkeiten. Außerdem hat die Verminderung der hyperkinetischen Symptomatik häufig auch eine Verbesserung der schulischen Leistungsfähigkeit zur Folge.

- Die Behandlung ist nur wirksam, solange sie durchgeführt wird. Positive Veränderungen nach Absetzen der Medikation konnten nicht nachgewiesen werden. Eine Langzeitbehandlung (meist über mehrere Jahre) ist deshalb notwendig, um die positiven Effekte aufrechtzuerhalten.
- Die Nebenwirkungen sind in der überwiegenden Zahl der Fälle gering, treten häufig vorübergehend auf und verschwinden mit Absetzen der Medikation. Die häufigsten Nebenwirkungen sind leichtere Durchschlafstörungen und eine Verminderung des Appetits. Nach Barkley (1998) sind ernsthafte Appetitminderungen bei 6–12 % der Kinder und ernsthafte Schlafstörungen bei etwa 11 % der Kinder zu beobachten. Einige Kinder reagieren anfangs mit Bauch- und Kopfschmerzen, die jedoch im Verlauf der Therapie in der Regel verschwinden. In etwa 1–2 % der Fälle treten motorische oder vokale Tic-Störungen auf; wenn Tic-Störungen bereits vor Beginn der Pharmakotherapie vorhanden sind, können sich diese verschlimmern. Obwohl die Literatur hierzu kontrovers ist, wird in solchen Fällen die Durchführung oder Fortsetzung einer Stimulanzientherapie nicht empfohlen.
- Dem eindeutigen empirischen Nachweis über die Kurzzeitwirksamkeit von Methylphenidat steht eine geringe Anzahl von Untersuchungen über Langzeiteffekte gegenüber, demzufolge für ausschließlich mit Psychostimulanzien behandelte Kinder nach Absetzen der Medikation überwiegend keine bessere Prognose gilt als für unbehandelte Kinder.
- Stimulanzien sind kein Wundermittel für Kinder mit hyperkinetischen Störungen. Durch Medikamente lernt das Kind nichts hinzu. Sie vermindern lediglich die Auftretenswahrscheinlichkeit problematischer Verhaltensweisen. Die vielfältigen Kompetenzdefizite von Kindern mit hyperkinetischen Störungen erfordern zusätzliche Interventionen. Die Medikation kann jedoch die Wirksamkeit anderer Interventionen steigern, weil sie

> **!** Angesichts dieser Ergebnisse verwundert es, dass selbst Experten allzu leichtfertig von einer medikamentösen Therapie abraten und so getan wird, als seien andere wirksamere Interventionen vorhanden. Das Nichtbeachten medikamentöser Interventionsmöglichkeiten ist nach den vorliegenden empirischen Befunden ein Kunstfehler, wenn alternative Therapien sich als nicht erfolgreich erweisen. Medikamentöse Interventionen müssen selbstverständlich in jedem Einzelfall einer genauen Effektivitätskontrolle und einer Kontrolle der Nebenwirkungen unterworfen werden.

dem Kind hilft, auf die Umwelt besser zu achten und erfolgreicher zu reagieren.

In Deutschland sind mehrere Methylphenidat-Präparate auf dem Markt, welche die Substanz entweder sofort frei setzen und bei den meisten Kindern eine Wirkdauer von etwa drei bis fünf Stunden haben (Ritalin®, Medikinet®, Equasym®). Andere Präparate haben eine modifizierte Freisetzung, d. h. eine Kombination aus sofortiger und verzögerter Freisetzung und erreichen damit eine Wirkdauer von sechs bis zwölf Stunden (Medikinet retard®, Equasym retard®, Concerta®, Ritalin LA®). Bei Präparaten mit sofortiger Freisetzung sind die Effekte 30–45 Minuten nach Einnahme beobachtbar und bleiben zwei bis vier Stunden auf maximalem Niveau. Nach drei bis sieben Stunden ist eine deutliche Verminderung der Effekte zu beobachten. Aufgrund der kurzen Halbwertzeit eignet sich die Behandlung vor allem dazu, Symptome während der Unterrichtszeit zu verringern. Bei ausgeprägt hyperkinetischem Verhalten in der Familie am Nachmittag können erneute Einnahmen um die Mittagszeit und am Nachmittag notwendig sein. Nach unseren Erfahrungen können in vielen Fällen die Verhaltensprobleme in der Familie durch das Eltern-Kind-Programm soweit vermindert werden, dass eine Stimulanziengabe am Nachmittag nicht notwendig ist.

Anstatt der Mehrfachgabe von kurz wirksamen Methylphenidat werden zunehmend Präparate mit modifizierter Freisetzung eingesetzt. Dies ist vor allem sinnvoll, wenn die Medikamenten-Compliance beeinträchtigt ist und wenn eine zweite Einnahme im Laufe des späten Schulvormittags notwendig ist.

Die medikamentöse Behandlung mit Stimulanzien wird vom ärztlichen Therapeuten durchgeführt. Die Verschreibung von Amphetaminen (zu denen Methylphenidat gehört) unterliegt den gesetzlichen Vorschriften für Betäubungsmittel. Die immer wieder geäußerte Befürchtung, Kinder könnten von diesen Medikamenten abhängig werden, lässt sich wissenschaftlich nicht bestätigen. Es gibt keinen einzigen Bericht, der die Entwicklung einer Abhängigkeit von Stimulanzien beschreibt. Empirischen Ergebnissen zufolge ist die Gefahr des Drogenmissbrauchs bei Jugendlichen, die als Kinder mit Methylphenidat behandelt wurden, nicht erhöht (vgl. Barkley, 2006).

Dosierung. Da es große Unterschiede in der jeweils optimalen Dosierung gibt, wird zunächst mit einer geringen Gabe von 5 bis 10 mg Methylphenidat begonnen. In wöchentlichen Abständen wird die Dosierung in Abhängigkeit von den Effekten gesteigert. Die maximale Tagesdosis von 1 mg/kg Körpergewicht oder 60 mg sollte nicht überschritten werden. In der Regel liegen die Tagesdosierungen zwischen 0,3 bis 0,7 mg/kg Körpergewicht. Bei Präparaten mit modifizierter Freisetzung, die auf einen lange andauernden Therapieeffekt abzielen, können in Einzelfällen auch höhere Dosierungen notwendig sein. Da es eine erhebliche interindividuelle Variabilität in der Reaktion auf Stimulanzien gibt, ist ein kontrollierter Behandlungsversuch unverzichtbar, der über mehrere Wochen andauert, am besten im Placebo-Versuch. In der klinischen Praxis hat sich das empfohlene Vorgehen als praktikabel erwiesen.

Vorgehen bei der kontrollierten Prüfung der Wirksamkeit von Stimulanzien

Ausschluss von Kontraindikationen. Der ärztliche Therapeut schließt Kontraindikationen aus: Tic-Störungen, Anfallsleiden (relative Kontraindikation) und Medikamentenabusus im Umfeld des Kindes. Er klärt die Eltern über Wirkungen und Nebenwirkungen auf.

Informationsgespräch mit dem Kind. Der Therapeut klärt das Kind über den geplanten Behandlungsversuch und das Medikament unter Verwendung von Kapitel 21 aus den Therapiegeschichten *Wackelpeter & Trotzkopf* auf. Er bespricht mit dem Kind, dass die Tabletten seine eigenen Bemühungen unterstützen, sein Verhalten zu ändern.

Informationsgespräch mit der Lehrerin. Der Therapeut nimmt Kontakt mit der Klassenlehrerin auf und klärt sie über die Medikation und den geplanten Behandlungsversuch auf. Er weist darauf hin, dass eine möglichst genaue Überprüfung der Effekte notwendig ist und es zu diesem Zweck hilfreich ist, dass die Lehrerin zunächst nicht darüber aufgeklärt ist, welche Dosierung wann gegeben wird.

Wochenbeurteilungen und Behandlungsplan. Der Therapeut vereinbart mit der Lehrerin für die kommenden Wochen die Durchführung spezieller Wochen-Beurteilungen. Diese erfolgen anhand des *Wochen-Beurteilungsbogens für Eltern und Lehrer* (Arbeitsblatt T05), der speziell für die Austestung der medikamentösen Therapie entwickelt wurde. Dieser Bogen besteht aus dem von Conners (1973, 1990) entwickelten Hyperactivity Index und aus der *Problemliste – Verhaltensprobleme des Kindes.* Auf einem Bogen können bis zu sieben Wochen beurteilt werden (vgl. Abb. 10.1).

Der *Hyperactivity Index* (Teil A: Conners-Bogen) ist eine Zusammenfassung von zehn Items, die sich in mehreren pharmakologischen Studien als besonders änderungssensitiv erwiesen haben. Die Items erfassen anhand einer vierstufigen Antwortskala nicht nur die hyperkinetische Kernsymptomatik, sondern auch aggressives Verhalten und emotionale Labilität. Zur Auswertung wird der Summenwert über die zehn Items gebildet und in die entsprechende Spalte in der Zeile „Teil A: Summe Conners“ eingetragen.

Der *Teil B: Problemliste-Verhaltensprobleme des Kindes* stellt eine Kurzfassung der gleichnamigen individuellen Problemliste (Arbeitsblatt T03) dar, die zum Abschluss der Diagnostik mit der Lehrerin erarbeitet wurde (s. Kap. 6.5). In

T05	**Wochen-Beurteilungsbogen für Eltern und Lehrer zur Austestung der medikamentösen Therapie** (S. 1/1)

Name des Kindes / Jugendlichen: ________________ Alter: _______ Datum: _____

beurteilt von: ○ Vater ○ Mutter ○ Lehrerin ○ Erzieherin ○ Anderem:
Name:

Beurteilen Sie bitte das Verhalten des Kindes zum Ende der Woche. Tragen Sie hinter jede Feststellung eine Zahl in die entsprechende Spalte ein.	Woche 1	Woche 2	Woche 3	Woche 4	Woche 5	Woche 6	Woche 7
Teil A: Conners-Bogen Beurteilungs-Skala: 0 überhaupt nicht 2 ziemlich 1 ein wenig 3 sehr stark	Datum	Datum	Datum	Datum	Datum	Datum	Datum
1. Ist unruhig oder übermäßig aktiv.							
2. Ist erregbar oder impulsiv.							
3. Stört andere Kinder.							
4. Beendet angefangene Aufgaben nicht (kurze Aufmerksamkeitsspanne).							
5. Ist ständig zappelig.							
6. Ist unaufmerksam oder ablenkbar.							
7. Seinen Forderungen muss sofort nachgekommen werden. Kann nicht abwarten, ist rasch enttäuscht.							
8. Hat Wutausbrüche und explosives oder unüberlegtes Verhalten.							
9. Weint schnell.							
10. Hat abrupte Stimmungsschwankungen.							
Teil B: Problemliste – Verhaltensprobleme des Kindes Beurteilungs-Skala (Fragen 1 bis 4): Wie häufig trat das Problemverhalten auf? 0 nie; 1 einmal; 2 2–3 Mal; 3 täglich; 4 mehrm. täglich; 5 ständig							
1.							
2.							
3.							
4.							
5. Wie problematisch war das Verhalten des Kindes insgesamt? kein Problem 0 1 2 3 4 5 6 7 8 9 Es hätte nicht schlimmer sein können							
Teil C: Wird vom Arzt / Psychologen ausgefüllt – Teil A: Summe Conners							
Teil B: Summe Problemliste (1–4)							
Dosierung							

Andere Auffälligkeiten oder zusätzliche Bemerkungen bitte auf der Rückseite

Abbildung 10.1. Wochenbeurteilungsbogen für Eltern und Lehrer dieser Problemliste für Wochen-Beurteilungen wird allerdings nur die Häufigkeit des Problemverhaltens des Kindes anhand der fünfstufigen Antwortskala erfasst. Der Therapeut trägt die individuell formulierten Verhaltensprobleme des Kindes in die entsprechenden freien Kästchen des Arbeitsblattes ein.

Durch die Verwendung der individuellen Problemliste kann überprüft werden, in welchem Ausmaß sich die individuellen Zielsymptome durch die medikamentöse Therapie tatsächlich vermindern. Eine entsprechende Stimulanzientherapie ist nur dann indiziert, wenn sich die mit der Lehrerin als besonders veränderungsbedürftig ausgewählten Symptome vermindern. Der *Hyperactivity Index* gibt darüber hinaus eine Übersicht über die Veränderung verschiedener externaler Auffälligkeiten durch die Therapie.

Behandlungsplan

- In den ersten beiden Wochen (Woche 1 und Woche 2) wird keine Medikation verabreicht. Sie dienen als Baseline für die Erfassung der Effekte.
- In den beiden folgenden Wochen (Woche 3 und Woche 4) wird mit der Anfangsdosierung von 5 bis 10 mg morgens begonnen.
- In den darauffolgenden Wochen kann die Dosierung wöchentlich um 5 bis 10 mg gesteigert werden, solange noch erhebliche hyperkinetische Auffälligkeiten in der Schule auftreten, keine massiven Nebenwirkungen beobachtbar sind und die maximale Dosierung noch nicht erreicht ist.

  Während dieser ganzen Zeit wird der *Wochen-Beurteilungsbogen für Eltern und Lehrer* von der Lehrerin ausgefüllt (T05). Spätestens nach der vierten Woche, nachdem eine niedrige Dosierung zwei Wochen lang verabreicht worden ist, wird der Bogen zur Kontrolle dem Therapeuten vorgelegt, damit dieser in Abhängigkeit vom Verlauf die weitere Dosierung festlegen kann.

  Nach der Beurteilung durch die Lehrerin kann der Therapeut die Dosierung in die entsprechende Zeile eintragen und so einen Überblick über den Zusammenhang von Dosis und Verhaltensänderung gewinnen (vgl. Abb. 10.2).

Kontrolle durch den ärztlichen Therapeuten. Der ärztliche Therapeut überprüft die Effekte anhand des *Wochen-Beurteilungsbogens* und klärt das Auftreten von unerwünschten Nebenwirkungen ab (vor allem: Appetitminderung, Tics, Übelkeit, Einschlafstörungen, Steigerung der Herzfrequenz).

Weiterführung und Verlaufskontrolle. Eine längerfristige Behandlung zunächst für den Zeitraum von sechs bis neun Monaten sollte dann empfohlen werden, wenn sich im kontrollierten Versuch eindeutige Effekte nachweisen ließen und keine ausgeprägten unerwünschten Nebenwirkungen auftraten.

Zeit	Dosierung	Verlaufskontrolle durch		
		die Lehrerin	den Therapeuten	den ärztlichen Therapeuten
Woche 1 Woche 2 Woche 3 Woche 4 Woche 5 Woche . Woche . Woche .	} Keine Medikamente (Baseline) } Anfangsdosierung (5–10 mg) Steigerung der Dosierung wöchentlich um 5–10 mg, solange bis ► die hyperkinetische Auffälligkeiten zufriedenstellend vermindert sind oder ► massive Nebenwirkungen auftreten oder ► die maximale Dosierung (1 mg/kg Körpergewicht oder 60 mg) erreicht ist.	Ausfüllung des Wochen-Beurteilungsbogens (Arbeitsblatt T05)	Kontrolle des Wochen-Beurteilungsbogens in Abständen von max. 2 Monaten	Erhebung und Kontrolle von physiologischen Variablen (z. B. Blutdruck, Puls, Körpergröße, -gewicht) und Nebenwirkungen (z. B. Appetit-, Einschlafstörungen)
nach 6–9 Monaten	Auslassversuch			

Abbildung 10.2. Vorgehen bei der kontrollierten Prüfung der Wirksamkeit von Stimulanzien

Zur Verlaufskontrolle sollte die *Problemliste – Verhaltensprobleme des Kindes* (Arbeitsblatt T03) mit Wochenbeurteilung mindestens alle zwei Monate von der Lehrerin auch dann beurteilt werden, wenn keine weiteren Interventionen mehr durchgeführt werden. Solange verhaltenstherapeutische Interventionen in der Schule (s. Kap. 9) stattfinden, wird nach Möglichkeit eine wöchentliche Beurteilung der Problemliste anhand von Arbeitsblatt T03 durchgeführt.

Zusatzmedikation am Nachmittag. Falls ausgeprägte hyperkinetische Auffälligkeiten des Kindes in der Familie persistieren, kann die Wirkung einer zusätzlichen Medikamentengabe am frühen Nachmittag in der Familie in gleicher Form überprüft werden.

Medikation an Wochenenden und in den Ferien. Falls die Medikation nur für den Schulvormittag verabreicht wird, erfolgt am Wochenende und in den Ferien in der Regel keine Medikation. Falls durch die Medikation auch Auffälligkeiten des Kindes in der Familie vermindert werden sollen, kann die Tabletteneinnahme auch an Wochenenden und in der Ferien erfolgen.

Auslassversuch. Nach sechs, spätestens nach zwölf Monaten (aber nicht kurz vor Beginn oder kurz nach Ende der Ferien) wird ein Auslassversuch der Medikation von einer bis zwei Wochen durchgeführt, um die Notwendigkeit der Weiterführung der Behandlung zu überprüfen. Zu diesem Zeitpunkt sollten auch Blutdruck, Pulsfrequenz, Körpergröße und Körpergewicht sowie Tics, Appetit, Affekt und andere Nebeneffekte erhoben werden. Bei deutlicher (meist wachstumsbedingter) Gewichtszunahme kann eine entsprechende Erhöhung der Dosierung notwendig sein. Der Auslassversuch kann aber auch zeigen, dass die gleichen Effekte schon mit einer niedrigeren Dosierung erzielt werden können. In der Regel ist die Fortführung der Langzeittherapie über zwei bis drei Jahre notwendig. Mit Beginn oder im Verlauf der Pubertät kann die Behandlung häufig beendet werden. Allerdings gibt es dabei eine erhebliche interindividuelle Variabilität, weshalb die regelmäßige Kontrolle der Notwendigkeit einer Weiterführung der medikamentösen Therapie unabdinglich ist.

Neben Methylphenidat ist in den meisten europäischen Ländern auch Atomoxetin zur Behandlung von Kindern mit ADHS zugelassen (Handelsname: Strattera®). Die Wirksamkeit dieses Noradrenalin-Wiederaufnahme-Hemmers ist ebenfalls gut belegt. Während die Wirksamkeit von Methylphenidat relativ schnell, innerhalb von Tagen erkennbar ist, kann bei Atomoxetin die Wirksamkeit erst nach sechs bis acht Wochen beurteilt werden. Atomoxetin wirkt in der Regel über den gesamten Tag hinweg. Prinzipiell kann dieses Medikament jedoch auf die gleiche Weise überprüft werden.

10.2 Therapie komorbider aggressiver Verhaltensstörungen

Soziale Kompetenztrainings unter Einschluss eines Problemlöse- und Ärger-Kontroll-Trainings sollten Bestandteil eines multimodalen Behandlungsangebotes für Schulkinder mit externalen Verhaltensauffälligkeiten sein. Diese Therapieform wird im Rahmen dieses Therapieprogramms nicht ausführlich dargestellt, da entsprechende Behandlungsprogramme vorliegen (Petermann & Petermann, 2005; Görtz-Dorten & Döpfner, in Vorbereitung). Eine umfassende Darstellung dieser Inverventionen und der Kombination mit anderen Verfahren ist dem Leitfaden zu aggressiv-dissozialen Störungen (Petermann et al., 2001) und den Leitlinien zur Therapie dieser Störungen (Döpfner & Petermann, 2004) zu entnehmen. An dieser Stelle soll lediglich auf die differentielle Anwendung der einzelnen Behandlungskomponenten hingewiesen werden.

Bei aggressiv auffälligen Kindern und Jugendlichen lassen sich gehäuft Problemlösedefizite, mangelnde Impulskontrolle und mangelnde soziale Kompetenzen feststellen. Abbildung 10.3 zeigt einen Entscheidungsbaum für individualisierte Interventionen bei aggressiv auffälligen Kindern (Döpfner & Petermann, 2004).

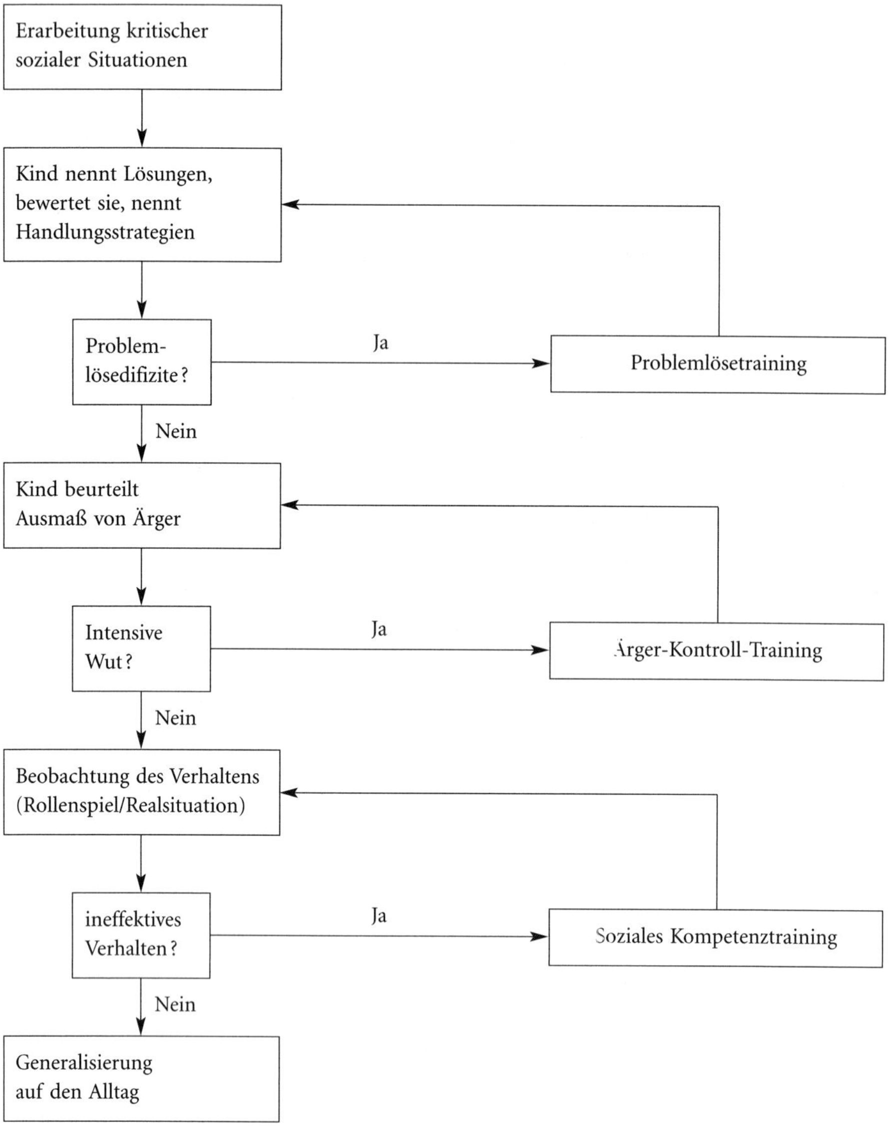

Abbildung 10.3. Entscheidungsbaum: Individualisierte Interventionen bei aggressiv auffälligen Kindern

Problemlösetraining

Soziale Problemlösedefizite können auf verschiedenen Ebenen auftreten. Aggressiv auffällige Kinder nehmen häufig eine soziale Situation falsch wahr und machen fehlerhafte Interpretationen (Fehlwahrnehmung). Im Schulhof angerempelt zu werden wird sofort als aggressiver Akt interpretiert. Die Entschuldigung, die das andere Kind äußert, wird nicht wahrgenommen. Dem Kind fallen fast nur aggressive Lösungsmöglichkeiten ein (Entwicklung aggressiver Lösungen). Die möglichen Handlungskonsequenzen werden nicht beachtet, vor allem nicht die längerfristigen. Den aggressiven Lösungen werden hohe Erfolgschancen zugeschrieben (Erfolgserwartung für aggressive Lösung) und nicht-aggressive Lösungen werden als nicht erfolgversprechend eingeschätzt. Schließlich trauen sich aggressiv auffällige Kinder auch zu, die aggressive Handlung auszuführen, was bei sozial kompetenten Lösungen nicht der Fall ist (Kompetenzvertrauen für aggressive Handlung). Letztlich kommt es zur aggressiven Handlung und der Kreislauf beginnt von neuem (s. Abb. 10.4; vgl. Döpfner & Petermann, 2004).

Bei der Auswahl der angemessenen patientenzentrierten Maßnahmen muss daher zuerst überprüft werden, ob Problemlösedefizite vorliegen, indem mit dem Kind jene sozialen Situationen, die besonders kritisch sind (individuelle Situationen), durchgearbeitet werden: Wie wird die Situation wahrgenommen und interpretiert? Welche Lösungsmöglichkeiten gibt es? Welche Konsequenzen haben die einzelnen Lösungen? Welche Erfolgschancen werden aggressiven und sozial kompetenten Handlungsalternativen eingeräumt? Bei welchen Alternativen ist sich das Kind sicher, sie ausführen zu können?

Der Individualisierung der diagnostischen Schritte wie auch der therapeutischen Interventionen wird in den meisten vorliegenden Programmen nicht genügend Rechnung getragen. Eine solche individuelle Anpassung auf die Probleme des Kindes ist jedoch notwendig, um die Wirksamkeit solcher Trainings zu verbessern und die Generalisierung der Therapieeffekte auf die natürliche soziale Situation des Kindes zu unterstützen.

Problemlösetraining. Hier geht es vor allem darum, fünf Problemlöseschritte einzuüben und auf den Alltag zu übertragen. Zunächst müssen erste Handlungsimpulse gestoppt werden, und das Kind wird angehalten, erst einmal über die Situation nachzudenken („Stopp, was ist mein Problem?"). Es soll verschiedene Handlungsmöglichkeiten bedenken („Was kann ich tun?") und dabei die Konsequenzen der einzelnen Alternativen berücksichtigen („Was wird passieren?"), um sich schließlich für eine Alternative zu entscheiden („Was mache ich?") und nach der Handlungsausführung sich selbst

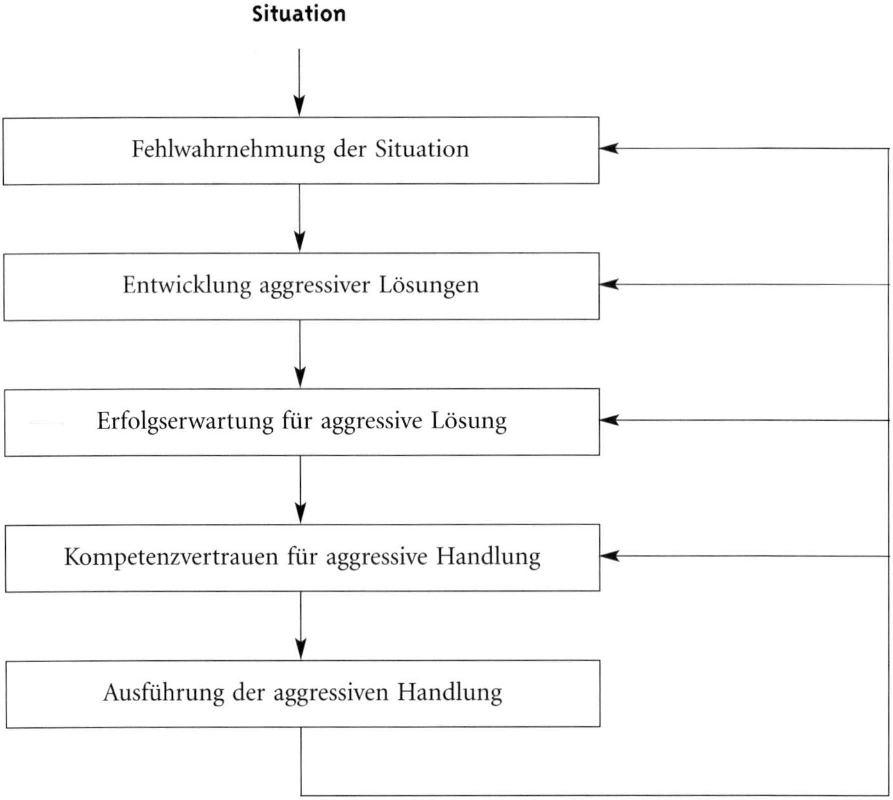

Abbildung 10.4. Problemlösetraining

zu bewerten („Gut gemacht!"). Das Problemlösetraining stellt eine Anwendung des Selbstinstruktionstrainings auf soziale Situationen dar.

Viele aggressiv auffällige Kinder sind allerdings hervorragende Problemlöser, wenn sie in der Therapiesituation danach befragt werden. In der Realsituation werden sie aber von Ärger überschwemmt und können nicht mehr „klar denken". Deshalb ist im nächsten Diagnoseschritt zu überprüfen, ob das Kind in diesen Situationen sehr viel Wut und Ärger entwickelt. Ist dies der Fall, dann können Selbstkontrolltrainings (Ärger-Kontroll-Trainings) hilfreich sein, in denen dem Kind Möglichkeiten an die Hand gegeben werden, den eigenen Ärger unter Kontrolle zu bringen.

Ärger-Kontroll-Training (Selbstkontrolltraining). Hier wird nach folgendem Muster vorgegangen: Zunächst gilt es, in der konkreten Situation die eigene Anspannung, den aufkommenden Ärger zu erkennen, dann den Auslöser – z. B. das Grinsen des Mitschülers über ein Ungeschick – festzustellen, den negativen, den Ärger schürenden Gedanken festzumachen („Der Idiot hält mich für unendlich dämlich!"), diesen Gedanken zu prüfen und ihn zu ändern („Vielleicht lacht er nur, weil es so komisch aussieht."). Dazu werden Entspannungstechniken, z. B. einfache Atemtechniken und Selbstinstruktionen (z. B.: „Ruhig bleiben ist stark!") kombiniert (vgl. Döpfner & Petermann, 2004).

Training sozialer Kompetenzen

Schließlich können Kinder daran scheitern, dass es ihnen an sozialen Kompetenzen im engeren Sinne mangelt, dass sie nicht in der Lage sind, sich selbst zu behaupten, ohne aggressiv zu werden, es ihnen nicht gelingt, Freundschaften anzuknüpfen usw. Dann sind soziale Kompetenztrainings indiziert, in denen anhand von Rollenspielen und anderer Techniken sozial kompetentes Verhalten eingeübt wird.

Generalisierung der erworbenen Fähigkeiten

Schließlich muss dafür Sorge getragen werden, dass die erworbenen Fähigkeiten auch auf den Alltag generalisieren und die Erfolge nicht nur im Behandlungszimmer sichtbar sind. Das ist bei diesen Verfahren oft nicht ganz einfach. Deshalb ist es notwendig, diese Schritte direkt in der sozialen Realität zu unterstützen (Therapieaufgaben, Verstärkung von kompetentem Verhalten im Alltag).

11 Fallbeispiele

11.1 Fallbeispiel: Hyperkinetische Verhaltensauffälligkeiten

Die Behandlung wurde im Rahmen der Kölner Multimodalen Therapiestudie für Kinder mit hyperkinetischen Störungen durchgeführt, bei der die Behandlungen in Behandlungsphasen mit je sechs Sitzungen in wöchentlichem Abstand unterteilt sind. Mit Alexander wurden insgesamt vier Behandlungsphasen durchgeführt. Die Wahl der Behandlungsphasen erfolgte in Abhängigkeit vom Verlauf. Nach einer sechswöchigen Beratungsphase wurden zwei Phasen mit verhaltenstherapeutischen Interventionen durchgeführt. Daran schloss sich eine Phase an, in der verhaltenstherapeutische Interventionen mit Stimulanzienbehandlung kombiniert wurden. Diese Falldarstellung ist eine erweiterte Fassung der von Döpfner et al. (1996e) beschriebenen Kasuistik.

11.1.1 Vorstellungsanlass und Anamnese

Der achtjährige Alexander wird von der Mutter vorgestellt, weil er sowohl in der Schule (2. Klasse Grundschule) als auch in der Familie ausgesprochen ablenkbar, unkonzentriert und motorisch unruhig sei. Zu Hause seien vor allem die Hausaufgaben sehr problematisch. Außerdem streite er sich mit seinem vier Jahre jüngeren Bruder sehr oft. In der Schule könne er kaum auf seinem Platz sitzen bleiben und störe auch häufig den Unterricht, vor allem indem er dazwischenrede. Das Verhalten in der Schule sei so problematisch, dass eine Umschulung auf eine Sonderschule für Erziehungshilfe erwogen werde.

Alexander sei schon während der ansonsten unauffälligen Schwangerschaft sehr unruhig und von Geburt an ein sehr anstrengendes Kind gewesen, das viel Aufmerksamkeit von Seiten der Mutter einforderte. Im Kindergarten sei er jedoch nicht massiv aufgefallen. Mit der Einschulung seien jedoch sehr starke Verhaltensprobleme aufgetreten. Auch ein Wechsel der Klasse habe nichts bewirkt.

11.1.2 Untersuchungsbefunde

In der Untersuchungssituation wurde eine gesteigerte motorische Aktivität, erhöhte Impulsivität und Ablenkbarkeit deutlich, ansonsten wurden keine weiteren Auffälligkeiten anhand des Psychopathologischen Befund-Systems bei Kindern und Jugendlichen (CASCAP-D) festgestellt.

Anhand der Diagnose-Checkliste – Hyperkinetische Störungen (DCL-HKS) wurde die Diagnose einer Aufmerksamkeits- und Hyperaktivitätsstörung gestellt. Die Mutter schildert in der Diagnose-Checkliste – Störungen des Sozialverhaltens (DCL-SSV) auch einige aggressive Verhaltensauffälligkeiten, die jedoch die Diagnose einer Störung des Sozialverhaltens nicht rechtfertigen.

Im Elternfragebogen über das Verhalten von Kindern und Jugendlichen (CBCL 4–18) beschreibt die Mutter in der Skala „Aufmerksamkeitsstörungen" überdurchschnittliche Auffälligkeiten (T-Wert = 70), ebenso auf der Skala Aggressives Verhalten (T-Wert = 65). Auf allen anderen Skalen wurden keine Auffälligkeiten festgestellt. Im *Elternfragebogen über Problemsituationen in der Familie (EF-PF)* gibt die Mutter mehrere Situationen in der Familie an, die sie als sehr belastend erlebt, insbesondere die Hausaufgabensituation, wenn Alexander andere Aufgaben oder Aufträge erledigen soll und wenn die Mutter telefoniert. In diesen Situationen gibt die Mutter an, dass das Problemverhalten nicht schlimmer sein könne (Skalenwert 9 – maximale Ausprägung). Weitere sehr deutliche Schwierigkeiten (Skalenwert 7) zeigen sich bei den Mahlzeiten, beim Fernsehschauen und wenn Besuch kommt. In dem Fragebogen über *Verhaltensprobleme bei den Hausaufgaben (FVH)* schildert die Mutter die Hausaufgaben in fast allen Bereichen als extrem schwierig.

Im Family Relations Test für Kinder beschreibt Alexander eine ausgeprägte und fast ausschließlich positive Beziehung zur Mutter sowie eine überwiegend positive Beziehung zum Vater, den er jedoch auch als deutlich reglementierend erlebt. Zum jüngeren Bruder Thomas besteht eine ambivalente Beziehung, bei der sich positive und negative Beziehungsanteile die Waage halten. Im Family Relations Test – Married Couples Version (Bene & Antany, 1976) beschreibt die Mutter weitgehend positive Familienbeziehungen, berichtet von einigen Konflikten mit Alexander und erlebt dagegen ihren zweiten Sohn Thomas ausschließlich positiv.

Durch ein Interview mit der Lehrerin auf der Basis der Diagnose-Checkliste – Hyperkinetische Störungen (DCL-HKS) ließ sich ebenfalls die Diagnose einer Aufmerksamkeits- und Hyperaktivitätsstörung stellen. Es ergaben sich jedoch keine Hinweise auf eine ausgeprägte Störung des Sozialverhaltens.

Im Lehrerfragebogen über das Verhalten von Kindern und Jugendlichen (TRF) gibt die Lehrerin auf der Skala „Aufmerksamkeitsstörungen“ extreme Ausprägungen an (T-Wert = 75), das aggressive Verhalten liegt nach ihrer Einschätzung noch im oberen Durchschnittsbereich.

Bei der testpsychologischen Untersuchung erreichte Alexander im Grundintelligenztest (CFT 1) und in der Kaufman Assessment Battery (K-ABC) eine durchschnittliche Intelligenzleistung. Auf der Fertigkeitenskala des K-ABC wurde ein im oberen Durchschnittsbereich liegendes Ergebnis ermittelt. Die Rechtschreibleistung im Diagnostischen Rechtschreibtest (DRT 2) ist ebenfalls durchschnittlich.

Bei der neurologischen Untersuchung fanden sich keine auffälligen Befunde. Das Hirnstrombild ergab einen Norm-Grenzbefund mit instabiler Grundaktivität vom Alpha-Typ mit einzelnen steilen Abläufen ohne Herdbefund und ohne Zeichen von hypersynchroner Aktivität. Aufgrund der EEG-Ableitung liegen keine Kontraindikationen für eine Stimulanzientherapie vor.

11.1.3 Problemdefinition

Nach Abschluss der diagnostischen Phase wurden gemeinsam mit den Eltern folgende therapierelevanten Verhaltensprobleme von Alexander in der Familie eingegrenzt:

- Streitet mit dem kleinen Bruder heftig.
- Vergisst die Hausaufgaben, braucht sehr lange für die Hausaufgaben und unterbricht sie häufig.
- Lässt sich bei den Hausaufgaben nicht helfen, lässt Fehler nicht verbessern und schimpft ständig bei den Hausaufgaben.

Mit der Lehrerin wurden folgende Verhaltensprobleme in der Schule definiert:

- Steht sehr häufig von seinem Stuhl auf und läuft durch die Klasse.
- Ist beim Bearbeiten von Aufgaben stark ablenkbar.
- Streitet sich mit anderen Kindern und neigt dazu, ihnen weh zu tun.

11.1.4 Therapieplanung

Für die Beratungsphase und die anschließende Phase mit verhaltenstherapeutischen Interventionen wurde die in der folgenden Übersicht beschriebene Therapieplanung erstellt. In der Beratungsphase wurden die ersten vier

Bausteine des Eltern-Kind-Programmes durchgeführt und mit der Lehrerin die Verhaltensprobleme von Alexander in der Schule definiert.

Obwohl in der Schule eine krisenhafte Zuspitzung der Problematik festgestellt werden konnte, die bereits in Überlegungen hinsichtlich einer Umschulung mündete, wurden zunächst verhaltenstherapeutische Interventionen geplant, da die Eltern eine initiale medikamentöse Behandlung ablehnten und sowohl die Eltern als auch die Lehrerin motiviert waren, verhaltenstherapeutische Interventionen in der Familie und im Unterricht durchzuführen. Die Lehrerin erklärte sich zudem bereit, die Frage der Sonderbeschulung zunächst zurückzustellen, so dass für die verhaltenstherapeutischen Interventionen auch ausreichend Zeit zur Verfügung stand. Für den Fall, dass die

Übersicht

Therapieplanung für Alexander

(1) Beratungsphase (Phase 1, 6 Sitzungen)

F01 und K01	*Definition der Verhaltensprobleme des Kindes in der Familie*
F02 und K02/K03	*Erarbeitung der Elemente eines gemeinsamen Störungskonzeptes*
F03 und K02/K03	*Erarbeitung eines gemeinsamen Störungskonzeptes*
F04 und K04	*Behandlungsziele und Behandlungsplanung*

(2) Verhaltenstherapeutische Phasen (Phasen 2 und 3, 12 Sitzungen)

Eltern-Kind-Programm

F09 und F12	*Positive und negative Konsequenzen sowie Verhaltensregeln für die Hausaufgaben*
F15 und K15	Der *Wettkampf um lachende Gesichter* wegen Streitereien mit dem Bruder
K17c	*Selbstmanagement* wegen Schwierigkeiten und Streitereien mit Gleichaltrigen

Intervention in der Schule

F15 und K15	Der *Wettkampf um lachende Gesichter* wegen der motorischen Unruhe im Unterricht

(3) Überprüfung der Indikation für eine ergänzende medikamentöse Therapie (Phase 4, 6 Sitzungen)

verhaltenstherapeutischen Interventionen keine hinreichenden Effekte zeigen, willigten die Eltern ein, die Wirksamkeit der Stimulanzienbehandlung prüfen zu lassen. Es wurde vereinbart, nach acht bis zehn Schulwochen die Indikation für die Stimulanzienbehandlung noch einmal zu überprüfen.

11.1.5 Therapieverlauf

Abbildung 11.1 zeigt die Veränderungen in den therapierelevanten Verhaltensproblemen in der Familie und in der Schule, erfasst durch die *Problemliste: Verhaltensprobleme des Kindes* (Arbeitsblatt T03), die von der Mutter und von der Klassenlehrerin ab der fünften Beratungsstunde wöchentlich beurteilt wurde. In Abbildung 11.1 sind die Veränderungen der Problembelastung dargestellt, die auf einer zehnstufigen Skala von 0 (kein Problem) bis 9 (es hätte nicht schlimmer sein können) beurteilt wird. Neben der Beurteilung der einzelnen therapierelevanten Verhaltensprobleme wird von der Mutter und der Lehrerin ein Globalurteil erhoben (wie belastend war das Verhalten insgesamt?). Neben dem Verlauf während der vier Therapiephasen sind Abbildung 11.1 die Ergebnisse der Kontrolluntersuchungen in der Nachsorgephase zu entnehmen. Nach Beendigung der Intensivbehandlung mit einem Kontakt wöchentlich wurde die Nachsorge mit zunächst vierzehntägigen, später monatlichen Kontakten eingeleitet. Die ersten beiden Kontrollen anhand der *Problemliste: Verhaltensprobleme des Kindes* (N1 und N2) fanden innerhalb von vier Monaten nach Beendigung der Intensivphase statt. Ein halbes Jahr und ein Jahr nach Beendigung der Intensivphase wurden Nachuntersuchungen durchgeführt (N3 und N4), bei denen auch die Weiterführung der Stimulanzienbehandlung durch erneute Doppel-Blind-Auslassversuche überprüft wurde.

Beratung

In der Beratungsphase wurden Alexanders Eltern und seine Lehrerin eingehend über die Diagnose sowie die multifaktorielle Genese hyperkinetischer Störungen aufgeklärt und über die Untersuchungsbefunde informiert. Danach wurden entsprechend des Therapieplanes die ersten vier Bausteine des Eltern-Kind-Programmes durchgeführt. Einzelspielstunden dienten dem besseren Kennenlernen des Kindes sowie dem Beziehungsaufbau und bildeten damit die Grundlage für die weiteren verhaltenstherapeutischen Interventionen.

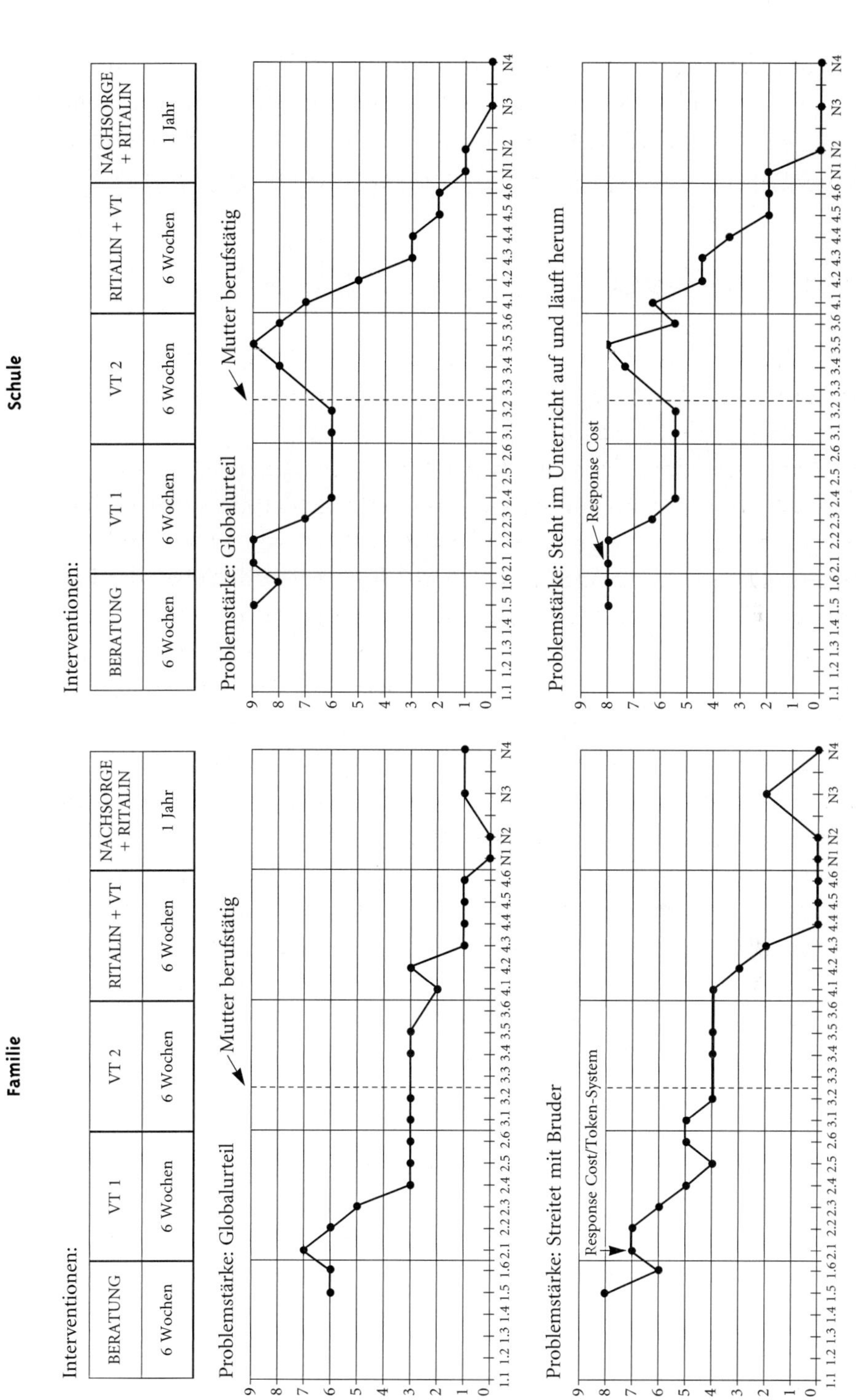

Abbildung 11.1. Veränderung der therapierelevanten Verhaltensprobleme in der Familie und in der Schule, Beispiele Alexander (nach Döpfner et al., 1996 e)

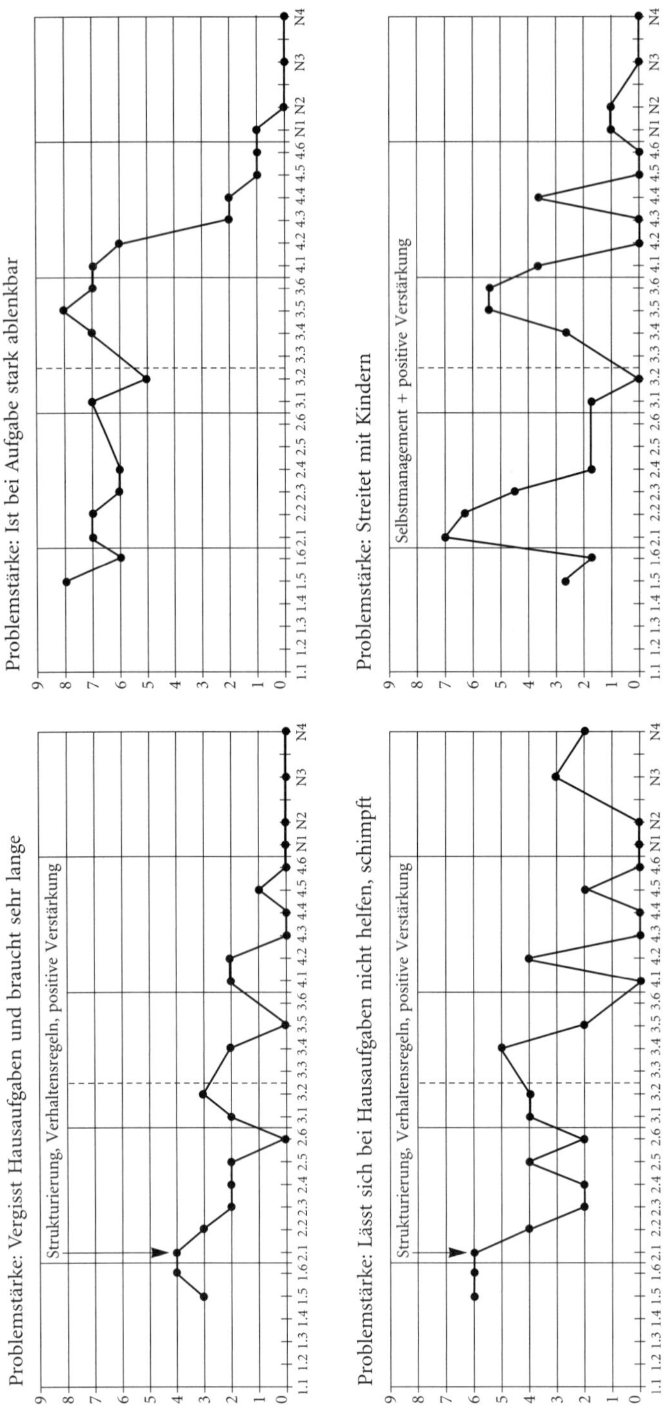

Abbildung 11.1. Fortsetzung

Verhaltenstherapie

Intervention in der Schule. Im Mittelpunkt der verhaltenstherapeutischen Interventionen standen zunächst Interventionen in der Schule, da das Verhalten in der Schule von der Lehrerin als extrem belastend erlebt wurde (s. Abb. 11.1). Pädagogisch-therapeutische Interventionen wurden von der Lehrerin bereits weitgehend umgesetzt. Durch eine Hospitation in der Schule konnte beobachtet werden, dass zwischen Lehrerin und Alexander eine positiv geprägte Beziehung bestand. Wenn Alexander erwünschtes Verhalten in der Klasse zeigte, wurde dies von seiner Lehrerin auch bemerkt und häufig verbal verstärkt. Grenzsetzungen erfolgten in angemessener Art und Weise. Alexander merkte, dass seine Lehrerin ihn mochte. Da die motorische Unruhe im Unterricht sehr häufig auftrat und für die Klasse sehr belastend war, wurde zunächst ein Verstärker-Entzugs-System (Baustein F15 und K15) entwickelt. Dieser *Wettkampf um lachende Gesichter* bezog sich zunächst auf eine Schulstunde pro Tag. Jedesmal, wenn Alexander von seinem Platz aufstand, markierte sich die Lehrerin eines der Gesichter als trauriges Gesicht. Die Gesichter, die am Ende der Stunde übrig blieben, gehörten Alexander, wurden von ihm als lachende Gesichter markiert und gesammelt, um dann in eine gemeinsame Spielzeit mit der Therapeutin oder in Sticker eingetauscht zu werden.

Der *Wettkampf um lachende Gesichter* wurde mit Alexander und seiner Lehrerin ausführlich besprochen, wobei deutlich wurde, dass beide sehr motiviert und auch optimistisch waren. Auch die Klasse war diesem „Wettkampf" gegenüber sehr positiv eingestellt. Die Klassenkameraden freuten sich mit Alexander, wenn er gegen seine Lehrerin „gewonnen" hatte. Damit waren günstige Rahmenbedingungen für diese Intervention gegeben. Die Lehrerin berichtete, dass sich Alexander bei dem Wettkampf große Mühe gab. Die motorische Unruhe verminderte sich in den Schulstunden deutlich, in denen die Intervention durchgeführt wurde. Allerdings ließ sich die motorische Unruhe nicht völlig abbauen. In den Schulstunden, in denen die Intervention nicht durchgeführt wurde, fand zudem kein vollständiger Transfer statt. Insgesamt reduzierte sich das Problemverhalten „während des Unterrichtes aufstehen und herumlaufen" von anfänglich hoher Problemstärke (8) über mehrere Wochen hinweg stabil auf mittlere Ausprägungen (5), wie Abbildung 11.1 zeigt. Eine weitergehende Verbesserung der Problembeurteilungen konnte in dieser Phase nicht erreicht werden, da in die Problembeurteilung der gesamte Unterrichtstag einging und nicht nur die Stunden, in denen die Intervention durchgeführt wurde.

Als unerwünschter Nebeneffekt wurde von der Lehrerin berichtet, dass Alexander sich zunächst sehr stark auf das Sitzenbleiben konzentrieren musste und sich deshalb seine Aufmerksamkeit auf den Unterrichtsstoff eher verminderte. Es wurde jedoch erwartet, dass es sich hierbei um einen passageren unerwünschten Effekt handelte, der sich mit der Automatisierung des neu erworbenen Verhaltens (im Unterricht sitzenzubleiben) vermindern würde. Im Laufe der Intervention, die während der gesamten Intensivphase durchgeführt wurde, konnte der *Wettkampf um lachende Gesichter* auf alle Schulstunden mit strukturiertem Frontalunterricht ausgedehnt werden. Die Ablenkbarkeit bei den Aufgaben wurde durch die Intervention nicht verändert, wie Abbildung 11.1 zeigt.

Zwischendurch ergaben sich bei der Intervention Schwierigkeiten, weil Alexander mehr von sich erwartet hatte, als er in Wirklichkeit schaffte. Daher frustrierte es ihn sehr, wenn seine Lehrerin einmal den „Wettkampf" gewann. Zudem wurde festgestellt, dass anfangs die notwendigen Punkte für die Sticker zu hoch angesetzt wurden, so dass Alexanders Anstrengungen und die Belohnungen dafür nicht im Verhältnis zueinander standen. Mit der neuen Vereinbarung für den Eintausch der Punkte stieg Alexanders Motivation und sein Durchhaltevermögen wieder deutlich.

Das Streiten mit anderen Kindern in der Schule nahm in den ersten Wochen mit verhaltenstherapeutischen Interventionen gegenüber der Beratungsphase deutlich zu. Deshalb wurde mit Alexander eine Selbstmanagement-Intervention (Baustein K17c) durchgeführt. Sein Problemverhalten, die Vor- und Nachteile, sowie sein Ziel wurden mittels des Arbeitsblattes *Mein Ziel* (K17c.1) erarbeitet. Zunächst thematisierte die Therapeutin mit Alexander die zunehmenden Auseinandersetzungen mit anderen Kindern vor allem auf dem Schulweg und auf dem Schulhof. Alexander äußerte den Wunsch, sich mit anderen besser verstehen zu wollen. Er erkannte als Nachteil, dass durch die Streitereien viele Freunde nicht mehr so oft mit ihm spielen wollten. Zudem hatte er oft ein schlechtes Gewissen nach dem Streit, auch wenn er seine Wut durch den Streit erst einmal loswurde.

Auf dieser Motivationsbasis wurde mit Alexander die Verhaltensregel erarbeitet: „Ich versuche, andere Kinder nicht zu ärgern." Er erhielt die Aufgabe, das Einhalten dieser Regel auf dem Schulweg und auf dem Schulhof anhand des *Detektiv-Bogens* (Arbeitsblatt K17c.2) zu beurteilen. Alexander brachte den Bogen zu den Sitzungen mit und wurde hierfür von der Therapeutin durch Lob verstärkt. Auch die Lehrerin lobte Alexander, nachdem sie bemerkte, dass die Klagen anderer Kinder hinsichtlich der Auseinandersetzungen mit Alexander abnahmen. Wie Abbildung 11.1 zeigt, reduzierte sich die von der Lehrerin beurteilte Problembelastung durch das Streiten mit anderen Kindern in den folgenden Wochen erheblich. Die Intervention wurde bis zum Ende der Intensivphase durchgeführt. Schwankungen dieses Verhalten wurden immer wieder beobachtet, jedoch konnte sich der Effekt über die Zeit hinweg, auch nach Beendigung der Intervention, gut stabilisieren.

Interventionen in der Familie. Im Rahmen des Eltern-Kind-Programmes waren Interventionen zur Förderung positver Eltern-Kind-Interaktionen nicht indiziert, weil nach den diagnostischen Befunden die Beziehungen zwischen Eltern und Kind als stabil und überwiegend positiv eingeschätzt wurden. Pädagogisch-therapeutische Interventionen zur Verminderung von hyperkinetischem und oppositionellem Verhalten (Bausteine F09 und F12) wurden hauptsächlich für die Hausaufgaben-Situation durchgeführt, die von der Mutter als belastend eingeschätzt wurde. Zur Verminderung der Verhaltensprobleme bei den Hausaufgaben (Problem 2: Vergisst Hausaufgaben und braucht sehr lange; Problem 3: Lässt sich bei den Hausaufgaben nicht helfen) wurden Vereinbarungen mit Alexander und der Mutter hinsichtlich der Strukturierung der Hausaufgaben und der Verhaltensregeln getroffen, die bei den Hausaufgaben zu beachten sind. Die Hausaufgaben wurden zunächst mit Alexander und der Mutter in der Therapiestunde durchgeführt, wobei die Therapeutin vor allem auf die Reaktionen der Mutter achtete. Es wurde mit beiden besprochen, wie die Mutter Alexander auf die Fehler aufmerksam machen und ihm beim selbständigen Lösen helfen kann. Anschließend wurde überlegt, wann und wo Alexander seine Hausaufgaben machen kann und wie sein Arbeitsplatz dafür aussehen sollte. Wenn die beschriebenen Verhaltensprobleme (lange für die Hausaufgaben brauchen; schimpfen, wenn die Mutter ihn verbessert) nicht auftraten, dann durfte Alexander nach dem Ende der Hausaufgaben mit der Mutter etwa 20 Minuten lang ein Spiel spielen. Traten die Verhaltensprobleme jedoch auf, hatte die Mutter anschließend keine Zeit für ihn. Zudem durfte er erst dann zum Spielen nach draußen, wenn er seine Hausaufgaben vollständig erledigt hatte. Im Verlauf dieser Intervention reduzierte sich das Problemverhalten von einer mittleren Problembelastung auf eine geringe Problembelastung, wie Abbildung 11.1 zeigt. Diese Intervention wurde ebenfalls für die gesamte Intensivphase beibehalten.

Zur Verminderung der heftigen und sehr häufigen Streitereien mit seinem jüngeren Bruder Thomas, welche die Mutter von allen Verhaltensproblemen in der Familie am meisten als belastend erlebte, wurde zunächst der *Wettkampf um lachende Gesichter* (Baustein F15 und K15) eingeführt. Da das

Streiten nach Einschätzung der Mutter täglich dutzendmal stattfand, wurde zunächst von einem *Punkte-Plan* abgesehen, der bei sehr häufig auftretenden Verhaltensproblemen schwieriger umzusetzen ist.

Zur Einführung des *Wettkampfes um lachende Gesichter* wurde mit Alexander, seinem Bruder und der Mutter zunächst die Geschichte aus *Wackelpeter & Trotzkopf: Mama, ich und die lachenden Gesichter* (K15) vorgelesen und anschließend besprochen. Ebenso wie in der Geschichte wurde mit Alexander vereinbart, dass die Mutter sich immer dann ein Gesicht als ein trauriges Gesicht markiert, wenn Alexander sich mit seinem Bruder streitet. Durch die Intervention sank die Häufigkeit des Streitens erheblich, und nach wenigen Wochen konnte auf einen *Punkte-Plan* (Baustein F13) gewechselt werden. Alexander bekam jeden Abend zwei Punkte, wenn er sich mit seinem Bruder gar nicht gestritten hatte, und einen Punkt, wenn es nur sehr wenig Ärger gab. Die gesammelten Punkte wurden in gemeinsame Aktivitäten mit der ganzen Familie am Wochenende eingetauscht (z. B. Schwimmbadbesuch). Wie Abbildung 11.1 zeigt, konnte die Problembelastung der Mutter aufgrund des Streitens von Alexander von einer hohen Belastung zu Beginn der verhaltenstherapeutischen Interventionsphase auf eine mittlere Belastung in den Wochen nach Beginn dieser Intervention reduziert werden.

Da der Streit auch von dem Bruder ausgelöst werden konnte, wurde er in diese Intervention einbezogen, auch wenn er mit vier Jahren noch sehr klein war. Er konnte zwar die Spielpläne (*Wettkampf* und *Punkte-Plan*) noch nicht überblicken, aber er wusste, dass die ganze Familie Ausflüge machte, wenn es weniger Streit gab. Damit war auch der Bruder daran interessiert, dass es möglichst selten Streit gab.

Eine deutliche Zunahme der Verhaltensauffälligkeiten von Alexander in der Schule lässt sich, wie Abbildung 11.1 zeigt, nach Beginn der zweiten Phase der verhaltenstherapeutischen Interventionen feststellen. Zu diesem Zeitpunkt begann die Mutter eine ganztägige Ausbildung als Krankenpflegerin (gestrichelte Linie in Abb. 11.1), und Alexander wurde in den ersten Wochen nachmittags von einer befreundeten Familie und danach in einem Hort betreut. Die Mutter, die Alexander nun tagsüber deutlich weniger betreute, konnte keine Zunahme von Verhaltensproblemen in der Familie beobachten. Wenige Wochen nach dieser Veränderung der familiären Situation und der damit einhergehenden Zunahme der Verhaltensprobleme in der Schule lässt sich, wie Abbildung 11.1 zeigt, eine erneute Verminderung der Verhaltensproblematik beobachten.

Verhaltenstherapie plus Stimulanzienbehandlung

Die ergänzende Stimulanzienbehandlung wurde bereits zum Ende der ersten verhaltenstherapeutischen Interventionsphase mit der Klassenlehrerin und der Mutter vereinbart. Die Lehrerin und die Mutter waren zwar von dem Einsatz von Alexander beim *Wettkampf um lachende Gesichter* begeistert und schätzten die Erfolge, die sich damit einstellten, mussten jedoch auch feststellen, dass diese Erfolge auf Dauer nicht ausreichten. Die Lehrerin konnte nun auch erkennen, dass Alexanders Verhaltensprobleme nicht durch pädagogische Fehler oder mangelnde Motivation Alexanders bedingt waren.

Mit Alexander wurde zunächst die Geschichte aus *Wackelpeter & Trotzkopf: Die Sache mit den Pillen* (K21) gelesen und ausführlich über die medikamentöse Therapie gesprochen. Er zeigte sich anfangs nicht davon begeistert; hatte er sich doch viel Mühe bei seinen Verhaltensänderungen gegeben. Er erlebte daher das Medikament zunächst als Beweis seines Misserfolges. Deshalb wurden die erreichten Erfolge mit ihm noch einmal besprochen. Zudem wurde ihm erklärt, dass er auch weiterhin bei der medikamentösen Therapie so gut wie bisher mitarbeiten müsste, weil mit den Tabletten ohne seine Mitarbeit nicht dieselben Erfolge erreicht werden könnten. Alexander konnte sich dann darauf einlassen, das Medikament erst einmal auszutesten und danach mitzuentscheiden. Als er die Effekte der medikamentösen Therapie selbst bemerkte und feststellte, dass er jetzt seine Ziele noch besser erreichen konnte, war er mit der Fortführung der medikamentösen Therapie einverstanden.

Mittels eines Doppel-Blind-Versuchs wurde die Wirkung von Placebo, 10 mg und 20 mg Ritalin® an jedem Schulmorgen jeweils für eine Woche ausgetestet. Schon bei einer Dosierung von 10 mg (= 0,3 mg pro kg Körpergewicht) zeigte sich eine deutliche Verbesserung der motorischen Unruhe und der Ablenkbarkeit. Eine weitere Verminderung der Verhaltensauffälligkeiten ließ sich jedoch mit der Steigerung der Dosierung beobachten, so dass eine Dosierung von 20 mg Ritalin® morgens an jedem Schultag gewählt wurde. Die Verhaltensprobleme in der Familie waren bereits soweit vermindert, dass eine zusätzliche Gabe am Nachmittag nicht indiziert war. Ein Kontroll-EEG unter 20 mg Ritalin® ergab, dass eine Weiterführung der Medikation unbedenklich war. Die verhaltenstherapeutischen Interventionen in der Familie und in der Schule wurden während dieser Behandlungsphase mit geringfügigen Anpassungen fortgesetzt. Im Verlauf dieser Behandlungsphase ließen sich vor allem die motorische Unruhe und die Ablenkbarkeit im Unterricht deutlich reduzieren, und auch das Streiten mit anderen Kindern verminderte sich, wie Abbildung 11.1 zeigt. In der Familie verringerten sich die Verhaltensprobleme ebenfalls weiter, insbesondere das Streiten mit dem Bruder. In einem Zufriedenheitsfragebogen beurteilten sowohl die Lehrerin als auch die Mutter die verhaltenstherapeutischen und die pharmakotherapeutischen Interventionen als „hilfreich bis sehr hilfreich".

Nachsorge

Nach Beendigung der Intensivphase ging die Therapie in einen zunächst vierzehntägigen, später monatlichen Nachsorge-Rhythmus über. Wie Abbildung 11.1 zu entnehmen ist, traten weder in den ersten vier Nachsorgemonaten (N1 und N2) noch bei den halbjährigen Nachuntersuchungen (N3 und N4) weder in der Schule noch in der Familie nennenswerte Verhaltensprobleme auf. Die Stimulanzientherapie wurde fortgeführt und ihre Notwendigkeit zu den Nachuntersuchungszeitpunkten durch Doppel-Blind-Auslassversuche geprüft. Bis zum zweiten Nachuntersuchungszeitpunkt ein Jahr nach Beendigung der Intensivphase zeigten die Auslassversuche, dass eine Fortführung der Stimulanzientherapie bei konstanter Dosierung indiziert ist. Die Lehrerin war mit Alexanders Verhalten nun sehr zufrieden, die Frage der Sonderschulbedürftigkeit stellte sich daher nicht mehr. Auch sein Sozialverhalten konnte sich weitgehend stabilisieren. Im Hort konnte sich Alexander gut in die bestehende Gruppe integrieren. Die Mutter erlebte Alexander in der Familie als weitgehend problemlos.

11.2 Fallbeispiel: Oppositionelle Verhaltensauffälligkeiten

Der siebenjährige Florian, der die 1. Klasse Grundschule besucht, wurde bereits in den Kapiteln 6.5, 7.3.1 und 8.2 vorgestellt.

11.2.1 Vorstellungsanlass und Anamnese

Sowohl die Klassenlehrerin als auch der Kinderarzt empfahlen der Mutter, für Florian einen Therapeuten aufzusuchen, weil er in der Schule und zu Hause extrem unruhig und ablenkbar sei, viele oppositionelle Verhaltensweisen zeige und Leistungsanforderungen bei den Hausaufgaben und in der Schule fast durchgehend verweigere.

Florian lebt mit seinen beiden leiblichen Eltern und seiner zwei Jahre jüngeren Schwester Sarah zusammen, zu der eine ausgeprägte Geschwisterrivalität besteht. Er hat wenige Freunde und ist schlecht in die Klasse integriert.

Es gibt häufig Streit und Auseinandersetzungen. Zum Vorstellungszeitpunkt zeigt Florian einen Blinzeltic, der früher schon einmal bestand und nach dem Schuleintritt erneut aufgetreten ist.

Die Ehe der Eltern ist sehr belastet. Die Eltern lebten schon einmal für drei Monate getrennt, als Florian fünf Jahre alt war. Der Vater trinke von Zeit zu Zeit nach Meinung der Mutter zu viel Alkohol; die Mutter reagiere zeitweise depressiv. Die Eltern haben sehr unterschiedliche Vorstellungen von Erziehung.

Eine ausführliche Darstellung der Untersuchungsbefunde kann Kapitel 6.2 entnommen werden.

11.2.2 Problemdefinition

In der Familie wurden folgende Verhaltensprobleme des Kindes definiert, die verändert werden sollten:

- Verweigert die schriftlichen Hausaufgaben oder schimpft und mault permanent während der Hausaufgaben.
- Bleibt bei keiner Mahlzeit bis zum Ende sitzen, trödelt und spielt mit dem Essen und ist ständig in Bewegung.
- Traktiert seine kleine Schwester permanent; schlägt sie, beschimpft sie, nimmt ihr Spielsachen weg.
- Akzeptiert so gut wie keine Grenzsetzungen und Verbote. Er macht dann, was er will, oder er wird wütend.

In der Schule wurden mit der Lehrerin folgende Verhaltensprobleme definiert:

- Arbeitet im Unterricht nicht mit, befolgt Anweisungen nicht.
- Ist motorisch sehr unruhig, zappelt ständig an seinem Platz.
- Leicht ablenkbar, bringt angefangene Dinge nicht zu Ende.
- Körperlich und verbal aggressiv gegenüber Mitschülern.

11.2.3 Therapieplanung

Die Therapieplanung ist bereits in Kapitel 7.3.1 (auf Abb. 7.3, S. 129) dargestellt und ausführlich erläutert worden, soll aber hier noch einmal kurz zusammengefasst werden.

Eltern-Kind-Programm

- Zunächst Bausteine F05 *(Fokussierung der Aufmerksamkeit auf positive Erlebnisse mit dem Kind)* und F06 *(Aufbau positiver Spielinteraktionen)*, weil die Mutter-Kind-Beziehung sehr belastet ist.
- F18 *(Bewältigung von Verhaltensproblemen bei den Hausaufgaben)* soll schon relativ früh bearbeitet werden, weil die Hausaufgabensituation für die Familie sehr belastend ist und die Unruhe und Ablenkbarkeit vom Therapeuten gut begrenzt werden konnte, so dass kein Selbstinstruktionstraining (Baustein K17b) indiziert ist.
- Anschließend sind Elterngespräche ohne Florian geplant, um die Partnerproblematik noch einmal ausführlich zu thematisieren und die Eltern zur Aufnahme einer Paartherapie zu motivieren.
- Bausteine F07 *(Etablierung von klaren Regeln und Grenzen)*, F08 *(Entwicklung effektiver Aufforderungen)*, F09 *(Soziale Verstärkung bei Beachtung von Aufforderungen)* und F12 *(Natürliche negative Konsequenzen)* sollen später zur Verminderung des oppositionellen Verhaltens von Florian bearbeitet werden. Dieses wird durch ineffektive Aufforderungen der Eltern, durch inkonsistente und unangemessene negative Konsequenzen sowie durch Nicht-Beachtung bei erwünschtem Verhalten aufrechterhalten.
- F10 *(Soziale Verstärkung bei nicht-störendem Verhalten)* kann dann zur Verminderung des störenden unruhigen und impulsiven Verhaltens angewendet werden.
- Später soll eventuell ein *Punkte-Plan* (Baustein F13) zur Verminderung der Streitigkeiten mit der Schwester eingesetzt werden.
- Außerdem kann der *Wettkampf um lachende Gesichter* (Baustein F15) zum Abbau der motorischen Unruhe während der Mahlzeiten eingesetzt werden, wenn sich diese nicht ausreichend durch die Bausteine F07 bis F12 vermindern ließen.

Interventionen in der Schule

Aufgrund der Tic-Störung von Florian wird die medikamentöse Therapie als primäre Behandlungsalternative zurückgestellt, verhaltenstherapeutische Interventionen sind das Mittel der Wahl.

Obwohl die Lehrerin von Florian dessen Verhalten langfristig als nicht mehr tragbar einschätzte und deshalb auch schon eine Umschulung in eine Schule für Erziehungshilfe in Betracht gezogen wurde, wollte die Lehrerin sich zunächst gedulden und die Erfolge der Therapie abwarten. Es wurde mit der Lehrerin vereinbart, dass zunächst mit Interventionen in der Familie begonnen und erst im zweiten Schritt konkrete verhaltenstherapeutische

Maßnahmen in der Schule durchgeführt werden sollten:

- Ein *Punkte-Plan* (Baustein F13) soll die Mitarbeit von Florian im Unterricht sowie sein Durchhaltevermögen bei angefangenen Aufgaben verbessern.
- Mit dem *Wettkampf um lachende Gesichter* (Baustein F15) soll die Ablenkbarkeit vermindert werden.

11.2.4 Therapieverlauf

Die Erarbeitung eines gemeinsamen Störungskonzeptes ist in den Kapiteln 8.2 und 8.3 ausführlich beschrieben und braucht deshalb hier nicht genauer ausgeführt werden.

Förderung der Mutter-Kind-Beziehung. In der Familie wurden zunächst die Bausteine F05 *(Fokussierung der Aufmerksamkeit auf positive Erlebnisse mit dem Kind)* und F06 *(Aufbau positiver Spielinteraktionen)* bearbeitet, damit die Mutter und Florian wieder zu einem spannungsfreieren Umgang finden konnten. Zunächst wurden anhand des Arbeitsblattes F05.1 *Meine Bilanz: Positive und negative Erlebnisse mit meinem Kind* mit der Mutter allein die Erlebnisse der letzten Wochen mit Florian aufgelistet. Es wurde zuerst allein mit der Mutter gearbeitet, da zu erwarten war, dass sie kaum positive Dinge berichten konnte. Die Mutter war selbst sehr bedrückt darüber, dass in der letzten Zeit fast ausschließlich negative Erlebnisse in ihrer Erinnerung waren und sie zudem kaum in der Lage war, positive Eigenschaften oder Dinge von Florian zu benennen. Aus diesem Grunde konnte ihr recht gut nahegebracht werden, wie wichtig es ist, dass sie sich gerade der positiven Erlebnisse bewusst wird, seien es auch noch so wenige.

In der nächsten Sitzung wurde mit Florian und der Mutter zusammen die Therapiegeschichte aus *Wackelpeter & Trotzkopf*, Kapitel K05: *Unser „Was-ist-schön-Tagebuch“*, durchgelesen. Florian und seine Mutter wurden anschließend gebeten, wie in der Geschichte, über Ereignisse und Dinge zu berichten, die sie an dem anderen mögen und über die sie sich freuen. Die Mutter konnte nun die Dinge benennen, die in der vorhergehenden Stunde zusammen erarbeitet wurden, und es war deutlich zu spüren, wie gut dieses Lob Florian tat. Anschließend wurden beide aufgefordert, das *Was-ist-schön-Tagebuch* zu Hause zu führen.

Parallel dazu wurde mit Florian und der Mutter die *Spaß- & Spiel-Zeit* (F06) bearbeitet, die dazu dienen sollte, dass Florian und seine Mutter wieder vermehrt Zeit miteinander verbringen können, die beide als angenehm empfinden. Der Mutter fiel es anfangs sehr schwer, Florian bei der Spielzeit nicht zu dirigieren und zurechtzuweisen. Vor allem bei Regelspielen konnte sie nicht gut auf die in dem Spiel festgelegten Regeln verzichten, so dass ihr angeraten wurde, zunächst nur freie Spiele mit Florian durchzuführen, wie Lego, Malen oder mit Autos spielen. Aufgrund der gemeinsam durchgeführten *Spaß- & Spiel-Zeit* fiel es der Mutter auch leichter, zunehmend mehr Dinge in das *Was-ist-schön-Tagebuch* einzutragen. Dennoch tat sich die Mutter insgesamt schwer damit, weil sie durch die ausgeprägten Verhaltensprobleme sehr belastet war.

Hausaufgabensituation. Daher wurde auch schon nach zwei weiteren Stunden der Baustein F18 zur Bewältigung von Verhaltensproblemen bei den Hausaufgaben eingeführt. Aufgrund der immer noch sehr angespannten Situation zu Hause und der hohen Belastung der Mutter wurde zunächst geplant, die Eintauschverstärkung an die Therapeutin zu koppeln. Mit Florian wurde ein kleines Legoraumschiff ausgesucht, das er sich „Stein für Stein verdienen" konnte. Die Therapeutin baute mit Florian die verdienten Steine zusammen und das noch nicht fertig gebaute Legoraumschiff blieb so lange im Therapiezimmer stehen, bis es fertig gebaut war. Dann durfte Florian es mit nach Hause nehmen und behalten.

Zunächst wurde mit Florian und der Mutter die *Wackelpeter & Trotzkopf*-Geschichte: *Setz dem Hausaufgabenkrieg ein Ende!* (K18) gelesen. Damit sollte beiden eine Vorstellung von dem *Hausaufgaben-Plan* gegeben und insbesondere die Motivation von Florian gestärkt werden.

Ziel des *Hausaufgaben-Plans* war zunächst vor allem, die Verweigerungshaltung von Florian bei schriftlichen Aufgaben abzubauen, so dass der Beginn und das Fertigstellen der Hausaufgaben gezielt belohnt wurden. Die Zeitperspektive (Wie lange brauche ich für die Aufgabe?) wurde daher auch zunächst zurückgestellt und erst im Verlaufe der Therapie eingeführt.

Für die Hausaufgabensituation wurden deshalb folgende Vereinbarungen getroffen: Florian bekam einen Punkt, wenn er ohne zu schimpfen, nach einmaliger Aufforderung der Mutter, mit den Hausaufgaben anfing. Einen weiteren Punkt bekam er pro Fach, wenn er die Aufgaben auch bis zum Ende, ohne große Unterbrechungen, fertig machte. Einen Punkt konnte er zudem für jedes Fach bekommen, wenn die Hausaufgaben mit mindestens ausreichend bewertet werden konnten, wobei die Mutter nach Rücksprache mit der Lehrerin dazu angehalten wurde, nicht zu streng zu sein. Die Lehrerin willigte ein, jeden Tag die Eintragungen von Florian in sein Hausaufgabenheft zu überprüfen. Falls sehr viele Hausaufgaben aufgegeben wurden, markierte die Lehrerin die Aufgaben, die Florian auf jeden Fall machen sollte.

Die Verweigerungshaltung bei den Hausaufgaben konnte mittels des *Hausaufgaben-Plans* deutlich vermindert werden. Von Beginn an fing Florian nun bis auf wenige Ausnahmen nach einmaliger Aufforderung mit den Aufgaben an. Das Durchhalten war für Florian schwieriger, zeigte jedoch auch im Verlaufe weniger Wochen deutliche Fortschritte. Für die Mutter ergab sich dadurch eine nachhaltige Entlastung. Die Lehrerin verstärkte ihrerseits Florian durch Lob dafür, dass er nun so regelmäßig die Hausaufgaben machte. Florian seinerseits merkte, dass er nun in der Schule besser zurecht kam, und beteiligte sich daher auch zeitweise am Unterricht, was er vorher nie getan hatte. Seine Unruhe und Ablenkbarkeit sowie sein störendes Verhalten im Unterricht ließen jedoch nicht nach.

Partnerproblematik. Nachdem der *Hausaufgaben-Plan* installiert worden war, vereinbarte die Therapeutin Elterngespräche ohne Florian, um noch einmal ausführlich die Partnerproblematik zu thematisieren. In diesen Gesprächen wurde deutlich, dass die Eheschwierigkeiten eine extreme Belastung für die Familie darstellten. Die Eltern konnten erkennen, dass sich die Spannungen auf beide Kinder, aber insbesondere auf Florian übertrugen. Zudem wurden sehr unterschiedliche Erziehungsstile und -ansichten erkennbar. Der Vater hielt die Mutter für zu gewährend und inkonsequent, wogegen die Mutter den Vater als zu streng und rigide erlebte. Es wurde deutlich, dass beide Partner hauptsächlich vom anderen erwarteten, dass er sich ändern müsse. Die Mutter meinte, dass der Vater nicht mehr so viel trinken, sich mehr um seine Familie kümmern und sie in ihrer Erziehungsfunktion stärker unterstützen sollte. Der Vater war der Ansicht, dass die Mutter mit ihren „Depressionen" besser klar kommen und die Familie besser organisieren müsse. Durch die Gespräche wurde jedoch beiden Eltern klar, dass sie sich bezüglich der Erziehung von Florian einigen und an einem Strang ziehen sowie generell die Erziehungprobleme und ihre Partnerprobleme voneinander trennen müssten. Die Eltern konnten zur Aufnahme einer Paartherapie motiviert werden, obwohl vor allem der Vater dieser Therapie sehr kritisch gegenüber stand und beide die Erfolgschancen für sehr fraglich einschätzten.

Interventionen in der Schule. Bis zu diesem Zeitpunkt waren die Interventionen in der Schule zurückgestellt worden. Mit der Lehrerin wurde in einem direkten Kontakt zu Beginn der Therapie lediglich diskutiert, wie sie bis zu Beginn spezifischer verhaltenstherapeutischer Maßnahmen mit Florian umgehen kann. Es wurde zusammen überlegt, wo Florian am besten sitzen kann, damit die Lehrerin ihn gut beobachten und ihm direkte positive wie negative Rückmeldungen geben kann.

Nach den Elterngesprächen über die Partnerproblematik wurde in der Schule mit verhaltenstherapeutischen Maßnahmen begonnen. In dieser Zeit wurden in der Familie die *Spaß- & Spiel-Zeit* und der *Hausaufgaben-Plan* weitergeführt.

Um Florian eine Vorstellung davon zu geben, wie Interventionen in der Schule aussehen können, und ihm seine Versagensängste zu nehmen, wurde zunächst die *Wackelpeter & Trotzkopf*-Geschichte: *Schule kann auch Spaß machen!* (K22) gelesen. Obwohl Florian die Geschichte gefiel und er die Kapitel von *Wackelpeter & Trotzkopf* sehr gerne hörte, hatte er dennoch Bedenken. Er befürchtete, dass seine Klasse ihn nicht unterstützen und er in der Schule nur versagen würde. Nach einem Gespräch zwischen ihm und seiner Lehrerin konnte er sich aber auf einen „Versuch“ einlassen.

Mit der Lehrerin wurde diskutiert, welches Problemverhalten von Florian als erstes mittels verhaltenstherapeutischer Techniken verändert werden sollte. Zunächst wurde ein *Punkte-Plan* (Baustein F13) installiert, der auf die Verbesserung der Mitarbeit im Unterricht, auf das Befolgen der damit verbundenen Anweisungen und auf das Fertigstellen der Aufgaben im Unterricht abzielte. Florian konnte jeweils einen Punkt „verdienen“, wenn er sich an die entsprechenden Anweisungen im Unterricht hielt (z. B. ein bestimmtes Buch herauszunehmen) und wenn er schriftliche Aufgaben zu Ende brachte. Anfangs wurde dieser *Punkte-Plan* nur im Mathematikunterricht benutzt, da hier Florian fachlich die wenigsten Schwierigkeiten hatte und daher zu erwarten war, dass er hier Verhaltensänderungen am schnellsten erreichen würde.

Da das Legoraumschiff, das sich Florian mittels der Punkte durch den *Hausaufgaben-Plan* „verdienen“ konnte, mittlerweile fertig gebaut war, wurde ein neuer Legobausatz für die Verstärkung in der Schule angeschafft. Die Verstärkung für die Punkte des *Hausaufgaben-Plans* wurde nun von der Familie übernommen, vorwiegend durch gemeinsame Freizeitaktivitäten.

Die oppositionellen Verhaltensweisen in der Schule (das Nichtbefolgen von Anweisungen) verminderten sich durch den *Punkte-Plan* von Anfang an deutlich. Hier fand zudem auch sehr schnell ein Transfer in andere Unterrichtsfächer statt, was von der Lehrerin auch mit Extra-Punkten belohnt wurde. Größere Schwierigkeiten zeigten sich beim Durchhalten von schriftlichen Aufgaben. Aber auch hier ließen sich Verbesserungen in Florians Verhalten erzielen. Mit der Zeit wurde der *Punkte-Plan* auf andere Fächer erweitert, zunächst auf Sachunterricht, später auf Lesen und Schreiben. Als das Befolgen von Anweisungen sich gut stabilisiert hatte, wurden statt dessen aktive Beiträge im Unterricht in den Plan aufgenommen.

Familienregeln. Mit der Mutter wurden parallel zu den Interventionen in der Schule die pädagogisch-therapeutischen Maßnahmen (Bausteine F07 bis F12) bearbeitet. Da die Mutter durch die allgemeinen familiären Belastungen im Erziehungsstil recht unstrukturiert geworden war, war es zunächst sehr schwierig für sie, die Tagebücher zu den einzelnen Bausteinen regelmäßig zu führen. Sie erlebte die Tagebücher jedoch auch als Hilfe, da diese sie zwischen den Therapiestunden immer wieder an die Interventionen erinnerten. Ein besonderes Augenmerk wurde auf den Baustein F12 über natürliche negative Konsequenzen gerichtet, der mit beiden Eltern gemeinsam durchgeführt wurde, um eine Einigung der Eltern bezüglich der Formulierung von Familienregeln und hinsichtlich positiver und negativer Konsequenzen zu unterstützen. Dabei war es wichtig, dass sich beide Eltern auf konkrete Familienregeln in den Therapiesitzungen einigen konnten und diese in dem Tagebuch schriftlich fixiert wurden. Zur Unterstützung der pädagogisch-therapeutischen Maßnahmen der Eltern wurden mit Florian die entsprechenden Kapitel aus dem *Wackelpeter & Trotzkopf* (K07, K08/09, K12) gelesen.

Bei der Bearbeitung dieses Bausteins wurden jedoch auch die weiterhin bestehenden Beziehungsprobleme der Eltern deutlich. Die Paartherapie war nach wenigen Sitzungen abgebrochen worden. Durch die Trennung der Schlafzimmer und die Entscheidung, sich nicht zu trennen, konnte die Partnerbeziehung bis zu einem gewissen Grade geklärt werden. Der Umgang zwischen den Partnern konnte als relativ kühl bezeichnet werden, und auch gegenseitige Vorwürfe lagen weiterhin latent im Raum. Auch wenn den Eltern bewusst war, dass dies für alle weiterhin eine große Belastung darstellte, meinten sie, im Moment zu keiner anderen Lösung fähig zu sein. Sie waren sich jedoch auch einig, bezüglich des Erziehungsverhaltens mehr „an einem Strang zu ziehen".

Durch die pädagogisch-therapeutischen Interventionen konnte das oppositionelle Verhalten von Florian in der Familie vermindert werden, wobei es sicher nicht als unauffällig bezeichnet werden konnte. Der Mutter wurde jedoch auch deutlich, dass ein solches Ziel aufgrund der familiären Differenzen sicher nicht erreichbar war, da Florian sehr sensibel auf die Familienprobleme reagierte. Die Hausaufgabensituation konnte aber weitgehend stabilisiert werden, wobei die Kontrolle durch die Lehrerin und die Mutter weiterhin nötig war. Ein spezieller *Punkte-Plan* für die Verminderung der Streitigkeiten mit der Schwester war nicht mehr nötig, da hier beide Eltern konsistent mit den gleichen negativen Konsequenzen (Baustein F12) darauf reagierten. Bei Streitigkeiten wurde nicht versucht, den „Schuldigen" zu finden, sondern beide Geschwister wurden getrennt für kurze Zeit in ihre Zimmer geschickt und sollten sich nachher einigen. Wenn den Geschwistern allein keine Einigung gelang, reagierten die Eltern mit natürlichen negativen Konsequenzen: Weggenommene Spielzeuge wurden z. B. anschließend ohne großen Kommentar von den Eltern zurückgegeben oder gemeinsame Spiele wurden von den Eltern abgebrochen.

Auch die motorische Unruhe bei Essenssituationen empfand die Mutter als nicht mehr so belastend, so dass davon abgesehen wurde, hier einen *Wettkampf um lachende Gesichter* zu installieren.

Weiterer Therapieverlauf. In der Schule hatten sich die Verhaltensschwierigkeiten von Florian soweit vermindert, dass eine Umschulung auf eine Schule für Erziehungshilfe nicht mehr nötig war. Die Lehrerin kam mit Florian wesentlich besser zurecht und unterstützte die Erfolge, indem sie mit Florian vereinbarte, ungefähr alle sechs Wochen mit ihm allein Eis essen zu gehen, wenn er sich weiterhin in der Schule so viel Mühe gebe. Dieses besondere Engagement geht weit über die übliche Kooperation hinaus. Für Florian stellte dies eine außergewöhnliche Belohnung dar, die er sehr genoss und die sicher überdauernder wirksam war als die Eintauschverstärkung durch Legobausätze.

Nach Abschluss der Intensivtherapie mit 30 Sitzungen wurden weitere Nachsorgekontakte zunächst in monatlichen, später in größeren Abständen vereinbart. Die Eltern vereinbarten, mit der Lehrerin weiterhin engeren Kontakt zu halten, um zu überprüfen, ob sich die erzielten Verhaltensänderungen bei steigenden Leistungsanforderungen weiterhin stabilisieren könnten. Vor allem, wenn mit Beginn der 3. Klasse Noten eingeführt werden und vermutlich ein Lehrerwechsel stattfinden wird, müssen möglicherweise noch einmal intensivere therapeutische Maßnahmen, einschließlich medikamentöser Behandlung in Betracht gezogen werden.

Obwohl sich in der Familie mehrere Verhaltensprobleme deutlich gebessert haben, erlebte die Mutter die Erziehung von Florian weiterhin als sehr anstrengend. Daher wurde mit den Eltern auch die Möglichkeit eines Hortbesuches diskutiert, zu dem sich die Eltern zu diesem Zeitpunkt jedoch noch nicht entschließen konnten.

12 Studien zur Wirksamkeit von THOP und davon abgeleiteten Interventionen

Kinder mit hyperkinetischen und Kinder mit oppositionellen Verhaltensstörungen gelten zu Recht als schwer behandelbar. Das Therapieprogramm für Kinder mit hyperkinetischem und oppositionellem Problemverhalten **THOP** ist im Rahmen der von der Deutschen Forschungsgemeinschaft finanzierten Kölner Studie zur adaptiven multimodalen Therapie von Kindern mit hyperkinetischen Störungen entwickelt und evaluiert worden. Die globalen Ergebnisse zu den Kurzzeiteffekten sind publiziert (Döpfner et al., 2004). Mehrere Einzelfallstudien und die Ergebnisse von Vorstudien liegen ebenfalls vor (Döpfner & Lehmkuhl, 1995a; Döpfner et al., 1996b, 1997b, 2000e; Frölich et al., 2002).

Von mehreren Forschergruppen wurde die Wirksamkeit die familienzentrierten Interventionen von **THOP** im Gruppenformat untersucht (Lauth et al., 2005; Berk & Döpfner, 2007; Dreiskörner, 2006). Außerdem liegen Studien zur Wirksamkeit von **THOP** als Selbsthilfeprogramm (mit dem Elternbuch Wackelpeter & Trotzkopf) vor (Kierfeld & Döpfner, 2006; Kierfeld et al., 2007) und das auf der Basis von **THOP** entwickelte Präventionsprogramm für Expansives Problemverhalten, PEP (Plück et al., 2006) wurde ebenfalls in mehreren Studien überprüft.

In der Kölner Adaptiven Multimodalen Therapiestudie wurden 75 Kinder im Alter von sechs bis zehn Jahren mit der Diagnose einer hyperkinetischen Störung ambulant behandelt. Nach einer sechswöchigen Phase der Psychoeduktion und des Beziehungsaufbaus (entsprechend den Bausteinen F01 bis F04 und K01 bis K04) mit zwei Kindern, bei denen danach die Behandlung abgebrochen wurde, wurden die Patienten initial entweder verhaltenstherapeutisch ($n = 45$) oder medikamentös mit Psychostimulanzien ($n = 28$) behandelt. Je nach individuellem Verlauf wurde die Behandlung danach mit der jeweils anderen Interventionsform kombiniert. Dadurch wurde eine multimodale Therapie entsprechend dem jeweiligen Therapieverlauf durchgeführt. Insgesamt konnten bis zu fünf Behandlungsphasen mit jeweils sechs Sitzungen mit den Eltern und/oder dem Kind sowie begleitenden Lehrerkontakten durchgeführt werden. Die wichtigsten Ergebnisse hinsichtlich der Kurzzeiteffekte werden im Folgenden dargestellt.

Die Ergebnisse zu den Veränderungen während der individualisierten multimodalen Therapie insgesamt (entweder nur Verhaltenstherapie oder nur Stimulanzientherapie oder kombinierte Therapie) lassen sich wie folgt zusammenfassen (vgl. Döpfner et al, 2004).

- Die Abbrecherquote ist gering (10 %) und die Zufriedenheit der Eltern mit der Behandlung ist insgesamt sehr hoch.
- Bei mindestens 40–50 % der Patienten werden die Verhaltensauffälligkeiten von den Eltern bei Behandlungsende so gering eingeschätzt, dass die Kriterien für die Diagnose einer hyperkinetischen Störung (bzw. einer Aufmerksamkeitsdefizit-/Hyperaktivitätsstörungen nach DSM-IV) oder einer Störung des Sozialverhaltens nicht mehr erfüllt sind.
- Bei mindestens 55–60 % der Patienten werden die Verhaltensauffälligkeiten von den Lehrern bei Behandlungsende so gering eingeschätzt, dass die Kriterien für die Diagnose eine hyperkinetischen Störung oder einer Störung des Sozialverhaltens nicht mehr erfüllt sind.
- Die therapierelevanten individuellen Verhaltensprobleme des Kindes in der Familie reduzieren sich im Verlauf der multimodalen Therapie deutlich. Der Anteil der Kinder mit geringen Problemen steigt nach Einschätzung der Eltern von 22 % bei Behandlungsbeginn auf 66 % bei Behandlungsende.
- Die therapierelevanten individuellen Verhaltensprobleme des Kindes in der Schule reduzieren sich im Verlauf der multimodalen Therapie ebenfalls deutlich. Der Anteil der Kinder mit geringen Problemen steigt nach Einschätzung der Lehrer von 13 % bei Behandlungsbeginn auf 77 % bei Behandlungsende.
- Im Verlauf der multimodalen Therapie nehmen auch emotionale Auffälligkeiten ab. Die Rate der nach Elternurteil völlig unauffälligen Kinder (CBCL: Internale Störungen, T< = 60) steigt von 35 % bei Behandlungsbeginn auf 61 % bei Behandlungsende.

Bei den Kindern, die initial oder ergänzend mit dem Therapieprogramm **THOP** behandelt wurden, konnten folgende Ergebnisse erzielt werden:

- 28 % der Kinder, die initial mit VT behandelt wurden, mussten aufgrund klinischer Kriterien ergänzend mit Stimulanzien behandelt werden, weil Verhaltenstherapie nicht hinreichend wirksam war; bei 72 % war eine zusätzliche Stimulanzientherapie nicht nötig.
- Etwa 50 %–60 % der Kinder, die ausschließlich mit VT behandelt wurden, zeigen bei Behandlungsende nur noch minimale Verhaltensauffälligkeiten in der Familie (therapierelevante individuelle Verhaltensprobleme in der Familie oder keine Diagnose einer hyperkinetischen Störung/Störung des Sozialverhaltens).

- Etwa 35–40 % der Kinder, die ausschließlich mit VT behandelt wurden, zeigen bei Behandlungsende nur noch minimale Verhaltensauffälligkeiten in der Schule (therapierelevante individuelle Verhaltensprobleme in der Schule oder keine Diagnose einer hyperkinetischen Störung/Störung des Sozialverhaltens).
- Zusätzliche Effekte von Verhaltenstherapie nach vorausgegangener Stimulanzientherapie lassen sich nur in geringem Umfang nachweisen.

Bei den Kindern, die initial oder ergänzend mit Stimulanzien behandelt wurden, konnten folgende Ergebnisse erzielt werden:

- 82 % der Kinder, die initial mit Stimulanzien behandelt wurden, werden aufgrund klinischer Kriterien ergänzend mit VT behandelt. Die überwiegende Mehrzahl dieser Kinder wurde mit einer einzigen Stimulanziengabe am Morgen behandelt. Eine zusätzliche Medikamentengabe wurde entweder von den behandelnden Therapeuten als nicht indiziert angesehen (weil sich die Verhaltensprobleme in der Familie durch **THOP** meist relativ gut vermindern ließen) oder sie wurde von den Eltern nicht gewünscht.
- Je nach Kriterium zeigen rund 30–50 % der Kinder, die mit Stimulanzien und VT behandelt wurden, bei Behandlungsende nur noch minimale Verhaltensauffälligkeiten in der Familie (therapierelevante individuelle Verhaltensprobleme in der Familie oder keine Diagnose einer hyperkinetischen Störung/Störung des Sozialverhaltens).
- Rund 60–80 % der Kinder, die mit Stimulanzien und VT behandelt wurden, zeigen bei Behandlungsende nur noch minimale Verhaltensauffälligkeiten in der Schule (therapierelevante individuelle Verhaltensprobleme in der Schule; keine Diagnose einer hyperkinetischen Störung/Störung des Sozialverhaltens).
- Die Kombination von Stimulanzientherapie und Verhaltenstherapie war bei der Verminderung der Verhaltensauffälligkeiten in der Schule der ausschließlichen Verhaltenstherapie überlegen.
- Bei Kindern, die mit Verhaltenstherapie nicht hinreichend erfolgreich behandelt werden konnten, wurden durch eine zusätzliche Stimulanzientherapie deutliche Symptomminderungen erzielt.

Die klinischen Erfahrungen mit dem Therapieprogramm im Rahmen der genannten Studie und der klinikeigenen Schwerpunktambulanz lassen sich wie folgt umreißen:

- Das Programm ist gut erlernbar. In der Schwerpunktambulanz für Kinder mit hyperkinetischen und mit oppositionellen Verhaltensstörungen der Klinik und Poliklinik für Psychiatrie und Psychotherapie des Kindes- und Jugendalters der Universität zu Köln haben sich bislang mehr als 50 Therapeutinnen und Therapeuten das Programm angeeignet. Dabei konnte festgestellt werden, dass Therapeutinnen und Therapeuten mit einer Grundausbildung in Verhaltenstherapie das Programm relativ schnell beherrschen und anwenden können.

- Das Eltern-Kind-Programm wird von der überwiegenden Mehrzahl der Eltern und Kinder gut angenommen. Der Anteil der Eltern, die ein Therapieangebot nicht in Anspruch nehmen oder das Programm vorzeitig beenden, ist relativ gering. Durch eine besondere Betonung des Beziehungsaufbaus zu den Kindern und durch die kindgemäße Form des Therapiegeschichten aus *Wackelpeter & Trotzkopf* können relativ viele Kinder erreicht und zur Mitarbeit motiviert werden, was bei Kindern mit diesem Störungsbild nicht von vornherein erwartet werden kann.
- Das Eltern-Kind-Programm kann auch gut bei Eltern mit geringerem Bildungsniveau durchgeführt werden. Durch die starke Betonung der anleitenden und der einübenden Komponenten lässt sich das Programm auch gut mit Eltern aus einfacheren sozialen Schichten durchführen.
- Die Zufriedenheit der Eltern mit dem Programm ist hoch. Die überwiegende Mehrzahl der Eltern sind mit der Therapie zufrieden oder sehr zufrieden, auch dann, wenn nicht alle der bei Behandlungsbeginn formulierten Therapieziele erreicht werden konnten.
- Bei der überwiegenden Mehrzahl der Familien kann eine deutliche Verminderung oppositioneller und hyperkinetischer Auffälligkeiten erreicht werden. Nur sehr wenige Familien scheinen überhaupt nicht von dem Programm profitiert zu haben. Allerdings ist nur ein geringer Anteil der behandelten Familien und Kinder bei Behandlungsende völlig problemfrei. Bei der Mehrzahl der Fälle ist eine langfristige Nachbetreuung in zunehmend größeren Abständen angezeigt, und bei etwa der Hälfte der Kinder ist eine erneute intensivere Behandlung innerhalb von drei Jahren nach Therapieende nötig.
- Erzieherinnen und Erzieher bzw. Lehrerinnen und Lehrer sind häufig motiviert mitzuarbeiten. Das Therapieprogramm verlangt jedoch von ihnen ein hohes Engagement. Auch wenn nicht wenige Erzieherinnen und Lehrerinnen zunächst eher erwarten, dass die Therapie überwiegend zwischen Therapeut und Kind stattfindet, so sind die meisten doch bereit, intensiv mitzuarbeiten, nachdem das Therapiekonzept begründet wurde. In Grundschulen und in Sonderschulen sind die Voraussetzungen für eine intensive Mitarbeit meist besser als in den weiterführenden Schulen. Insgesamt sind jedoch die Möglichkeiten von Erzieherinnen/Lehrerinnen zur Durchführung individueller Interventionen aufgrund der Gruppensitua-

tion stärker begrenzt als dies bei den Eltern der Fall ist. Ein nicht unerheblicher Anteil (nach unseren Erfahrungen etwa 30–40 %) von Lehrern und Lehrerinnen sieht sich nicht imstande, konkrete verhaltenstherapeutische Interventionen in der Schule durchzuführen. Im Kindergarten sind die Ressourcen eher etwas größer als in der Schule.

- Die Interventionen im Kindergarten und in der Schule sind häufig erfolgreich, wenn sie durchgeführt werden. Auch bei Kindern mit ausgeprägter Symptomatik lassen sich meist Verhaltensprobleme deutlich vermindern, wenn die Rahmenbedingungen so sind, dass die Erzieherinnen/Lehrerinnen die Interventionen umsetzen können. Bei Kindern mit sehr stark ausgeprägter hyperkinetischer Symptomatik erweisen sich jedoch verhaltenstherapeutische Interventionen auf die Dauer häufiger als nicht ausreichend, so dass eine ergänzende medikamentöse Behandlung meist angezeigt ist.
- Bei Kindern mit sehr stark ausgeprägter hyperkinetischer Symptomatik ist eine Pharmakotherapie meist unverzichtbar. Das betrifft mindestens 30 % der Kinder mit der Diagnose. Wenn eine initiale Verhaltenstherapie nicht hilft, sollte nicht zu lange damit gewartet werden, bis die Wirksamkeit einer Stimulanzientherapie überprüft wird. Wenn sich in den ersten zwei bis drei Monaten keine deutlichen Veränderungen unter der Verhaltenstherapie erzielen lassen, sollte eine entsprechende ergänzende oder alternative Pharmakotherapie erwogen werden. Bei manchen Kindern ist dann auch keine intensive Verhaltenstherapie mehr nötig, wohl aber eine kontinuierliche Beratung und Begleitung indiziert.
- Bei Kindern, die an Schulvormittagen eine Stimulanziengabe erhalten, muss nachmittags häufig keine zusätzliche Dosis zur Verminderung der Verhaltensauffälligkeiten in der Familie gegeben werden. In manchen Fällen vermindern sich die Verhaltensauffälligkeiten auch in der Familie, wenn durch eine erfolgreiche Stimulanzienbehandlung am Vormittag die Probleme in der Schule verringert wurden. In den meisten Fällen können durch Bausteine des Eltern-Kind-Programmes kritische Situationen in der Familie soweit vermindert werden, dass eine ergänzende Stimulanzientherapie nicht mehr nötig ist. Wenn das Kind aber weiterhin durch seine hyperkinetischen Auffälligkeiten auch am Nachmittag erhebliche Probleme in der Familie oder im Freizeitbereich oder mit Gleichaltrigen hat, dann sollte mit einer entsprechenden zusätzlichen Stimulanziengabe nicht gezögert werden.
- Die Hauptprobleme des Therapieprogrammes stellen sich bei der Umsetzung von konkreten Interventionen sowohl in der Familie als auch im Kin-

dergarten oder in der Schule ein. Misserfolgs- und Widerstandsanalysen (vgl. Kap. 7.6) sind deshalb sehr wichtig. Wie bei allen Therapieprogrammen profitieren Multiproblemfamilien möglicherweise am wenigsten von verhaltenstherapeutischen Interventionen in der Familie.

- Bei kontinuierlicher Nachsorge erscheint die Prognose der Kinder mit hyperkinetischen Störungen nicht so ungünstig wie manche US-amerikanischen Studien nahe legen. Allerdings sind uns auch sehr ungünstige Verläufe mit ausgeprägter dissozialer Entwicklung bekannt. Wenn es gelingt, die hyperkinetische Symptomatik zu vermindern und die Entwicklung aggressiver Verhaltensweisen zu verhindern oder einzudämmen und wenn die Eltern-Kind-Beziehung stabil ist oder stabilisiert werden kann und schulische Misserfolge begrenzt werden können, dann erscheint die Prognose durchaus günstig. Dieser klinische Eindruck bedarf natürlich noch einer entsprechenden empirischen Untermauerung.

Die Langzeitverläufe nach adaptiver multimodaler Therapie werden gegenwärtig publiziert. Eine Nachuntersuchung 1,5 Jahre nach Therapieende an 56 der 75 Patienten (Döpfner et al., 2007a) zeigte, dass zum Nachuntersuchungszeitpunkt 29 Patienten weiterhin pharmakotherapeutisch behandelt wurden, während 27 Patienten keine Medikamente einnahmen. In beiden Gruppen konnte eine weitgehende Stabilisierung der Therapieeffekte sowohl im Urteil der Eltern als auch der Lehrer belegt werden.

In einer weiteren Nachuntersuchung 8,5 Jahre nach Behandlungsende konnten grundlegende Informationen von allen 75 ehemaligen Patienten eingeholt werden. Weniger als 10 % der Patienten waren zu diesem Zeitpunkt noch in pharmakologischer bzw. psychologischer Behandlung. Hinsichtlich globaler Maße der schulischen und der beruflichen Karriere als auch hinsichtlich der Delinquenzrate zeichnet sich ein überwiegend positives Bild ab. Bei 63 der 75 Patienten konnten Verhaltensauffälligkeiten im Elternurteil erhoben werden. Generell ist dabei eine positive Tendenz zu einer weiteren Verminderung der Verhaltensprobleme in der Gesamtgruppe nachweisbar (Döpfner et al., 2007b).

Im Gruppenformat wurden die elternzentrierten Interventionen von mehreren Forscherteams untersucht:

- Berk & Döpfner (2007) untersuchten Veränderungen der Symptomatik im Verlauf eines Elterngruppentrainings (10 × 90 Minuten) und die Zufriedenheit der Eltern mit dieser in der Routineversorgung durchgeführten Therapie. Veränderungen in der Symptomatik wurden im Prä-Post-Vergleich mit dem Fremdbeurteilungsbogen für Aufmerksamkeitsdefizit-/Hyperaktivitätsstörung (FBB-ADHS) erhoben. Die globale Elternzufriedenheit und die Zufriedenheit der Eltern mit einzelnen Behandlungsbausteinen wurden mit einem neu entwickelten Zufriedenheitsfragebogen erfasst. Im Urteil der Mütter konnten signifikante Verminderungen der ADHS-Symptomatik nachgewiesen werden. Die Effektstärken weisen auf mittlere Effekte hin. Die Zufriedenheit der Eltern mit dem Elterngruppentraining insgesamt und mit einzelnen Komponenten war hoch.

- Salbach et al. (2005) publizierten eine Untersuchung zur Wirksamkeit eines Elterngruppentrainings nach **THOP**. Eltern 16 hyperkinetischer Kinder bildeten gemeinsam mit ihren Kindern die Experimentalgruppe und nahmen an einem wöchentlich stattfindenden zehnwöchigen Gruppentraining teil. Die Kinder erhielten eine medikamentöse Behandlung mit Methylphenidat. Daneben erfolgte eine Beratung. Als Kontrollgruppe fungierten 17 weitere Kinder mit einer hyperkinetischen Störung nebst ihren Eltern. Die Kinder wurden ebenfalls pharmakotherapeutisch behandelt, profitierten von einer Beratung, ihre Eltern nahmen aber nicht an dem Gruppentraining teil. Bezogen auf die Experimentalgruppe erfolgte vor und nach dem Training die Erhebung der Variablen „Konfliktsituationen zu Hause", „Hausaufgabenprobleme" sowie „Kernsymptomatik der Hyperkinetischen Störung" mittels Fragebogen. Bei den Eltern der Kontrollgruppe wurde mittels Fragebogen lediglich die „Kernsymptomatik der Hyperkinetischen Störung" erfasst. Am Ende des Gruppentrainings zeigte sich bei der Experimentalgruppe eine signifikante Symptomverringerung bezüglich der hyperkinetischen Symptomatik. Diese Verringerung war im Vergleich zur Kontrollgruppe extremer, allerdings nicht signifikant (U-Test nach Mann & Whitney). Bei der Prüfung nach dem allgemeinen linearen Modell zeigte sich aber bezogen auf die Variable „Hyperaktivitätsindex" ein signifikanter Unterschied zwischen den beiden Gruppen.
- Lauth et al. (2005 führten ebenfalls ein Gruppentraining mit dem **THOP** von 10 × 50 Minuten durch. Insgesamt 60 Kinder (Altersbereich 7;3–12;2 Jahre) mit der Diagnose einer Hyperkinetischen Störung wurden aus einer größeren Grundgesamtheit ausgewählt. Jeweils 15 Kinder wurden einem kindzentrierten Aufmerksamkeitstraining, einem Elterntraining mit **THOP**, einer Kombinationsbehandlung (Kind- und Elterntraining) oder einer Wartekontrollgruppe ohne Behandlung per Zufall zugewiesen. Die Effekte dieser Behandlungsmaßnahmen wurden jeweils aus der Perspektive der Eltern, der Lehrer und der Kinder in wiederholten Messungen zu Behandlungsende und zehn Wochen nach Therapieende überprüft. Im Urteil der Eltern und der Kinder führten alle drei Interventionsformen zu einer bedeutsamen und andauernden Reduktion der hyperkinetischen Sympto-

matik. Nach Lehrerurteil änderte jedoch keine der Behandlungsbedingungen die Symptomatik.

- Dreiskörner (2006) setzte **THOP** ebenfalls in Elterngruppen ein, die über 15 Wochen (15 × 90 Minuten) durchgeführt wurden. 96 Kinder zwischen sieben und 13 Jahren nahmen in drei Zentren an der Untersuchung teil. 31 Kinder absolvierten gemeinsam mit ihren Eltern ein 15-wöchiges **THOP**-Training, 34 ein 15-wöchiges Training für aufmerksamkeitsgestörte Kinder, 15 Kinder das Basistraining und 16 Kinder bildeten eine Wartegruppe. Für das Training mit aufmerksamkeitsgestörten Kindern konnten nur leichte Verbesserungen bei der kognitiven Hemmungskontrolle und der Nutzung des phonologischen Arbeitsgedächtnisses nachgewiesen werden, die ADHS-Symptome verminderten sich jedoch kaum. Mit dem **THOP**-Training konnten tendenziell die Aufmerksamkeitsleistungen gesteigert werden. Insbesondere ließ sich die familiäre Interaktion verbessern und die ADHS-Symptomatik sowohl in der Familie als auch in der Schule vermindern.
- Kierfeld & Döpfner (2006) untersuchten erstmals Veränderungen der Symptomatik bei Kindern mit expansiven Verhaltensauffälligkeiten im Rahmen einer Eltern-Selbsthilfe-Intervention mit dem Elternbuch Wackelpeter & Trotzkopf (Döpfner et al., 2000). Insgesamt wurden 21 Kinder im Alter von sechs bis 15 Jahren mit der Diagnose einer Aufmerksamkeitsdefizit-/Hyperaktivitätsstörung (ADHS) und/oder einer Störung mit oppositionellem Trotzverhalten aus einer klinischen Inanspruchnahmepopulation rekrutiert. Die Bibliotherapie erstreckte sich über einen Zeitraum von zehn Wochen und beinhaltete die schrittweise Durcharbeitung des Elternbuches. Begleitend fanden mit den Eltern wöchentlich kurze Telefonkontakte (ca. 20 Min.) statt. Das expansive Verhalten der Kinder nahm in diesem Zeitraum signifikant ab und das Erziehungsverhalten der Eltern konnte gestärkt werden. Die Zufriedenheit mit dem Programm war hoch. Das Angebot einer anschließenden intensiven Therapie nahmen weniger als 20 % in Anspruch.

  In einer radomisierten Kontrollgruppenstudie untersuchten anschließend Kierfeld et al. (2007) die Effektivität dieser Selbsthilfeintervention bei 26 Familien mit einem expansiv auffälligen Kind im Alter von drei bis sechs Jahren im Vergleich zu einer Wartekontrollgruppe (22 Kinder). Im Vergleich zur Kontrollgruppe konnte in der Interventionsgruppe eine Verminderung von externalen und internalen Verhaltensauffälligkeiten im Urteil der Mütter sowie eine Verminderung dysfunktionaler Erziehungspraktiken belegt werden.
- Das Präventionsprogramm für Expansives Problemverhalten (PEP) (Plück et al., 2006) wurde auf der Grundlage von **THOP** hauptsächlich zur

indizierten Prävention bei Kindern im Kindergartenalter, die bereits expansive Verhaltensauffälligkeiten zeigen, entwickelt.

Das Training besteht aus zehn 90- bis 120-minütigen wöchentlichen Sitzungen, an denen fünf bis sechs Teilnehmer/innen teilnehmen. PEP richtet sich schwerpunktmäßig an die Eltern und Erzieherinnen drei- bis sechsjähriger als expansiv auffällig indizierter Kinder. In einer randomisierten Kontrollgruppenstudie wurden zunächst Kinder mit expansiven Verhaltensauffälligkeiten per Screening systematisch erfasst. Von 60 drei- bis sechsjährigen Kindern nahmen sowohl die Erzieherinnen als auch die Mütter am PEP-Training teil. 65 Kinder dienten als nicht-behandelte Kontrollgruppe. Erhoben wurden das Erziehungsverhalten der Mütter und das kindliche Problemverhalten aus Sicht der Mütter und der Erzieherinnen. Ergebnisse: Nach der Intervention zeigten sich in der Interventionsgruppe eine Verminderung des Problemverhaltens und eine Verbesserung des elterlichen Erziehungsverhaltens. In der Interventions-, nicht aber in der Kontrollgruppe nahm aber der Anteil an Familien deutlich ab, die zu Beginn der Studie über unterdurchschnittlich gute Erziehungskompetenzen verfügten. Veränderungen von Erziehungs- und Problemverhalten wiesen eine signifikante Korrelation auf.

- In zwei nachfolgenden Studien wurden die Wirksamkeit des PEP-Elterntrainings und des PEP-Erziehertrainings in der Routineanwendung überprüft. Hautmann und Mitarbeiter (2007) trainierten 59 Mitarbeiter aus 37 beratenden Einrichtungen in einer zweitägigen Schulung in der Durchführung des PEP-Elterntrainings. In einem Eigenkontrollgruppendesign wurden zwei Prä-Messungen durchgeführt, zum einen drei Monate, zum anderen unmittelbar vor der Intervention (Wartekontrollphase). Messungen nach der Intervention fanden direkt im Anschluss an das Training, sowie drei Monate später statt. In die Studie gingen Familien ein, die in 37 verschiedenen Einrichtungen der psychosozialen Versorgung vorstellig wurden. Insgesamt lagen von 198 Familien Fragebogen zu allen drei Messzeitpunkten vor. In der Wartekontrollphase vor dem Training konnten – wenn auch nicht durchgängig – bei einigen der erhobenen Erlebens- und Verhaltensbereiche Veränderungen über die Zeit ermittelt werden. Wenn solche auftraten, handelte es sich durchgängig um eine Abnahme der Symptomatik. Unmittelbar nach dem Training konnte bei allen Variablen eine Abnahme der Verhaltensauffälligkeiten ermittelt werden. Hier lagen die Effektstärken im kleinen bis mittleren Bereich. Im Vergleich zur Wartephase konnten die Verhaltensauffälligkeiten des Kindes während der Therapie stärker vermindert und das Erziehungsverhalten stärker verändert werden. Insgesamt belegt die Studie eine gute Wirksamkeit der Elternkomponente von PEP unter Bedingungen der Routineversorgung.

- In einer weiteren Effectiveness-Studie wurden die Effekte des PEP-Erzieherinnentrainings unter den Bedingungen der Routineanwendung überprüft (Plück et al., in Vorbereitung). Erste Auswertungen deuten darauf hin, dass sich geringe Zeiteffekte in der Wartekontrollphase und deutliche Interventionseffekte vom zweiten Prätest zur Testung unmittelbar nach dem Training nachweisen lassen.

Insgesamt belegen diese Studien zur Kurz- und Langzeitwirksamkeit von **THOP**, sowie der von dem Therapieprogramm abgeleiteten Interventionen – dem Eltern-Selbsthilfeprogramm Wackelpeter & Trotzkopf und dem Präventionsprogramm PEP – dass diese Interventionen bei der Verminderung expansiver Verhaltensauffälligkeiten von Kindern wirkungsvoll sind und dass die Elternkomponenten auch zu einer günstigen Veränderung des Erziehungsverhaltens der Eltern beitragen. Weitere Studien und Analysen werden folgen und die Mediatoren- und Moderatoreneffekte untersuchen sowie die Anwendung in der klinischen Routineversorgung weiter überprüfen.

Literatur

Abikoff, H. (1985). Efficacy of cognitive training interventions in hyperactive children: A critical review. Clinical Psychology Review, 5, 479–512.

Abikoff, H. (1987). An evaluation of cognitive behavior therapy for hyperactive children. In B.B. Lahey & A.E. Kazdin (Eds.), Advances in clinical child psychology, 10 (pp. 171–216). New York: Plenum.

Abikoff, H. & Gittelman, R. (1985a). Hyperactive children treated with stimulants: Is cognitive training a useful adjunct? Archives of General Psychiatry, 42, 953–961.

Abikoff, H. & Gittelman, R. (1985b). The normalizing effects of methylphenidate on the classroom behavior of ADHD children. Journal of Abnormal Child Psychology, 13, 33–44.

Abikoff, H., Hechtman, L., Klein, R.G., Gallagher, R., Fleiss, K., Etcovitch, J., Cousins, L., Greenfield, B., Martin, D. & Pollack, S. (2004). Social functioning in children with ADHD treated with long-term methylphenidate and multimodal psychosocial treatment. Journal of American Academy of Child and Adolescence Psychiatry, 43(7), 820–829.

Achenbach, T.M. (1991a). Manual for the Child Behavior Checklist/4–18 and 1991 Profile. Burlington: University of Vermont, Department of Psychiatry.

Achenbach, T.M. (1991b). Manual for the Teacher's Report Form and 1991 Profile. Burlington: University of Vermont, Department of Psychiatry.

Achenbach, T. M. (1991c). Manual for the Youth Self-Report and 1991 Profile. Burlington: University of Vermont, Department of Psychiatry.

Ackerman, P.T., Anhalt, J.M., Dykman, R.A. & Holcomb, P.J. (1986). Effortful processing deficits in children with reading and/or attention disorders. Brain and Cognition, 5, 22–40.

American Academy of Child and Adolescent Psychiatry (1997). Practice parameters for the assessment and treatment of children, adolescents and adults with attention-deficit/hyperactivity disorder. Journal of the American Academy of Child and Adolescent Psychiatry, 36, 85S–121S.

American Psychiatric Association (1994). Diagnostic and Statistical Manual of Mental Disorders. Fourth Edition, DSM-IV. Washington: American Psychiatric Association.

Anderson, E.C., Clement, P.W. & Oettinger, L. (1981). Methylphenidate compared with behavioral self-control in attention deficit disorder. Developmental and Behavioral Pediatrics, 2, 137–141.

Anesko, K.M., Schoiock, G., Ramirez, R. & Levine, F.M. (1987). The homework problem checklist: assessing children's homework difficulties. Behavioral Assessment, 9, 179–185.

Arbeitsgruppe Deutsche Child Behavior Checklist (1993b). Lehrerfragebogen über das Verhalten von Kindern und Jugendlichen; deutsche Bearbeitung der Teacher's Report Form der Child Behavior Checklist (TRF). Einführung und Anleitung zur Handauswertung, bearbeitet von M. Döpfner & P. Melchers. Köln: Arbeitsgruppe Kinder-, Jugend- und Familiendiagnostik (KJFD).

Arbeitsgruppe Deutsche Child Behavior Checklist (1998a). Elternfragebogen über das Verhalten von Kindern und Jugendlichen; deutsche Bearbeitung der Child Behavior Checklist (CBCL/4–18). Einführung und Anleitung zur Handauswertung. 2. Auflage mit deutschen Normen, bearbeitet von M. Döpfner, J. Plück, S. Bölte, K. Lenz, P. Melchers & K. Heim. Köln: Arbeitsgruppe Kinder-, Jugend- und Familiendiagnostik (KJFD).

Arbeitsgruppe Deutsche Child Behavior Checklist (1998b). Fragebogen für Jugendliche; deutsche Bearbeitung der Youth Self-Report Form der Child Behavior Checklist (YSR). Einführung und Anleitung zur Handauswertung. 2. Auflage mit deutschen Normen, bearbeitet von M. Döpfner, J. Plück, S. Bölte, K. Lenz, P. Melchers & K. Heim. Köln: Arbeitsgruppe Kinder-, Jugend- und Familiendiagnostik (KJFD).

Arbeitsgruppe Deutsche Child Behavior Checklist (2000a). Elternfragebogen für Klein- und Vorschulkinder (CBCL/$1^1/_2$–5). Köln: Arbeitsgruppe Kinder-, Jugend- und Familiendiagnostik (KJFD).

Arbeitsgruppe Deutsche Child Behavior Checklist (2000b). Fragebogen für ErzieherInnen von Klein- und Vorschulkindern (CRF/1^1/2–5). Köln: Arbeits-

gruppe Kinder-, Jugend- und Familiendiagnostik (KJFD).
Banaschewski, T., Coghill, D., Paramala, S., Zuddas, A., Asherson, P., Buitelaar, J., Danckaerts, M., Döpfner, M., Faraone, S.V., Rothenberger, A., Sergeant, J., Steinhausen, H.-C., Sonuga-Barke, E.J.S. & Taylor, E. (2006). Long-acting medications for the hyperkinetic disorders: A systematic review and European treatment guideline. European Child & Adolescent Psychiatry, 15, 476–495.
Banaschewski, T. & Döpfner, M. (2007). Langwirksame Medikamente bei Aufmerksamkeitsdefizit-/Hyperaktivitätsstörungen – Neue europäische Behandlungsleitlinien. Kinderärztliche Praxis.
Barkley, R.A. (1981). Hyperactive children: A handbook for diagnosis and treatment. New York: Guilford.
Barkley, R.A. (1987). Defiant children. A clinician's manual for parent training. New York: Guilford.
Barkley, R.A. (1989a). Hyperactive girls and boys: Stimulant drug effects on mother-child interactions. Journal of Child Psychology and Psychiatry, 30, 379–390.
Barkley, R.A. (1989b). The problem of stimulus control and rule governed behavior in attention deficit disorder with hyperactivity. In L.M. Bloomingdale & J.M. Swanson (Eds.), Attention deficit disorder, Volume IV (pp. 203–234). Oxford: Pergamon.
Barkley, R.A. (1997). Behavioral inhibition, substained attention, and executive functions: Constructing a unifying theory of ADHD. Psychological Bulletin, 121, 65–94.
Barkley, R.A. (1998). Attention-deficit hyperactivity disorder: a handbook for diagnosis and treatment (2nd ed.). New York: Guilford Press.
Barkley, R.A. (2006). Attention-deficit hyperactivity disorder: a handbook for diagnosis and treatment (3rd Ed.). New York: Guilford Press.
Barkley, R.A. & Cunningham, C.E. (1979). The effects of methylphenidate on the mother-child interactions of hyperactive children. Archives of General Psychiatry, 36, 201–208.
Barkley, R.A. & Cunningham, C.E. (1980). The parent-child interaction of hyperactive children and their modification by stimulant drugs. In R.M. Knights & D.J. Bakker (Eds.), Treatment of hyperactive and learning disordered children (pp. 219–236). Baltimore: University Park Press.
Barkley, R.A., Copeland, A. & Sivage, C. (1980). A self-control classroom for hyperactive children. Journal of Autism and Developmental Disorders, 1, 75–89.
Barkley, R.A., Karlsson, J., Strzelecki, E. & Murphy, J.V. (1984). Effects of age and Ritalin dosage on the mother/child interactions of hyperactive children. Journal of Consulting and Clinical Psychology, 52, 750–758.
Barkley, R.A., Karlsson, J., Pollard, S. & Murphy, J.V. (1985). Developmental changes in the mother-child interactions of hyperactive boys: Effects of two dose levels of Ritalin. Journal of Child Psychology and Psychiatry, 24, 705–715.
Barkley, R.A., Fischer, M., Edelbrock, C. & Smallish, L. (1993). The adolescent outcome of hyperactive children diagnosed by research criteria – III. Mother-child interactions, family conflicts and maternal psychopathology. Journal of Child Psychology and Psychiatry, 32, 233–255.
Bene, E. & Anthony, J. (1957). Manual for the Family Relations Test. London: NFER Publishing Company.
Bene, W. & Antony, J. (1976). Family Relations Test (FRT). Göttingen: Testzentrale.
Berk, E. & Döpfner, M. (2007). Zufriedenheit der Eltern mit Elterngruppentherapie in der klinischen Routineversorgung auf der Grundlage des Therapieprogramms THOP (eingereicht zur Publikation).
Billings, D.C. & Wasik, B.H. (1985). Self-instructional training with preschoolers: An attempt to replicate. Journal of Applied Behaviour Analysis, 18, 61–67.
Borden, K.A., Brown, R.T., Wynne, M.E. & Schleser, R. (1987). Piagetian conservation and response to cognitive therapy in attention deficit disordered children. Journal of Child Psychology and Psychiatry, 28, 755–764.
Botting, N., Powls, A., Cooke, R.W., Marlow, N. (1997). Attention deficit hyperactivity disorders and other psychiatric outcomes in very low birthweigt children at 12 years. Journal of Child Psychology and Psychiatry 38, 931–941.
Bowers, D.S., Clement, P.W., Fantuzzo, J.W. & Sorensen, D.A. (1985). Effects of teacheradministered and self-administered reinforcers on learning disabled children. Behavior Therapy, 16, 357–369.
Breiner, J.L. & Forehand, R. (1981). An assessment of the effects of parent training on clinicreferred children's school behavior. Behavioural Assessment, 3, 31–42.
Breuer, D. & Döpfner, M. (1997). Die Erfassung von problematischen Situationen in der Familie. Praxis

der Kinderpsychologie und Kinderpsychiatrie, 46, 583–596.
Brown, R.T., Wynne, M.E. & Medenis, R. (1985). Methylphenidate and cognitive therapy: A comparison of treatment approaches with hyperactive boys. Journal of Abnormal Child Psychology, 13, 69–87.
Cameron, M.I. & Robinson, V.M.J. (1980). Effects of cognitive training on academic and ontask behavior of hyperactive children. Journal of Abnormal Child Psychology, 8, 405–420.
Charles, L. & Schain, R. (1981). A four-year follow-up study of the effects of methyphenidate on the behavior and academic achievement of hyperactive children. Journal of Abnormal Child Psychology, 9, 495–505.
Cierpka, M. & Frevert, G. (1994). Die Familienbögen. Göttingen: Hogrefe.
Cohen, N.J., Sullivan, J., Minde, K., Novack, C. & Helwig, C. (1981). Evaluation of the relative effectiveness of methylphenidate and cognitive behavior modification in the treatment of kindergarten-aged hyperactive children. Journal of Abnormal Child Psychology, 9, 43–54.
Conners, C.K. (1973). Rating Scales for use in drug studies with children. Psychopharmacology Bulletin, Special Issue.
Conners, C.K. (1990). Conners' rating scales manual. New York: Multi-Health Systems.
Conners, C.K., Epstein, J.N., March, J.S., Angold, A., Wells, K.C., Klaric, J., Swanson, J.M., Arnold, L.E., Abikoff, H.B., Elliott, G.R., Greenhill, L.L., Hechtman, L., Hinshaw, S.P., Hoza, B., Jensen, P.S., Kraemer, H.C., Newcorn, J.H., Pelham, W.E., Severe, J.B., Vitiello, B. & Wigal, T. (2001). Multimodal Treatment of ADHD in the MTA: An Alternative Outcome Analysis. Journal of the American Academy of Child and Adolescent Psychiatry, 40, 159–167.
Cunningham, C.E. & Siegel, L.S. (1987). Peer interactions of normal and attention-deficitdisordered boys during free-play, cooperative task, and simulated classroom situations. Journal of Abnormal Child Psychology, 15, 247–268.
Dadds, M.R., Schwartz, S. & Sanders, M.R. (1987). Marital discord and treatment outcome in behavioral treatment of child conduct disorders. Journal of Consulting and Clinical Psychology, 55, 396–403.
Deutsche Gesellschaft für Kinder- und Jugendpsychiatrie und Psychotherapie, Berufsverband der Ärzte für Kinder- und Jugendpsychiatrie und Psychotherapie in Deutschland & Bundesarbeitsgemeinschaft der leitenden Klinikärzte für Kinder- und Jugendpsychiatrie und Psychotherapie (Hrsg.). (2007). Leitlinien zur Diagnostik und Therapie von psychischen Störungen im Säuglings-, Kindes- und Jugendalter (3. Aufl.). Köln: Deutscher Ärzte Verlag.
Döpfner, M. (1987a). Heilpädagogik und Beratung im Vorfeld stationärer Maßnahmen. In Verband katholischer Einrichtungen der Heim- und Heilpädagogik (Hrsg.), Schwerpunktverlagerungen in der Jugendhilfe (S. 29–36). Freiburg: Lambertus.
Döpfner, M. (1987b). Interpersonal problem-solving, self-efficacy, social information-processing and social behavior of children – theoretical considerations and some empirical findings. In J.P. Dauwalder, M. Perrez & V. Hobi (Eds.), Controversial issues in behavior modification (p. 294). Amsterdam: Swets & Zeitlinger.
Döpfner, M. (1989). Soziale Informationsverarbeitung – ein Beitrag zur Genese von Verhaltensstörungen. Zeitschrift für Pädagogische Psychologie, 3, 1–8.
Döpfner, M. (1993b). Grundlegende Interventionsmethoden und ihre Integration. In M. Döpfner & M. Schmidt (Hrsg.), Kinderpsychiatrie – Vorschulalter (S. 74–103). München: Quintessenz.
Döpfner, M. (1993e). Wirksamkeit teilstationärer Behandlung. In M. Döpfner & M. Schmidt (Hrsg.), Kinderpsychiatrie – Vorschulalter (S. 165–183). München: Quintessenz.
Döpfner, M. (1993h). Tics. In H.-C. Steinhausen & M. v. Aster (Hrsg.), Handbuch Verhaltenstherapie und Verhaltensmedizin bei Kindern und Jugendlichen (S. 161–186). Weinheim: Beltz PVU.
Döpfner, M. (2003). Hyperkinetische Störungen. In G. Esser (Hrsg.), Lehrbuch der klinischen Psychologie und Psychotherapie des Kindes- und Jugendalters (2. Aufl., S. 172–196). Stuttgart: Enke.
Döpfner, M. (2007). Psychotherapie im Kindes- und Jugendalter. In C. Reimer, J. Eckert, M. Hautzinger & E. Wilke, (Hrsg.), Psychotherapie. Ein Lehrbuch für Ärzte und Psychologen (3. Aufl.). Berlin: Springer.
Döpfner, M. & Elliger, T. (1995). Aggressivität und Dissozialität bei Kindern und Jugendlichen – Genese und therapeutische Ansätze. Forum der Kinder- und Jugendpsychiatrie und Psychotherapie, I/1995, 17–36.
Döpfner, M. & Görtz-Dorten, A. (2008). Diagnostik-System für Psychische Störungen im Kindes- und

Jugendalter nach ICD-10 und DSM-IV, DISYPS-2. Bern: Huber.

Döpfner, M. & Kühn, H. (2002). TEAK – Therapieprogramm für Eltern-Adoleszenten-Konflikte, TEAK. Kindheit und Entwicklung.

Döpfner, M. & Lehmkuhl, G. (1995a). Unterschiedliche Interventionsansätze bei aggressivem Verhalten. In M.H. Schmidt, A. Holländer & H. Hölzl (Hrsg.), Psychisch gestörte Jungen und Mädchen in der Jugendhilfe (S. 75–97). Freiburg: Lambertus.

Döpfner, M. & Lehmkuhl, G. (1996a). Mißerfolgs- und Widerstandsanalyse in der Verhaltenstherapie am Beispiel eines Eltern-Kind-Programmes zur Behandlung von hyperkinetisch und oppositionell auffälligen Kindern. Praxis der Kinderpsychologie und Kinderpsychiatrie, 45, 10–19.

Döpfner, M. & Lehmkuhl, G. (1998b). Die multimodale Therapie von Kindern mit hyperkinetischen Störungen, Teil II: Psychologische Interventionen. Der Kinderarzt, 29, 331–335.

Döpfner, M. & Lehmkuhl, G. (2000). Diagnostik-System für Psychische Störungen im Kindes- und Jugendalter nach ICD-10 und DSM-IV (DISYPS-KJ) (2., korr. u. erg. Aufl.). Göttingen: Testzentrale.

Döpfner, M. & Petermann, F. (2004). Leitlinien zur Diagnostik und Psychotherapie von aggressiv-dissozialen Störungen im Kindes- und Jugendalter: ein evidenzbasierter Diskussionsvorschlag. Kindheit und Entwicklung, 13, 97–112.

Döpfner, M. & Sattel, H. (1992). Verhaltenstherapeutische Interventionen bei hyperkinetischen Störungen im Vorschulalter. Zeitschrift für Kinder- und Jugendpsychiatrie, 19, 254–262.

Döpfner, M. & Schmidt, M. (Hrsg.). (1993). Kinderpsychiatrie – Vorschulalter. München: Quintessenz.

Döpfner, M., Berner, W. & Schmidt, M.H. (1989a). Effekte einer teilstationären Behandlung verhaltensauffälliger und entwicklungsrückständiger Vorschulkinder. Zeitschrift für Kinder- und Jugendpsychiatrie, 17, 131–139.

Döpfner, M., Berner, W., Fleischmann, T. & Schmidt, M.H. (1993a). Verhaltensbeurteilungsbogen für Vorschulkinder (VBV). Weinheim: Beltz.

Döpfner, M., Berner, W. & Lehmkuhl, G. (1994a). Handbuch: Fragebogen für Jugendliche. Forschungsergebnisse zur deutschen Fassung der Youth Self-Report Form (YSR) der Child Behavior Checklist. Köln: Arbeitsgruppe Kinder-, Jugend- und Familiendiagnostik (KJFD).

Döpfner, M., Schmeck, K. & Berner, W. (1994f). Handbuch: Elternfragebogen über das Verhalten von Kindern und Jugendlichen. Forschungsergebnisse zur deutschen Fassung der Child Behavior Checklist (CBCL/4–18). Köln: Arbeitsgruppe Kinder-, Jugend- und Familiendiagnostik (KJFD).

Döpfner, M., Schürmann, S. & Lehmkuhl, G. (1996b). Elternberatung, Elternanleitung, Elterntraining. Themenheft Aufmerksamkeitsdefizit-/Hyperaktivitätsstörungen. Kindheit & Entwicklung, 5, 124–128.

Döpfner, M., Lehmkuhl, G. & Schürmann, S. (1996e). Das Therapieprogramm für Kinder mit hyperkinetischem und oppositionellem Problemverhalten (THOP) – Aufbau und Einzelfall-Evaluation. Zeitschrift für Kinder- und Jugendpsychiatrie und Psychotherapie, 24, 145–163.

Döpfner, M., Schürmann, S., Frölich, J., Quast, C., Wolff Metternich, T. & Lehmkuhl, G. (1997b). THOP – das Therapieprogramm zur Behandlung von Kindern mit hyperkinetischem und oppositionellem Problemverhalten. Kindheit und Entwicklung, 6, 230–246.

Döpfner, M., Breuer, D. & Lehmkuhl, G. (1999). Abschlußbericht zum Forschungsvorhaben Evaluation multimodaler Therapie bei Kindern mit hyperkinetischen Störungen. Köln: Universität zu Köln.

Döpfner, M., Frölich, J. & Lehmkuhl, G. (2000b). Hyperkinetische Störungen. Leitfaden Kinder- und Jugendpsychotherapie, Band 1. Göttingen: Hogrefe.

Döpfner, M., Frölich, J. & Lehmkuhl, G. (2000c). Ratgeber Hyperkinetische Störungen. Informationen für Betroffene, Eltern, Lehrer und Erzieher. Göttingen: Hogrefe.

Döpfner, M. Frölich, J. & Lehmkuhl, G. (2000d). Elterntraining im Rahmen einer multimodalen Therapie hyperkinetischer Störungen. In H.-C. Steinhausen (Hrsg.), Hyperkinetische Störungen bei Kindern, Jugendlichen und Erwachsenen (2., überarb. u. erw. Aufl., S. 178–207). Stuttgart: Kohlhammer.

Döpfner, M., Schürmann, S. & Lehmkuhl, G. (2000e). Hyperkinetische Störungen. In F. Petermann (Hrsg.), Fallbuch der klinischen Kinderpsychologie und -psychotherapie (2., überarb. Aufl., S. 47–70, Göttingen: Hogrefe.

Döpfner, M., Lehmkuhl, G., Heubrock, D. & Petermann, F. (2000f). Diagnostik psychischer Störungen im Kindes- und Jugendalter. Leitfaden Kinder-

und Jugendpsychotherapie, Band 2. Göttingen: Hogrefe.
Döpfner, M., Breuer, D. & Lehmkuhl, G. (2002). The Cologne Multimodal Intervention Study (COMIS): Study design and overall treatment outcomes. Paper submitted for publication.
Döpfner, M., Steinhausen, H.-C. & Lehmkuhl, G. (2002). Kinder-Diagnostik-System KIDS, Mappe 1: Aufmerksamkeitsdefizit- und Hyperaktivitätsstörungen. Göttingen: Hogrefe. (in Vorbereitung).
Döpfner, M., Breuer, D., Schürmann, S., Wolff Metternich, T., Rademacher, C. & Lehmkuhl, G. (2004). Effectiveness of an adaptive multimodal treatment in children with Attention Deficit Hyperactivity Disorder – global outcome. European Child & Adolescent Psychiatry, 13, supplement 1, I/117–I/129.
Döpfner, M., Lehmkuhl, G. & Steinhausen, H.-C. (2006). Kinder-Diagnostik-System (KIDS), Band 1: Aufmerksamkeitsdefizit- und Hyperaktivitätsstörungen (ADHS). Göttingen: Hogrefe.
Döpfner, M., Schürmann, S. & Frölich, J. (2006). Program terapeutic pentru copiii cu probleme comportamentale de tip hiperchinetic si opozant (THOP). Cluj Napoca: RTS Romanian Psychological Testing Services.
Döpfner, M., Schürmann, S. & Lehmkuhl, G. (2006). Wackelpeter & Trotzkopf. Hilfen für Eltern bei hyperkinetischem und oppositionellem Verhalten (3., überarb. Aufl.). Weinheim: Beltz PVU.
Döpfner, M., Frölich, J. & Lehmkuhl, G. (2007d). Aufmerksamkeitsdefizit-/Hyperaktivitätsstörungen (ADHS). Leitfaden Kinder und Jugendpsychotherapie, Band 1 (2., überarb. Aufl.). Göttingen: Hogrefe.
Döpfner, M., Wolff Metternich, T., Schürmann, S., Rademacher, C., Breuer, D. & Lehmkuhl, G. (2007a). Follow up of an adaptive multimodal treatment in children with Attention Deficit Hyperactivity Disorder. (submitted for publication).
Döpfner, M., Wolff Metternich, T., Schürmann, S., Rademacher, C., Breuer, D. & Lehmkuhl, G. (2007b). 8 year follow-up of an adaptive multimodal treatment in children with Attention Deficit Hyperactivity Disorder. (submitted for publication).
Douglas, V. (1975). Are drugs enough? To treat or train the hyperactive child. International Journal of Mental Health, 4, 199–212.
Douglas, V. (1980). Treatment and training approaches to hyperactivity: Establishing internal or external control. In C.K. Wahlen & B. Henker (Eds.), Hyperactive children. The social ecology of identification and treatment (pp. 283–318). New York: Academic Press.
Douglas, V. (1989). Can Skinnerian theory explain attention deficit disorder? – A reply to Barkley. In L.M. Bloomingdale & J.M. Swanson (Eds.), Attention deficit disorder; Volume IV (pp. 235–254). Oxford: Pergamon.
Douglas, V., Barr, R.G., O'Neill, M.E. & Britton, B.G. (1986). Short term effects of methylphenidate on the cognitive, learning and academic performance of children with attention deficit disorder in the laboratory and the classroom. Journal of Child Psychology and Psychiatry, 27, 191–211.
Douglas, V., Barr, R.G., Amin, K., O'Neill, M.E. & Britton, B.G. (1988). Dosage effects and individual responsivity to methylphenidate in attention deficit disorder. Journal of Child Psychology and Psychiatry, 29, 453–475.
Dreiskörner, T. (2006). Wirksamkeit verhaltenstherapeutischer Gruppenprogramme bei Kindern mit Aufmerksamkeitsdefizit-/Hyperaktivitätsstörungen (ADHS). Kindheit und Entwicklung, 15, 255–266.
Dubey, D.R., O'Leary, S.G. & Kaufman, K.F. (1983). Training parents of hyperactive children in child management: A comparative outcome study. Journal of Abnormal Child Psychology, 11, 229–246.
DuPaul, G.J. & Rapport, M.D. (1993). Does methylphenidate normalize the classroom performance of children with attention deficit disorder? American Academy of Child and Adolescent Psychiatry, 32, 190–198.
DuPaul, G.J., Barkley, R.A. & Connor, D.F. (1998). Stimulants. In R.A. Barkley (Ed.), Attention-deficit hyperactivity disorder (pp. 510–551). New York: Guilford.
Egger, J. (1995). Möglichkeiten von Diätbehandlungen bei hyperkinetischen Störungen. In H.-C. Steinhausen (Hrsg.), Hyperkinetische Störungen im Kindes- und Jugendalter (S. 128–135). Stuttgart: Kohlhammer.
Egger, J., Carter, C.M., Graham, P.J., Gumley, D. & Soothill, J.F. (1985). Controlled trial of oligoantigenic treatment in the hypercinetic syndrome. The Lancet, I, 540–555.
Erhardt, D. & Baker, B.L. (1990). The effects of behavioral parent training on families with young hyperactive children. Journal of Behavior Therapy and Experimental Psychiatry, 21, 121–132.

Esser, G. & Schmidt, M. (1987). Minimale cerebrale Dysfunktion. Stuttgart: Enke.

Firestone, P. & Witt, J.E. (1982). Characteristics of families completing and prematurely discontinuing a behavioral parent-training program. Journal of Pediatric Psychology, 7, 209–222.

Firestone, P., Kelly, M.J., Goodman, J.T. & Davey, J. (1981). Differential effects of parent training and stimulant medication with hyperactives. Journal of the American Academy of Child Psychiatry, 20, 135–147.

Fischer, M., Barkley, R.A., Fletcher, K.E. & Smallish, L. (1993). The adolescent outcome of hyperactive children: III. predictors of psychiatric, academic, social, and emotional adjustment. Journal of the Academy of Child and Adolescent Psychiatry, 32, 324–332.

Flämig, J. & Wörner, U. (1977a). Standardisierung einer deutschen Fassung des Family Relations Test (FRT) an Kindern von 6 bis 11 Jahren, Teil 1: Testmaterial, Durchführung des Tests und Auswertung. Praxis der Kinderpsychologie und Kinderpsychiatrie, 26, 5–11.

Flämig, J. & Wörner, U. (1977b). Standardisierung einer deutschen Fassung des Family Relations Test (FRT) an Kindern von 6 bis 11 Jahren, Teil 2: Eichstichprobe, Normtabellen, Interpretation. Praxis der Kinderpsychologie und Kinderpsychiatrie, 26, 38–46.

Forehand, R.L. & McMahon, R.J. (1981). Helping the noncompliant child. New York: Guilford.

Fox, P.T. & Raichle, M.E. (1985). Stimulus rate determines regional brain blood flow in striate cortex. Annals of Neurology, 17, 303–305.

Froelich, J., Doepfner, M. & Lehmkuhl, G. (2002). Effects of combined cognitive behavioural treatment with parent management training in ADHD. Behavioural and Cognitive Psychotherapy, 30, 111–115.

Gittelman, R., Abikoff, H., Pollack, E., Klein, D.F., Katz, S. & Mattes, J.A. (1980). A controlled trial of behavior modification and methylphenidate in hyperactive children. In C.K. Wahlen & B. Henker (Eds.), Hyperactive children: The social ecology of identification and treatment (pp. 221–243). New York: Academic Press.

Gittelman-Klein, R. & Abikoff, H. (1989). The role of psychostimulants and psychosocial treatments in hyperkinesis. In T. Sagvolden & T. Archer (Eds.), Attention deficit disorder (pp. 167–180). Hillsdale, N.J.: Earlbaum.

Greenhill, L.L. (1990). Attention-deficit disorder in children. In B. Garfinkel, G. Carlson, E. Weller (Eds.), Psychiatric disorders in children and adolescents (pp. 149–170). Philadelphia: Saunders.

Greenhill, L.L., Halperin, J.M. & Abikoff, H. (1999). Stimulant medications. Journal of the American Academy of Child and Adolescent Psychiatry, 38, 503–512.

Griest, D.L., Forehand, R., Rodgers, T., Breiner, J., Furey, W. & Williams, C. (1982). Effects of parent enhancement therapy on the treatment outcome and generalization of a parent training program. Behaviour Research and Therapy, 20, 429–436.

Harris, K.R. (1986). Self-monitoring of attentional behavior versus self-monitoring of productivity: Effects on task-behavior and academic response rate among learning disabled children. Journal of Abnormal Child Psychology, 13, 417–423.

Hautmann, C., Hanisch, C., Hansen, G., Mayer, I., Plück, J. & Döpfner, M. (2007). Effectiveness of the indicated Prevention Program for Externalizing Problem Behavior (PEP). (under review).

Hechtman, L., Weiss, G. & Perlman, T. (1984). Young adult outcome of hyperactive children who received long-term stimulant treatment. Journal of the American Academy of Child Psychiatry, 23, 261–269.

Hinshaw, S.P. (1992). Externalizing behavior problems and academic underachievement in childhood and adolescence: Causal relationships and underlying mechanisms. Psychological Bulletin, 111, 127–155.

Hinshaw, S.P., Henker, B. & Wahlen, C.K. (1984a). Cognitive-behavioral and pharmacologic interventions for hyperactive boys: Comparative and combined effects. Journal of Consulting and Clinical Psychology, 52, 739–749.

Hinshaw, S.P., Henker, B. & Wahlen, C.K. (1984b). Self-control in hyperactive boys in angerinducing situations: Effects of cognitive-behavioral training and of methylphenidate. Journal of Abnormal Child Psychology, 12, 55–77.

Hinshaw, S.P., Buhrmester, D. & Heller, T. (1989a). Anger control in response to verbal provocation: Effects of stimulant medication for boys with ADHD. Journal of Abnormal Child Psychology, 17, 393–407.

Hinshaw, S.P., Henker, B., Whalen, C.K., Erhardt, D.D. & Dunnington, R.E. (1989b). Aggressive, prosocial, and nonsocial behavior in hyperactive boys: Dose effects of methylphenidate in naturalistic settings. Journal of Consulting and Clinical Psychology, 57, 636–643.

Horn, W.F., Ialongo, N., Greenberg, G., Packar, T. & Smith-Winberry, C. (1990). Additive effects of behavioral parent training and self-control therapy with attention deficit hyperactivity disordered children. Journal of Clinical Child Psychology, 19, 98–111.

Horn, W.F., Ialongo, N.S., Pascoe, J.M., Greenberg, G., Packard, T., Lopez, M., Wagner, A. & Puttler, L. (1991). Additive effects of psychostimulants, parent training, and self-control therapy with ADHD children. Journal of the American Academy of Child and Adolescent Psychiatry, 30, 233–240.

Humphries, T., Kinsbourne, M. & Swanson, J. (1978). Stimulant effects on cooperation and social interaction between hyperactive children and their mothers. Journal of Child Psychology and Psychiatry, 19, 13–22.

Ialongo, N.S., Horn, W.F., Pascoe, J.M., Greenberg, G., Packard, T., Lopez, M., Wagner, A. & Puttler, L. (1993). The effects of a multimodal intervention with attention – deficit hyperactivity disorder children: A 9-month follow-up. Journal of the American Academy of Child and Adolescent Psychiatry, 32, 182–189.

Jensen, P.S., Arnold, E., Swanson, J., Vitiello, B., Abikoff, H.B., Greenhill, L.L., Hechtman, L., Hinshaw, S.P., Pelham, W.E., Wells, K.C., Conners, K., Elliott, G.R., Epstein, J., Hoza, B., Molina, B.S.G., Newcorn, J.H., Severe, J.B., Wigal, T., Gibbons, R.D. & Hur, K. (2007). Three year follow up of the NIMH MTA Study (under review).

Kazdin, A.E. (1990). Premature termination from treatment among children referred for antisocial behavior. Journal of Child Psychology and Psychiatry, 31, 415–425.

Kierfeld, F. & Döpfner, M. (2006). Bibliotherapie als Behandlungsmöglichkeit bei Kindern mit externalen Verhaltensstörungen. Zeitschrift für Kinder- und Jugendpsychiatrie und Psychotherapie, 34, 377–386.

Kierfeld, F., Hanisch, C. & Döpfner, M. (2007). Bibliotherapy: Efficacy of a self help program for parents of hard to manage preschool children: a randomized control group trial (submitted for publication).

Landau, S. & Milich, R. (1988). Social communication patterns of attention-deficit-disordered boys. Journal of Abnormal Child Psychology, 16, 1134–1144.

Lauth, G.W. & Schlottke, P.F. (2002). Training mit aufmerksamkeitsgestörten Kindern (5., überarb. Aufl.). Weinheim: Beltz PVU.

Lauth, G.W., Naumann, K., Roggenkämper, A. & Heine, A. (1996). Verhaltensmedizinische Indikation und Evaluation einer kognitiv-behavioralen Therapie mit aufmerksamkeitsgestörten/hyperaktiven Kindern. Zeitschrift für Kinder- und Jugendpsychiatrie und Psychotherapie, 24, 164–175.

Lauth, G.W., Kausch, T.W.E. & Schlottke, P.F. (2005). Effekte von eltern- und kindzentrierten Interventionen bei Hyperkinetischen Störungen. Zeitschrift für Klinische Psychologie und Psychotherapie, 34, 248–257.

Lehmkuhl, G., Döpfner, M., Plück, J., Berner, W., Fegert, J., Huss, M., Lenz, K., Schmeck, K., Lehmkuhl, U. & Poustka, F. (1998a). Häufigkeit psychischer Auffälligkeiten und somatischer Beschwerden bei vier- bis zehnjährigen Kindern in Deutschland im Urteil der Eltern – ein Vergleich normorientierter und kriterienorientierter Modelle. Zeitschrift für Kinder- und Jugendpsychiatrie und Psychotherapie, 26, 83–96.

Lehmkuhl, G., Adam, C. & Döpfner, M. (1998b). Impulskontrollgestörte Kinder und ihre weitere Entwicklung. In J. Klosterkötter (Hrsg.), Frühdiagnostik und Frühbehandlung psychischer Störungen (S. 97–121). Berlin: Springer.

Lehmkuhl, G. & Döpfner, M. (2000). Hyperkinetische und aggressive Symptome bei Kindern mit hyperkinetischen Störungen im Urteil von Eltern, Lehrern und klinischen Untersuchern – zur Bedeutung eines Diagnostik-Systems. In F. Poustka (Hrsg.), Aktuelle Forschung in der Kinder- und Jugendpsychiatrie. Festschrift für Martin H. Schmidt (S. 44–68). Lengerich: Pabst Science Publishers.

Loeber, R. (1990). Development and risk factors of juvenile antisocial behavior and delinquency. Clinical Psychology Review, 10, 1–41.

Loney, J. (1974). The intellectual functioning of hyperactive elementary school boys: A crosssectional investigation. American Journal of Orthopsychiatry, 44, 754–762.

Loney, J., Weissenburger, F.E., Woolson, R.F. & Lichty, E.C. (1979). Comparing psychological and pharmacological treatments for hyperkinetic boys and their classmates. Journal of Abnormal Child Psychology, 7, 133–143.

McMahon, R.J. & Forehand, R.L. (2003). Helping the noncompliant child: family-based treatment for oppositional behavior (2nd ed.). New York: Guilford Press.

Marholin, D. & Steinman, W.M. (1977). Stimulus control in the classroom as a function of the behavior reinforced. Journal of Applied Behaviour Analysis, 10, 465–478.

Mash, E.J. & Johnston, C. (1983). Parental perceptions of child behavior problems, parenting self-esteem, and mother's reported stress in younger and older hyperactive and normal children. Journal of Consulting and Clinical Psychology, 51, 86–99.

McGee, R., Williams, S. & Silva, P.A. (1984). Behavioral and developmental characteristics of aggressive, hyperactive, and aggressive-hyperactive boys. Journal of the American Academy of Child Psychiatry, 23, 270–279.

McGee, R., Williams, S., Bradshaw, J., Chapel, J., Robins, A. & Silva, P.A. (1985). The Rutter Scale for completion by teachers: Factor structure and relationships with cognitive abilities and family adversity for a sample of New Zealand children. Journal of Child Psychology and Psychiatry, 26, 727–739.

McMahon, R.J. & Forehand, R. (1984). Parent training for the noncompliant child: Treatment outcome, generalization, and adjunctive therapy procedures. In R.F. Dangel & R.A. Polster (Eds.), Parent training: Foundations of research and practice (pp. 298–329). New York: Guilford.

McMahon, R.J. & Wells, K.C. (1989). Conduct disorders. In E.J. Mash & R.A. Barkley (Eds.), Treatment of childhood disorders (pp. 73–132). New York: Guilford.

Meichenbaum, D. & Goodman, J. (1971). Training impulsive children to talk to themselves: A means of developing self-control. Journal of Abnormal Psychology, 77, 115–129.

Melchers, P. & Preuß, U. (2001). Kaufman Assessment Battery for Children (K-ABC), Deutsche Version (6. Aufl.). Göttingen: Testzentrale.

Miller, G.E. & Prinz, R.J. (1990). Enhancement of social learning family interventions for childhood conduct disorder. Psychological Bulletin, 108, 291–307.

MTA Cooperative Group (1999a). A 14-month randomized clinical trial of treatment strategies for attention-deficit/hyperactivity disorder. Archives of General Psychiatry 56, 1073–1086.

MTA Cooperative Group (1999b). Moderators and Mediators of treatment response for children with attention-deficit/hyperactivity disorder. Archives of General Psychiatry 56, 1088–1096.

MTA Study Group (2004a). National Institute of Mental Health Multimodal Treatment Study of ADHD follow-up: 24-month outcomes of treatment strategies for attention-deficit/hyperactivity disorder. Pediatrics, 113(4), 754–761.

MTA Study Group (2004b). National Institute of Mental Health Multimodal Treatment Study of ADHD follow-up: changes in effectiveness and growth after the end of treatment. Pediatrics, 113(4), 762–769.

Patterson, G.R. (1974). Intervention for boys with conduct problems: multiple settings, treatment and criteria. Journal of Consulting and Clinical Psychology, 42, 471–481.

Patterson, G.R., DeBaryshe, B.D. & Ramsey, E. (1989). A developmental perspective on anti-social behavior. American Psychologist, 44, 329–335.

Pelham, W.E. & Fabiano, G.A. (2007). Empirically supported treatments for ADHD. Journal of Clinical Child and Adolescent Psychology.

Pelham, W.E. & Hoza, J. (1987). Behavioral assessment of psychostimulant effects on ADD children in a summer day treatment program. In R.J. Prinz (Ed.), Advances in behavioral assessment of children and families (pp. 3–34). Greenwich: Jai Press.

Pelham, W.E. & Murphy, H.A. (1986). Attention deficit and conduct disorders. In M. Hersen (Ed.), Pharmacological and behavioral treatment: An integrative approach (pp. 108–148). New York: Wiley.

Pelham, W.E., Schnedler, R.W., Bologna, N.C. & Contreras, J.A. (1980). Behavioral and stimulant treatment of hyperactive children: A therapy study with methylphenidate probes in a within-subject design. Journal of Applied Behaviour Analysis, 13, 221–236.

Pelham, W.E., Bender, M.E., Caddell, J., Booth, S. & Moorer, S.H. (1985). Methylphenidate and children with attention deficit disorder. Archives of General Psychiatry, 42, 958–952.

Pelham, W.E., Schnedler, R.W., Bender, M.E., Nilsson, D.E., Miller, J., Budrow, M.S. & Ronnei, M. (1988). The combination of behavior therapy and methylphenidate in the treatment of attention deficit disorders: A therapy outcome study. In L. Bloomingdale (Ed.), Attention deficit disorder; Volume 3 (pp. 29–48). Oxford: Pergamon.

Pelham, W.E. Jr., Wheeler, T. & Chronis, A. (1998). Empirically supported psychosocial treatments for attention deficit hyperactivity disorder. Journal of Clinical Child Psychology, 27(2), 190–205.

Petermann, F. & Petermann, U. (2005). Training mit aggressiven Kindern. Einzeltraining, Kindergruppen, Elternberatung (11., überarb. Auflage). Weinheim: Beltz PVU.

Petermann, F., Döpfner, M. & Schmidt, M.H. (2007). Aggressiv-dissoziale Störungen. Leitfaden Kinder- und Jugendpsychotherapie, Band 3 (2., überarb. Aufl.). Göttingen: Hogrefe.

Pfiffner, L.J. & O'Leary, S.G. (1987). The efficacy of all-positive management as a function of the prior use of negative consequences. Journal of Applied Behavior Analysis, 20, 265–271.

Pfiffner, L.J., O'Leary, S.G., Rosen, L.A. & Sanderson, W.C. (1985a). A comparison of the effects of continuous and intermittent response cost and reprimands in the classroom. Journal of Child Psychology and Psychiatry, 14, 348–352.

Pfiffner, L.J., Rosen, L.A. & O'Leary, S.G. (1985b). The efficacy of an all-positive approach to classroom management. Journal of Applied Behaviour Analysis, 18, 257–261.

Pisterman, S. Mcgrath, P., Firestone, P., Goodman, J.T., Webster, I. & Mallory, R. (1989). Outcome of parent mediated treatment of preschoolers with attention deficit disorder with hyperactivity. Journal of Consulting and Clinical Psychology, 57, 628–635.

Plück, J., Hautmann, C., Hanisch, C., Mayer, I. & Döpfner, M. (in prep.). Effectiveness of the teacher training of the indicated Prevention Program for Externalizing Problem Behavior (PEP).

Plück, J., Wieczorrek, E., Wolff Metternich, T. & Döpfner, M. (2006). Präventionsprogramm für Expansives Problemverhalten (PEP). Ein Manual für Eltern- und Erziehergruppen. Göttingen: Hogrefe.

Pollard, S., Ward, E.M. & Barkley, R.A. (1983). The effects of parent training and ritalin on the parent-child interactions of hyperactive boys. Child and Family Behavior Therapy, 5, 51–69.

Poustka, F., Burk, B., Bästlein, M., Denner, S., van Goor-Lambo, G. & Schermer, D. (1994). Assoziierte aktuelle abnorme Umstände. Achse V des Multiaxialen Klassifikationsschemas für psychiatrische Erkrankungen im Kindes- und Jugendalter (ICD-10). Frankfurt: Swets Test.

Rapport, M.D., Murphy, A. & Bailey, J.S. (1982). Ritalin versus response cost in the control of hyperactive children: A within-subject comparison. Journal of Applied Behavior Analysis, 15, 20–31.

Rapport, M.D., DuPaul, G.J., Stoner, G. & Jones, J.T. (1986). Comparing classroom and clinic measures of attention deficit disorder: Differential, idiosyncratic, and dose-response effects of methylphenidate. Journal of Consulting and Clinical Psychology, 54, 334–341.

Rapport, M.D., Denney, C., DuPaul, G. & Gardner, M.J. (1994). Attention deficit disorder and methylphenidate: Normalization rates, clinical effectiveness, and response prediction in 76 children. Journal of the American Academy of Child and Adolescent Psychiatry, 33, 882–893.

Riddle, K.D. & Rapoport, J.L. (1976). A 2-year follow-up of 72 hyperactive boys. Journal of Nervous and Mental Disease, 2, 126–134.

Robinson, P.W., Newby, T.J. & Ganzell, S.L. (1981). A token system for a class of underachieving hyperactive children. Journal of Applied Behavior Analysis, 14, 307–315.

Salbach, H., Lenz, K., Huss, M., Vogel, R., Felsing, D. & Lehmkuhl, U. (2005) Die Wirksamkeit eines Gruppentrainings für Eltern hyperkinetischer Kinder. Zeitschrift für Kinder- und Jugendpsychiatrie und Psychotherapie, 33, 59–68.

Saß, H., Wittchen, H.U. & Zaudig, M. (2003). Diagnostisches und Statistisches Manual Psychischer Störungen – Textrevision (DSM-IV-TR). Göttingen: Hogrefe.

Satterfield, J.H., Satterfield, B.T. & Cantwell, D.P. (1981). Three-year multimodality treatment study of 100 hyperactive boys. Pediatrics, 98, 650–655.

Satterfield, J.H., Hoppe, C.M. & Schell, A.M. (1982). A prospective study of delinquency in 110 adolescent boys with attention deficit disorder and 88 normal adolescent boys. American Journal of Psychiatry, 139, 795–798.

Satterfield, J.H., Satterfield, B.T. & Schell, A.M. (1987). Therapeutic interventions to prevent delinquency in hyperactive boys. Journal of the American Academy of Child and Adolescent Psychiatry, 26, 56–64.

Schmidt, M.H., Esser, G. & Moll, G.H. (1991). Der Verlauf hyperkinetischer Syndrome in klinischen und Feldstichproben. Zeitschrift für Kinder- und Jugendpsychiatrie, 19, 240–253.

Schmidtke, A., Sachaller, S. & Becker, P. (1980) Raven Matritzen Test, Coloured Progressive Matrices (CPM). Weinheim: Beltz.

Sevecke, K., Döpfner, M. & Lehmkuhl, G. (2004). Die Wirksamkeit von Stimulanzien-Retardpräparaten bei Kindern und Jugendlichen mit ADHD – eine systematische Übersicht. Zeitschrift für Kinder- und Jugendpsychiatrie und Psychotherapie, 32, 265–278.

Sevecke, K., Battel, S., Dittmann, R., Lehmkuhl, G. & Döpfner, M. (2006). Wirksamkeit von Atomoxetin bei Kindern, Jugendlichen und Erwachsenen mit ADHS – eine systematische Übersicht. Nervenarzt, 77, 294–308.

Skinner, H.A., Steinhauer, P.D. & Santa-Barbara, J. (1983). The Family Assessment Measure. Canadian Journal of Community Mental Health, 2, 91–105.

Solanto, M.V. (1984). Neuropharmacological basis of stimulant drug action in attention deficit disorder with hyperactivity: a review and synthesis. Psychological Bulletin, 95, 387–409.

Sonuga-Barke, E.S., Daley, D., Thompson, M., Laver-Bradbury, C. & Weeks, A. (2001). Parent-based therapies for preschool Attention-Deficit/Hyperactivity Disorder: A randomized controlled trial with a community sample. Journal of the American Academy of Child and Adolescent Psychiatry, 40, 402–408.

Spencer, T., Biederman, J., Wilens, T., Harding, M., O'Donnell, D. & Griffin, S. (1996). Pharmacotherapy of attention-deficit hyperactivity disorder across the life cycle. Journal of the American Academy of Child and Adolescent Psychiatry, 35, 409–432.

Stewart, M.A., Cummings, C., Singer, S. & Dedlois, C.S. (1981). The overlap between hyperactive and insocialized aggressive children. Journal of Child Psychology and Psychiatry, 22, 35–45.

Tannock, R., Schachar, R.J., Carr, R.P., Chajczyk, D. & Logan, G.D. (1989). Effects of methylphenidate on inhibitory control in hyperactive children. Journal of Abnormal Child Psychology, 17, 473–491.

Tannock, R. (1998). Attention deficit hyperactivity disorder: Advances in cognitive, neurobiological, and genetic research. Journal of Child Psychology and Psychiatry, 39, 65–100.

Taylor, E., Everitt, B., Thorley, G., Schachar, R., Rutter, M. & Wieselberg, M. (1986). Conduct disorder and hyperactivity: II. A cluster analytic approach to the identification of a behavioral syndrome. British Journal of Psychiatry, 149, 768–777.

Taylor, E., Sandberg, S. & Thorley, G. (1991). The epidemiology of childhood hyperactivity. Oxford: Oxford University Press.

Taylor, E., Döpfner, M., Sergeant, J., Asherson, P., Banaschewski, T., Buitelaar, J., Coghill, D., Danckaerts, M., Rothenberger, A., Sonuga Barke, E., Steinhausen, H.-C. & Zuddas, A. (2004). Clinical guidelines for hyperkinetic disorder- first upgrade. European Child & Adolescent Psychiatry, 13, supplement 1, I/7–I/30.

Tewes, U., Schallberger, U. & Rossmann, K. (2000). Hamburg-Wechsler- Intelligenztests für Kinder III, (HAWIK-IIIR) (3., korr. Aufl.). Bern: Huber.

Trites, R.L., Ferguson, H.B. & Tryphonas, H. (1980). Diet treatment for hyperactive children with food allergies. In R.M. Knights & D. Bakken (Eds.), The rehabilitation, treatment and management of learning disabilities (pp. 151–163). Baltimore, MD: University Park Press.

Varni, J. W. u. Henker, B. (1979). A self-regulation approach to the treatment of three hyperactive boys. Child Behavior Therapy 1, 171–192.

Wahler, R.G. (1980). The insular mother: Her problems in parent-child treatment. Journal of Applied Behavioral Analysis, 13, 207–219.

Walter, D., Rademacher, C., Schürmann, S. & Döpfner, M. (2007). Grundlagen der Selbstmanagementtherapie bei Jugendlichen. Therapieprogramm für Jugendliche mit Selbstwert-, Leistungs- und Beziehungsstörungen, SELBST (Hrsg. M. Döpfner, D. Walter, C. Rademacher, S. Schürmann), Band 1. Göttingen: Hogrefe.

Webster-Stratton, C. (1990). Long-term follow-up of families with young conduct problem children: From preschool to grade school. Journal of Clinical Child Psychology, 19, 144–149.

Weiß, R.H. (1987). Grundintelligenztest, Skala 2 (CFT20) mit Wortschatztest (WS) und Zahlenfolgetest (ZF) (3., verb. u. erw. Aufl.). Göttingen: Hogrefe.

Weiß, R.H. & Osterland, J. (1977). Grundintelligenztest CFT 1, Skala 1. Braunschweig: Westermann.

Weltgesundheitsorganisation (1991). Internationale Klassifikation psychischer Störungen ICD-10 Kapitel V (F). Klinisch-diagnostische Leitlinien. Heraus-

gegeben von H. Dilling, W. Mombour & M.H. Schmidt. Bern: Huber.
Weltgesundheitsorganisation (1994). Internationale Klassifikation psychischer Störungen ICD-10 Kapitel V (F). Forschungskriterien. Herausgegeben von H. Dilling, W. Mombour & M.H. Schmidt. Bern: Huber.
Weltgesundheitsorganisation (2004). Internationale Klassifikation psychischer Störungen – ICD 10, Kapitel V (F) Diagnostische Kriterien für Forschung und Praxis, herausgegeben von H. Dilling, W. Mombour, M.H. Schmidt & E. Schulte-Markwort (3. Aufl.). Bern: Huber.
Whalen, C.K., Collins, B.E., Henker, B., Alkus, S.R., Adams, D. & Stapp, J. (1978). Behavior observations of hyperactive children and methylphenidate (Ritalin). Effects in systematically structured classroom environments: Now you see them, now you don't. Journal of Pediatric Psychology, 4, 177–187.
Whalen, C.K., Henker, B., Collins, B.E., Finck, D. & Dotemoto, S. (1979). A social ecology of hyperactive boys: Medication effects in structured classroom environments. Journal of Applied Behaviour Analysis, 12, 65–81.
Whalen, C.K., Henker, B. & Dotemoto, S. (1980). Methylphenidate and hyperactivity: Effects on teacher behaviors. Science, 208, 1280–1282.
Whalen, C.K., Henker, B. & Dotemoto, S. (1981). Teacher response to the methylphenidate (Ritalin) versus placebo status of hyperactive boys in the classroom. Child Development, 52, 1005–1014.
Whalen, C.K., Henker, B., Buhrmester, D., Hinshaw, S.P., Huber, A. & Laski, K. (1989). Does stimulant medication improve the peer status of hyperactive children? Journal of Consulting and Clinical Psychology, 57, 545–549.
World Health Organization (1993). The ICD-10 classification of mental and behavioural disorders. Diagnostic criteria for research. Genf: World Health Organization.
Zametkin, A.J. & Rapoport, J.L. (1987). Neurobiology of attention deficit disorder with hyperactivity: where have we come in 50 years? Journal of the American Academy of Child and Adolescent Psychiatry, 26, 676–686.

Sachwortregister